Procedimentos em Dermatologia Cosmética

TOXINA BOTULÍNICA

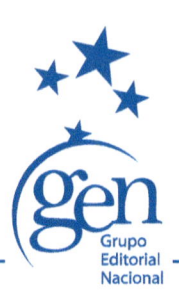

O GEN | Grupo Editorial Nacional – maior plataforma editorial brasileira no segmento científico, técnico e profissional – publica conteúdos nas áreas de ciências da saúde, exatas, humanas, jurídicas e sociais aplicadas, além de prover serviços direcionados à educação continuada e à preparação para concursos.

As editoras que integram o GEN, das mais respeitadas no mercado editorial, construíram catálogos inigualáveis, com obras decisivas para a formação acadêmica e o aperfeiçoamento de várias gerações de profissionais e estudantes, tendo se tornado sinônimo de qualidade e seriedade.

A missão do GEN e dos núcleos de conteúdo que o compõem é prover a melhor informação científica e distribuí-la de maneira flexível e conveniente, a preços justos, gerando benefícios e servindo a autores, docentes, livreiros, funcionários, colaboradores e acionistas.

Nosso comportamento ético incondicional e nossa responsabilidade social e ambiental são reforçados pela natureza educacional de nossa atividade e dão sustentabilidade ao crescimento contínuo e à rentabilidade do grupo.

Procedimentos em Dermatologia Cosmética

TOXINA BOTULÍNICA

Editores

Alastair Carruthers, MA, BM, BCh, FRCPC, FRCP(Lon)

Emerite Professor of Dermatology and Skin Science
University of British Columbia
Vancouver, British Columbia
Canada

Jean Carruthers, MD, FRCS(C), FRC(Ophth)

Clinical Professor
Ophthalmology
University of British Columbia
Vancouver, British Columbia
Canada

Jeffrey S. Dover, MD, FRCPC

Director, SkinCare Physicians
SkinCare Physicians
Chestnut Hill, Massachusetts
United States

Associate Clinical Professor of Dermatology
Department of Dermatology
Yale University School of Medicine
New Haven, Connecticut
United States

Adjunct Associate Professor of Dermatology
Department of Dermatology
Brown Medical School
Providence, Rhode Island
United States

Murad Alam, MD, MSCI, MBA

Professor and Vice-Chair
Department of Dermatology
Feinberg School of Medicine, Northwestern University
Chicago, Illinois
United States

Professor
Departments of Surgery, Otolaryngology, and Medical Social
  Sciences
Feinberg School of Medicine, Northwestern University
Chicago, Illinois
United States

Editor de Vídeo

Omer Ibrahim, MD

Associate
Dermatology
Chicago Cosmetic Surgery and Dermatology
Chicago, Illinois
United States

Editores da Série

Jeffrey S. Dover, MD, FRCPC
Murad Alam, MD, MSCI, MBA

Revisão Técnica

Fabiana B. França Wanick

Médica pela Universidade Federal Fluminense (UFF). Especialista em Dermatologia pela Universidade do Estado do Rio de Janeiro (UERJ). Mestre em Dermatologia pela Universidade Federal do Rio de Janeiro (UFRJ). Doutora em Ciências Médicas pela UFF.

Tradução

Carlos Henrique Cosendey (Capítulos 1 a 14)
Eliseanne Nopper (Capítulos 15 a 29)

5ª edição

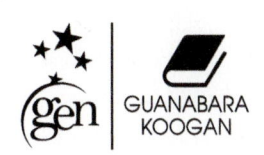

- Ficha catalográfica

CIP-BRASIL. CATALOGAÇÃO NA PUBLICAÇÃO
SINDICATO NACIONAL DOS EDITORES DE LIVROS, RJ

P956
5. ed.

Procedimentos em dermatologia cosmética : toxina botulínica / editores Alastair Carruthers ... [et al.] ; editor de vídeo Omer Ibrahim ; editores da série Jeffrey S. Dover, Murad Alam; revisão técnica Fabiana B. França Wanick ; tradução Carlos Henrique Cosendey, Eliseanne Nopper. - 5. ed. - Rio de Janeiro : Guanabara Koogan, 2025.
(Procedimentos em dermatologia cosmética)

Tradução de: Procedures in cosmetic dermatology : botulinum toxin
Inclui bibliografia e índice
ISBN 978-65-6111-025-9

1. Dermatologia. 2. Técnicas cosméticas. 3. Toxinas botulínicas - Uso terapêutico. I. Carruthers, Alastair. II. Ibrahim, Omer. III. Dover, Jeffrey S. IV. Alem, Murad. V. Wanick, Fabiana B. França. VI. Cosendey, Carlos Henrique. VII. Nopper, Eliseanne. VIII. Série.

25-96050

CDD: 616.5
CDU: 616.5

Meri Gleice Rodrigues de Souza - Bibliotecária - CRB-7/6439

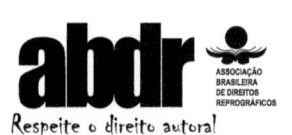

Respeite o direito autoral

Em primeiro lugar – e acima de tudo – dedicamos este livro aos nossos filhos e suas famílias. Nossos filhos eram pequenos quando a história da toxina botulínica começou e acabaram considerando os esforços dos seus pais para lidar com essa descoberta acidental com tolerância e crescente orgulho ao longo dos anos. Agradecemos o apoio e o incentivo que eles nos deram. O amor que devotaram a nós significa que somos realmente abençoados.

Tivemos a sorte de ter uma série de mentores incríveis ao longo de nossas carreiras: Alan Scott e Barrie Jay para Jean; e Ted Tromovitch, Sam Stegman, Rick Glogau e Stuart Maddin para nós dois. O interesse e a curiosidade despertados por essas pessoas foram cruciais.

Por fim, somos agraciados por termos trabalhado com pessoas excepcionais ao longo dos anos em diversos consultórios, bem como na American Society for Dematologic Surgery. Todos fizeram parte da nossa história e ajudaram a construir nossas carreiras e, consequentemente, o livro que vocês têm em mãos. Nossos agradecimentos a todos!

Alastair Carruthers, MA, BM, BCh, FRCPC, FRCP(Lon)
Jean Carruthers, MD, FRCS(C), FRC(Ophth)

Ao meu mentor, Kenneth A. Arndt, verdadeiro erudito, cujo desejo de descobrir, com curiosidade e entusiasmo, apoio e amizade me guiaram ao longo de minha carreira.

Ao meu pai, Mark – grande professor, ouvinte e exemplo de vida.

E especialmente à minha esposa, Tania, por seu encorajamento, paciência, apoio, amor e amizade inesgotáveis, e por ser minha bússola moral.

Jeffrey S. Dover, MD, FRCPC

Colaboradores

Sonya Abdulla, MSc, MD, FRCPC, DABD
Dermatology on Bloor
Toronto, Ontario
Canada

Lisa Akintilo, MD, MPH
Dermatology Resident
Ronald O. Perelman Department of Dermatology
NYU Grossman School of Medicine
Manhattan, New York
United States

Murad Alam, MD, MSCI, MBA
Professor and Vice-Chair
Department of Dermatology
Feinberg School of Medicine, Northwestern University;
Professor
Departments of Surgery, Otolaryngology, and Medical
   Social Sciences
Feinberg School of Medicine, Northwestern University
Chicago, Illinois
United States

Andrew F. Alexis, MD, MPH
Vice-Chair
Dermatology
Weill Cornell Medicine;
Professor
Clinical Dermatology
Weill Cornell Medical College
New York, United States

Kenneth A. Arndt, MD
Dermatology
SkinCare Physicians
Chestnut Hill, Massachusetts;
Adjunct Professor of Dermatology
Brown University
Providence, Rhode Island
United States

Rui L. Avelar, MD
Head of Research and Development, Chief Medical Officer
   Evolus
Newport Beach, California
United States

Gee Young Bae, MD
Rose Dermatology Clinic
Dermatology
Bundang, Republic of Korea

Brian Biesman, MD
Clinical Assistant Professor
Ophthalmology, Dermatology, and Otolaryngology
Vanderbilt University Medical Center
Nashville, Tennessee
United States

Lauren Meshkov Bonati, MD, FAAD
Dermatologic Surgeon
Cosmetic, Laser, and Mohs Surgery
Mountain Dermatology Specialists
Edwards, Colorado
United States

Beta Bowen, MS
Executive Director
Clinical Development
Allergan Aesthetics, An AbbVie Company
Irvine, California
United States

Mitchell F. Brin, MD, FAAN, FANA, FAHS
Senior Vice President, R&D Chief Scientific Officer
Botox and Neurotoxins
Allergan, an AbbVie Company;
Distinguished Research Fellow
AbbVie Community of Science;
Clinical Professor of Neurology
University of California Irvine
Irvine, California
United States

Cheryl Burgess, MD
Medical Director and President
Center for Dermatology and Dermatologic Surgery
Washington, District of Columbia
United States

Peter P. Callan, MBBS, FRACS, MBA
Peter Callan Specialist Plastic Surgeon
Private Practice
Geelong, Victoria
Australia

**Alastair Carruthers, MA, BM, BCh, FRCPC,
   FRCP(Lon)**
Emerite Professor of Dermatology and Skin Science
University of British Columbia
Vancouver, British Columbia
Canada

Jean Carruthers, MD, FRCS(C), FRC(Ophth)
Clinical Professor
Department of Ophthalmology and Visual Sciences
University of British Columbia
Vancouver, British Columbia
Canada

Catherine M. DiGiorgio, MS, MD
Board Certified Dermatologist CMD Dermatology
Laser & Aesthetics
Boston, Massachusetts
United States

Jeffrey S. Dover, MD, FRCPC
Director, SkinCare Physicians
Dermatology
SkinCare Physicians
Chestnut Hill, Massachusetts;
Associate Clinical Professor of Dermatology
Department of Dermatology
Yale University School of Medicine
New Haven, Connecticut;
Adjunct Associate Professor of Dermatology
Department of Dermatology
Brown Medical School
Providence, Rhode Island
United States

Nada Elbuluk, MD, MSc
Associate Professor
Department of Dermatology
Keck School of Medicine at University of Southern
    California
Los Angeles, California
United States

Steven Fagien, MD, PA
Medical Doctor
Aesthetic Eyelid Plastic Surgery
Boca Raton, Florida
United States

Jürgen Frevert, PhD
Consultant of Botulinum Toxin Research
Merz Pharmaceuticals GmbH
Frankfurt, Germany

Conor J. Gallagher, PhD
Vice President
Medical Affairs and Scientific Innovation
Revance Therapeutics
Nashville, Tennessee
United States

Katherine Given, MD, PhD, MBA, FAAD
Mohs Micrographic Surgeon, Palo Alto Foundation
Medical Group, Sutter Health
Mountain View, California;

Clinical Adjunct Faculty
Department of Dermatology
University of California San Francisco Parnassus Campus
San Francisco, California
United States

Dee Anna Glaser, MD
Professor
Director of Cosmetic and Laser Surgery, and Director
    of Research
Department of Dermatology
Saint Louis University School of Medicine
University Health Sciences Center
Saint Louis, Missouri
United States

Greg J. Goodman, MBBS, FACD, MD,
    GradDipClinEpi
Adjunct Clinical professor
Monash University
Clayton, Victoria
Australia;
Associate Professor
Division of Surgery and Interventional Science
Department of Surgical Biotechnology
University College London
London, United Kingdom

Pearl E. Grimes, BS, MD
Clinical Professor
Division of Dermatology
David Geffen School of Medicine
    University
Los Angels, California
United States

Aakriti Gupta, MBBS, FACD
Dermatologist
Dermatology
Dermatology Institute of Victoria
Melbourne, Australia

Courtney C. Gwinn, MD
Dermatology
SkinCare Physicians
Chestnut Hill, Massachusetts
United States

Amelia K. Hausauer, MD, FAAD
Director of Dermatology
Aesthetx Plastic Surgery and Dermatology
Campbell, California
United States

Kerry Heitmiller, MD, FAAD
Allura Skin & Laser Center
San Mateo, California
United States

Sara Hogan, MD, FAAD
Assistant Health Sciences Clinical Professor
UCLA Division of Dermatology
Santa Monica, California
United States

Omer Ibrahim, MD
Associate
Dermatology
Chicago Cosmetic Surgery and Dermatology
Chicago, Illinois
United States

Matthias Imhof, MD
Dermatologist
Hautmedizin Bad Soden, Aesthetic Dermatology Department
Bad Soden, Germany

Prasanthi Kandula, MD
SkinCare Physicians
Chestnut Hill, Massachusetts
United States

Bianca Y. Kang, BS
Predoctoral Research Fellow
Dermatology
Northwestern University Feinberg School of Medicine
Chicago, Illinois
United States

Joely Kaufman, MD, FAAD
Director Skin Associates of South Florida
Skin Research Institute
Voluntary Associate Professor of Dermatology
University of Miami/Miller School of Medicine
Coral Gables, Florida
United States

Suzanne Kilmer, MS, MD
Director
Dermatological Surgery
Laser & Skin Surgery Center of Northern California;
Clinical Professor
Dermatology
University of CA, Davis Medical Center
Sacramento, California
United States

Rachel Kyllo, MD
Meramec Dermatology
Arnold, Missouri
United States

Jessica G. Labadie, MD
Assistant Professor
Department of Dermatology
Icahn School of Medicine at Mount Sinai
New York, United States

Woo-Shun Lee, MD
Vice President
Medical Department Medytox Inc.
Seoul, Republic of Korea

Michael Liu, MD
Mohs Dermatology Surgery Fellow
Dermatology
University of Toronto
Toronto, Ontario
Canada

Gary D. Monheit, MD
Private Practice
Dermatology
Total Skin and Beauty Dermatology;
Clinical Professor
Department of Dermatology
    and Ophthalmology
University of Alabama at Birmingham
Birmingham, Alabama
United States

Jasmine O. Obioha, BA, MD
Attending
Dermatology
Cedars Sinai Medical Group
Beverly Hills, California
United States

Eqram Rahman, MBBS, MS, MMEd, PhD
Associate Professor
Department of Plastic and
    Reconstructive Surgery
Royal Free Hospital
Hampstead, United Kingdom

Thomas E. Rohrer, MD
Clinical Associate Professor
Dermatology
Brown University Alpert School of Medicine
Providence, Rhode Island;
Director of Dermatologic Surgery
SkinCare Physicians
Chestnut Hill, Massachusetts
United States

Roman G. Rubio, MD
Revance Therapeutics (former employee), Nashville
Nashville, Tennessee
United States

Laura Russell, MD
Dermatology
Research Fellow Dermatology St. Louis University
St. Louis, Missouri
United States

Neil S. Sadick, MD, FACP, FAACS, FACPh, FAAD
Clinical Professor
Department of Dermatology
Weill Medical College of Cornell University
New York, United States

Nazanin Saedi, MD, FAAD
Dermatology Associates of Plymouth Meeting
Clinical Associate Professor
Thomas Jefferson University
Plymouth Meeting, Pennsylvania
United States

Autumn Leslie Saizan, MD
Department of Dermatology
Keck School of Medicine at University of Southern California
Los Angeles California;
University of Rochester School of Medicine and
    Dentistry
Rochester, New York
United States

Daniel Schlessinger, MD
Division of Dermatology
Department of Internal Medicine
Washington University
St. Louis, Missouri
United States

Joel Schlessinger, MD, FAAD
CEO, LovelySkin, Inc
President
Schlessinger MD and Advanced Skin Research Center
Omaha, Nebraska
United States

Letícia Cardoso Secco, MD
Dermatologist
Private Clinic
Dermis Dermatologia
São José dos Campos, SP
Brasil

Kyle K. Seo, MD, PhD
Clinical Associate Professor
Dermatology
Seoul National University College of Medicine;
Director
Dermatology
Modelo Clinic
Seoul, Republic of Korea

Aditi A. Sharma, MD
Fellow Physician
Dermatology
University of California
San Francisco, California
United States

Brooke C. Sikora, MD, FAAD
Dermatology
SkinCare Physicians
Chestnut Hill, Massachusetts
United States

Renata Sitonio
Dermatologist clinical, surgical and cosmetic
CEO of Renata Sitonio dermatology clinic
Assistant Professor
Volunteer of cosmiatry at Dermatologic Clinic of
    Hospital do Servidor Público Municipal de
    São Paulo
São Paulo, SP
Brasil
Member of the American Academy of Dermatology
    and Dermatologic Surgery (AAD)
Member of the Brazilian Society of Dermatology and
    Dermatologic Surgery (SBD and SBCD)

Nowell Solish, MD
Assistant Professor of Dermatology
The University of Toronto Medical School
Toronto, Ontario;
Codirector
Non-Melanoma Skin Cancer Clinic
Women's College Hospital
Toronto, Ontario
Canada

Leah Spring, DO, FAAD
Head of Procedural Dermatology
Mohs Micrographic Surgery, Cosmetic Dermatologic
    Surgery
Naval Medical Center Portsmouth
Portsmouth, Virginia
United States

Steven Townsend, MD
Research Fellow
Dermatology
St. Louis University
St. Louis, Missouri
United States

Ada Regina Trindade de Almeida, MD, FAAD
Medical Director
Hospital do Servidor Público Municipal de São Paulo
São Paulo, SP
Brasil

André Vieira Braz, MD
Dermatologist clinical, surgical and cosmetic
CEO of Dr. André Braz dermatology clinic;
Assistant Professor of cosmiatry
Polyclinic General of Rio de Janeiro (PGRJ);
Member of the American Academy of Dermatology and
    Dermatologic Surgery (AAD and ASDS);

Member of the Brazilian Society of Dermatology and
  Dermatologic Surgery (SBD and SBCD);
Member of the Ibero-Latin American Society of
  Dermatology (CILA)
Rio de Janeiro, RJ
Brasil

Mara C. Weinstein Velez, MD
Assistant Professor
Dermatology Department
University of Rochester
Rochester, United States

Jordan V. Wang, MD, MBE, MBA
Dermatologist
Research Department
Laser and Skin Surgery Center of New York
New York, New York
United States

Jacqueline Watchmaker, MD
Cosmetic Dermatologist
Southwest Skin Specialists
Scottsdale, Arizona
United States

Naissan O. Wesley, MD
Board Certified Dermatologist & Dermatologic
  Surgeon
Skin Care and Laser Physicians of Beverly Hills;
Clinical Instructor
Department of Medicine
Division of Dermatology David Geffen School of
  Medicine
University of California Los Angeles (UCLA)
Los Angeles, California
United States

Woffles Wu, MBBS, FRCSE, FAMS
Medical Director
Woffles Wu Aesthetic Surgery and
  Laser Centre
Singapore

Esta nova edição de *Procedimentos em Dermatologia Cosmética* apresenta sofisticação e conhecimento científico cada vez maiores sobre a eficácia de todos os novos tratamentos desenvolvidos por cirurgiões dermatologistas estéticos e seus colegas. Os pareceres dos especialistas agora foram reunidos por dados, significância matemática e fatos. Artigos científicos são avaliados com base em seu nível de evidência, bem como sua utilidade para a expansão de nosso conjunto de conhecimentos sobre o tema.

Enquanto vários lugares do mundo estão, neste momento, vivenciando o envelhecimento de suas populações, nos EUA, os *millennials* (nascidos entre 1980 e 1995) já ultrapassaram a geração dos *baby boomers* (nascidos entre 1946 e 1964) em proporção de mão de obra, e estão cada vez mais interessados em tratamentos estéticos para postergar e prevenir os sinais do envelhecimento. Esse novo conceito foi intitulado *Prejuvenation*[a] (K. Arndt MD).

O mundo da estética nunca foi um tema tão fascinante quanto agora, em virtude do comportamento dos próprios *millennials* de compartilhar abertamente suas experiências por meio das redes sociais. Enquanto a geração dos *baby boomers* acreditava que os tratamentos estéticos eram um "luxo", os *millennials* os consideram uma parte normal do bem-estar e da saúde pessoal.

A quinta edição da série *Procedimentos em Dermatologia Cosmética* permite que você se mantenha na vanguarda do conhecimento clínico e, para quem está começando na área, o conteúdo rapidamente o apresenta e familiariza com os mais recentes avanços tecnológicos deste campo.

Nossos autores são renomados dermatologistas e especialistas atuantes na área de estética.

O público em geral considera os dermatologistas como especialistas em procedimentos estéticos menos invasivos. Um programa nacional avançado de *fellowship* em Dermatologia Cirúrgica Estética foi criado nos EUA para treinar a próxima geração de dermatologistas com os mais elevados padrões.

Os médicos precisam ser proficientes nos métodos mais modernos para melhorar a aparência e ocultar os sinais visíveis do envelhecimento.

Para isso, esperamos que vocês, nossos leitores, considerem os livros da série proveitosos e educativos.

Agradecemos aos nossos diversos colaboradores e desejamos a você boa sorte em sua jornada de descoberta.

Jeffrey S. Dover, MD, FRCPC
Murad Alam, MD, MSCI, MBA

---

[a] N.T.: O termo *Prejuvenation* resulta da combinação das palavras prevenção (*prevention*) e rejuvenescimento (*rejuvenation*).

Prefácio da Primeira Edição da Série

Embora os dermatologistas tenham, desde o início da especialidade, se inclinado a realizar procedimentos, uma mudança especialmente rápida ocorreu nos últimos 25 anos. O advento da técnica de congelamento e a era de ouro da cirurgia micrográfica de Mohs para câncer de pele levaram à incorporação formal da cirurgia no currículo da Dermatologia. Mais recentemente, avanços tecnológicos dos procedimentos dermatológicos minimamente invasivos ofereceram à população em processo de envelhecimento novas opções para melhorar a aparência da pele danificada.

Procedimentos de rejuvenescimento da pele e regiões adjacentes são procurados avidamente por nossos pacientes. É importante salientar que os dermatologistas foram pioneiros em dispositivos, tecnologias e fármacos que continuam evoluindo a ritmo surpreendente. Diversos avanços importantes – inclusive quase todos os *lasers* cutâneos e procedimentos baseados em fontes luminosas, exotoxina botulínica, preenchimento de tecidos moles, lipoaspiração com anestesia diluída, tratamentos de varizes, *peelings* químicos e transplantes capilares – foram inventados ou desenvolvidos e aprimorados por dermatologistas. Como dermatologistas, entendemos os procedimentos e temos uma visão privilegiada da estrutura, função e fisiologia da pele. Dermatologistas estéticos tornaram o rejuvenescimento acessível a pacientes avessos a assumir riscos, porque enfatizam segurança e atenuam os efeitos traumáticos dos procedimentos cirúrgicos. Nenhuma especialidade está mais bem posicionada que a Dermatologia para liderar a área da cirurgia cutânea e, ao mesmo tempo, atender às necessidades dos pacientes.

À medida que a Dermatologia cresce como especialidade, uma proporção cada vez maior de dermatologistas se tornará proficiente na realização de diferentes procedimentos. Nem todos os dermatologistas realizam todos esses procedimentos, e alguns realizarão bem poucos, mas mesmo os menos familiarizados com os procedimentos devem estar bem versados sobre os detalhes, para serem capazes de orientar e educar seus pacientes. Independentemente se você é um cirurgião dermatológico habilidoso interessado em expandir ainda mais seu repertório cirúrgico, ou um novato em cirurgia que deseja aprender alguns procedimentos simples, ou alguém entre esses dois extremos, este livro e esta série são para você.

O volume em suas mãos faz parte de uma série denominada *Procedimentos em Dermatologia Cosmética*. O objetivo de cada livro é servir como manual prático de alguma área temática importante dos procedimentos dermatológicos.

Se você quiser ter certeza de que encontrou o livro certo para suas necessidades, talvez queira saber o que este livro é e o que ele não é. Não é um texto abrangente fundamentado em princípios teóricos. Não contém referências exaustivas. Não se destina a ser uma revisão completamente imparcial da literatura mundial sobre o assunto. Ao mesmo tempo, não é uma visão geral de procedimentos estéticos que os descreve em termos gerais sem apresentar informações específicas suficientes para, de fato, permitir que alguém realize os procedimentos. E, o mais importante, não é tão pesado a ponto de servir como prendedor de porta ou enfeite de estantes.

O que este livro e esta série oferecem é um guia prático, passo a passo, para a realização de procedimentos cirúrgicos dermatológicos. Cada volume da série foi coordenado por uma autoridade reconhecida em sua subespecialidade. Cada editor reuniu outros médicos igualmente voltados à prática, tecnicamente qualificados e experientes para escrever os capítulos integrantes. A maioria dos capítulos foi escrita por dois autores para garantir que diferentes abordagens e uma ampla gama de opiniões sejam incorporadas. Por outro lado, os dois autores e os editores também asseguraram a harmonização dos temas. Um padrão uniforme foi usado em cada capítulo, de modo que o leitor possa navegar facilmente por todos os livros da série. Nos capítulos, os autores contam sucintamente como eles atuam. A ênfase está na técnica terapêutica; os métodos de tratamento são discutidos tendo em vista as indicações adequadas, os eventos adversos e casos incomuns. Por fim, este livro é curto e pode ser lido integralmente durante uma viagem longa de avião. Acreditamos que a concisão resulta paradoxalmente em maior transferência de informações pela facilidade do total entendimento do início ao fim.

Esperamos que você goste deste livro, assim como dos demais da série, e que se beneficie das muitas horas de sabedoria clínica que foram despendidas para produzi-lo. Mantenha-o por perto, para que possa estar ao seu alcance sempre que precisar.

Jeffrey S. Dover, MD, FRCPC
Murad Alam, MD, MSCI, MBA
Ano: 2005

Por que estamos escrevendo um novo livro sobre neuromoduladores? Por acaso existe alguma novidade?

Atualmente, os neuromoduladores são a modalidade de tratamento estético mais comum em todo o mundo. No passado, eles eram temidos, mas hoje são realmente respeitados e amplamente venerados como fundamentais para a beleza do "rosto como um todo", e do qual dependem todos os outros tratamentos estéticos.

Nenhuma prática cosmética pode subsistir sem sofisticação e experiência na sua utilização.

Esta quinta edição descreve detalhadamente novas moléculas da neurotoxina botulínica A (BoNT-A) e suas aprovações no mercado. As pesquisas com toxina onabotulínica servem de base para aplicações futuras nas proeminências dos músculos masseter e platisma, assim como ocorre com uma preparação líquida da BoNT-A.

Uma nova neurotoxina botulínica (BoNT-E) também está em estudos de fase 2.

Durante alguns anos, a toxina incobotulínica A era o único neuromodulador de 150 KDa disponível em todo o mundo, e novas técnicas foram desenvolvidas para ajudar nos casos raros em que não havia resposta secundária com a utilização de outros neuromoduladores.

A toxina abobotulínica A foi desenvolvida recentemente como formulação líquida de 150 KDa sem proteínas formadoras de complexos e, sem dúvida, sua aprovação será solicitada em breve.

Neuromoduladores também são produzidos na Coreia do Sul e China. A toxina nivobotulínica A produzida na Coreia do Sul está em fase de estudos de uso cosmético para aprovação nos EUA. Botulax/Letybo® é uma toxina botulínica A nova produzida por uma *joint venture* entre empresas austríaca e coreana, cujos estudos científicos já foram concluídos; ela ainda não foi aprovada nos EUA, mas foi recentemente aprovada pela Health Canada. A ChinaTox®, produzida em Lanzhou, e o Relatox®, da Rússia, também estão em fase de estudos e uso clínico, mas ainda não foram aprovados pela Food and Drug Administration (FDA).

Houve muita empolgação quando ensaios clínicos excelentes demonstraram que a toxina daxibotulínica A tinha ação duradoura por 6 meses. Mais tarde, começaram a ser realizados os chamados ensaios com "doses altas" de toxina onabotulínica A, toxina abobotulínica A e toxina incobotulínica A. O mais interessante é que doses mais altas também conseguiram resultados naturais e satisfação significativa dos pacientes. É importante ressaltar que essas doses mais elevadas foram administradas em 50% do volume de injeção utilizado nos ensaios clínicos registrados. Isso abre um campo totalmente novo de investigação!

E, finalmente, os *millenials* – geração mais nova de pacientes que buscam neuromoduladores para uso cosmético – acreditam que retardar o processo de envelhecimento seja uma parte normal do bem-estar e da saúde pessoal. Eles foram convencidos por todos os excelentes dados de estudos científicos na área cosmética.

Esperamos que esta quinta edição do nosso livro torne o uso cosmético continuado dessa fabulosa classe de fármacos geracionais – neuromoduladores – ainda mais bem-sucedido na prática de nossos leitores!

Jean Carruthers, MD, FRCS(C), FRC(Ophth)
Alastair Carruthers, MA, BM, BCh, FRCPC, FRCP(Lon)
Jeffrey S. Dover, MD, FRCPC
Murad Alam, MD, MSCI, MBA

Sumário dos Vídeos

Acesse todos os vídeos aqui ou em seus respectivos capítulos

Sumário

1

Atualização sobre Usos Não Cosméticos de Neurotoxinas Botulínicas

Mitchell F. Brin e Mary Ann Chapman

RESUMO E CARACTERÍSTICAS PRINCIPAIS

- A neurotoxina botulínica tipo A (BoNT-A, do inglês *botulinum neurotoxin type-A*) começou a ser utilizada clinicamente para tratar distúrbios oftalmológicos como estrabismo e blefarospasmo
- Ao longo dos anos, o número de problemas médicos nos quais se utiliza BoNT-A aumentou com base no conhecimento sobre seu local de ação nas terminações neurais
- Hoje em dia, nos EUA, existem três produtos à base de BoNT-A – toxina onabotulínica A, toxina abobotulínica A e toxina incobotulínica A – aprovados para tratar um pequeno grupo de doenças clínicas

- Produtos à base de BoNT-A não são intercambiáveis em razão de sua composição biológica, técnicas de fabricação e doses diferentes definidas em unidades de atividade biológica
- Pesquisadores continuam a buscar possíveis aplicações desses fármacos, que possam produzir efeitos benéficos por sua ação local nas terminações neurais.

INTRODUÇÃO

Embora a neurotoxina botulínica tipo A (BoNT-A) tenha alcançado notoriedade por sua aplicação no tratamento de rugas faciais, sua primeira utilização clínica foi em Oftalmologia durante a década de 1980. Ao longo dos anos seguintes, as indicações médicas da BoNT-A foram ampliadas e agora incluem algumas doenças caracterizadas por contrações musculares, secreções glandulares excessivas e/ou sintomas sensoriais, inclusive dor, como se pode observar na Tabela 1.1. Um produto à base de neurotoxina botulínica do sorotipo B (BoNT-B) também foi aprovado para tratar diversos problemas não estéticos (ver Tabela 1.1). Todas essas indicações de uso melhoram com a ação local das neurotoxinas botulínicas (BoNTs), que são injetadas em tecidos como músculos, pele ou glândulas, nos quais atuam em terminações neurais específicas.

O primeiro produto à base de BoNT desenvolvido para uso clínico foi a toxina onabotulínica A, conhecida inicialmente como Oculinum™ e, depois, Botox®. Mais tarde, foi lançado um produto à base de neurotoxina botulínica do tipo B (toxina rimatobotulínica B; Myobloc®) e vários outros produtos derivados do sorotipo A, inclusive toxina abobotulínica (Dysport®) e toxina incobotulínica A (Xeomin®). Esses fármacos são os principais

produtos à base de BoNT aprovados para usos médicos não estéticos nos principais países. Assim como ocorre com todos os outros produtos à base de BoNT, esses fármacos não são intercambiáveis em razão das diferenças nos métodos de fabricação e doses, que são expressas em unidades de atividade biológica.

Este capítulo descreve resumidamente os usos não cosméticos das BoNTs. O texto seguinte, em geral, enfatiza as doenças e o histórico dos processos de aprovação nos EUA, mas as aprovações obtidas em alguns outros países (territórios principais) estão listadas na Tabela 1.1.

ESTRABISMO

O uso terapêutico da BoNT-A começou com Alan Scott, um oftalmologista que investigava tratamentos para estrabismo (desalinhamento ocular). Depois de ler que a BoNT-A tinha capacidade de produzir alterações locais nos músculos a partir da inibição da liberação de acetilcolina, Scott pensou que ela poderia ser útil como tratamento não cirúrgico do estrabismo. A hipótese desse autor era que a BoNT-A poderia relaxar os músculos extraoculares implicados no desvio ocular, de modo a recuperar o alinhamento dos olhos. Em seu estudo inicial com 19 pacientes portadores de estrabismo, Scott relatou que

Tabela 1.1 Usos não cosméticos aprovados por alguns órgãos reguladores mundiais para os principais produtos à base de BoNT.*

Indicação não cosmética	APROVAÇÕES REGULATÓRIAS			
	OnaBoNT-A	**AboBoNT-A**	**IncoBoNT-A**	**RimaBoNT-B**
Estrabismo	EUA, 1989** Canadá, Japão, Brasil	n/a	n/a	n/a
Blefarospasmo	EUA, 1989 UE†, 1994 Canadá, China, Japão, Brasil	UE, Brasil	EUA, 2010 UE, Canadá, Brasil	n/a
Distonia cervical	EUA, 2000 UE, 1995 Canadá, Japão, Brasil	EUA, 2009 UE, Canadá, Brasil	EUA, 2010 UE, Canadá, Brasil	EUA, 2000 UE, Canadá, Japão
Hiperidrose axilar primária	EUA, 2004 UE, 2001 Canadá, Japão, Brasil	UE, Brasil	n/a	n/a
Espasticidade do membro superior (adultos)	EUA, 2010‡,§ UE, 2001 Canadá, Japão, Brasil	EUA, 2015 UE, Canadá, Brasil	EUA, 2015 UE, Canadá, Japão	n/a
Espasticidade do membro inferior (adultos)	EUA, 2016 UE, 2014 Canadá, Japão, Brasil	EUA, 2017 UE, Canadá, Brasil	Japão	n/a
Espasticidade do membro superior (crianças)	EUA, 2019 Canadá, Japão, Brasil	EUA, 2019 UE, Canadá	EUA, 2020	n/a
Espasticidade do membro inferior (crianças)	EUA, 2019 UE, 1997 Canadá, Japão, Brasil	EUA, 2016 UE, Canadá, Brasil	n/a	n/a
Enxaqueca crônica	EUA, 2010 UE, 2010 Canadá, Brasil	n/a	n/a	n/a
Hiperatividade neurogênica do detrusor (adultos)	EUA, 2011 UE, 2011 Canadá, Japão, Brasil	n/a	n/a	n/a
Hiperatividade neurogênica do detrusor (crianças)	EUA, 2021	n/a	n/a	n/a
Bexiga hiperativa	EUA, 2013 UE, 2013 Canadá, Japão, Brasil	n/a	n/a	n/a
Sialorreia (adultos)	n/a	n/a	EUA, 2018 UE, Canadá	EUA, 2019
Sialorreia (crianças)	n/a	n/a	EUA, 2020	n/a
Espasmo hemifacial	Brasil, Japão	UE, Brasil	Canadá	n/a

AboBoNT-A, neurotoxina abobotulínica A (Ipsen); *EUA*, Estados Unidos da América; *IncoBoNT-A*, toxina incobotulínica A (Merz); *n/a*, não foi encontrada qualquer aprovação; *OnaBoNT-A*, toxina onabotulínica A (Allergan/AbbVie); *RimaBoNT-B*, toxina rimabotulínica B (Supernus); *UE*, União Europeia.

*Os termos exatos das indicações e as limitações pertinentes variam nos diversos países. Ver detalhes nas bulas dos produtos específicos de cada país.

**Todas as datas referidas aos EUA e à UE para o produto toxina onabotulínica A foram obtidas dos arquivos do laboratório Allergan. As datas referidas aos EUA para outras BoNTs estão baseadas em informações encontradas em domínio público.

†Primeira aprovação na UE para Reino Unido ou Irlanda (Reference Member State of the Mutual Recognition Process). As indicações específicas frequentemente são diferentes das que foram aprovadas nos EUA.

‡Injeções no dedo polegar foram aprovadas em 2015 e oito músculos adicionais foram acrescentados às instruções de prescrição em 2021.

§A indicação "espasticidade" é uma condição singular na qual quatro aprovações de indicação principal (membros superiores e inferiores, adultos e crianças) foram consolidadas em apenas um título no US Prescribing Information, em julho de 2020.

a BoNT-A em doses variadas melhorou a posição ocular sem causar fraqueza dos músculos adjacentes e sem causar efeitos sistêmicos. Os trabalhos de Scott – que incluíram estudos duplo-cego e *open-label* autorizados por uma Licença para Fármaco Novo Experimental (*Investigational New Drug*, em inglês) – resultaram na aprovação da toxina onabotulínica A (mais tarde, Oculinum™) pela Food and Drug Administration (FDA) dos EUA em 1989 para tratar estrabismo.

BLEFAROSPASMO

Depois do uso bem-sucedido da toxina onabotulínica A no estrabismo, Alan Scott lançou a hipótese de que ela também poderia ser útil para tratar blefarospasmo, um distúrbio neurológico evidenciado por contrações involuntárias dos músculos palpebrais, que acarreta fechamento involuntário repetitivo das pálpebras. O estudo inicial de Scott demonstrou melhora em todos os 39 pacientes tratados. Isso foi seguido de estudos duplo-cegos, inclusive os que foram realizados por nossa equipe da Columbia University, que confirmaram a eficácia da toxina onabotulínica A para tratar blefarospasmo. Em 1989, a toxina onabotulínica A foi aprovada pela FDA para tratar blefarospasmo associado à distonia em pacientes de 12 anos ou mais.

Distonia cervical

Ainda na década de 1980, a eficácia da BoNT-A no tratamento do blefarospasmo resultou em sua investigação na distonia cervical, uma doença neurológica caracterizada por contrações involuntárias dos músculos do pescoço e dos ombros, que causa dor e posturas anormais da cabeça, do pescoço e/ou dos ombros. Os primeiros estudos *open-label* e duplo-cegos confirmaram a eficácia da BoNT-A na distonia cervical, que resultaram em estudos subsequentes patrocinados pela empresa fabricante e embasaram as aprovações da toxina onabotulínica A e da toxina rimabotulínica B pela FDA em 2000, da toxina abobotulínica A em 2009 e da toxina incobotulínica A em 2010 para tratar distonia cervical dos adultos.

Hiperidrose axilar primária

Hiperidrose axilar primária é um distúrbio evidenciado por transpiração axilar excessiva e incontrolável, de causa desconhecida. As glândulas sudoríparas écrinas são inervadas por fibras colinérgicas (que contêm acetilcolina) do sistema nervoso simpático, no qual as BoNT exercem sua ação. De acordo com a revisão publicada por Erbguth e Naumann, o médico alemão Justinus Kerner foi o primeiro a documentar os efeitos anidróticos da BoNT em sua monografia datada de 1820. Em 1994, Bushara e Park relataram redução da transpiração facial de pacientes tratados com injeções de BoNT-A para espasmo hemifacial. Depois de vários estudos randomizados controlados, a toxina onabotulínica A foi aprovada em 2004 nos EUA para tratar hiperidrose axilar grave dos adultos.

Enxaqueca crônica

A definição de enxaqueca crônica é a cefaleia que ocorre por 15 dias ou mais no mês ao longo de mais de 3 meses, tendo a cefaleia distribuição hemicrânica em ao menos 8 dias de cada mês.

A investigação do uso de BoNT-A para tratar enxaqueca crônica começou com relatos de atenuação das dores de pacientes com história de enxaqueca, que tinham recebido injeções de toxina onabotulínica A para corrigir problemas cosméticos. O Dr. William Binder entrou em contato com o Dr. Blitzer e um dos autores deste capítulo (Dr. Brin), de Nova York, para falar dessas observações e, juntos, estudamos a utilização da toxina onabotulínica A para tratar enxaqueca. O laboratório Allergan iniciou um programa de desenvolvimento de fármaco para enxaqueca, que incluiu vários estudos para determinar doses e paradigmas terapêuticos, bem como selecionar as populações de pacientes com diversos tipos de cefaleia. Depois de dois amplos estudos randomizados controlados, a toxina onabotulínica A foi aprovada em 2010 nos EUA como profilaxia das cefaleias em pacientes com enxaqueca crônica.

Espasticidade no adulto

Espasticidade é um distúrbio motor que pode começar depois de acidentes vasculares encefálicos (AVEs), traumatismo craniano, traumatismo raquimedular, esclerose múltipla ou paralisia cerebral. Nos casos típicos, a espasticidade caracteriza-se por hipertonia muscular velocidade-dependente em resposta a algum movimento passivo. Os primeiros relatos de utilização da BoNT-A para tratar espasticidade datam de 1989, quando pesquisadores demonstraram melhora de pacientes com espasticidade dos membros superiores depois de AVEs. Em seguida, foram realizados alguns estudos *open-label* e duplo-cegos, que confirmaram os efeitos benéficos da BoNT-A no tratamento da espasticidade dos membros superiores e inferiores. A toxina onabotulínica A foi aprovada para tratar espasticidade do membro superior de adultos na Europa em 2001 e nos EUA em 2010, cuja indicação foi ampliada para abranger dedo polegar em 2015 e outros músculos em 2021; o fármaco foi aprovado para tratar membros inferiores em 2016 nos EUA. Nos EUA, as toxinas abobotulínica A e incobotulínica A foram aprovadas para tratar espasticidade dos membros superiores de adultos em 2015, enquanto a aprovação da toxina abobotulínica A foi ampliada para tratar espasticidade dos membros inferiores de adultos em 2017.

Espasticidade pediátrica, inclusive espasticidade associada à paralisia cerebral infantil

Nos casos típicos, a espasticidade pediátrica é causada por paralisia cerebral, mas também pode ser secundária a acidentes vasculares encefálicos, traumatismo craniano e esclerose múltipla. Grande parte das pesquisas sobre espasticidade associada à paralisia cerebral enfatizava a deformidade da marcha em equino – um distúrbio evidenciado por flexão plantar excessiva do tornozelo durante a fase estática da marcha; contudo, a espasticidade pode afetar muitos músculos dos membros superiores e inferiores e causar diversas anormalidades posturais e funcionais. Os primeiros estudos sobre utilização da BoNT-A em crianças com espasticidade foram realizados pelo grupo de Koman, nos EUA, e pelo grupo de Graham, no Reino Unido. Em seguida, foram realizados vários estudos *open-label* e randomizados controlados. A toxina onabotulínica A foi aprovada na Europa em 1997 para tratar deformidade da marcha em equino causada por espasticidade. A toxina abobotulínica A foi a primeira BoNT-A aprovada para tratar espasticidade dos membros superiores de crianças nos EUA em 2016; em seguida, a toxina onabotulínica A foi aprovada para tratar espasticidade dos membros superiores e inferiores de pacientes pediátricos em 2019; e a toxina abobotulínica para tratar crianças com espasticidade dos membros superiores em 2020. Ainda em 2020, a toxina incobotulínica A foi aprovada para tratar espasticidade pediátrica dos membros superiores, exceto espasticidade secundária à paralisia cerebral.

Hiperatividade neurogênica do detrusor

A hiperatividade neurogênica do detrusor caracteriza-se por contrações involuntárias do músculo detrusor da bexiga, que pode causar infecções urinárias, refluxo vesicoureteral e pressões intravesicais elevadas. Essa doença é causada por uma síndrome que afeta o primeiro neurônio motor e provoca hiperatividade do músculo detrusor, razão pela qual pode ser secundária a traumatismos raquimedulares, esclerose múltipla, AVEs e traumatismo craniano. Como a BoNT-A inibe a liberação de acetilcolina pelas terminações neurais parassimpáticas que inervam a musculatura lisa, alguns autores sugeriram a hipótese de que injeções locais poderiam reduzir as contrações musculares de pacientes com hiperatividade neurogênica do detrusor. O laboratório Allergan iniciou um programa de desenvolvimento com inclusão de pacientes com traumatismo raquimedular e esclerose múltipla, que resultou na aprovação da toxina onabotulínica A para essa indicação nos EUA em 2011. A aprovação desse fármaco para tratar hiperatividade neurogênica do detrusor na faixa etária pediátrica ocorreu em 2021.

Bexiga hiperativa

Bexiga hiperativa é uma doença evidenciada por urgência miccional (desejo intenso de urinar), que geralmente está associada a episódios frequentes de incontinência urinária e necessidade de acordar durante a noite para urinar, e pode incluir incontinência urinária total. Ao contrário da hiperatividade neurogênica do detrusor, não há causa conhecida ou patologia definida nos casos de bexiga hiperativa. Em vista da eficácia da toxina onabotulínica A no tratamento da hiperatividade neurogênica do detrusor, o laboratório Allergan iniciou um programa de desenvolvimento para bexiga hiperativa, que é uma doença mais comum. Depois de dois ensaios duplo-cegos randomizados controlados por placebo, a toxina onabotulínica A foi aprovada para tratar bexiga hiperativa nos EUA em 2013.

SIALORREIA

O termo sialorreia significa salivação excessiva (ou "baba"), que ocorre em muitos pacientes com disfunção neurológica secundária à paralisia cerebral, doença de Parkinson e AVE. Nos casos típicos, a sialorreia é causada por dificuldade de controlar os músculos orais e faciais, o que resulta em incapacidade de engolir saliva. Isso pode causar desidratação, odor desagradável, estigmatização social e maceração cutânea com infecção secundária da região perioral. O uso de BoNT na

sialorreia tem como base a inervação autônoma colinérgica das glândulas salivares. Com seu artigo publicado no século XIX, Kerner foi o primeiro a relatar efeitos inibitórios da BoNT na salivação; mais de um século depois, em 1997, essa observação foi reavaliada por uma hipótese lançada por Bushara, que propôs injeções de BoNT-A para tratar sialorreia de pacientes com esclerose lateral amiotrófica. Depois de dois ensaios randomizados controlados por placebo, a toxina incobotulínica A foi aprovada nos EUA em 2018 para tratar sialorreia crônica de pacientes a partir de 2 anos. A toxina rimabotulínica B foi aprovada nos EUA para tratar sialorreia crônica de adultos em 2019, depois que foram realizados dois ensaios randomizados controlados por placebo.

Segurança e tolerabilidade

Os produtos à base de BoNT descritos neste capítulo geralmente são bem tolerados e mostram perfis de risco-benefício aceitáveis nas indicações para as quais foram aprovados. Existem informações sobre reações adversas nas recomendações de prescrição de cada produto. Em geral, as reações adversas mais comuns das BoNTs são efeitos locais, inclusive difusão da neurotoxina para estruturas não tratadas nas proximidades do local de aplicação das injeções. Além disso, todas as toxinas botulínicas disponíveis no mercado têm *Boxed Warnings* e outros termos referidos ao potencial de causar efeitos sistêmicos.[a]

RESUMO

As primeiras aplicações clínicas da BoNT-A foram no tratamento de distúrbios oftálmicos não cosméticos – estrabismo e blefarospasmo. Ao longo das últimas três décadas, as aprovações de uso das BoNTs foram ampliadas e agora incluem diversas indicações terapêuticas e estéticas, que afetam músculos lisos, glândulas e controle da dor. Os produtos à base de BoNT aprovados para usos não cosméticos nos EUA são toxina onabotulínica A, toxina abobotulínica A, toxina incobotulínica A e toxina rimabotulínica B; esses produtos não são intercambiáveis em razão de sua composição biológica variável e diferenças nas unidades de doses, processos de fabricação e aprovação dos órgãos reguladores. Pesquisadores continuam a buscar possíveis aplicações desses fármacos para tratar problemas que podem ser atenuados por sua ação local nas terminações neurais.

AGRADECIMENTOS

Os autores gostariam de agradecer a Mary Ann Chapman (Visage Communications®) por sua colaboração profissional na redação deste capítulo.

---

[a]N.T.: O termo *Boxed Warnings* (antes expresso como *Black Boxed Warnings*), em inglês, refere-se à prática de colocar as informações de advertência em uma quadrícula com bordas realçadas em negrito bem visível no topo das informações de prescrição ou bula de algum fármaco. Adotadas pela FDA pela primeira vez em 1979, elas servem para alertar os médicos sobre algum efeito colateral potencialmente grave ou restrição ao uso de algum fármaco.

LEITURA ADICIONAL

Allergan, Inc. (2021). *BOTOX® Prescribing Information.* Retrieved from https://www.rxabbvie.com/pdf/botox_pi.pdf.

Allergan, Inc. (2020). *BOTOX® Cosmetic Prescribing Information.* Retrieved from https://www.rxabbvie.com/pdf/botox-cosmetic_pi.pdf.

Binder, W. J., Brin, M. F., Blitzer, A., Schoenrock, L. D., & Pogoda, J. M. (2000). Botulinum toxin type A (BOTOX) for treatment of migraine headaches: An open-label study. *Otolaryngology—Head and Neck Surgery: Official Journal of American Academy of Otolaryngology-Head and Neck Surgery, 123*(6), 669–676.

Blumetti, F. C., Belloti, J. C., Tamaoki, M. J., & Pinto, J. A. (2019). Botulinum toxin type A in the treatment of lower limb spasticity in children with cerebral palsy. *The Cochrane Database of Systematic Reviews, 10,* CD001408.

Brin, M. F. Basic Science of BOTOX® Cosmetic. In J. Dover & J. Carruthers (Eds.), Botulinum Toxin. 2022; In preparation.

Brin, M. F., Fahn, S., Moskowitz, C., Friedman, A., Shale, H. M., Greene, P. E., et al. (1987). Localized injections of botulinum toxin for the treatment of focal dystonia and hemifacial spasm. *Movement Disorders: Official Journal of the Movement Disorder Society, 2*(4), 237–254.

Bushara, K. O. (1997). Sialorrhea in amyotrophic lateral sclerosis: A hypothesis of a new treatment—botulinum toxin A injections of the parotid glands. *Medical Hypotheses, 48*(4), 337–339.

Bushara, K. O., & Park, D. M. (1994). Botulinum toxin and sweating. *Journal of Neurology, Neurosurgery, and Psychiatry, 57*(11), 1437–1438.

Cosgrove, A. P., Corry, I. S., & Graham, H. K. (1994). Botulinum toxin in the management of the lower limb in cerebral palsy. *Developmental Medicine and Child Neurology, 36*(5), 386–396.

Das, T. K., & Park, D. M. (1989). Effect of treatment with botulinum toxin on spasticity. *Postgraduate Medical Journal, 65*(762), 208–210.

Eisai Co, Ltd. (2011, January 21). *Eisai Receives Approval to Market Botulinum Toxin Type B Neuromuscular-Blocking Agent Neurobloc® Intramuscular Injection 2500 Units in Japan.* Retrieved from https://www.eisai.com/news/news201105.html.

Erbguth, F. J., & Naumann, M. (1999). Historical aspects of botulinum toxin: Justinus Kerner (1786–1862) and the "sausage poison". *Neurology, 53*(8), 1850–1853.

Esquenazi, A., Albanese, A., Chancellor, M. B., Elovic, E., Segal, K. R., Simpson, D. M., et al. (2013). Evidence-based review and assessment of botulinum neurotoxin for the treatment of adult spasticity in the upper motor neuron syndrome. *Toxicon: Official Journal of the International Society on Toxinology, 67*, 115–128.

European Medicines Agency. (2021, March 24). *NeuroBloc.* Retrieved from https://www.ema.europa.eu/en/medicines/human/EPAR/neurobloc#:~:text=NeuroBloc%20is%20a%20medicine%20used,substance%20botulinum%20toxin%20type%20B.

Fahn, S., List, T., Moskowitz, C., Brin, M. F., Bressman, S., Burke, R., et al. (1985). Double-blind controlled study of botulinum toxin for blepharospasm [abstract]. *Neurology, 35*(Suppl. 1), 271–272.

Hareb, F., Bertoncelli, C. M., Rosello, O., Rampal, V., & Solla, F. (2020). Botulinum toxin in children with cerebral palsy: An update. *Neuropediatrics, 51*(1), 1–5.

Health Canada. (2013, January 21). *New Labelling Information for all Botulinum Toxin Products: Botox/Botox Cosmetic, Dysport, Xeomin/Xeomin Cosmetic and Myobloc.* Retrieved from https://healthycanadians.gc.ca/recall-alert-rappel-avis/hc-sc/2013/16787a-eng.php.

Hockstein, N. G., Samadi, D. S., Gendron, K., & Handler, S. D. (2004). Sialorrhea: A management challenge. *American Family Physician, 69*(11), 2628–2634.

Ipsen Biopharm Ltd. (2020). *DYSPORT® Prescribing Information.* Retrieved from https://www.ipsen.com/websites/Ipsen_Online/wp-content/uploads/2020/07/10002305/DYS-US-004998_Dysport-PI-July-2020.pdf.

Ipsen Biopharmaceuticals. (2021, November 19). *Product Monograph Dysport™ Therapeutic.* Retrieved from https://www.ipsen.com/websites/Ipsen_Online/wp-content/uploads/sites/61/2021/04/02170944/PM-Dysport-Therapeutic-EN-19Feb2021.pdf.

Ipsen Pharma. (2009, October 28). *Ipsen announces the launch of Dysport® (abobotulinumtoxinA) in the United States for the treatment of cervical dystonia.* Retrieved from https://www.ipsen.com/press-releases/ipsen-announces-the-launch-of-dysport-abobotulinumtoxina-in-the-united-states-for-the-treatment-of-cervical-dystonia/.

Ipsen Pharma. (2017, June 16). *Ipsen announces FDA approval of Dysport® (abobotulinumtoxinA) for the treatment of lower limb spasticity in adults.* Retrieved from https://www.ipsen.com/press-releases/ipsen-announces-fda-approval-of-dysport-abobotulinumtoxina-for-the-treatment-of-lower-limb-spasticity-in-adults/.

Ipsen Pharma. (2019, September 26). *Ipsen Announces FDA Approval of Dysport® (abobotulinumtoxinA) for the Treatment of Upper Limb Spasticity in Children, Excluding Cerebral Palsy.* Retrieved from https://www.ipsen.com/us/blog/press-releases/ipsen-announces-fda-approval-of-dysport-abobotulinumtoxina-for-the-treatment-of-upper-limb-spasticity-in-children-excluding-cerebral-palsy/.

Ipsen Pharma. (2020, July 10). *Ipsen Announces Updated Indication for Dysport® (abobotulinumtoxinA) for the Treatment of Spasticity in Children.* Retrieved from https://www.ipsen.com/us/blog/press-releases/ipsen-announces-updated-indication-for-dysport-abobotulinumtoxina-for-the-treatment-of-spasticity-in-children/.

Ipsen Ltd. (2020, November 19). *Dysport Summary of Product Characteristics.* Retrieved from https://www.medicines.org.uk/emc/product/7261/smpc.

Jankovic, J., & Orman, J. (1987). Botulinum A toxin for cranial-cervical dystonia: A double-blind, placebo-controlled study. *Neurology, 37*(4), 616–623.

Kerner, J. (1820). *Neue Beobachtungen uber die in Wurttemberg so haufig vorfallenden todlichen Vergiftungen durch den Genuss geraucherter Wurste.* Tubingen: Osiander.

Koman, L. A., Mooney, J. F., III., Smith, B., Goodman, A., & Mulvaney, T. (1993). Management of cerebral palsy with botulinum-A toxin: Preliminary investigation. *Journal of Pediatric Orthopedics, 13*(4), 489–495.

Mayer, N. H., Esquenazi, A. I., & Childers, D. O. (1997). Common patterns of clinical motor dysfunction. *Muscle & Nerve, 20*(Suppl. 6), 21–35.

Merz Pharmaceuticals, LLC. (2021). *XEOMIN® Prescribing Information*. Retrieved from https://dailymed.nlm.nih.gov/dailymed/fda/fdaDrugXsl.cfm?setid=ccdc3aae-6e2d-4cd0-a51c-8375bfee9458&type=display.

Merz Pharmaceuticals GmbH (2021, November 17). *Xeomin® Product Monograph*. Retrieved from https://www.merz-canada.com/en/xeomintherapeutic.html.

Merz Pharma GmbH & Co. (2020, June 29). *Teijin Receives Marketing Approval for Merz's Xeomin®*. Retrieved from https://www.merz.com/blog/news/teijin-receives-marketing-approval-for-merzs-xeomin/.

Merz Pharma GmbH & Co. (2021, June 23). *Teijin Receives Additional Approval in Japan for Merz's Xeomin® Botulinum Toxin Type A*. Retrieved from https://www.merz.com/blog/news/teijin-receives-additional-approval-in-japan/.

Merz Pharma UK Ltd. (2021, August 23). *Xeomin Summary of Product Characteristics*. Retrieved from https://www.medicines.org.uk/emc/product/2162/smpc#gref.

Merz Therapeutics. (2019, May 13). *FDA Approves Broadened Indication for Xeomin® (IncobotulinumtoxinA) As First-Line Treatment for Blepharospasm (Involuntary Blinking) in Adult Patients*. Retrieved from https://www.merzusa.com/news/fda-approves-broadened-indication-for-xeomin-incobotulinumtoxina-as-first-line-treatment-for-blepharospasm-involuntary-blinking-in-adult-patients/.

Merz Therapeutics. (2020, August 19). *FDA Approves First Pediatric Indication for Xeomin® (IncobotulinumtoxinA) for the Treatment of Upper Limb Spasticity, Excluding Spasticity Caused by Cerebral Palsy*. Retrieved from https://www.merzusa.com/news/fda-approves-first-pediatric-indication-for-xeomin/.

Merz Therapeutics. (2020, July 28). *Xeomin® (IncobotulinumtoxinA) Celebrates 10 Years of Meeting the Needs of Patients Suffering from Movement Disorders*. Retrieved from https://www.merzusa.com/news/xeomin-incobotulinumtoxina-celebrates-10-years-of-meeting-the-needs-of-patients-suffering-from-movement-disorders/.

Merz Therapeutics. (2021, December 20). *Infographic: Xeomin® (IncobotulinumtoxinA) Pediatric Chronic Sialorrhea*. Retrieved from https://www.merzusa.com/news/infographicpediatricsialorrhea/.

Rethlefsen, S. A., Blumstein, G., Kay, R. M., Dorey, F., & Wren, T. A. (2017). Prevalence of specific gait abnormalities in children with cerebral palsy revisited: Influence of age, prior surgery, and Gross Motor Function Classification System level. *Developmental Medicine and Child Neurology, 59*(1), 79–88.

Rosales, R. L., Efendy, F., Teleg, E. S., Delos Santos, M. M., Rosales, M. C., Ostrea, M., et al. (2016). Botulinum toxin as early intervention for spasticity after stroke or non-progressive brain lesion: A meta-analysis. *Journal of the Neurological Sciences, 371*, 6–14.

Santamato, A., Cinone, N., Panza, F., Letizia, S., Santoro, L., Lozupone, M., et al. (2019). Botulinum toxin type A for the treatment of lower limb spasticity after stroke. *Drugs, 79*(2), 143–160.

Schurch, B., Schmid, D. M., & Stohrer, M. (2000). Treatment of neurogenic incontinence with botulinum toxin A. *The New England Journal of Medicine, 342*(9), 665.

Scott, A. B. (1980). Botulinum toxin injection into extraocular muscles as an alternative to strabismus surgery. *Journal of Pediatric Ophthalmology and Strabismus, 17*(1), 21–25.

Scott, A. B. (1994). Foreword. In J. Jankovic & M. Hallett (Eds.), *Therapy with Botulinum Toxin*. New York: Marcel Dekker, Inc.

Scott, A. B., Kennedy, R. A., & Stubbs, H. A. (1985). Botulinum A toxin injection as a treatment for blepharospasm. *Archives of Ophthalmology, 103*(3), 347–350.

Supernus Pharmaceuticals. (2019). *Myobloc(R) Prescribing Information*. Retrieved from https://myobloc.com/files/MYOBLOC_PI.pdf.

Tsui, J. K., Eisen, A., Mak, E., Carruthers, J., Scott, A., & Calne, D. B. (1985). A pilot study on the use of botulinum toxin in spasmodic torticollis. *The Canadian Journal of Neurological Sciences, 12*(4), 314–316.

Tsui, J. K., Eisen, A., Stoessl, A. J., Calne, S., & Calne, D. B. (1986). Double-blind study of botulinum toxin in spasmodic torticollis. *Lancet, 2*(8501), 245–247.

US World Meds, LLC. (2019, August 26). *FDA Approves US WorldMeds' Myobloc® (rimabotulinumtoxinB) Injection for Chronic Sialorrhea*. Retrieved from https://www.prnewswire.com/news-releases/fda-approves-us-world-meds-myobloc-rimabotulinumtoxinb-injection-for-chronic-sialorrhea-300906932.html.

2

História do Uso Cosmético de Toxina Botulínica

Alastair Carruthers e Jean Carruthers

RESUMO E CARACTERÍSTICAS PRINCIPAIS

- Em meados da década de 1980, o Dr. Jean Carruthers observou melhora concomitante das rugas glabelares de uma paciente com blefarospasmo tratado com toxina botulínica (BoNT-A)
- O primeiro estudo incluiu 18 pacientes e foi publicado em 1992
- Em 2002, estudos abertos com mais de 800 pacientes confirmaram a eficácia e segurança da BoNT-A no tratamento das rugas faciais hiperfuncionais

- Em abril de 2002, a Food and Drug Administration (FDA) aprovou a BoNT-A para redução não cirúrgica das rugas glabelares
- Hoje em dia, a BoNT-A cosmética é usada para tratar linhas hipercinéticas da face, do pescoço e do colo; harmonização facial; e coadjuvante de outras modalidades de rejuvenescimento
- Desde então, a toxina onabotulínica A foi aprovada para 30 indicações em mais de 97 países.

INTRODUÇÃO

Um dos princípios fundamentais da história é que os detalhes mudam, mas o escopo geral do tópico – quando registrado com precisão – não se altera em sua essência e, por essa razão, tomamos a liberdade de repetir o capítulo de história da edição anterior acrescentando que a descoberta do "veneno da salsicha" e a identificação subsequente do *Clostridium botulinum* como bactéria responsável tiveram enorme impacto duradouro no campo da Dermatologia Cosmética. Assim como acontece frequentemente em Medicina, uma série de descobertas casuais – combinadas com observações clínicas sagazes – destravou o potencial da toxina botulínica (BoNT-A) e possibilitou avanços médicos significativos (Tabelas 2.1 e 2.2). Antes aclamada como inovação promissora para tratar diversos distúrbios musculares, a BoNT-A transformou-se em verdadeiro pilar dos profissionais de cosmética e sua popularidade cresceu exponencialmente até se tornar o procedimento mais solicitado para rejuvenescimento facial.

Tabela 2.1 Linha do tempo das descobertas clínicas.

Final do século XVIII	Surtos de uma doença fatal causada por alimentos contaminados em diversas regiões da Europa
1793	Maior surto da doença em Wildbad, sul da Alemanha
1811	"Ácido prússico" descrito como causador do "envenenamento da salsicha"
1822	Dr. Justinus Kerner publicou a monografia "veneno da salsicha" e descreveu o botulismo com precisão
1895	Professor Emile Piere Van Ermengem identificou o *Clostridium botulinum* como agente causador do botulismo
1895 a 1915	Sete sorotipos de toxinas foram descobertos
1928	Dr. Herman Sommer isolou o sorotipo mais potente: BoNT-A
1946	Carl Lamanna e James Duff desenvolveram técnicas de concentração e cristalização, depois utilizadas por Dr. Edward J. Schantz em Fort Detrick, Maryland, como possível arma biológica
1972	Dr. Schantz levou suas pesquisas para a University of Wisconsin, onde produziu um enorme lote de BoNT-A, que continuou a ser utilizado clinicamente até dezembro de 1997.

BoNT-A, neurotoxina botulínica tipo A.

Tabela 2.2 Linha do tempo do desenvolvimento e uso terapêuticos.

Final da década de 1960 e início da década de 1970	Dr. Alan Scott iniciou suas experiências em animais com BoNT-A fornecida pelo Dr. Schantz
1973	Dr. Scott publicou seu primeiro estudo sobre BoNT-A aplicada em primatas
1978	FDA concedeu autorização para iniciar testes com pequenas quantidades de toxina (Oculinum®) em voluntários humanos
1980	Publicação de um estudo clássico demonstrando que BoNT-A corrige desalinhamento ocular de seres humanos
1988	Laboratório Allergan adquiriu os direitos de distribuir a Oculinum® do Dr. Scott nos EUA
1989	FDA aprovou a BoNT-A para correção não cirúrgica de estrabismo, blefarospasmo, espasmo hemifacial e síndrome de Meige em adultos Indicações clínicas ampliadas para incluir tratamento de distonia cervical e torcicolo espasmódico
2000	FDA aprovou a toxina rimabotulínica (Myobloc®) para tratar distonia cervical. O laboratório Allergan comprou a empresa do Dr. Scott e renomeou a toxina como Botox®. FDA aprovou a toxina onabotulínica A (Botox®) para tratar rugas glabelares moderadas a profundas. FDA aprovou a toxina abobotulínica (**Dysport®/Reloxin®/Azzalure®**) para tratar rugas glabelares moderadas a profundas
2009	Toxina incobotulínica A (Xeomin®) foi aprovada para tratar distonia cervical e blefarospasmo
2010	Toxina incobotulínica A (Xeomin®) foi aprovada para tratar linhas glabelares moderadas a profundas
2011	Toxina prabotulínica A-xvfs (Jeuveaux®) foi aprovada pela FDA para tratar rugas glabelares moderadas a profundas
2019	Avaliação da FDA no processo de aprovação da toxina daxibotulínica A e toxina botulínica E
2021 a ?	Nota: se a aprovação pela FDA ocorrer antes da publicação, nós faremos a atualização.

BoNT-A, neurotoxina botulínica tipo A; *FDA*, Food and Drug Administration.

DESCOBERTAS CASUAIS

No final da década de 1980, cerca de 10 mil pacientes tinham sido tratados com injeções de BoNT tipo A (BoNT-A; depois denominada "Oculinum®" e distribuída a aplicadores qualificados pelo Dr. Alan Scott, do Smith-Kettlewell Institute of Visual Sciences, São Francisco, Califórnia) para tratar estrabismo, blefarospasmo idiopático benigno e espasmo hemifacial. Muitos desses pacientes receberam várias injeções e não mostraram evidência de produção de anticorpos ou complicações sistêmicas ao longo de 6 anos de uso continuado. Em Vancouver, British Columbia, o médico oftalmologista Dr. Jean Carruthers observou um efeito notável e inesperado na fronte de uma paciente tratada com BoNT-A para blefarospasmo: houve redução notável no aspecto das depressões glabelares, que lhe conferiu expressão mais tranquila e despreocupada. O Dr. Carruthers conversou sobre sua observação com sua esposa dermatologista, Dra. Alastair Carruthers, que, então, tentava atenuar as rugas frontais de seus pacientes aplicando compostos expansores teciduais disponíveis na década de 1980.

ESTUDO DE CASO 2.1

LW, mulher de 50 anos, sofria de espasmos e tremores palpebrais bilaterais graves há 20 anos. Embora tivesse acuidade visual normal, a paciente não conseguia dirigir seu carro e sentia-se temerosa ao atravessar ruas. Seu trabalho clerical tornou-se progressivamente mais difícil de realizar, porque suas pálpebras sofriam espasmos e fechavam subitamente sem aviso; os sintomas pioravam perto do final do dia de trabalho. O tratamento com 30 unidades de toxina onabotulínica A (Botox®) em cada lado produziu alívio sintomático praticamente completo por cerca de 3 meses. Além disso, a paciente notou que sua fronte e sua face pareciam estar mais relaxadas e seus amigos comentaram que ela parecia "revigorada" e atraente. As linhas frontais profundas entre os supercílios pareciam estar apagadas e seu marido achou que ela parecia mais calma e menos zangada. Na consulta subsequente, a paciente LW expressou preocupação quando seu médico (JC) não tratou as extremidades mediais de seus supercílios. Quando seu médico explicou que ela não tinha relatado quaisquer espasmos nessas áreas, LW disse: "Todas as vezes que você me trata aqui, eu ganho essa expressão bela e despreocupada". Assim, teve início a percepção de que toxina onabotulínica A poderia ser útil em outros pacientes com sulcos glabelares semelhantes e ptose medial dos supercílios.

> **Dica 1:** Ouça atentamente o que seus pacientes lhe dizem – frequentemente, eles têm percepções valiosas a compartilhar!

> **Dica 2:** Tenha mente aberta quanto a novos tratamentos e indicações de tratamentos antigos. Por exemplo, alguns relatos indicaram que cílios longos eram reações adversas observadas depois do tratamento com bimatoprosta. Hoje, esse mesmo fármaco é aprovado pela Food and Drug Administration (FDA) para engrossar, escurecer e fortalecer os cílios (Latisse®).

Naquela época, as opções disponíveis para atenuar sinais de envelhecimento facial eram cirurgia e preenchimento dos tecidos moles, que não abordavam a musculatura facial subjacente que contribuía para o surgimento de rugas hiperfuncionais, ou estavam associadas a risco considerável, eficácia questionável e inconveniência. Procedimentos cirúrgicos como iridectomia, lipoaspiração, *lifting* dos supercílios, dermoabrasão e *peelings* químicos eram opções importantes, mas algumas vezes estavam associados a efeitos colaterais significativos (inclusive cicatrizes e movimentos faciais anormais) e períodos longos de recuperação. As substâncias disponíveis para preenchimento de partes moles eram colágeno, silicone ou gordura autóloga que, de acordo com alguns relatos, poderiam causar necrose embólica da retina e cegueira se fossem injetados acidentalmente na circulação retiniana. Colágeno bovino causava reações alérgicas e alguns autores demonstraram preocupação de que a aplicação de silicone pudesse causar doença coexistente. A ocasião não poderia ser mais propícia para introduzir um tratamento injetável fácil e não invasivo, que acarretasse pouco risco de complicação – e a população idosa estava desejosa e ansiosa por isto.

PACIENTE ZERO E PRIMEIROS ENSAIOS CLÍNICOS

Intrigado por essas possibilidades, os doutores Carruthers injetaram pequena quantidade de BoNT-A do Dr. Scott entre os supercílios de sua secretária, Cathy Bickerton Swann – conhecida como "paciente zero" – e aguardaram os resultados (Figura 2.1 A a D). Logo depois vieram mais 19 pacientes com idades entre 34 e 51 anos, que fizeram parte do primeiro relato sobre eficácia da BoNT-A publicado em 1992. Os sujeitos receberam injeções diretamente nos sulcos glabelares (10 a 12,5 U/sulco), além de uma ou mais injeções subsequentes nos músculos corrugadores (10 a 20 U/sulco) dentro de 3 a 4 meses depois das primeiras aplicações. Um paciente não apresentou qualquer melhora depois da injeção, enquanto outro deixou de comparecer às consultas de seguimento. Os demais pacientes apresentaram graus variados de melhora das rugas frontais, desde desaparecimento total das rugas (6 dentre 17) (Figura 2.2) até linhas frontais discerníveis, que simplesmente tiveram sua profundidade reduzida (8 casos). Os efeitos da toxina persistiram por 4 a 11 meses, dependendo da quantidade de injeções reaplicadas e duração da exposição. Em geral, os sujeitos que foram tratados por período mais longo mostraram persistência dos efeitos terapêuticos por 7 a 11 meses. Efeitos colaterais foram um caso de ptose superciliar e outro de ptose palpebral, que regrediram dentro de 14 dias; dois casos de cefaleia transitória; e um paciente com parestesia transitória no local da injeção. Embora os autores tenham concluído dizendo que BoNT-A era segura e eficaz, "Atualmente, não achamos que

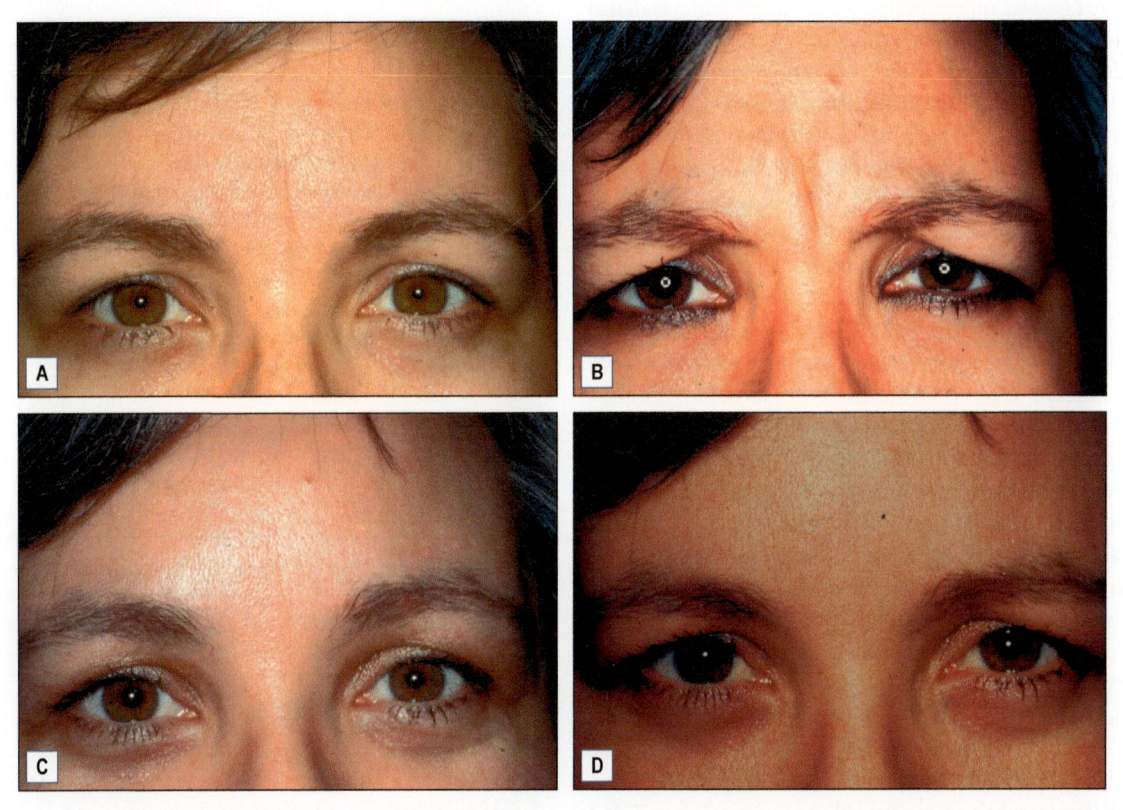

Figura 2.1 "Paciente zero", antes (**A**, **B**) e depois (**C**, **D**) das injeções de BoNT na região glabelar: (**A**, **C**) paciente em repouso e (**B**, **D**) franzindo a fronte. (De Carruthers, J. D., & Carruthers, J. A. [1992]. Treatment of glabelar frown lines with C. botulinum-A exotoxin. *The Journal of Dermatologic Surgery and Oncology, 18*, 17-21. Reproduzida, com autorização, da revista Dermatologic Surgery.)

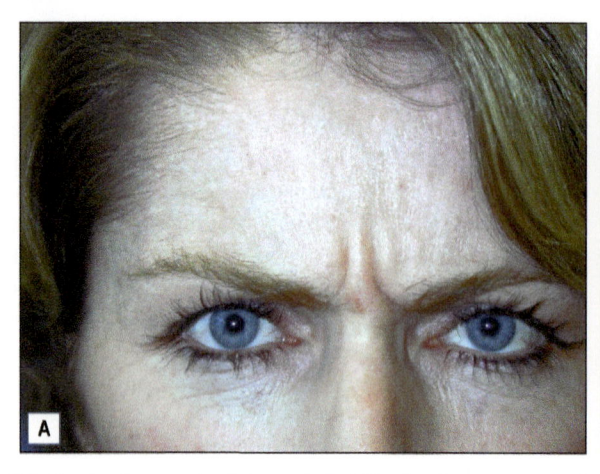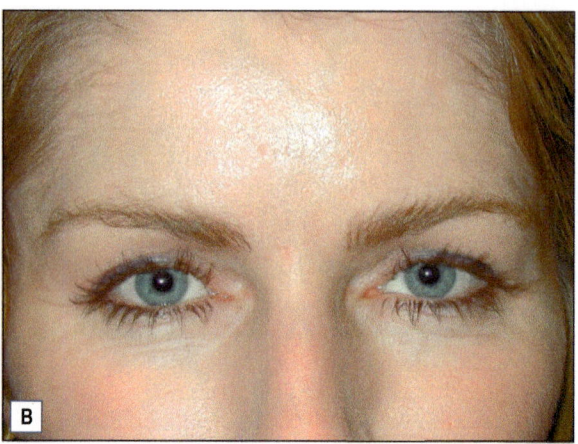

Figura 2.2 O primeiro ensaio clínico com BoNT aplicada nos sulcos glabelares e músculos corrugadores produziu graus variados de melhora da aparência da região frontal. **A.** Antes do tratamento. **B.** Nesse caso, o tratamento causou desaparecimento completo das linhas glabelares.

esse seja o tratamento preferível", exceto "para pacientes alérgicos ao colágeno ou que não estejam dispostos a passar por procedimentos cirúrgicos".

A publicação dos resultados desse ensaio atraiu extremo interesse de outros médicos, dos quais alguns já tinham iniciado seus próprios experimentos não aprovados. Depois de injetar BoNT-A no músculo frontal funcionante do lado oposto, Clark e Berris recuperaram a simetria de um paciente com paralisia unilateral do nervo frontal pós-cirúrgica, que tinha sulcos frontais unilaterais e elevação do supercílio durante a ativação dos músculos faciais. Blitzer et al. usavam BoNT-A para tratar distonia focal desde 1984. No final da década de 1980, esses médicos notaram desaparecimento das linhas hiperfuncionais de pacientes tratados com toxina botulínica para corrigir alguns problemas, inclusive blefarospasmo, síndrome de Meige, espasmo hemifacial e sincinesia facial depois de paralisia de Bell. Para estudar esse fenômeno com mais profundidade, 26 pacientes com idades entre 3 e 84 anos com linhas hiperfuncionais e distonia receberam injeções dirigidas por eletroneuromiografia (EMG) em doses de 1,2 a 10 U de BoNT-A aplicadas nos músculos frontais e corrugadores, sulco nasolabial, ângulo lateral do olho ou músculo platisma. O efeito da BoNT-A apareceu nas primeiras 24 a 72 horas e alcançou intensidade máxima dentro de 2 a 3 semanas, quando foram aplicadas injeções subsequentes (se fossem necessárias), cujos efeitos estenderam-se por 3 a 6 meses. Efeitos adversos mínimos foram ptose palpebral e, nos pacientes que receberam injeções no sulco nasolabial, ptose do lábio superior. Todos os pacientes apresentaram melhora significativa com o tratamento.

Consciente da necessidade de realizar ensaios com duração mais longa, Keen et al. planejaram o primeiro estudo duplo-cego controlado por placebo para avaliar a eficácia e segurança da BoNT-A para tratar rugas faciais de um grupo de 12 sujeitos saudáveis (um dos quais interrompeu o tratamento) com idades entre 32 e 62 anos. Nove pacientes com rugas frontais hiperfuncionais e dois com "pés de galinha" proeminentes receberam injeções de 0,2 mℓ de soro fisiológico ou BoNT-A (oito pontos de aplicação de 10 U na fronte, dois pontos com 5 U nas rugas periorbitárias) bilateralmente na face com aplicação dirigida por EMG. Fotografias obtidas antes e depois das injeções comprovaram o efeito terapêutico (determinado por autoavaliações dos pacientes

sem saber o que foi aplicado e graduação do efeito pelos autores do estudo) dentro de 2 a 6 semanas depois das aplicações; os pacientes foram acompanhados por 1 ano, no mínimo. O tratamento com BoNT-A causou melhora significativa ($P < 0,01$) das rugas faciais. Todos os pacientes pediram para aplicar toxina 6 semanas depois no lado da face que não tinha sido tratado para "uniformizar" os resultados. Os autores não observaram complicações graves e os efeitos colaterais foram ptose discreta dos supercílios (dois casos), alteração do formato do supercílio (um paciente), "sensação de peso na fronte" (um caso) e dor no local da injeção (três casos). Dez dos 11 sujeitos solicitaram aplicações adicionais depois que o efeito das primeiras injeções desapareceu (4 a 6 meses).

> **Dica 3:** Fotografias obtidas antes e depois do tratamento são recursos educativos valiosos para os pacientes e o próprio médico (e sua equipe).
>
> Lowe et al. observaram resultados semelhantes com um estudo duplo-cego controlado por placebo de 30 sujeitos tratados com 10 U de BoNT-A ou soro fisiológico aplicado em cada músculo corrugador (injeções dirigidas por EMG) para tratar rugas glabelares. Doze semanas depois das injeções, o tratamento com BoNT-A causou redução estatisticamente significativa da profundidade e comprimento das linhas de contração glabelar, em comparação com os controles que receberam placebo.
>
> Os resultados desses ensaios sugeriram que a BoNT-A realmente fosse um tratamento inédito – e promissor – para rugas faciais inestéticas. Os médicos começaram a investigar outras indicações cosméticas em potencial, inclusive "pés de galinha", linha frontais horizontais e bandas plastismais, todas consideradas indicações *off-label* e sem aprovação naquela época.

> **Dica 4:** Frequentemente, administrar tratamento a si próprio (e sua equipe) é a melhor forma de demonstrar e explicar os efeitos dos tratamentos citados.

APROVAÇÃO DA FDA

Boas notícias correm rapidamente: entre 1992 e 1997, a popularidade do uso *off-label* da BoNT-A cresceu tão rapidamente, que o suprimento do laboratório Allergan esgotou temporariamente. Em 2002, pesquisadores comprovaram o excelente perfil de eficácia e segurança das doses terapêuticas de BoNT-A usada para tratar diversos distúrbios, inclusive estrabismo, blefarospasmo, espasmo hemifacial, distonia cervical, paralisia cerebral, espasticidade pós-acidente vascular encefálico (AVE) hiperidrose, cefaleia e dor lombar. Além disso, a eficácia e segurança da BoNT-A para reduzir o aspecto das rugas faciais hiperfuncionais ficaram demonstradas em diversos *estudos abertos*, que totalizaram mais de 800 pacientes.[a] Nos EUA, a FDA aprovou o uso de BoNT-A para tratar estrabismo, blefarospasmo, espasmo hemifacial e distonia cervical. Outras aprovações foram conseguidas no Reino Unido para tratar hiperidrose axilar e no Canadá para tratar hiperidrose axilar, espasticidade muscular focal e tratamento cosmético das rugas faciais.

Dois grandes ensaios clínicos multicêntricos randomizados duplo-cegos controlados por placebo realizados em 2002 e 2003 consolidaram a posição da BoNT-A como tratamento seguro e eficaz para rugas faciais e abriram caminho para a aprovação pela FDA para futuras aplicações cosméticas. O primeiro incluiu 264 pacientes com rugas glabelares moderadas a graves, que foram tratados com 20 U de BoNT-A ($n = 203$) ou placebo ($n = 61$) aplicadas em cinco pontos na glabela (uma no músculo prócero e dois em cada músculo corrugador do supercílio); os pacientes foram acompanhados por até 120 dias depois das injeções. Os resultados foram avaliados pelos próprios pacientes e pesquisadores com 7, 30, 60, 90 e 120 dias depois do tratamento. Em comparação com o grupo placebo, a BoNT-A produziu redução significativamente maior da profundidade das rugas glabelares com base em todos os parâmetros de avaliação a cada consulta de seguimento ($P < 0,022$). A resposta terapêutica foi detectada na primeira consulta de seguimento e alcançou intensidade máxima no 30º dia, embora o efeito clínico ainda fosse aparente em mais de 50% dos sujeitos no 90º dia e mais de 25% no 120º dia. O tratamento foi bem tolerado e os efeitos colaterais foram cefaleia transitória (15,3%) e blefaroptose predominantemente unilateral (5,4%), que regrediu no 20º dia (8 pacientes) e 40º dia (4 pacientes).

O segundo grande ensaio clínico teve desenho idêntico ao primeiro e incluiu 273 pacientes tratados com injeções de BoNT-A ($n = 202$) ou placebo ($n = 71$). Assim como ocorreu no primeiro estudo descrito, a resposta terapêutica à BoNT-A alcançou intensidade máxima no 30º dia com base nas avaliações dos pacientes e médicos e foi significativamente melhor que placebo em cada consulta de seguimento ($P < 0,001$) (Figura 2.3). Os autores não relataram quaisquer complicações graves associadas ao tratamento; as reações adversas mais frequentes no grupo tratado com BoNT-A foram cefaleia (11,4%) e blefaroptose unilateral (1%).

Em abril de 2002, a FDA aprovou a BoNT-A para redução não cirúrgica dos sulcos glabelares.

Depois de 2002, a FDA aprovou várias outras preparações de BoNT-A. A primeira delas foi a toxina abobotulínica A (Dysport®/Reloxin®/Azzalure®), que foi aprovada pela FDA

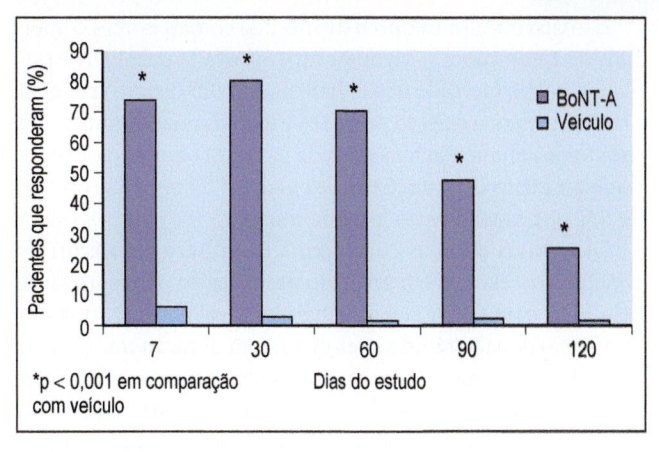

Figura 2.3 A resposta terapêutica à BoNT-A alcançou intensidade máxima no 30º dia e foi significativamente melhor do que a obtida com placebo em todas as consultas de seguimento. (Dados de Carruthers, J. A., Carruthers, J. D., Lowe N. J. et al. (2004). One year, randomized, multicenter, two period study of the safety and efficacy of repeated treatments with botulinum toxin type A in patients with glabellar lines. *Journal of Clinical Research, 7*, 1-20.)

em 2009 para tratar distonia cervical e rugas glabelares moderadas a graves. Ao contrário do Botox®, que é purificado por precipitação e redissolução repetidas, o Dysport® é purificado por uma técnica de separação em coluna, o que pode explicar sua dispersão mais ampla.

Xeomin® é o nome comercial da toxina incobotulínica A, que foi aprovada pela FDA em 2010 para tratar rugas glabelares moderadas a graves nos adultos. Esse fármaco não contém proteínas formadoras de complexos. Um estudo recente com 3 milhões de sessões de tratamento injetável não demonstrou resistência mediada por anticorpos.

Jeuveau® é o nome comercial da toxina prabotulínica A-xvfs, terceira preparação de BoNT-A recém-aprovada pela FDA em abril de 2019 para tratar rugas glabelares moderadas a graves. Apenas por curiosidade, a toxina prabotulínica A estava disponível no mercado mundial desde 2014, mas seu nome comercial era Nabota® (Daewoo Pharmaceuticals, Seul, Coreia do Sul).

LONGEVIDADE DA RESPOSTA

Estudos demonstraram semelhanças no início e na longevidade das respostas clínicas obtidas com as preparações de toxinas botulínicas Ona, Abo, Inco e Pra. Ensaios clínicos de grande porte publicados recentemente com outra BoNT-A (toxina daxibotulínica A) demonstraram longevidade maior das respostas terapêuticas por aproximadamente 6 meses. Essa preparação nova consiste em toxina daxibotulínica A altamente purificada (RTT150, uma BoNT-A de 150 kDa) com um peptídio estabilizador (RTP004), além de polissorbato-20, agentes tamponantes e um açúcar. As demais preparações de BoNT-A dependem da albumina sérica humana (ASH) como excipiente para limitar a agregação das moléculas de toxina e sua adsorção às superfícies de vidro. Essa função é assumida pelo novo peptídio excipiente estabilizador da marca comercial (RTP004) que, junto com polissorbato-20, permite que a toxina daxibotulínica A seja um produto isento de ASH. Essa preparação ainda não foi aprovada pela FDA.

---

[a]N.T.: *Estudo aberto* é um estudo clínico no qual tanto os participantes quanto os pesquisadores sabem qual tratamento está sendo administrado, portanto, não há cegamento em relação ao tratamento, o que pode aumentar os vieses e influenciar os resultados encontrados.

A toxina botulínica tipo B distribuída com os nomes comerciais de Neurobloc® e Myobloc® foi aprovada pela FDA e está disponível no mercado desde 2000 para tratar distonia cervical. O nome genérico exigido pela FDA é toxina rimatobotulínica B. Essa toxina ainda não foi aprovada para uso cosmético, porque pode ter efeito de duração mais curta e é formulada com pH de 5,5, que causa dor no local da injeção.

Os ensaios clínicos com toxina botulínica tipo E foram concluídos e ela está em processo de avaliação para aprovação pela FDA para tratar rugas glabelares. Esse neuromodulador tem início de ação rápido e seu efeito tem duração muito curta (cerca de 2 semanas). Além do seu uso cosmético a curto prazo, ela pode ser útil para produzir imobilização de articulações ou da pele depois de procedimentos cirúrgicos para facilitar a recuperação.

A IMAGEM MUNDIAL DA BoNT-A

O mundo do rejuvenescimento facial mudou drasticamente depois da aprovação formal das neurotoxinas botulínicas pela FDA. Repentinamente, tínhamos uma nova classe farmacológica – neuromoduladores – com diversas aplicações em várias especialidades médicas. Hoje em dia, o uso cosmético da BoNT-A é o procedimento estético realizado mais comumente em todo o mundo e sua eficácia e segurança consistentes nas aplicações cosméticas levou à adoção desses fármacos em muitas outras áreas. Na área de estética facial, a combinação de BoNT-A com outros tratamentos estéticos não cirúrgicos que exigem períodos curtos de afastamento (*low-downtime*, em inglês), inclusive preenchimentos tridimensionais, dispositivos à base de energia e tratamentos dermatológicos tópicos (vitaminas A e C, fatores de crescimento), oferece ao público os resultados estéticos que procuram, com períodos breves de afastamento de suas atividades e segurança notável. Embora a BoNT-A possa ser utilizada isoladamente para "esculpir" e moldar a face, ela também pode ser combinada com outras modalidades cosméticas aplicadas simultaneamente para prolongar seus efeitos, inclusive preenchedores e tratamentos com dispositivos à base de energia e procedimentos cirúrgicos, de modo a prolongar ou aumentar os resultados estéticos, ou como forma de acelerar a cicatrização de feridas e evitar formação de cicatrizes.

Na verdade, a classe nova de fármacos neuromoduladores é o exemplo mais interessante de um fármaco geracional extremamente valioso, assim como ocorreu com a penicilina há cerca de 100 anos.

Com a quantidade de informações disponíveis na internet, pacientes poderão escolher os diversos métodos usados para alcançar seus objetivos estéticos. O estímulo mais recente para buscar tratamentos cosméticos foi denominado "Dismorfia do *Zoom*" – 86,4% dos médicos dermatologistas observaram que seus pacientes citaram videoconferências como razão para buscar atendimento.

Um fato mais revelador é que pesquisas e estatísticas ilustram um retrato convincente de sua popularidade crescente: as estatísticas de procedimentos da American Society for Dermatologic Surgery referentes ao ano de 2019 demonstram crescimento de 60% no uso de injeções de neuromoduladores desde 2012. Conforme mencionado anteriormente, outras preparações de BoNT-A somaram-se à toxina onabotulínica A original, que agora está aprovada para mais de 30 indicações em mais de 97 países.

É curioso observar que aquilo que antes começou como um tratamento potencial – muito assustador – para um único distúrbio transformou-se em fenômeno mundial. A BoNT-A fez avanços notáveis desde sua descoberta inicial como agente terapêutico há mais de 30 anos e passou a ser a modalidade de tratamento preferida para suavizar linhas hipercinéticas e harmonizar a face, cujas indicações e preparações crescem sem parar. A cada dia que passa, será mais importante que os médicos especialistas em estética se mantenham atualizados sobre novos produtos e técnicas, para melhor informar seus pacientes e escolher os melhores produtos e combinações de tratamento para alcançar seus objetivos estéticos.

LEITURA ADICIONAL

Allergan. (2020). *BOTOX (onabotulinumtoxinA) for injection, for intramuscular, intradetrusor, or intradermal use prescribing information*. Retrieved from https://media.allergan.com/actavis/actavis/media/allergan-pdf-documents/product-prescribing/20190620-BOTOX-100-and-200-Units-v3-0USPI1145-v2-0MG1145.pdf. Accessed August 4, 2020.

American Society for Dermatologic Surgery. ASDS Survey on Dermatologic Procedures: Report of 2019 Procedures. Available from: https://www.asds.net/medical-professionals/practice-resources/survey-on-dermatologic-procedures Accessed August 2, 2022.

Bertucci, V., Solish, N., Kaufman-Janette, J., Yoelin, S., Shamban, A., & Schlessinger, J., et al. (2020). DaxibotulinumtoxinA for injection has a prolonged duration of response in the treatment of glabellar lines: Pooled data from two multicenter, randomized, double-blind, placebo-controlled, phase 3 studies (SAKURA 1 and SAKURA 2). *Journal of the American Academy of Dermatology, 82*, 838–845.

Blitzer, A., Binder, W. J., Aviv, J. E., Keen, M. S., & Brin, M. F. (1997). The management of hyperfunctional facial lines with botulinum toxin. A collaborative study of 210 injection sites in 162 patients. *Archives of Otolaryngology–Head & Neck Surgery, 123*, 389–392.

Blitzer, A., Brin, M. F., Keen, M. S., & Aviv, J. E. (1993). Botulinum toxin for the treatment of hyperfunctional lines of the face. *Archives of Otolaryngology–Head & Neck Surgery, 119*, 1018–1022.

Carruthers, A., & Carruthers, J. (2001). Botulinum toxin type A: History and current cosmetic use in the upper face. *Seminars in Cutaneous Medicine and Surgery, 20*, 71–84.

Carruthers, J., & Carruthers, A. (2004). Botulinum toxin A in the mid and lower face and neck. *Dermatologic Clinics, 222*, 151–158.

Carruthers, J., & Carruthers, A. (2007). The evolution of botulinum neurotoxin type A for cosmetic applications. *Journal of Cosmetic and Laser Therapy, 9*, 186–192.

Carruthers, J., Solish, N., Humphrey, S., Rosen, N., Muhn, C., Bertucci, V., et al. Injectable DaxibotulinumtoxinA for the treatment of glabellar lines: A phase 2, randomized, dose-ranging, double-blind, multicenter comparison with OnabotulinumtoxinA and placebo. *Dermatologic Surgery, 43*(11), 1321–1331.

Carruthers, J. A., & Carruthers, J. D. (1994). Botulinum toxin in the treatment of glabellar frown lines and other facial wrinkles. In J. Jankovic & M. Hallett (Eds.), *Therapy with botulinum toxin* (pp. 577–595). New York, NY: Marcel Dekker.

Carruthers, J. A., Lower, N. J., Menter, M. A., Gibson, J., Nordquist, M., Mordaunt, J., et al. (2002). A multicenter, double-blind, randomized, placebo-controlled study of the efficacy and safety of botulinum toxin type A in the treatment of glabellar lines. *Journal of the American Academy of Dermatology, 46*, 840–849.

Carruthers, J. D., & Carruthers, J. A. (1992). Treatment of glabellar frown lines with C. botulinum-A exotoxin. *The Journal of Dermatologic Surgery and Oncology, 18*, 17–21.

Carruthers, J. D., Fagien, S., Joseph, J. H., Humphrey, S. D., Biesman, B. S., Gallagher, C. J., et al. (2020). DaxibotulinumtoxinA for injection for the treatment of glabellar lines: Results from each of two multicenter, randomized, double-blind, placebo-controlled, phase 3 studies (SAKURA 1 and SAKURA 2). *Plastic and Reconstructive Surgery, 145*(1), 45–58.

Carruthers, J. D., Lowe, N. J., Menter, M. A., Gibson, J., Eadie, N., & Botox Glabellar Lines II Study Group. (2003). Double-blind, placebo-controlled study of the safety and efficacy of botulinum toxin type A for patients with glabellar lines. *Plastic and Reconstructive Surgery, 112*, 1089–1098.

Clark, R. P., & Berris, C. E. (1989). Botulinum toxin: a treatment for facial asymmetry caused by facial nerve paralysis. *Plastic and Reconstructive Surgery, 84*, 353–355.

Evolus. (2020). *JEUVEAU (prabotulinumtoxinA-xvfs) for injection, for intramuscular use prescribing information*. Retrieved from https://info.evolus.com/hubfs/Prescribing%20Info_20200130.pdf. Accessed March 12, 2020.

Fabi, S. G., Cohen, J. L., Green, L. J., Dhawan, S., Kontis, T. C., Baumann, L., et al. (2021). DaxibotulinumtoxinA for injection for the treatment of glabellar lines: Efficacy results from SAKURA 3, a large, open-label, phase 3 safety study. *Dermatologic Surgery, 47*(1), 48–54.

Fagien, S., & Carruthers, J. D. (2008). A comprehensive review of patient-reported satisfaction with botulinum toxin type A for aesthetic procedures. *Plastic and Reconstructive Surgery, 122*, 1915–1925.

Field, M., Splevins, A., Picaut, P., van der Schans, M., Langenberg, J., Noort, D., et al. (2018). AbobotulinumtoxinA (Dysport®), OnabotulinumtoxinA (Botox®), and IncobotulinumtoxinA (Xeomin®) Neurotoxin content and potential implications for duration of response in patients. *Toxins (Basel), 10*, 535.

Frevert, J. (2010). Content of botulinum neurotoxin in Botox®/Vistabel®, Dysport®/Azzalure®, and Xeomin®/Bocouture®. *Drugs R&D, 10*, 67–73.

Ipsen. (2018). *DYSPORT (abobotulinumtoxinA) for injection, for intramuscular use prescribing information*. Retrieved from https://www.ipsen.com/websites/Ipsen_Online/wp-content/uploads/sites/9/2019/01/21084019/Dysport_Full_Prescribing_Information.pdf. Accessed March 12, 2020.

Kane, M. A. (1999). Nonsurgical treatment of platysmal bands with injection of botulinum toxin A. *Plastic and Reconstructive Surgery, 103*, 656–663.

Keen, M., Blitzer, A., Aviv, J., Binder, W., Prystowsky, J., Smith, H., et al. (1994). Botulinum toxin A for hyperkinetic facial lines: Results of a double-blind, placebo-controlled study. *Plastic and Reconstructive Surgery, 94*, 94–99.

Klein, A. W. (2002). Treatment of wrinkles with Botox. *Current Problems in Dermatology, 30*, 188–217.

Kuczynski, A. (2011). *PULSE; Drought over, Botox is back*. Retrieved from http://www.nytimes.com/1997/12/14/style/pulse-drought-over-botox-is-back.html. Accessed April 13, 2011.

Liew, S., & Dart, A. (2008). Nonsurgical reshaping of the lower face. *Aesthetic Surgery Journal, 28*, 251–257.

Lowe, N. J., Maxwell, A., & Harper, H. (1996). Botulinum A exotoxin for glabellar folds: A double-blind, placebo-controlled study with an electromyographic injection technique. *Journal of the American Academy of Dermatology, 35*, 569–572.

Lowe, N. J., & Yamauchi, P. (2004). Cosmetic uses of botulinum toxins for lower aspects of the face and neck. *Clinics in Dermatology, 22*, 18–22.

Merz. (2019). *XEOMIN (incobotulinumtoxinA) for injection, for intramuscular or intraglandular use prescribing information*. Retrieved from https://www.xeominaesthetic.com/wp-content/uploads/2019/05/XEOMIN-Full-Prescribing-Information-including-MedGuide.pdf. Accessed March 12, 2020.

Pribitkin, E. A., Greco, T. M., Goode, R. L., & Keane, W. M. (1997). Patient selection in the treatment of glabellar wrinkles with botulinum toxin type A injection. *Archives of Otolaryngology–Head & Neck Surgery, 123*, 321–326.

Smith-Kettlewell Institute of Visual Sciences. (1990). Botulinum toxin (Oculinum) study: IND-723. Patients treated as of 31 December 1989. San Francisco, CA: Smith-Kettlewell Institute of Visual Sciences.

The American Society for Aesthetic Plastic Surgery. (2008). Cosmetic Surgery National Data Bank Statistics.

The American Society for Dermatologic Surgery. (2019). *The American Society for Dermatologic Surgery releases new procedure survey data*. Retrieved from http://www.asds.net/TheAmericanSocietyforDermatologicSurgeryReleasesNewProcedureSurveyData.aspx. Accessed March 28, 2021.

"Zoom Dysmorphia." Retrieved from https://toronto.ctvnews.ca/zoom-dysmorphia-causing-more-people-to-consider-cosmetic-procedures-1.5364270.

3

Farmacologia do Botox® Cosmetic

Mitchell F. Brin

RESUMO E CARACTERÍSTICAS PRINCIPAIS

- Em 2002, Botox® Cosmetic (toxina onabotulínica A) tornou-se a primeira neurotoxina botulínica aprovada pela Food and Drug Administration (FDA) para tratar linhas faciais e isso iniciou uma nova era na história da Dermatologia Estética
- Depois da injeção intramuscular, a toxina onabotulínica A inibe a liberação de acetilcolina nas terminações dos nervos motores e reduz as contrações musculares
- Neurotoxinas botulínicas são produtos biológicos formulados com diversas finalidades terapêuticas e cada uma delas têm propriedades básicas, perfil clínico e unidades posológicas necessárias diferentes
- As doses das neurotoxinas botulínicas presentes nos diversos produtos não são intercambiáveis ou conversíveis

- Depois da injeção de toxina onabotulínica A nos músculos faciais, os efeitos clínicos começam nas primeiras 24 horas e os benefícios geralmente se estendem por 3 a 4 meses no mínimo; doses mais altas produzem efeitos mais duradouros
- Como são proteínas injetáveis, todos os produtos à base de neurotoxina botulínica podem estimular o sistema imune, embora não seja comum observar anulação dos benefícios clínicos em consequência da formação de anticorpos neutralizantes contra toxina onabotulínica A
- A toxina onabotulínica A tem perfis de segurança e eficácia estabelecidos e é usada por médicos habilidosos para tratar linhas faciais há várias décadas.

INTRODUÇÃO

Em 2002, Botox® Cosmetic (toxina onabotulínica A) tornou-se a primeira neurotoxina botulínica aprovada nos EUA para tratar rugas faciais. Desde então, houve uma revolução na Medicina Estética em razão de seus perfis de segurança e eficácia bem documentadas, além de sua acessibilidade como fármaco terapêutico para injeção local.

Depois do sucesso do Botox® Cosmetic, também conhecido por seu nome genérico toxina onabotulínica A, outros produtos à base de neurotoxina botulínica foram lançados no mercado. Em razão de sua natureza biológica diferente, esses produtos não são intercambiáveis com Botox® Cosmetic ou entre si. Ou seja, neurotoxinas botulínicas são proteínas sintetizadas por bactérias e formuladas em apresentações terapêuticas por meio de uma série de processos complexos de fabricação, que diferem entre as diversas empresas. Consequentemente, as unidades de dose e as propriedades biológicas dos diversos produtos à base de neurotoxina botulínica são diferentes – por isso, eles não são intercambiáveis. Este capítulo descreve especificamente a farmacologia do Botox® Cosmetic. Em razão das limitações do número de referências bibliográficas incluídas neste capítulo, os leitores devem consultar os artigos listados para encontrar bibliografia adicional ao final do capítulo.

SOROTIPOS E ESTRUTURA

Historicamente, as neurotoxinas botulínicas foram agrupadas em sete sorotipos (A até G) com base na incapacidade de que antissoros produzidos contra um tipo neutralizasse a atividade dos demais. A toxina onabotulínica A e a maioria dos outros produtos à base de neurotoxina botulínica disponíveis hoje em dia são do sorotipo A. Mais recentemente, pesquisadores identificaram numerosos subtipos dos sorotipos, de forma que existem toxinas mosaicas, ou seja, híbridas de dois sorotipos. Uma dessas proteínas mosaicas é conhecida como BoNT/FA, porque sua sequência de aminoácidos é praticamente idêntica às sequências dos sorotipos A e F; alguns autores a classificam como sorotipo diferente (sorotipo H) porque ela não demonstra neutralização cruzada, enquanto outros descobriram que antissoros contra o tipo A neutralizam sua atividade.

As neurotoxinas botulínicas são produzidas pela bactéria *Clostridium botulinum* na forma de complexos proteicos, contendo uma neurotoxina proteica central com cerca de 150 kDa e uma ou mais proteínas associadas, conhecidas como proteínas associadas à neurotoxina (PANs). As diversas cepas dessa bactéria sintetizam complexos de neurotoxinas com tamanhos diferentes – as cepas do sorotipo A produzem complexos com cerca de 300, 500 ou 900 kDa. A toxina onabotulínica A contém o complexo de neurotoxina com 900 kDa, que é sintetizada pela cepa Hall do tipo A do laboratório Allergan.

Na natureza, as neurotoxinas botulínicas sempre são sintetizadas na forma de complexos com uma ou mais PANs, e isso sugere que os complexos tenham alguma vantagem biológica. A proteína não toxina e não hemaglutinina (*non-toxin, non-hemagglutinin* – NTNH, em inglês) interage diretamente com a neurotoxina central e forma um complexo interligado, que protege a neurotoxina da decomposição por proteases presentes no trato gastrintestinal. Além disso, esse complexo contém aminoácidos que reagem aos níveis de pH e estimulam a formação dos complexos em ambientes ácidos e sua dissociação em pH básico.

Alguns estudos avaliaram o papel das PANs sob condições relevantes à aplicação cosmética ou terapêutica das neurotoxinas botulínicas. Contudo, é provável que as PANs continuem ao menos parcialmente associadas à neurotoxina central por algum tempo depois da injeção intramuscular. A dissociação entre as PANs e a neurotoxina de 150 kDa é mais provável com níveis de pH básicos e concentrações iônicas crescentes. Estudos de laboratório demonstraram associação parcial da neurotoxina e PANs sob níveis de pH na faixa de 7,5 a 7,6. Esses valores são maiores que o pH do músculo esquelético, que é de 7,4 em repouso e em níveis menores durante a prática de exercícios. Essas descobertas foram reforçadas pelos resultados de estudos *in vivo* realizados em camundongos, que demonstraram diferenças fisiológicas nítidas entre as moléculas com cerca de 150 e 900 kDa, quando foram administradas por via intraperitoneal ou intravenosa. Além disso, músculos têm enzimas extracelulares que decompõem proteínas e a associação – ainda que parcial – do complexo de neurotoxina pode protegê-la temporariamente da degradação.

A presença e a composição das PANs é uma das diferenças existentes entre os diversos produtos à base de neurotoxina botulínica. A toxina onabotulínica A e vários outros produtos contêm o complexo com cerca de 900 kDa, mas a toxina incobotulínica A contém apenas a neurotoxina com cerca de 150 kDa, e a toxina abobotulínica A contém complexos com cerca de 300 a 500 kDa. As propriedades atribuídas a essas diferenças ainda não foram completamente avaliadas.

FABRICAÇÃO E FORMULAÇÃO

Síntese, isolamento e purificação

Como são produtos biológicos, a fabricação das neurotoxinas botulínicas é extremamente técnica e requer *expertise* e equipamentos específicos. Cada etapa do processo de produção precisa ser validada e aprovada pelos órgãos reguladores. No caso da toxina onabotulínica, a produção começa com a fermentação da cepa Haal de *C. botulinum* tipo A do laboratório Allergan em condições de anaerobiose; isso resulta na síntese e na liberação do complexo de neurotoxina no meio de cultura bacteriana. Essa cepa separa ou "quebra" a cadeia polipeptídica de 150 kDa para formar uma cadeia leve de 50 kDa e outra cadeia pesada de 100 kDa, que continuam ligadas por uma ponte de dissulfeto. A etapa de desdobramento é necessária para a atividade biológica.

Em seguida, o complexo de neurotoxina é isolado e purificado do meio de cultura bacteriana. Em geral, o laboratório Allergan utiliza a metodologia de Schantz, que consiste em uma série de etapas de precipitação em meio ácido para isolar uma neurotoxina cristalina altamente purificada com peso molecular homogêneo de cerca de 900 kDa. Outros fabricantes utilizam seus próprios métodos registrados para isolar e purificar a neurotoxina a partir do meio de cultura bacteriana, resultando em produtos singulares que conservam todas, algumas ou nenhuma das PANs.

Testagem das unidades

Como são produtos biológicos, a potência e as doses das neurotoxinas botulínicas são expressas em unidades de atividade biológica, em vez de nanogramas ou miligramas, como ocorre com pequenas moléculas sintéticas. Desse modo, os fabricantes não podem simplesmente pesar esses produtos biológicos e, em vez disso, precisam verificar sua atividade biológica antes de liberar seus produtos.

Nenhum teste específico foi aprovado para determinar a atividade biológica das neurotoxinas botulínicas. No passado, ensaios de LD50 em camundongos eram utilizados com essa finalidade, mas a limitação ao uso de animais em pesquisa e testagem de laboratório é meta importante.[a] O laboratório Allergan foi pioneiro no desenvolvimento de um ensaio de potência baseado em células, que foi aprovado pela Food and Drug Administration (FDA) em 2011. Esse método altamente sensível é específico para toxina onabotulínica A, inclusive com o uso do seu próprio banco de células-master Allergan/AbbVie como fonte de células para o ensaio; este método foi extensivamente validado em comparação direta com os ensaios de LD50 em camundongos.

Independentemente do tipo de ensaio utilizado para medir a atividade biológica, as neurotoxinas botulínicas precisam ser testadas em comparação com algum padrão de referência, que é definido com base em determinada quantidade de unidades presentes. Para os produtos à base de neurotoxinas botulínicas, não há um padrão de referência internacional baseado no parâmetro de LD50. Em vez disso, cada fabricante utiliza seu próprio padrão de referência registrado para testar a atividade em unidades de seu produto específico. Por essa razão, as unidades de atividade biológica são específicas para cada produto à base de neurotoxina botulínica e não são intercambiáveis com outros produtos.

Doses em unidades de atividade não são intercambiáveis

As diferenças entre as neurotoxinas botulínicas e, especificamente, os diversos métodos e condições de testagem utilizados para definir unidades impedem comparações diretas entre as doses. Ou seja, 100 unidades de um produto não representam necessariamente 100 unidades quando avaliadas por um ensaio de outro fabricante, mesmo que as doses rotuladas dos diversos produtos sejam as mesmas. No caso de alguns produtos à base de neurotoxina botulínica, as doses em unidades recomendadas para determinada indicação são significativamente diferentes,

---

[a]N.T.: LD50, ou dose letal mediana, é a quantidade de uma substância química necessária para matar 50% de determinada população de animais de laboratório utilizados em testes toxicológicos.

como se observa entre toxina onabotulínica A e toxina abobotulínica A. Essas diferenças de unidades levaram os órgãos reguladores dos EUA e alguns outros países a exigir que os fabricantes explicitem nas bulas de seus produtos que as doses unitárias não são intercambiáveis ou conversíveis para os diversos produtos à base de neurotoxina botulínica.

Um exemplo dessa impossibilidade de intercambiar doses em unidades pode ser observado nos estudos que compararam diretamente diversos produtos à base de toxina botulínica A. Quando a toxina incobotulínica A foi testada no ensaio de LD50 do laboratório Allergan – o teste que foi usado para definir as unidades de toxina onabotulínica A –, os frascos de toxina incobotulínica A rotulados em 100 unidades tinham apenas 69 a 78 unidades. Estudos subsequentes avaliaram a atividade biológica da toxina incobotulínica A em vários outros ensaios *in vitro* e *in vivo*: ensaio de cromatografia líquida de alto desempenho para atividade da cadeia leve, ensaio de potência baseado em células, ensaio do potencial de ação muscular composto de ratos e ensaio do escore de abdução dos dedos de camundongos. Em todos esses ensaios, a atividade biológica da toxina incobotulínica A foi significativamente menor do que a da toxina onabotulínica A; por exemplo, no ensaio de atividade da cadeia leve, as unidades de toxina incobotulínica A correspondiam a cerca de 54% da atividade de protease das unidades de toxina onabotulínica A assinaladas no rótulo. Em outro estudo, a potência da toxina prabotulínica A rotulada em 100 U correspondia a apenas 75% da obtida com toxina onabotulínica A rotulada em 100 U no ensaio de potência baseado em células. Esses resultados sugerem que as unidades dos diversos produtos à base de neurotoxina botulínica não sejam equivalentes ou intercambiáveis.

Excipientes e estabilização

Todos os produtos à base de neurotoxina botulínica contêm ingredientes ou excipientes acrescentados aos frascos para aumentar sua estabilidade. Além do complexo de neurotoxina tipo A com cerca de 900 kDa, a toxina onabotulínica A contém cloreto de sódio e albumina sérica humana. A albumina sérica humana ajuda a estabilizar a proteína durante os processos de diluição e secagem e facilita o desprendimento da neurotoxina presente nos frascos de vidro. Além disso, a albumina atua como crioprotetor e ajuda a evitar agregação das proteínas. Os produtos à base de neurotoxina botulínica contêm excipientes diferentes, embora a maioria tenha albumina sérica humana em quantidades variadas.

Depois do acréscimo dos excipientes, os produtos à base de neurotoxina botulínica precisam ser estabilizados para uso terapêutico. A toxina onabotulínica A é estabilizada por secagem a vácuo, resultando na formação de um pó para reconstituição. Outras toxinas botulínicas são estabilizadas por liofilização para reconstituição subsequente ou são fornecidas em solução.

MECANISMO DE AÇÃO

Depois da injeção intramuscular, a neurotoxina botulínica exerce sua ação por um processo com várias etapas, que finalmente provoca inibição da liberação de acetilcolina nas terminações dos nervos motores. Isso reduz as contrações dos músculos faciais e atenua as linhas faciais. A Figura 3.1 ilustra as etapas principais desse processo, que também está descrito nos parágrafos seguintes.

Ligação

Depois da aplicação, as neurotoxinas botulínicas interagem com gangliosídios – moléculas de lipídio-carboidrato presentes na superfície dos neurônios. Essas interações facilitam a segunda etapa de ligação, na qual as neurotoxinas botulínicas ligam-se a uma proteína de membrana das vesículas sinápticas. No caso da toxina botulínica tipo A, esse receptor proteico é a vesícula sináptica 2 (SV2), e seu sítio de ligação no lúmen da vesícula fica exposto durante a exocitose vesicular, de forma a permitir a interação entre SV2 e neurotoxina.

Interiorização e translocação

Quando a neurotoxina botulínica se liga à SV2, ela entra no lúmen da vesícula e é transferida ao interior da célula dentro da vesícula por endocitose. À medida que a vesícula ou o endossomo é acidificado por ação da bomba de prótons ATPase presente na membrana vesicular, a neurotoxina botulínica forma um canal na membrana endossômica, por meio do qual a cadeia leve é transferida para o interior do citosol.

Clivagem

Na última etapa, a cadeia leve da neurotoxina botulínica – uma metaloprotease dependente de zinco – cliva uma ou mais proteínas do complexo SNARE (do inglês *Soluble N-ethylmaleimide-sensitive fator Attachment protein REceptor*). A proteína SNARE clivada pela toxina botulínica tipo A é uma proteína associada à membrana conhecida como SNAP-25 (*Synaptosomal Associated Protein*, 25 kD). As proteínas SNARE formam um complexo necessário à liberação dos neurotransmissores vesiculares cálcio-dependente e inserção de algumas proteínas vesiculares no interior da membrana celular. A clivagem das proteínas SNARE pelas neurotoxinas botulínicas impede a formação de complexos SNARE funcionais que, por sua vez, impede a liberação vesicular (cálcio-dependente) do neurotransmissor pelo neurônio e a inserção da proteína vesicular carreadora no interior da membrana neuronal.

Recuperação da liberação de neurotransmissores

Depois da inibição da liberação de acetilcolina induzida pela neurotoxina botulínica, as terminações dos nervos motores começam a emitir brotos ou ramificações. Com o tempo, esses brotos retrocedem, enquanto a liberação vesicular volta à terminação do nervo original. A cadeia leve da neurotoxina botulínica tipo A permanece cataliticamente ativa dentro das células por meses depois da injeção e isso pode ser atribuído à sua localização subcelular e à acessibilidade reduzida às enzimas de degradação e/ou ligação a uma enzima deubiquitinante. A cadeia leve também interage com septinas – proteínas do citoesqueleto da membrana plasmática – que a protegem da decomposição.

Mecanismo de ação sensorial

Além dos seus efeitos na junção neuromuscular, a toxina onabotulínica A também atua em determinados neurônios sensoriais.

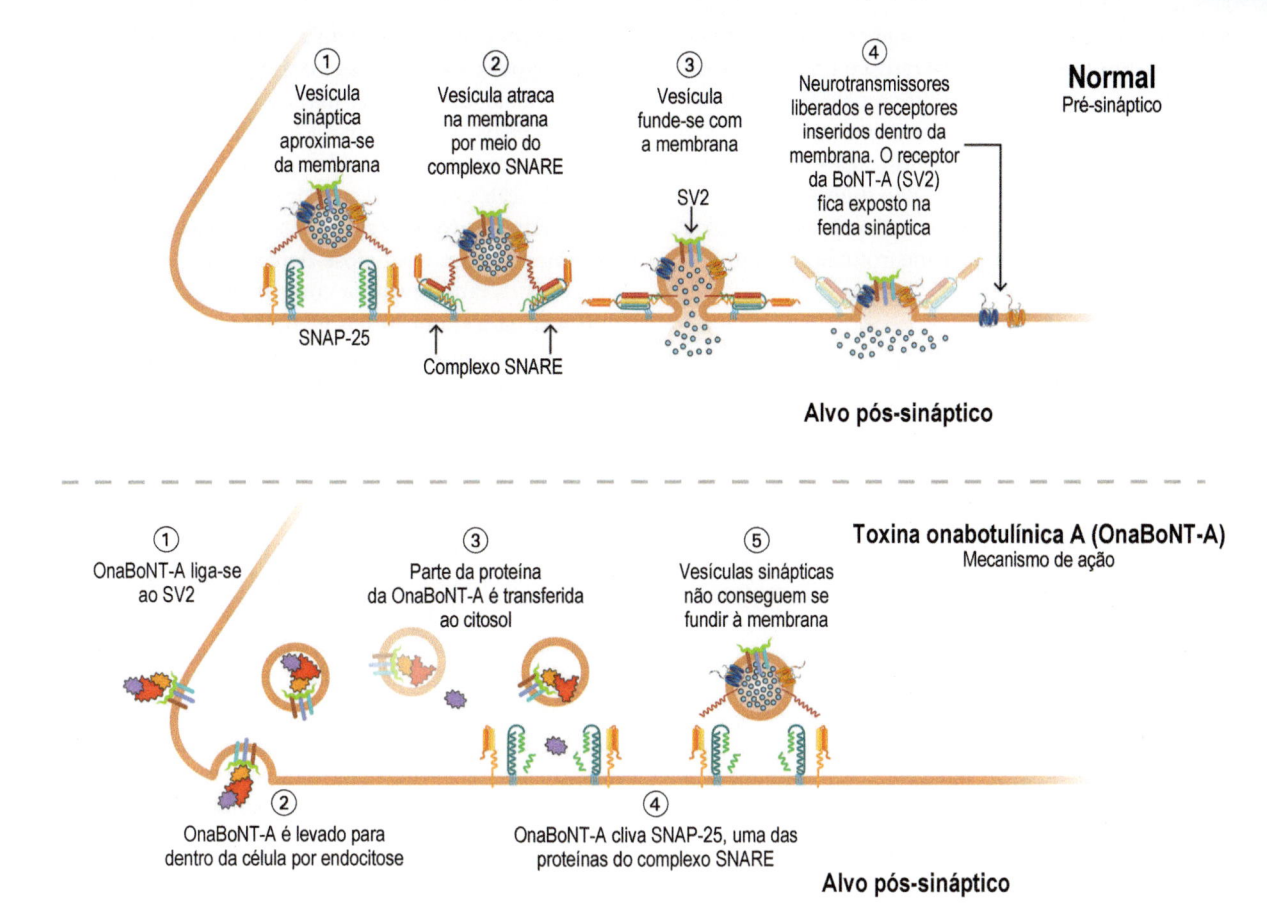

Figura 3.1 Mecanismo de ação da toxina onabotulínica A. O painel superior demonstra a fusão das vesículas sinápticas com a membrana de terminação neural sem a presença da toxina onabotulínica A. Os neurotransmissores presentes nas vesículas sinápticas são liberados dentro da sinapse e receptores/canais iônicos são inseridos dentro da membrana da terminação neural. O painel inferior ilustra as etapas da ação da toxina onabotulínica A nas terminações neurais. Em consequência das diversas etapas de ação da toxina onabotulínica A, as vesículas sinápticas não conseguem se fundir com a membrana da terminação neural e isso impede a liberação dos neurotransmissores na sinapse e inserção dos receptores/canais iônicos dentro da membrana das terminações neurais (ver texto). (Burstein, R., Blumenfeld, A. M., Silberstein, S. D., Manack Adams, A., & Brin, M. F. [2020]. Mechanism of action of onabotulinumtoxinA in chronic migraine: a narrative review. *Headache, 60*[7], 1259-1272.)

Por exemplo, ela reduz a liberação de neurotransmissores pró-inflamatórios e excitatórios (p. ex., glutamato) e neuropeptídios (p. ex., substância P e peptídio relacionado com o gene da calcitonina) pelas fibras aferentes primárias que transmitem dor nociceptiva. Essas ações podem desempenhar papel importante na redução da sensibilização periférica e, consequentemente, também da sensibilização central, que parecem contribuir para enxaqueca crônica e, desse modo, podem ser um dos mecanismos pelos quais a toxina onabotulínica A trata enxaqueca crônica.

Outro mecanismo por meio do qual a toxina onabotulínica A pode agir na enxaqueca crônica ocorre por meio do canal de cátions TRPV1 (do inglês *transient receptor potential cation channel subfamily **V** member **1***). Nos neurônios sensoriais, o TRPV1 é ativado por capsaicina, prótons e calor nocivo, mas sua atividade está exacerbada na dor crônica e inflamação. A inserção desses canais sensíveis à dor no interior dos neurônios nociceptivos é dependente do complexo SNARE e a toxina onabotulínica A interfere com esse processo. A toxina onabotulínica A também reduz a expressão do TRPV1 no sistema trigeminal. Resultados semelhantes foram descritos nos nervos vesicais, nos quais a toxina onabotulínica A reduz os receptores de canais iônicos P2X3 e TRPV1 depois da sua aplicação no músculo detrusor; esse efeito poderia estar relacionado com a redução da sensação de urgência (*i. e.*, um sintoma sensorial) dos pacientes com bexiga hiperativa.

FARMACOLOGIA CLÍNICA DA TOXINA ONABOTULÍNICA A EM ESTÉTICA

Desde que foi utilizada pela primeira vez para tratar linhas glabelares no final da década de 1980, a toxina onabotulínica A foi avaliada em numerosos estudos clínicos na área de Medicina Estética e sua farmacologia clínica está bem documentada. Hoje em dia, a toxina onabotulínica A está aprovada para tratar linhas glabelares, rugas orbiculares laterais e linhas frontais na maioria dos principais mercados mundiais. Seu uso também está aprovado para algumas indicações clínicas, inclusive distonia cervical e espasticidade dos membros superiores e inferiores, que exigem aplicação de injeções em grupos musculares grandes, assim como para indicações como estrabismo e blefarospasmo, nas quais são aplicadas injeções em grupos musculares pequenos.

Em outras indicações clínicas, a toxina onabotulínica A é injetada na musculatura lisa (bexiga hiperativa e hiperatividade neurogênica do músculo detrusor) ou na pele (hiperidrose axilar primária). Na enxaqueca crônica, a toxina onabotulínica A atenua a dor da cefaleia depois da aplicação de injeções intramusculares. Os dados clínicos que dão suporte e ampliam as aprovações da toxina onabotulínica A não são equiparados por qualquer outro produto à base de neurotoxina botulínica.

Eficácia

Linhas glabelares

A eficácia da toxina onabotulínica A para tratar linhas glabelares foi bem demonstrada em ensaios randomizados duplo-cegos controlados por placebo realizados na América do Norte, Europa e Ásia. Os dois primeiros estudos desse tipo comprovaram a eficácia da toxina onabotulínica A no tratamento das rugas glabelares estáticas (em repouso) e dinâmicas em sujeitos com linhas moderadas ou profundas formadas pela contração máxima da fronte. Nesses estudos, os pesquisadores classificaram as linhas dinâmicas em inexistentes ou leves em 83,7 e 76,7% dos sujeitos avaliados 30 dias depois da injeção de 20 U de toxina onabotulínica A. Nesses ensaios, os efeitos benéficos desse fármaco também foram confirmados por autoavaliação dos pacientes. Análises subsequentes estabeleceram a eficácia da toxina onabotulínica A na dose de 20 U para tratar linhas glabelares de indivíduos com rugas leves em repouso, ou rugas leves, moderadas ou profundas em repouso.

Outros estudos randomizados controlados avaliaram a eficácia de doses menores (10 U) e maiores (40, 60 e 80 U) de toxina onabotulínica A para tratar linhas glabelares (Figura 3.2). O estudo com doses mais altas comparou a dose aprovada de 20 U de toxina onabotulínica A com 40, 60 e 80 U aplicadas em sujeitos com linhas glabelares moderadas a profundas. O volume aplicado por injeção (0,05 mℓ) era menor que o recomendado na bula do produto (0,1 mℓ). A eficácia máxima (alteração ≥ 1 ponto em comparação com a condição inicial) foi comparável com todas as doses, mas a duração do efeito foi significativamente maior com doses acima de 20 U, conforme as avaliações realizadas pelos autores com a Escala de Rugas Faciais (ERF). Doses maiores que 40 U não demonstraram aumentos adicionais da duração, uma observação típica da cinética dose-duração. Reações adversas foram semelhantes com as doses avaliadas e não demonstraram efeito dose-dependente.

Os ensaios randomizados controlados com toxina onabotulínica A para tratar linhas glabelares com a finalidade de registro do produto não foram destinados a avaliar o início do efeito, mas o período de 7 dias foi o menor tempo examinado. Contudo, em um estudo *open-label* com 45 sujeitos planejado para avaliar o início de ação, 48% relataram efeitos clínicos nas primeiras 24 horas da aplicação da toxina onabotulínica e 90% dos médicos e pacientes referiram efeitos nos primeiros 3 dias, como também foi observado pelo autor deste capítulo.

Vários relatos de casos e estudos clínicos indicaram que os efeitos benéficos da toxina onabotulínica nas linhas glabelares podem ser cumulativos ao longo do tempo. Em um estudo randomizado multicêntrico com duração de 1 ano, as melhoras foram significativamente maiores depois da aplicação de toxina onabotulínica A do que depois da primeira ou segunda injeção. Em outro ensaio, a porcentagem de sujeitos que apresentaram melhora aumentou progressivamente ao longo do ciclo de cinco aplicações administradas a cada 4 meses.

Rugas dos ângulos laterais dos olhos ("pés de galinha")

A eficácia e a segurança da toxina onabotulínica A nas rugas orbiculares laterais ("pés de galinha") também foram demonstradas em vários ensaios duplo-cegos controlados por placebo de grande porte, que foram realizados na América do Norte e Europa. Nesses estudos, os pesquisadores graduaram as linhas dinâmicas em nenhuma ou brandas em 66,7 e 54,9% dos sujeitos 30 dias depois da aplicação de 24 U de toxina onabotulínica A.

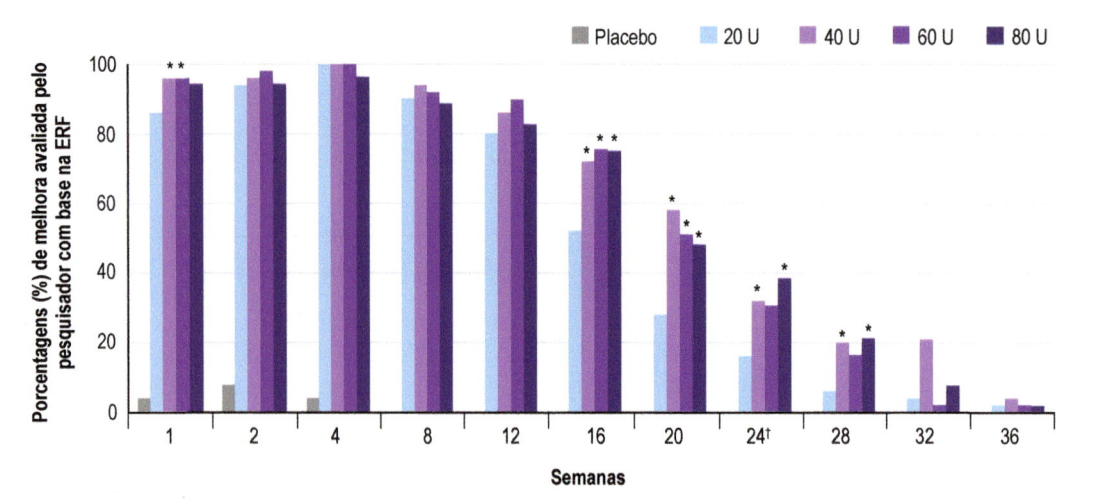

Figura 3.2 Porcentagens de sujeitos que tiveram melhora das linhas glabelares com placebo ou toxina onabotulínica A. As barras indicam as porcentagens (%) de sujeitos que melhoraram a cada consulta (sujeitos com melhora ≥ 1 ponto na Escala de Rugas Faciais [ERF] durante a contração máxima da fronte, em comparação com a condição inicial) de avaliação do pesquisador. Esses dados incluem todos os sujeitos randomizados e tratados, com uma avaliação inicial e ao menos 1 avaliação da melhora pós-injeção, apenas na fase duplo-cega. *$P < 0,05$ *versus* 20 U de toxina onabotulínica A com base no teste de Cochran-Mantel-Haenszel estratificado pelo centro de estudo. †Ponto temporal principal. (Joseph, J. H., Maas, C., Palm, M. D., et al. Safety, Pharmacodynamic Response, and Treatment Satisfaction with Onabotulinumtoxin A 40 U, 60 U e 80 U in Subjects with Moderate to Severe Dynamic Glabelar Lines. *Aesthet Surg J*. 2022 Jun 15:1-20. doi: 10.1093/asj/sjac157.)

Em comparação com placebo, diferenças estatisticamente significativas persistiram ao longo dos 5 meses de duração do estudo depois de uma única injeção de toxina onabotulínica A. Outros ensaios randomizados controlados com toxina onabotulínica A para tratar "pés de galinha" realizados na América do Norte e Ásia confirmaram esses resultados – um deles relatou porcentagens de melhora de até 89,6% com 44 U desse fármaco.

Linhas frontais

A eficácia e a segurança da toxina onabotulínica A nas rugas frontais foram avaliadas em vários ensaios duplo-cegos controlados por placebo de grande porte, que foram realizados na América do Norte e Europa. Nesses estudos decisivos, os sujeitos também receberam injeções nas linhas glabelares e possivelmente injeções nas linhas orbiculares laterais. Os pesquisadores graduaram as linhas dinâmicas como nenhuma ou leve em 94,8 e 90,5% dos sujeitos 30 dias depois da injeção de 40 U de toxina onabotulínica A. Em comparação com placebo, as melhoras estatisticamente significativas persistiram por no mínimo 5 meses depois de uma única aplicação de toxina onabotulínica A.

Além das escalas de avaliação quantitativa usadas para estudar a eficácia nos ensaios estéticos mencionados antes, várias medidas de resultados relatadas pelos pacientes em conformidade com a FDA confirmaram o uso diversificado da toxina onabotulínica A.

Segurança e reações adversas

A segurança da toxina onabotulínica no tratamento das rugas glabelares, frontais e dos ângulos laterais dos olhos está bem demonstrada e as reações adversas ocorridas em cada indicação estão incluídas nas informações médicas para prescrição. Uma metanálise sistemática de nove ensaios clínicos patrocinados pelos fabricantes com toxina onabotulínica A (dois estudos sobre rugas orbiculares laterais e sete sobre linhas glabelares), que incluíram 1678 sujeitos, demonstrou que a incidência global de reações adversas não foi diferente nos grupos tratados com toxina ou placebo. Reações adversas específicas relatadas com frequência significativamente maior no grupo tratado com toxina onabotulínica A foram ptose palpebral (1,8%) e distúrbio da sensibilidade palpebral (sensação de aperto, pressão ou peso nas pálpebras – 2,5%), ambas detectadas apenas no subgrupo tratado para linhas glabelares. Entre as reações adversas relacionadas com a injeção, edema palpebral foi significativamente mais comum no grupo tratado com toxina onabotulínica A do que no grupo placebo. A incidência dessas três reações adversas diminuiu com aplicações repetidas. Acne, prurido no local da injeção, herpes oral, erupções, infecções das vias respiratórias inferiores, cáries dentárias e dor ocular foram significativamente mais frequentes no grupo placebo do que nos sujeitos tratados com toxina onabotulínica A.

Uma análise conjunta publicada recentemente sobre os dados de segurança com 3964 participantes de 15 estudos com toxina onabotulínica A para tratar linhas glabelares e "pés de galinha" demonstrou que a incidência global de reações adversas foi semelhante nos grupos tratados com placebo (37,1%) ou toxina onabotulínica A (41,2%). As reações adversas mais comuns (> 2%) foram cefaleia (toxina onabotulínica = 6,6%; placebo = 5,6%), nasofaringite (6,3%; 5,6%) e equimose no local de aplicação (2,5%; 1,8%). Em todos os estudos duplo-cegos controlados por placebo, as incidências de reações adversas associadas ao tratamento foram de 13,8% com toxina onabotulínica A e 8,2% com placebo. Reações adversas relacionadas com o tratamento documentadas em mais de 1% do grupo tratado com toxina onabotulínica ou placebo foram, respectivamente, cefaleia (4,4%; 3,5%), hematoma no local de aplicação (1,5%; 0,8%) e equimose no local da injeção (1,3%; 0,9%).

As metanálises citadas não incluíram rugas frontais. Em estudos randomizados de grande porte sobre rugas frontais, as reações adversas mais frequentes associadas ao tratamento foram cefaleia, hematoma no local da aplicação, hemorragia no local da injeção e ptose superciliar.

Imunogenicidade

Neurotoxinas botulínicas são produtos biológicos que contêm proteínas estranhas e, por essa razão, podem estimular reações imunes e formação de anticorpos em determinadas condições. Anticorpos dirigidos contra a proteína da neurotoxina botulínica propriamente dita são conhecidos com anticorpos neutralizantes, porque podem neutralizar ou interferir com sua atividade, enquanto os anticorpos dirigidos contra as PANs não são neutralizantes porque não interferem com a atividade clínica.

A maioria dos pacientes tratados com toxina onabotulínica para corrigir rugas faciais responde às aplicações repetidas e alguns estudos indicaram que as respostas melhorem progressivamente com o tempo. Contudo, respostas inadequadas às neurotoxinas botulínicas podem ocorrer por diversas razões, inclusive aplicação de doses insuficientes, escolha inadequada do músculo tratado, técnica inadequada de injeção ou alvo a ser tratado, discordância de percepções entre médicos e pacientes quanto aos benefícios, ou resistência imune.

A formação de anticorpos neutralizantes depois da injeção de toxina onabotulínica A para tratar rugas faciais não é frequente. Em uma análise abrangente dos ensaios patrocinados pelo laboratório Allergan, nenhum dos 915 sujeitos tratados para "pés de galinha" e três dos 810 (0,4%) tratados para rugas glabelares desenvolveram anticorpos neutralizados em alguma época durante o tratamento com várias injeções, mas nenhum deles ainda tinha anticorpos neutralizantes por ocasião da finalização do estudo. Em uma análise anterior, que incluiu a maioria dos mesmos sujeitos citados, dois dentre 718 (0,3%) tratados com toxina onabotulínica A para linhas glabelares desenvolveram anticorpos neutralizantes durante o período de estudo, mas ambos continuaram a melhorar com as injeções; nenhum deles apresentou ensaio positivo para anticorpos neutralizantes no final do estudo. Nessas duas análises, a razão dessa discrepância na quantidade de indivíduos com testes positivos para anticorpos neutralizantes estava relacionada com os critérios de inclusão quanto à reatividade de anticorpos em condições basais. A primeira análise incluiu todos os sujeitos que tiveram teste de anticorpo positivo depois do tratamento, exceto os que tinham teste positivo para anticorpo neutralizante em condição basal; isto é, sujeitos com testes negativos, inconclusivos ou não realizados foram incluídos, contanto que tivessem realizado algum teste depois do tratamento. Nessa última análise, os autores exigiram que os sujeitos tivessem um teste negativo para anticorpos neutralizantes em condições basais, de forma que a soroconversão pudesse ser avaliada com exatidão. Esses resultados sugeriram que a reatividade aos anticorpos neutralizantes possa alterar-se com o tempo e não esteja associada necessariamente a uma resposta menos eficaz.

APROVAÇÕES

A toxina onabotulínica A foi aprovada para diversas indicações, que variam de acordo com o país ou a região considerada (Tabela 3.1). Em alguns dos principais mercados, essa toxina foi amplamente aprovada para tratar rugas da parte superior da face, embora China e Japão ainda não tenham aprovado a aplicação de injeções no músculo frontal para tratar rugas frontais.

As aprovações variam entre os diversos produtos à base de neurotoxina botulínica. Como esses produtos não são intercambiáveis, dados obtidos com um produto não podem ser aplicados automaticamente a outro. Por essa razão, não se pode supor que o perfil clínico de um produto à base de neurotoxina botulínica em determinada indicação seja aplicável a todos os outros.

INVESTIGAÇÃO DE NOVOS USOS POTENCIAIS EM DERMATOLOGIA

Pesquisadores continuam a investigar possíveis usos em Dermatologia para os diferentes produtos à base de neurotoxina botulínica. Os usos descritos nesta seção não foram aprovados pela FDA e são apenas experimentais.

Melhora da qualidade da pele é uma área de interesse investigativo. A qualidade da pele não é definida consistentemente na literatura, mas é descrita com base em vários atributos como pigmentação irregular, eritema, oleosidade/brilho, poros, flacidez, elasticidade e outros parâmetros que alguns autores sugeriram agrupar nas categorias de atributos visuais, topográficos e mecânicos. Entre os atributos específicos, melhoras das propriedades biomecânicas da pele (inclusive elasticidade e flexibilidade) foram descritas depois da aplicação das injeções de neurotoxinas botulínicas na glabela, fronte e região lateral dos olhos. Outro estudo demonstrou melhoras da aspereza, hidratação e elasticidade da pele e menos perda de água transdérmica depois das injeções do produto na derme. Estudos investigativos controlados também detectaram menos produção sebácea depois da aplicação de neurotoxina botulínica tipo A. Os autores desses estudos sugeriram que a produção reduzida de sebo poderia estar relacionada com a inibição da liberação de acetilcolina pelos neurônios proximais às glândulas sebáceas.

A neurotoxina botulínica tipo A também foi investigada para evitar cicatrizes ou melhorar seu aspecto. Vários estudos preliminares relataram efeitos benéficos da neurotoxina botulínica tipo A na formação de cicatrizes associadas às feridas faciais. Em uma metanálise de 17 estudos randomizados controlados, que incluíram 633 pacientes com cicatrizes pós-operatórias, a neurotoxina botulínica tipo A reduziu significativamente os escores da escala analógicas visuais, resultou em cicatrizes mais finas e aumentou a satisfação dos pacientes em comparação com placebo. Em um estudo realizado *in vitro* com fibroblastos dérmicos, a neurotoxina botulínica tipo A aumentou a produção de colágeno e reduziu a quantidade de metaloproteinases matriciais – ambas características de remodelação dérmica. Além disso, em uma análise de biopsias de pele, a neurotoxina botulínica tipo A melhorou a organização e orientação das fibras de colágeno depois da injeção em rugas faciais, embora esse estudo não tenha observado alterações significativas na expressão de colágeno dos tipos I e III ou de elastina. Os mecanismos por meio dos quais as neurotoxinas botulínicas remodelam a derme e podem melhorar o aspecto das cicatrizes não estão definidos. Entretanto, a neurotoxina botulínica tipo A liga-se ao receptor 3 do fator de crescimento fibroblástico (FGFR3, do inglês *fibroblast growth fator receptor 3*) dos neurônios motores e a cadeia pesada da neurotoxina amplia a dimerização desses receptores – uma medida indireta do acoplamento ligante-receptor. Considerando que o FGFR3 também é expresso na derme e epiderme cutâneas, a neurotoxina botulínica tipo A pode exercer suas ações na remodelação cutânea e na redução das cicatrizes por interações diretas ou indiretas com esse receptor.

Alguns estudos avaliaram a utilização da neurotoxina botulínica tipo A para tratar síndrome de Raynaud, uma condição evidenciada por espasmo dos vasos sanguíneos de pequeno calibre e redução do fluxo sanguíneo nas extremidades em resposta ao frio ou estresse (estudos revisados por Martina et al.). Depois da injeção nos dedos afetados pela síndrome de Raynaud, os autores demonstraram que a neurotoxina botulínica tipo A aumentou o fluxo sanguíneo e melhorou a dor e as úlceras de partes moles. O mecanismo envolvido nesses efeitos ainda é desconhecido, mas duas possibilidades sugeridas são redução da secreção de norepinefrina pelos neurônios simpáticos e ampliação da expressão de genes relacionados com a angiogênese.

As neurotoxinas botulínicas também foram estudadas para tratar hidradenite supurativa – uma doença cutânea inflamatória que afeta as regiões que abrigam glândulas apócrinas. O uso desses produtos para tratar essa doença é referendado por estudos de caso e um pequeno ensaio randomizado com

Tabela 3.1 Aprovações da toxina onabotulínica A nos principais mercados mundiais.

	EUA	UE	Canadá	China	Japão	Brasil
Linhas glabelares	X	X	X	X	X	X
Rugas orbiculares laterais	X	X	X	X	X	X
Rugas frontais	X	X	X			X

neurotoxina botulínica tipo B. O mecanismo pelo qual as neurotoxinas botulínicas atuam na hidradenite supurativa pode incluir redução da transpiração, embora também sejam possíveis outras explicações.

RESUMO E CONCLUSÃO

Toxina onabotulínica A é uma modalidade terapêutica bem estudada para tratar rugas da parte superior da face, que alcança níveis altos de resposta e satisfação dos pacientes com perfil de segurança comprovado. Depois da injeção intramuscular, a toxina onabotulínica A inibe a liberação de acetilcolina pelas terminações neurais na junção neuromuscular e reduz as contrações musculares. De acordo com alguns estudos, os efeitos clínicos começam nas primeiras 24 horas, mas a duração da melhora é dose-dependente e efeitos benéficos ainda podem ser detectados nas linhas glabelares dentro de 6 meses depois da injeção de 40 U. Como são proteínas biológicas, os produtos à base de neurotoxina botulínica não são intercambiáveis e são influenciados pelas técnicas de fabricação e métodos de testagem de unidades; por essas razões, as doses unitárias não são conversíveis. A toxina onabotulínica A foi aprovada para três indicações estéticas nos principais mercados mundiais e seu uso é referendado por um programa robusto de desenvolvimento clínico e literatura científica incomparáveis com qualquer outro produto à base de neurotoxina botulínica. Atualmente, o laboratório Allergan continua suas atividades como empresa de pesquisa farmacêutica AbbVie, que busca realizar estudos e desenvolvimento de novos produtos à base de neurotoxinas para usos estético e terapêutico com o propósito de melhorar a vida das pessoas.

POLÍTICA DE TRANSPARÊNCIA

O Dr. Mitchell Brin é funcionário em tempo integral da Allergan, uma empresa do grupo AbbVie, e detém ações da empresa.

AGRADECIMENTO

O autor gostaria de agradecer a Mary Ann Chapman, PhD, por seu trabalho como redatora profissional.

LEITURA ADICIONAL

Allergan. (2020). *BOTOX Cosmetic (onabotulinumtoxinA) Prescribing Information*. Irvine, CA. Retrieved from https://www.rxabbvie.com/pdf/botox-cosmetic_pi.pdf.

Apostolidis, A., Popat, R., Yiangou, Y., Cockayne, D., Ford, A. P, Davis, J. B., et al. (2005). Decreased sensory receptors P2X3 and TRPV1 in suburothelial nerve fibers following intradetrusor injections of botulinum toxin for human detrusor overactivity. *The Journal of Urology, 174*(3), 977–982; discussion 982–983.

Beer, K. R., Boyd, C., Patel, R. K., Bowen, B., James, S. P., & Brin, M. F. (2011). Rapid onset of response and patient-reported outcomes after onabotulinumtoxinA treatment of moderate-to-severe glabellar lines. *Journal of Drugs in Dermatology, 10*(1), 39–44.

Bellows, S., & Jankovic, J. (2019). Immunogenicity associated with botulinum toxin treatment. *Toxins, 11*(9), 491.

Blitzer, A., Binder, W. J., Aviv, J. E., Keen, M. S., & Brin, M. F. (1997). The management of hyperfunctional facial lines with botulinum toxin. A collaborative study of 210 injection sites in 162 patients. *Archives of Otolaryngology—Head Neck Surgery, 123*(4), 389–392.

Bonaparte, J. P., & Ellis, D. (2015). Alterations in the elasticity, pliability, and viscoelastic properties of facial skin after injection of onabotulinum toxin A. *JAMA Facial Plastic Surgery, 17*(4), 256–263.

Brin, M. F. Update on non-cosmetic uses of botulinum neurotoxins. In J. S. Dover, J. Carruthers, A. Carruthers, & M. Alam (Eds.), *Botulinum toxin* (5th ed.). Elsevier.

Brin, M. F., Boodhoo, T. I., Pogoda, J. M., James, L. M., Demos, G., Terashima, Y., et al. (2009). Safety and tolerability of onabotulinumtoxinA in the treatment of facial lines: A meta-analysis of individual patient data from global clinical registration studies in 1678 participants. *Journal of the American Academy of Dermatology, 61*(6), 961–970.e1–e11.

Brin, M. F., Brideau-Andersen, A., Soliman, J., & Boodhoo, T. Physiological differences between botulinum toxin type A 150 kDa and 900 kDa molecules. In preparation.

Brin, M. F., James, C., & Maltman, J. (2014, October 6). Botulinum toxin type A products are not interchangeable: A review of the evidence. *Biologics, 8*, 227–241. doi:10.2147/BTT.S65603.

Burstein, R., Blumenfeld, A. M., Silberstein, S. D., Manack Adams, A., & Brin, M. F. (2020). Mechanism of action of onabotulinumtoxinA in chronic migraine: a narrative review. *Headache, 60*(7), 1259–1272.

Cai, S., Sarkar, H. K., & Singh, B. R. (1999). Enhancement of the endopeptidase activity of botulinum neurotoxin by its associated proteins and dithiothreitol. *Biochemistry, 38*(21), 6903–6910.

Carruthers, A., Bruce, S., Cox, S. E., Kane, M. A., Lee, E., & Gallagher, C. J. (2016, May). OnabotulinumtoxinA for treatment of moderate to severe crow's feet lines: A review. *Aesthetic Surgery Journal, 36*(5), 591–597. doi:10.1093/asj/sjw025.

Carruthers, A., Bruce, S., de Coninck, A., Connolly, S., Cox, S. E., Davis, P. G., et al. (2014). Efficacy and safety of onabotulinumtoxinA for the treatment of crows feet lines: A multicenter, randomized, controlled trial. *Dermatologic Surgery, 40*(11), 1181–1190.

Carruthers, A., Carruthers, J., Fagien, S., Lei, X., Kolodziejczyk, J., & Brin, M. F. (2016). Repeated onabotulinumtoxinA treatment of glabellar lines at rest over three treatment cycles. *Dermatologic Surgery, 42*(9), 1094–1101.

Carruthers, A., Carruthers, J., Lei, X., Pogoda, J. M., Eadie, N., & Brin, M. F. (2010). OnabotulinumtoxinA treatment of mild glabellar lines in repose. *Dermatologic Surgery, 36*(Suppl. 4), 2168–2171.

Carruthers, A., Carruthers, J., Lowe, N. J., Menter, A., Gibson, J., Nordquist, M., et al. (2004). One-year, randomized, multicenter, two-period study of the safety and efficacy of repeated treatments with botulinum toxin type A in patients with glabellar lines. *Journal of Clinical Research, 7*, 20.

Carruthers, J., Brin, M. F., De Boulle, K., Liew, S., Carruthers, A., Rivkin, A., et al. (2017). Safety and tolerability of inabotulinumtoxinA in the treatment of facial lines: Statistical meta-analysis of pooled data from global registration studies of treatment of crow's feet lines and glabellar lines in more than 3900 participants. *Poster* presented at the 15th Aesthetic & Anti-aging Medicine World Congress. April 6–8, 2017, Monte Carlo, Monaco.

Carruthers, J., Rivkin, A., Donofrio, L., Bertucci, V., Somogyi, C., Lei, X., et al. (2015). A multicenter, randomized, double-blind, placebo-controlled study to evaluate the efficacy and safety of repeated onabotulinumtoxinA treatments in subjects with crow's feet lines and glabellar lines. Dermatologic Surgery, 41(6), 702–711.

Carruthers, J. A., Lowe, N. J., Menter, M. A., Gibson, J., Nordquist, M., Mordaunt, J., et al. (2002). A multicenter, double-blind, randomized, placebo-controlled study of the efficacy and safety of botulinum toxin type A in the treatment of glabellar lines. Journal of the American Academy of Dermatology, 46(6), 840–849.

Carruthers, J. D., Lowe, N. J., Menter, M. A., Gibson, J., & Eadie, N. (2003). Double-blind, placebo-controlled study of the safety and efficacy of botulinum toxin type A for patients with glabellar lines. Plastic and Reconstructive Surgery, 112(4), 1089–1098.

Chen, F., Kuziemko, G. M., & Stevens, R. C. (1998). Biophysical characterization of the stability of the 150-kilodalton botulinum toxin, the nontoxic component, and the 900-kilodalton botulinum toxin complex species. Infection and Immunity, 66(6), 2420–2425.

Currie, G. M. (2018). Pharmacology, part 1: Introduction to pharmacology and pharmacodynamics. Journal of Nuclear Medicine Technology, 46(2), 81–86.

Dailey, R. A., Philip, A., & Tardie, G. (2011). Long-term treatment of glabellar rhytides using onabotulinumtoxina. Dermatologic Surgery, 37(7), 918–928.

Dayan, S., Yoelin, S. G., De Boulle, K., & Garcia, J. K. (2019). The psychological impacts of upper facial lines: A qualitative, patient-centered study. Aesthetic Surgery Journal Open Forum, 1(2), ojz015.

De Boulle, K., Carruthers, A., Solish, N., Carruthers, J., Phillipp-Dormston, W. G., Fagien, S., et al. (2020, March 20). OnabotulinumtoxinA treatment for moderate to severe forehead lines: A review. Plastic Reconstructive Surgery. Global Open, 8(3), e2669. doi:10.1097/GOX.0000000000002669. [Erratum in: Plast Reconstr Surg Glob Open. 2020 Aug 20;8(8):e3129].

De Boulle, K., Fagien, S., Sommer, B., & Glogau, R. (2010). Treating glabellar lines with botulinum toxin type A-hemagglutinin complex: A review of the science, the clinical data, and patient satisfaction. Clinical Interventions in Aging, 5, 101–118.

De Boulle, K., Werschler, W. P., Gold, M. H., Bruce, S., Sattler, G., Ogilvie, P., et al. (2018). Phase 3 study of onabotulinumtoxinA distributed between frontalis, glabellar complex, and lateral canthal areas for treatment of upper facial lines. Dermatologic Surgery, 44(11), 1437–1448.

de Paiva, A., Meunier, F. A., Molgo, J., Aoki, K. R., & Dolly, J. O. (1999). Functional repair of motor endplates after botulinum neurotoxin type A poisoning: biphasic switch of synaptic activity between nerve sprouts and their parent terminals. Proceedings of the National Academy of Sciences of the United States of America, 96(6), 3200–3205.

El-Domyati, M., Attia, S. K., El-Sawy, A. E., Moftah, N. H., Nasif, G. A., Medhat, W., et al. (2015). The use of botulinum toxin-a injection for facial wrinkles: A histological and immunohistochemical evaluation. Journal of Cosmetic Dermatology, 14(2), 140–144.

Fagien, S., Cohen, J. L., Coleman, W., Monheit, G., Carruthers, J., Street, J., et al. (2017). Forehead line treatment with onabotulinumtoxinA in subjects with forehead and glabellar Facial rhytids: a phase 3 study. Dermatologic Surgery, 43(Suppl. 3), S274–S284.

Fernandez-Salas, E., Steward, L. E., Ho, H., Garay, P. E., Sun, S. W., Gilmore, M. A., et al. (2004). Plasma membrane localization signals in the light chain of botulinum neurotoxin. Proceedings of the National Academy of Sciences of the United States of America, 101(9), 3208–3213.

Fernandez-Salas, E., Wang, J., Molina, Y., Nelson, J. B., Jacky, B. P., & Aoki, K. R. (2012). Botulinum neurotoxin serotype A specific cell-based potency assay to replace the mouse bioassay. PLoS One, 7(11), e49516.

Gassner, H. G., Brissett, A. E., Otley, C. C., Boahene, D. K., Boggust, A. J., Weaver A. L., et al. (2006). Botulinum toxin to improve facial wound healing: a prospective, blinded, placebo-controlled study. Mayo Clinic Proceedings, 81(8), 1023–1028.

Goschel, H., Wohlfarth, K., Frevert, J., Dengler, R., & Bigalke, H. (1997). Botulinum A toxin therapy: Neutralizing and nonneutralizing antibodies—therapeutic consequences. Experimental Neurology, 147(1), 96–102.

Grimstad, O., Kvammen, B. O., & Swartling, C. (2020). Botulinum toxin type B for hidradenitis suppurativa: A randomized, double-blind, placebo-controlled pilot study. American Journal of Clinical Dermatology, 21(5), 741–748.

Gu, S., Rumpel, S., Zhou, J., Strotmeier, J., Bigalke, H., Perry, K., et al. (2012). Botulinum neurotoxin is shielded by NTNHA in an interlocked complex. Science (New York, NY), 335(6071), 977–981.

Hambleton, P. (1992). Clostridium botulinum toxins: A general review of involvement in disease, structure, mode of action and preparation for clinical use. Journal of Neurology, 239(1), 16–20.

Harii, K., & Kawashima, M. (2008). A double-blind, randomized, placebo-controlled, two-dose comparative study of botulinum toxin type A for treating glabellar lines in Japanese subjects. Aesthetic Plastic Surgery, 32(5), 724–730.

Harii, K., Kawashima, M., Furuyama, N., Lei, X., Hopfinger, R., & Lee, E. (2017). OnabotulinumtoxinA (Botox) in the treatment of crow's feet Lines in Japanese subjects. Aesthetic Plastic Surgery, 41(5), 1186–1197.

Humphrey, S., Jacky, B., & Gallagher, C. J. (2017). Preventive, cumulative effects of botulinum toxin type A in facial aesthetics. Dermatologic Surgery, 43(Suppl. 3), S244–S251.

Humphrey, S., Manson Brown, S., Cross, S. J., & Mehta, R. (2021). Defining skin quality: clinical relevance, terminology, and assessment. Dermatologic Surgery, 47(7), 974–981.

Hunt, T., & Clarke, K. (2009). Potency evaluation of a formulated drug product containing 150-kd botulinum neurotoxin type A. Clinical Neuropharmacology, 32(1), 28–31.

Iorio, M. L., Masden, D. L., & Higgins, J. P. (2012). Botulinum toxin A treatment of Raynaud's phenomenon: A review. Seminars in Arthritis and Rheumatism, 41(4), 599–603.

Jacky, B. P., Garay, P. E., Dupuy, J., Nelson, J. B., Cai, B., Molina, Y., et al. (2013). Identification of fibroblast growth factor receptor 3 (FGFR3) as a protein receptor for botulinum neurotoxin serotype A (BoNT/A). PLoS Pathogens, 9(5), e1003369.

James, N. G., Malik, S., Sanstrum, B. J., Rheaume, C., Broide, R. S., Jameson, D. M., et al. (2021). Characterization of clostridium botulinum neurotoxin serotype A (BoNT/A) and fibroblast growth factor receptor interactions using novel receptor dimerization assay. *Scientific Report, 11*(1), 7832.

Jankovic, J., Carruthers, J., Naumann, M., Boodhoo, T., Guptae, S., Attare, M., et al. (2021). Neutralizing antibody conversion with onabotulinumtoxinA from global studies across multiple indications in nearly 30,000 patient records: a meta-analysis. *Poster presented at Toxins 2021 virtual meeting*, January 16–17, 2021.

Joseph, J. H., Maas, C., Palm, M. D., et al. Safety, Pharmacodynamic Response, and Treatment Satisfaction With OnabotulinumtoxinA 40 U, 60 U, and 80 U in Subjects With Moderate to Severe Dynamic Glabellar Lines [published online ahead of print, 2022 Jun 15]. *Aesthet Surg J.* 2022;sjac157. doi:10.1093/asj/sjac157

Kawashima, M., Harii, K., Horiuchi, Y., Seidman, E, Lei, X., Hopfinger, R., et al. (2020). Safety, efficacy, and patient satisfaction with onabotulinumtoxinA for the treatment of upper facial lines in Japanese subjects. *Dermatologic Surgery, 46*(4), 483–490.

Kesty, K., & Goldberg, D. J. (2021). A randomized, double-blinded study evaluating the safety and efficacy of abobotulinumtoxinA injections for oily skin of the forehead: a dose-response analysis. *Dermatologic Surgery, 47*(1), 56–60.

Lamanna, C., Spero, L., & Schantz, E. J. (1970). Dependence of time to death on molecular size of botulinum toxin. *Infection and Immunity, 1*(4), 423–424.

Li, Z. J., Park, S. B., Sohn, K. C., Lee, Y., Seo, Y. J., Kim, C. D., et al. (2013). Regulation of lipid production by acetylcholine signaling in human sebaceous glands. *Journal of Dermatological Science, 72*(2), 116–122.

Lietzow, M. A., Gielow, E. T., Le, D., Zhang, J., & Verhagen, M. F. (2008). Subunit stoichiometry of the Clostridium botulinum type A neurotoxin complex determined using denaturing capillary electrophoresis. *The Protein Journal, 27*(7–8), 420–425. doi:10.1007/s10930-008-9151-2.

Martina, E., Diotallevi, F., Radi, G., Campanati, A., & Offidani, A. (2021). Therapeutic use of botulinum neurotoxins in dermatology: Systematic review. *Toxins, 13*(2), 120.

Min, P., Xi, W., Grassetti, L., Trisliana Perdanasari, A., Torresetti, M., Feng, S., et al. (2015). Sebum production alteration after botulinum toxin type A injections for the treatment of forehead rhytides: A prospective randomized double-blind dose-comparative clinical investigation. *Aesthetic Surgery Journal/The American Society for Aesthetic Plastic Surgery, 35*(5), 600–610.

Moers-Carpi, M., Carruthers, J., Fagien, S., Lupo, M., Delmar, H., Jones, D., et al. (2015). Efficacy and safety of onabotulinumtoxinA for treating crow's feet lines alone or in combination with glabellar lines: A multicenter, randomized, controlled trial. *Dermatologic Surgery, 41*(1), 102–112.

Morenilla-Palao, C., Planells-Cases, R., Garcia-Sanz, N., & Ferrer-Montiel, A. (2004). Regulated exocytosis contributes to protein kinase C potentiation of vanilloid receptor activity. *The Journal of Biological Chemistry, 279*(24), 25665–25672.

Naumann, M., Carruthers, A., Carruthers, J., Aurora, S. K., Zafonte, R., Abu-Shakra, S., et al. (2010). Meta-analysis of neutralizing antibody conversion with onabotulinumtoxinA (BOTOX(R)) across multiple indications. *Movement Disorder, 25*(13), 2211–2218.

Oh, S. H., Lee, Y., Seo, Y. J., Lee, J. H., Yang, J. D., Chung, H. Y., et al. (2012). The potential effect of botulinum toxin type A on human dermal fibroblasts: An in vitro study. *Dermatologic Surgery, 38*(10), 1689–1694.

Pompilus, F., Burgess, S., Hudgens, S., Banderas, B., & Daniels, S. (2015). Development and validation of a novel patient-reported treatment satisfaction measure for hyperfunctional facial lines: facial line satisfaction questionnaire. *Journal of Cosmetic Dermatology, 14*(4), 274–285.

Qiao, Z., Yang, H., Jin, L., Li, S., & Wang, X. (2021). The efficacy and safety of botulinum toxin injections in preventing postoperative scars and improving scar quality: A systematic review and meta-analysis. *Aesthetic Plastic Surgery, 45*(5), 2350–2362.

Reznick, A. Z., Menashe, O., Bar-Shai, M., Coleman, R., & Carmeli, E. (2003). Expression of matrix metalloproteinases, inhibitor, and acid phosphatase in muscles of immobilized hindlimbs of rats. *Muscle & Nerve, 27*(1), 51–59.

Rivers, J. K., Bertucci, V., McGillivray, W., Muhn, C., Rosen, N., Solish, N., et al. (2015). Subject satisfaction with onabotulinumtoxinA treatment of glabellar and lateral canthal lines using a new patient-reported outcome measure. *Dermatologic Surgery, 41*(8), 950–959.

Rose, A. E., & Goldberg, D. J. (2013). Safety and efficacy of intradermal injection of botulinum toxin for the treatment of oily skin. *Dermatologic Surgery, 39*(3 Pt 1), 443–448.

Rossetto, O., Pirazzini, M., Fabris, F., & Montecucco, C. (2021). Botulinum neurotoxins: Mechanism of action. *Handbook of Experimental Pharmacology, 263*, 35–47.

Rupp, D., Canty, D., Rhéaume, D., Jacky, B., Broide R, & Amy, B. A. (2021). Greater biological activity and non-interchangeability of onabotulinumtoxinA compared with vacuum-dried prabotulinumtoxina. *Toxicon, 190*(Suppl. 1), S65.

Rupp, D., Nicholson, G., Canty, D., Wang, J., Rheaume, C., Le, L., et al. (2020). OnabotulinumtoxinA displays greater biological activity compared to incobotulinumtoxinA, demonstrating non-interchangeability in both in vitro and in vivo assays. *Toxins, 12*(6), 393.

Sayed, K. S., Hegazy, R., Gawdat, H. I., Abdel Hay, R. M., Ahmed, M. M., Mohammed, F. N., et al. (2021). The efficacy of intradermal injections of botulinum toxin in the management of enlarged facial pores and seborrhea: A split face-controlled study. *Journal of Dermatological Treatment, 32*(7), 771–777.

Schantz, E. J., & Johnson, E. A. (1992). Properties and use of botulinum toxin and other microbial neurotoxins in medicine. *Microbiological Reviews, 56*(1), 80–99.

Shah, A. R. (2008). Use of intradermal botulinum toxin to reduce sebum production and facial pore size. *Journal of Drugs in Dermatology, 7*(9), 847–850.

Shimizu, T., Shibata, M., Toriumi, H., Iwashita, T., Funakubo, M., Sato, H., et al. (2012). Reduction of TRPV1 expression in the trigeminal system by botulinum neurotoxin type-A. *Neurobiology of Disease, 48*(3), 367–378.

Smith, T. J., Hill, K. K., & Raphael, B. H. (2015). Historical and current perspectives on Clostridium botulinum diversity. *Research in Microbiology, 166*(4), 290–302.

Steward, L., Brin, M. F., & Brideau-Andersen, A. (2021). Novel native and engineered botulinum neurotoxins. *Handbook of Experimental Pharmacology, 263*, 63–89.

Street, D., Bangsbo, J., & Juel, C. (2001). Interstitial pH in human skeletal muscle during and after dynamic graded exercise. *The Journal of Physiology, 537*(Pt 3), 993–998.

Tsai, Y. C., Kotiya, A., Kiris, E., Yang, M., Bavari, S., Tessarollo, L., et al. (2017). Deubiquitinating enzyme VCIP135 dictates the duration of botulinum neurotoxin type A intoxication. *Proceedings of the National Academy of Sciences of the United States of America, 114*(26), E5158–E5166.

Vagin, O., Tokhtaeva, E., Garay, P. E., Souda, P., Bassilian, S., Whitelegge, J. P., et al. (2014). Recruitment of septin cytoskeletal proteins by botulinum toxin A protease determines its remarkable stability. *Journal of Cell Science, 127*(Pt 15), 3294–3308.

Verderio, C., Rossetto, O., Grumelli, C., Frassoni, C., Montecucco, C., & Matteoli, M. (2006). Entering neurons: Botulinum toxins and synaptic vesicle recycling. *EMBO Reports, 7*(10), 995–999.

Wagman, J., & Bateman, J. B. (1953). Botulinum type A toxin: Properties of a toxic dissociation product. *Archives of Biochemistry and Biophysics, 45*(2), 375–383.

Werner, S., Weinberg, W., Liao, X., Peters, K. G., Blessing, M., Yuspa, S. H., et al. (1993). Targeted expression of a dominant-negative FGF receptor mutant in the epidermis of transgenic mice reveals a role of FGF in keratinocyte organization and differentiation. *The EMBO Journal, 12*(7), 2635–2643.

Wu, X., Zhang, Y., Chen, L., Han, Y., Song, Y., & Cheng, H. (2020). BTX-A promotes expression of angiogenesis-associated genes in human umbilical vein endothelial cells. *DNA Cell and Biology, 39*(12), 2154–2165.

Wu, Y., Wang, G., Li, C., Mao, C., Lei, X., & Lee, E. (2019). Safety and efficacy of onabotulinumtoxinA for treatment of crow's feet lines in Chinese subjects. *Plastic and Reconstructive Surgery. Global Open, 7*(1), e2079.

Yaworsky, A., Daniels, S., Tully, S., Beddingfield, F., IIII, Kowalski, J., Fitzgerald, K., et al. (2014). The impact of upper facial lines and psychological impact of crow's feet lines: Content validation of the Facial Line Outcomes (FLO-11) Questionnaire. *Journal of Cosmetic Dermatology, 13*(4), 297–306.

Zhang, L., Lin, W. J., Li, S., & Aoki, K. R. (2003). Complete DNA sequences of the botulinum neurotoxin complex of Clostridium botulinum type A-Hall (Allergan) strain. *Gene, 315*, 21–32.

Zhang, X., Hu, Y., Nie, Z., Song, Y., Pan, Y., Liu, Y., et al. (2015). Treatment of Raynaud's phenomenon with botulinum toxin type A. *Neurological Sciences, 36*(7), 1225–1231.

Zhou, Y., Liu, Y., Hao, Y., Feng, Y., Pan, L., Liu, W., et al. (2018). The mechanism of botulinum A on Raynaud syndrome. *Drug Design Development and Therapy, 12*, 1905–1915.

Zhu, J., Ji, X., Xu, Y., Liu, J., Miao, Y. Y., Zhang, J. A., et al. (2017). The efficacy of intradermal injection of type A botulinum toxin for facial rejuvenation. *Dermatologic Therapy, 30*(1), e12433.

Ziade, M., Domergue, S., Batifol, D., Jreige, R., Sebbane, M., Goudot, P., et al. (2013). Use of botulinum toxin type A to improve treatment of facial wounds: A prospective randomized study. *Journal of Plastic, Reconstructive and Aesthetic Surgery, 66*(2), 209–214.

4

Toxina Abobotulínica A: Ciência e Uso Clínico

Gary D. Monheit, Joely Kaufman, Jeffrey S. Dover, Joel Schlessinger e Daniel Schlessinger

RESUMO E CARACTERÍSTICAS PRINCIPAIS

- Toxina abobotulínica A (AboBoNT) é uma toxina botulínica com propriedades semelhantes às outras neurotoxinas botulínicas do tipo A
- Proteínas acessórias que circundam a proteína da neurotoxina já estão dissociadas no frasco depois da reconstituição
- "Difusão" é um problema? Não – nenhum estudo clínico confirmou essa possibilidade
- A bioequivalência entre AboBoNT e toxina onabotulínica A (OnaBoNT) é de praticamente 2,5 em termos de relação dose-resposta. Contudo, não é possível definir um número absoluto porque as unidades – unidades Speywood *versus* unidades OnaBoNT – são determinadas por técnicas diferentes
- Como os produtos disponíveis no mercado para uso clínico AboBoNT e Azzalure® (versão estética comercializada na Europa) são idênticas, com exceção da quantidade de unidades Speywood por frasco, todos os dados clínicos referentes a um produto podem ser considerados aplicáveis ao outro
- Ensaios clínicos realizados nos EUA e na Europa confirmaram a eficácia e segurança das injeções desse produto na região da glabela para tratar rugas glabelares
- Outros aspectos avaliados nessas pesquisas foram tempo de início, eficácia e segurança das reaplicações e equivalência de doses de acordo com a massa muscular da glabela
- As revisões efetuadas pelo comitê do consenso internacional sobre doses e técnica de tratamento estabeleceram recomendações para injeções aplicadas nas áreas superior e inferior da face
- O texto seguinte revisa a técnica de aplicação segura das injeções de AboBoNT
- Posologia e diluição são fatores importantes para determinar eficácia, duração e amplitude do efeito.

Com mais de 6,5 milhões de tratamentos relatados anualmente à American Society of Plastic Surgeons nos EUA, e talvez mais de 10 milhões de tratamentos realizados em todo o mundo, a aplicação de neurotoxina botulínica (BoNT) certamente é o procedimento estético mais frequentemente utilizado em nível mundial e realmente revolucionou o campo da Medicina Estética. Desde que a Food and Drug Administration (FDA) aprovou pela primeira vez seu uso para tratar linhas glabelares, muitos outros tratamentos estéticos e clínicos foram experimentados para reverter sinais de envelhecimento cutâneo na face e pescoço, mas nenhum suplantou a eficácia e durabilidade das injeções de BoNT.

Neurotoxina botulínica tipo A (BoNT-A) é o sorotipo de BoNT utilizado mais comumente na prática clínica e em Medicina Estética. Embora todos os sorotipos sejam sintetizados na forma de uma proteína contínua com 150 kDa, a atividade biológica depende da proteólise pós-translacional (ou decomposição), que quebra o peptídio da BoNT em duas moléculas diferentes com cerca de 100 kDa (cadeia pesada, ou Hc – *heavy chain*, em inglês) e 50 kDa (cadeia leve, ou Lc – *light chain*, em inglês). A Hc e Lc mantêm-se ligadas por uma única ponte dissulfídrica, embora ambas desempenhem funções diferentes na terminação neural. Uma parte da Hc é ligada por proteínas e receptores gangliosídios nas terminações dos nervos pré-sinápticos, de modo que a molécula fixada entra na terminação neural por endocitose no interior de um endossomo. Em seguida, a segunda parte da Hc forma um canal na membrana endossômica à medida que a ponte dissulfídrica é reduzida e a Lc é levada ao citosol, onde cliva uma parte do complexo receptor proteico SNARE (do inglês *Soluble **N**-etilmaleimide-sensitive fator **A**ttachment protein **RE**ceptor*) e, desse modo, bloqueia a liberação de acetilcolina e a transmissão neural por consequência. Na terminação pré-sináptica, o alvo molecular de todas as BoNT-A é uma proteína de 25 kDa associada ao sinaptossomo (SNAP-25), independentemente da preparação comercial utilizada (Figura 4.1).

A BoNT-A existe na natureza na forma de um complexo com diversas proteínas protetoras circundantes. Essas proteínas estão presentes na toxina onabotulínica A (OnaBoNT/Vistabel®; Allergan, Inc., Irvine, Califórnia) e na toxina abobotulínica A (AboBoNT/Azzalure®; Ipsen/Galderma), mas aparentemente estão ausentes na toxina incobotulínica A (IncoBoNT, Merz Aesthetics). As proteínas protetoras são conhecidas como proteínas associadas à neurotoxina (PANs).

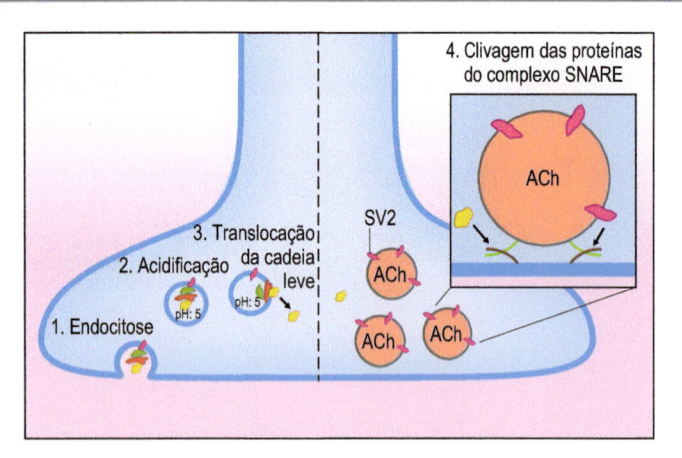

Figura 4.1 Diversas etapas do mecanismo de ação da toxina botulínica tipo A: (1) Depois da ligação, a neurotoxina central de 150 kDa é interiorizada dentro do neurônio por endocitose. (2) O endossomo é acidificado e isso facilita (3) a translocação da cadeia leve para dentro do citosol neuronal. (4) Depois de entrar no citosol neuronal, a cadeia leve da toxina botulínica tipo A (*em amarelo*) cliva a SNAP-25 associada à membrana (*marrom*), que é um dos componentes do complexo de proteínas SNARE. Outro sorotipo de neurotoxina botulínica – tipo B – cliva uma proteína diferente conhecida como sinaptobrevina ou proteína de membrana associada à vesícula (*VAMP*, do inglês ***V***esicle-***A***ssociated ***M***embrane ***P***rotein; *em verde*). *ACh*, acetilcolina; *SNARE, soluble N-ethylmaleimide-sensitive factor attachment protein receptor.*

As PANs são compostas de quatro proteínas de hemaglutinina e uma proteína não hemaglutinina atóxica (NTNH, do inglês ***nontoxic, nonhemagglutinin protein***). As PANs também são sintetizadas pelas bactérias *Clostridium* ao mesmo tempo que a molécula ativa da BoNT. Inicialmente, acreditava-se que a finalidade dessas PANs fosse proteger a neurotoxina botulínica da destruição potencial pelo ácido gástrico – primeiro ambiente ao qual a BoNT fica exposta quando é ingerida junto com algum produto alimentício contaminado. Contudo, dados estruturais sobre o complexo da toxina botulínica sugerem que, na verdade, a molécula da BoNT fique isolada de algumas PANs e esteja associada diretamente a apenas uma proteína (NTNH). A estrutura da NTNH é extremamente semelhante à estrutura da própria molécula de neurotoxina. Como as condições nas quais as bactérias vivem podem variar amplamente na natureza – desde fontes ricas em proteínas até condições ambientais de escassez mínima –, existem três tamanhos de complexos precursores da BoNT-A conhecidos: 300, 500 e 900 kDa. Diversos métodos de isolamento e purificação da neurotoxina demonstraram esses complexos com diferentes pesos moleculares, mas os dados iniciais obtidos de fontes ricas em BoNT minimamente manipuladas demonstraram que sua existência é certa.

De acordo com alguns relatos, a OnaBoNT é um complexo com peso molecular variável. O método cromatográfico de purificação da AboBoNT também forma um complexo. Contudo, quaisquer diferenças de peso molecular entre os produtos – se realmente existirem – são irrelevantes, porque todos os produtos hoje conhecidos existem na forma de BoNT livre no frasco, imediatamente depois da reconstituição. Teorias anteriores sugerindo que determinados complexos de BoNT comerciais possibilitassem difusão mais rápida nos tecidos

(claramente baseada em seu tamanho menor) agora estão refutadas em razão dos dados biofísicos disponíveis. Naquela época, não havia evidência convincente a favor de qualquer argumento de diferenças clínicas atribuídas às variações físicas dos produtos; por outro lado, há evidência científica a favor de semelhanças no desempenho de duas neuroproteínas em forma de complexo. *In vivo*, ambas são moléculas básicas de 150 kDa.

Antes que a BoNT-A possa ser ativada, as PANs precisam soltar a molécula de BoNT-A de 150 kDa ligada ao complexo progenitor. Isso ocorre depois da alteração das condições ambientais a um pH fisiológico. Um estudo mais recente realizado pela Merz Pharmaceuticals, que resume alguns anos de dados experimentais acumulados, demonstrou que a neurotoxina desnuda era liberada do complexo associado em menos de 1 minuto com a mudança ao pH fisiológico. Isso ocorre tanto com a BoNT quanto com a AboBoNT. Estudos demonstraram que a liberação da neurotoxina provavelmente ocorre no frasco durante a reconstituição com soro fisiológico estéril, ou seja, muito antes da injeção e dispersão nos tecidos.

Esses estudos bioquímicos têm implicações para o entendimento da eficácia e segurança de cada produto utilizado na prática clínica. Como a proteína da neurotoxina de 150 kDa é liberada antes da injeção, as moléculas ativas da BoNT-A são estequiometricamente semelhantes e não seriam esperadas diferenças na difusão, porque hoje se sabe que o tamanho dos complexos não é relevante. Na opinião dos autores deste capítulo, a diferença observada entre os produtos se deve às diferenças de dose-unidade (e, possivelmente, ao volume de reconstituição/volume de injeção). Por meio de testes de estabilidade padronizados, Eisele (Merz Pharmaceuticals, fabricante da toxina incobotulínica A, que é uma proteína de 150 kDa sem complexo) não encontrou diferenças entre qualquer uma das três neurotoxinas disponíveis no mercado no que se refere à perda de potência ou durabilidade de conservação.

A questão da existência ou não de diferenças de difusão entre os produtos à base de BoNT-A atribuíveis ao tamanho dos complexos não é mais pertinente. Hoje se sabe que os resultados conflitantes entre os "halos" de hiperidrose frontal obtidos pelas diferentes empresas farmacêuticas são decorrentes das diferenças nas conversões de doses. Diferenças na taxa de difusão eram causadas por variações da dose e do volume injetado, mas não por alguma diferença intrínseca nas moléculas. As diferenças mais importantes entre OnaBoNT e AboBoNT são posológicas ou dependentes das unidades de atividade definidas por cada fabricante: unidades de OnaBoNT (comumente referidas como unidades Botox®) para a primeira e unidades Speywood (s.U) para a segunda. Ambas utilizaram testes de potência baseada em LD50 de camundongos para definir unidade de potência, mas existem diferenças nos desenhos experimentais dos ensaios, razão pela qual as unidades não são equivalentes. Na verdade, no pequeno estudo com animais que comparou as metodologias de ensaio de cada produto, Hambleton e Pickett demonstraram que, quando foi testada por meio do ensaio de AboBoNT, a LD50 da OnaBoNT foi significativamente maior que a potência expressa na bula, sugerindo que o ensaio de AboBoNT "recuperasse" mais neurotoxina que o ensaio de OnaBoNT. Por outro lado, quando a

AboBoNT foi testada pelo método de ensaio da OnaBoNT, os resultados mostraram quantidades significativamente menores de neurotoxina, indicando que o método de ensaio da OnaBoNT tenha realmente inativado a neurotoxina presente. A diferença entre os ensaios foi atribuída ao diluente usado, que afetava significativamente a recuperação de neurotoxina do produto para medição. Desde então, o assunto da metodologia do ensaio tem sido debatido há muitos anos e cada fabricante alega que seu método é o mais apropriado e cientificamente preciso. A questão pode ser resolvida conclusivamente apenas com adoção de unidades padronizadas internacionais de neurotoxina e um método de ensaio correspondente, mas as tentativas de introduzi-los no início do século XXI foram infrutíferas. Por essa razão, não há um fator de conversão direta entre as unidades e a menção a isso foi desencorajada pelos fabricantes e, mais importante, proibida pelas autoridades reguladoras em todo o mundo. Desse modo, não dispomos de um fator de conversão direta para os diversos produtos à base de neurotoxina. No entanto, os médicos têm buscado definir um fator de conversão para orientar a prática dos profissionais iniciantes, quando precisam mudar de uma toxina para outra em determinada aplicação.

Conforme mencionado anteriormente, foram realizadas várias tentativas pela comunidade médica para definir um fator de conversão. Um resumo de estudos posológicos recentes calculou que essa razão fique entre 1:2 e 1:2,5 (razão entre unidades de OnaBoNT e AboBoNT). Vários outros estudos clínicos e terapêuticos sugeriram razões de bioequivalência de 1:2,5, 1:3 e 1:4. Uma revisão mais antiga concluiu que a razão de 1:4 seria muito alta e que a razão de 1:3 estaria mais próxima da bioequivalência, embora os estudos incluídos na revisão sugerissem que uma razão ainda menor poderia ser mais apropriada. Um estudo duplo-cego custeado independentemente sobre AboBoNT *versus* OnaBoNT no tratamento das linhas glabelares detectou ação mais prolongada da AboBoNT com base em estudos de eletromiografia quando utilizou a razão de 1:3. Embora os ensaios clínicos e estéticos sobre eficácia e segurança da AboBoNT tenham sido realizados com base na razão (teórica) de 1:2,5, outros estudos recentes sugeriram que a razão de 1:3 assegure à AboBoNT maior longevidade e segurança equivalente à OnaBoNT. Desse modo, podemos ver que dose é realmente um fator determinante e definidor da eficácia. A dose deve ser determinada com base na resposta fisiológica usando as unidades específicas de cada produto e as recomendações do fabricante, em vez de comparar as unidades posológicas dos diversos produtos.

À medida que correlacionamos esses dados com a prática clínica, devemos entender que existem diferenças sutis nas propriedades dos produtos à base de BoNT. Hoje em dia, não existem dados completos sobre composição, propriedades de difusão e potências aplicáveis à prática clínica. Por exemplo, os excipientes desempenham algum papel nessas propriedades e, em caso afirmativo, por quê? Até que tenhamos compreensão mais definitiva dessas diferenças, o médico deve considerar e usar cada um desses produtos independentemente e não confiar em fatores de conversão. Se lhes fosse perguntado, os autores deste capítulo recomendariam o fator de conversão de 1:2,5, que passou a ser a razão de unidades posológicas citada mais

frequentemente pelos profissionais experientes nessa técnica. Os diversos estudos que basearam as posologias aprovadas pela FDA para tratar linhas glabelares (50 s.U de AboBoNT e 20 unidades de OnaBoNT) demonstraram eficácia e segurança satisfatórias para os dois produtos à base de BoNT-A; mais uma vez, isso reforça o uso da razão de 1:2,5 como ponto de partida para aplicações estéticas.

De acordo com as informações para prescrição contidas na bula do produto, o frasco de AboBoNT com 300 s.U de neurotoxina deve ser reconstituído com 2,5 mℓ de soro fisiológico sem conservante. Os estudos clínicos da FDA, que usaram 500 s.U por frasco, fizeram reconstituição com 2,5 mℓ. A equivalência seria de 1,5 mℓ por frasco de 300 s.U. Outra diluição utilizada é de 3 mℓ por frasco de 300 s.U. Embora a bula do produto recomende soro fisiológico sem conservante, a maioria dos médicos prefere soro fisiológico preservado que, segundo suas observações, tem a mesma eficácia com menos dor.

Diluição (na verdade, o volume de reconstituição) é um fator importante para avaliar a área de efeito (FoE, do inglês *field of effect*). Um volume de reconstituição maior (e, consequentemente, um volume de injeção maior para administrar a mesma quantidade de unidades) gera um FoE maior? Os dados referidos a essa questão são ambíguos. Um estudo demonstrou claramente que a mesma quantidade de unidades injetadas com volumes diferentes por ponto de injeção não teve diferença no efeito. Outros estudos demonstraram o contrário. O mais provável é que trabalhar com uma variação muito ampla de diluições parece não ter qualquer efeito, mas que, fora dessa faixa (que ainda não foi definida com precisão), o volume de diluição/volume de injeção por ponto possa perfeitamente ser afetado. Um dos autores deste capítulo (G.M.) prefere a diluição com 3 mℓ, porque isso facilita a calibração das unidades posológicas nas seringas de 1 mℓ utilizadas. Com a diluição de um frasco de 300 s.U com 3 mℓ, a concentração de uma unidade por 0,01 mℓ pode ser estabelecida de forma a corresponder à graduação de uma unidade da seringa de insulina. Isso também corresponde à concentração da OnaBoNT, que possibilita a graduação semelhante de uma unidade na seringa de insulina quando cada frasco de 100 unidades de OnaBoNT é diluído com 1 mℓ.

ENSAIOS CLÍNICOS REALIZADOS COM TOXINA ABOBOTULÍNICA A

Estudos estéticos com AboBoNT seguiram um padrão semelhante ao que foi utilizado pelo laboratório Allergan com OnaBoNT há alguns anos. Os primeiros estudos europeus sobre aplicação estética de AboBoNT foram realizados por Ascher et al. em meados da década de 1990 e estudos adicionais foram publicados novamente por Ascher et al. em 2005 e 2006. Um estudo para "definir dose" foi conduzido primeiramente com 119 pacientes, que receberam placebo ou 25, 50 e 75 s.U em um estudo duplo-cego controlado. Os sujeitos desse estudo foram avaliados quanto à eficácia e classificados como "respondentes" com 1 mês e, em seguida, reavaliados quanto à segurança e duração do efeito. Em todos os três grupos, o índice de respondentes foi superior a 80%. O perfil de segurança foi favorável, com 7% de reações adversas brandas, das quais a mais comum foi a cefaleia. Não houve casos relatados de blefaroptose ou diplopia. Os resultados sugeriram que a dose de 50 s.U fosse ideal para tratar linhas glabelares com injeção de 10 s.U em cada um dos cinco pontos.

Esse ensaio foi seguido de estudos americanos, que começaram em 2003 e estenderam-se até o registro do produto. Os estudos de Inamed, Ipsen e, depois, Medicis incluíram variações posológicas da fase 2 e ensaios posológicos únicos e repetidos de fase 3, totalizando 2300 pacientes avaliados quanto à eficácia e segurança. Todos os estudos avaliaram a eficácia e segurança do tratamento das linhas glabelares por meio de escalas de graduação aplicadas em repouso e com franzimento máximo. Os estudos americanos utilizaram os mesmos pontos de injeção que foram usados nos ensaios americanos com BoNT e os desfechos clínicos primários (*endpoints*, em inglês) foram avaliados durante a contração máxima. Na Europa, os desfechos primários de resposta foram avaliados em repouso quanto à eficácia e, na realidade, os pontos de injeção laterais no músculo corrugador ficavam a 0,5 cm em posição mais medial. Contudo, os resultados quanto à eficácia e segurança foram semelhantes nos dois estudos. Ensaios de fase 2 incluíram um estudo de variação posológica, que incluiu placebo e doses de 20, 50 e 75 s.U. Com as doses de 50 e 75 s.U, os índices de resposta foram de 90%.

A produção de anticorpos neutralizantes sempre é uma possibilidade preocupante quando se utiliza BoNT-A na prática clínica e isto se deve principalmente aos primeiros resultados obtidos com doses terapêuticas. Isso era considerado uma das causas principais de "falência de resposta" clínica dos pacientes tratados. No caso da AboBoNT, nenhum dos pacientes incluídos no estudo de fase 2 apresentou qualquer evidência de anticorpos neutralizantes, seja em condição basal, seja ao longo das reavaliações subsequentes.

Os ensaios de fase 3 de grande porte com AboBoNT incluíram números amplos de sujeitos e avaliaram a possibilidade de que fossem produzidos anticorpos em pacientes que receberam até nove ciclos de tratamento. Em 1200 pacientes, não houve sequer um caso. Hoje em dia, o índice de produção de anticorpos entre pacientes tratados esteticamente ao longo de muitos anos com vários ciclos de tratamento foi estimado em menos de 1 por milhão, tendo como base todos os relatos de casos de todos esses pacientes e todos os produtos comercializados no mundo, desde que os tratamentos estéticos começaram a ser realizados (Pickett, dados em arquivo).

Com base nesse conjunto de dados fornecidos pelo estudo americano de fase 2, a dose de 50 s.U foi recomendada como ideal por sua segurança e eficácia, e foi escolhida para os ensaios de fase 3. Esses ensaios realizados nos EUA foram dois estudos duplo-cegos controlados por placebo com dose única para avaliar segurança e eficácia, seguidos de um estudo *open-label* para avaliar os resultados do tratamento com ciclos repetidos. Os dados de eficácia e segurança foram analisados e apresentados com detalhes.

O estudo de aplicação repetida incluiu 768 sujeitos provenientes dos ensaios clínicos de fase 3, que fizeram até seis tratamentos ao longo de 17 meses. Os resultados confirmaram a persistência de eficácia ao longo de todo o estudo, sem qualquer aumento de reações adversas e, mais uma vez, sem um caso sequer de pacientes que desenvolveram anticorpos neutralizantes.

Nesses ensaios, um fator referido por alguns sujeitos foi início de ação dentro de 1 a 2 dias. Nos estudos de fase 3, os autores incluíram um diário no qual os pacientes registravam quando perceberam efeitos pela primeira vez. Cerca de 50% dos sujeitos notaram início dos efeitos em 2 dias, enquanto 80% perceberam isso em 3 dias. Em seguida, os dados referidos ao início do efeito foram resumidos em uma publicação conjunta. Dados mais tardios hoje disponíveis indicam resposta muito rápida com AboBoNT – apenas 24 horas até o início do efeito, conforme avaliado em um modelo de músculo frontal.

À medida que os resultados desses ensaios com AboBoNT foram revisados, os autores observaram que a eficácia e a duração da ação nos homens eram menores que nas mulheres com a mesma dose de 50 s.U aplicada nas linhas glabelares. Essa observação estimulou mais um estudo com doses variáveis, que estratificou os pacientes com base em raça/etnia e sexo, e, depois, distribuídos randomicamente com base na massa muscular. Os grupos estratificados por massa muscular deveriam fazer um único tratamento com várias doses de AboBoNT. O produto foi administrado nas mulheres nas doses de 60, 70 ou 80 s.U e 60, 70 ou 80 s.U aos homens, dependendo da massa muscular da região glabelar, que foi classificada nos músculos prócero/corrugador como pequena, média ou grande, conforme determinado pela observação da contração ativa, pelo abaulamento de cada músculo desses e pela diminuição do espaço infraglabelar e depressão do supercílio. A eficácia e duração foram avaliados durante um período de 5 meses. Os resultados indicaram que 87% dos homens e mulheres alcançaram eficácia plena em 30 dias, com duração média de 109 dias para homens e mulheres, sem qualquer diferença quanto à etnia ou ao sexo. Os autores observaram que a duração do efeito aumentou com o uso de mais doses nos músculos, com mais volume. Embora seja uma prática clínica corriqueira, a individualização dos tratamentos nas linhas glabelares pelos médicos com AboBoNT com base em sexo, etnia e massa muscular, esse foi o primeiro estudo clínico controlado a verificar essa prática comum. Esse estudo também foi a base da avaliação da massa e volume musculares para tratar outras áreas estéticas, inclusive músculos frontal, orbicular, abaixador do ângulo da boca e masseter.

A AboBoNT tem sido utilizada em todo o mundo com indicações estéticas há mais de 15 anos. Ascher et al. estudaram bem linhas glabelares e "pés de galinha" e os resultados obtidos foram semelhantes aos da OnaBoNT. Ao longo desses anos, a AboBoNT tem sido utilizada na prática clínica com finalidade estética em pontos de injeção e técnicas semelhantes às usadas com OnaBoNT, embora em doses diferentes. Uma Conferência de Consenso Internacional realizada em Paris, França, em janeiro de 2009, propôs diretrizes gerais para o uso seguro e eficaz da AboBoNT nos pontos de injeção utilizados mais comumente (ainda que com indicação *off-label*) em algumas áreas estéticas. Isso incluiu áreas comuns da parte superior da face – glabela, fronte, supercílio, "pés de galinha" e pálpebras –, mas também outras áreas faciais menos comuns como "linhas de coelho" e músculos depressor do ângulo oral, orbicular da boca, mentual e platisma. Essas recomendações incluíram diretrizes quanto à dose inicial e faixa posológica de cada área, bem como pontos de aplicação e técnicas de injeção. Em 2011, foi organizada uma Conferência de Consenso adicional nos EUA com base em uma revisão de 90 artigos originais identificados de acordo com um protocolo de estudo apropriado, depois reduzidos a 22 que enfatizaram o uso de AboBoNT na Medicina Estética.

A Tabela 4.1 descreve recomendações específicas para cada área de tratamento da parte superior da face.

Tratamento da parte superior da face

Linhas glabelares

Injeção de BoNT-A na região glabelar é uma indicação estética original e, por certo, também a mais comum. A abordagem padronizada com cinco pontos de injeção é adequada para a maioria dos pacientes, ou seja, duas injeções em cada músculo corrugador e uma injeção no músculo prócero, conforme está ilustrado na Figura 4.2. O músculo prócero e as partes mediais dos corrugadores são injetados profunda e diretamente nas massas musculares, que podem ser facilmente identificadas com a contração máxima na maioria dos casos. As partes laterais dos músculos corrugadores e, até certo ponto, as fibras do músculo orbicular do olho – que se interpõem – são injetadas mais superficialmente, pois as partes laterais, medial à linha mediopupilar, têm suas inserções na derme. Todas as injeções devem ser aplicadas 0,5 a 1 cm acima do rebordo orbitário para reduzir o risco de ptose palpebral causada pela dispersão da toxina (no momento da injeção) para o músculo levantador da pálpebra – complicação que pode ocorrer em alguns casos pela proximidade anatômica desse músculo. A medição deve ser aplicada com base na posição do rebordo orbitário e não do supercílio, porque um supercílio mais baixo pode confundir o profissional injetor e isso pode levá-lo a injetar a toxina abaixo do rebordo orbitário. Aplicar as injeções da glabela em nível muito alto na fronte – mais de 1 cm superior à área glabelar lateral – também pode causar ptose nos pacientes que recrutam o músculo frontal para a elevação das pálpebras e supercílios. Esses pacientes devem ser identificados antes do tratamento examinando-se a pálpebra superior em repouso para detectar ptose e perguntando ao paciente se as pálpebras ficam pesadas ou caídas durante o dia. É melhor não injetar nos pontos da parte lateral do corrugador ou reduzir a dose aplicada nessas áreas de pacientes com pálpebras caídas.

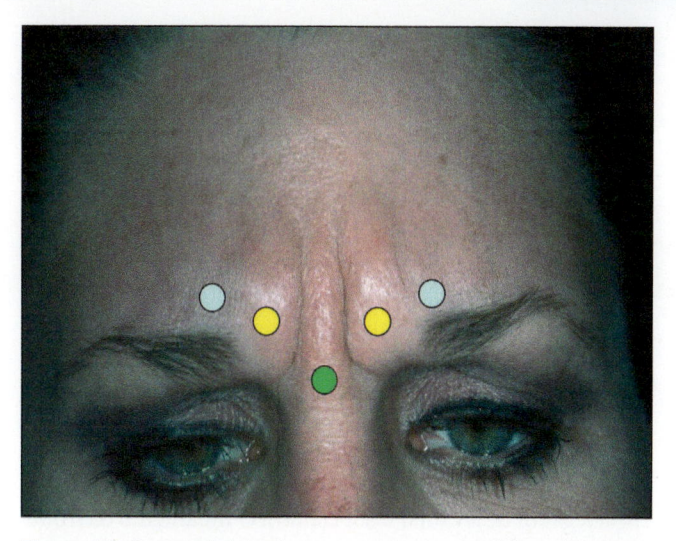

Figura 4.2 Pontos de injeção para tratamento das linhas glabelares. *Pontos azuis* = inserção do músculo corrugador/fibras do músculo orbicular do olho; *pontos amarelos* = corpo do músculo corrugador; *ponto verde* = prócero.

Estudos demonstraram que a dose total de AboBoNT é de 50 s.U para mulheres e pacientes com massa muscular pequena a média; essa dose deve ser dividida uniformemente entre cinco pontos de injeção. Como sempre, as doses precisam ser ajustadas de acordo com a força avaliada de cada músculo e o resultado desejado pelo paciente. Um dos autores deste capítulo (G.M.) usa dose maior de toxina nos homens e pode acrescentar mais dois pontos de injeção na linha mediopupilar dos pacientes com corrugadores mais volumosos. As doses variam de 50 a 80 s.U, a depender da massa muscular. Do mesmo modo, doses menores podem ser aplicadas em músculos menos volumosos.

Linhas frontais

Na indicação *off-label* para tratamento de linhas frontais, a BoNT-A consegue uma suavização excelente das rugas. Contudo, as formas mais graves de rugas frontais não podem ser corrigidas apenas com a desenervação produzida pela BoNT-A e pode ser necessário fazer preenchimento dos tecidos moles (talvez com preenchedor dérmico de ácido hialurônico) ou procedimento cirúrgico.

Tabela 4.1 Doses recomendadas de neurotoxina abobotulínica (AboBoNT) para tratamento da parte superior da face.		
Indicações	**Dose total habitual (AboBoNT/unidades Speywood)**	**Faixa posológica (AboBoNT/unidades Speywood)**
Glabela	50	30 a 70
Fronte	40 a 50	40 a 70
"Pés de galinha"	30×2	20 a 50×2
Lifting do supercílio lateral	20×2	20 a 40×2
Glabela e fronte	90 a 100	70 a 140
Glabela e *lifting* do supercílio lateral	90	50 a 110
Todo o terço superior da face	150	110 a 240

O objetivo do tratamento das rugas frontais é suavizar as linhas indesejáveis sem causar ptose superciliar ou eliminar toda a expressividade da parte superior da face. É preferível adotar uma abordagem conservadora, porque a maioria dos pacientes não quer ficar com "rosto congelado". O médico deve pedir ao paciente para elevar vigorosamente seus supercílios e, em seguida, ele pode avaliar a força do músculo frontal. Qualquer discrepância na posição do supercílio (p. ex., assimetria) em condição basal e durante a contração máxima deve ser buscada e percebida durante o exame atento do paciente. É especialmente importante verificar se há assimetria dos supercílios, que deve ser fotografada e mostrada ao paciente antes de iniciar o tratamento.

Também é necessário avaliar o significado da posição dos supercílios em relação com o músculo frontal (um dos músculos encarregados de levantar o supercílio). O tratamento da fronte deve ser extremamente conservador nos pacientes que utilizam o músculo frontal para manter a posição normal dos supercílios. Todas as injeções devem ser aplicadas nos dois terços superiores da fronte, mas não na área supra superciliar.

Um dos autores (G.M.) utiliza frequentemente uma configuração de "V" na aplicação das injeções em mulheres (ver Figura 4.2). Embora frequentemente seja recomendável nas mulheres, essa técnica deve ser evitada nos homens porque pode causar arqueamento lateral do supercílio, que é um aspecto feminilizante. Em sua aplicação exagerada, essa abordagem também pode causar arqueamento exagerado dos supercílios (sinal de Mefisto, ou "face de Mr. Spock"), que pode ser evitado por injeção lateral alta na fronte acima da extremidade do supercílio. Se o supercílio ficar excessivamente arqueado, isso pode ser corrigido com uma pequena dose adicional de toxina aplicada 1 a 2 cm acima do ápice do supercílio arqueado (Figura 4.3).

A menos que o paciente tenha linhas glabelares marcantes, o autor em questão (G.M.) frequentemente injeta simultaneamente a área glabelar sempre que trata rugas frontais. Em geral, isso produz resultados estéticos globais mais satisfatórios e a paralisia concomitante dos músculos depressores dos supercílios diminui a incidência de ptose superciliar.

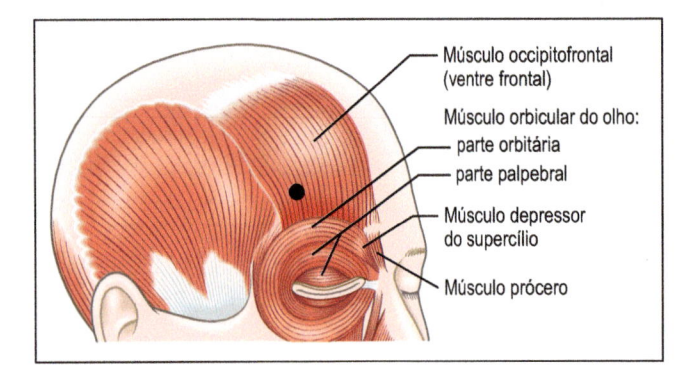

Figura 4.3 Elevação do supercílio lateral. Três unidades são injetadas em posição medial à linha de fusão do músculo temporal, cerca de 2,5 cm acima do rebordo orbitário. O médico deve ter o cuidado de não corrigir exageradamente, porque isso pode causar ptose do supercílio. (Ilustração adaptada de Fodor, P. B., & Isse, N. G. [1996]. *Endoscopically assisted aesthetic plastic Surgery*. St. Louis, MO: Mosby-Year Book.)

Lifting da pálpebra lateral

A posição da pálpebra é influenciada pelos músculos levantadores (frontais) e depressores (complexo glabelar e orbicular do olho). A paresia dos músculos de expressão facial não apenas suaviza as rugas dinâmicas, como também pode alterar a posição dos vários elementos faciais em repouso. Essa propriedade é usada com sucesso para levantar o supercílio, corrigir ptose superciliar suave, recuperar um arco superciliar jovial e conferir ao olho um aspecto mais "aberto".

As fibras verticais da parte lateral do músculo orbicular do olho têm a função de abaixar o supercílio lateral. Quando se injeta toxina na extremidade do supercílio, a área superciliar lateral é elevada. Para realizar esse "*lifting* superciliar químico", o autor (G.M.) geralmente injeta 10 s.U de AboBoNT no plano intradérmico na extremidade lateral do supercílio, cerca de 5 a 7 mm em posição superolateral ao rebordo orbitário (Figura 4.4 A). Se o procedimento for realizado apenas para levantar o supercílio e não para corrigir rugas de contração, pode-se injetar mais 5 a 10 s.U no corpo de cada músculo corrugador para produzir levantamento do supercílio medial. Em combinação com a desenervação das partes medial e central do músculo frontal, que tende a rebaixar o supercílio medial, o médico pode moldar uma configuração superciliar feminina agradavelmente arqueada (ver Figura 4.4 B).

"Pés de galinha"

O enrugamento da área periorbitária lateral pode ser tratado eficazmente com neurotoxina. Nos casos típicos, os "pés de galinha" são tratados com três injeções iguais de 8 a 10 s.U uniformemente espaçadas ao longo de um arco traçado no rebordo orbitário externo (Figura 4.5 A e B). A injeção intermediária é aplicada em paralelo com o ângulo lateral do olho. Em seguida, devem ser aplicadas injeções distantes em 8 a 10 mm desse ponto, mas sua posição exata depende da largura das linhas angulares do paciente. É importante manter-se acima do rebordo orbitário para evitar injeção acidental do músculo zigomático, que poderia alterar o sorriso.

Microinjeções adicionais de 2 s.U podem ser aplicadas criteriosamente na pálpebra inferior na linha mediopupilar cerca de 2 mm abaixo da placa tarsal (Figura 4.6). Isso aplaina o músculo abaulado e produz um aspecto de "olho aberto". Contudo, o tratamento exagerado pode causar ectrópio indesejável.

Tratamento da parte inferior da face

O tratamento da parte inferior da face dever ser realizado com mais cuidado, porque doses excessivas causam disfunção significativa do músculo orbicular da boca e provocam sorriso e abertura bucal assimétricos. A Tabela 4.2 descreve as doses recomendadas para tratar a parte inferior da face. O conhecimento detalhado da musculatura facial é essencial e especialmente importante na parte inferior da face, porque injeções aplicadas dentro ou perto de alguns músculos periorais pode causar assimetria facial com expressão. Como o FoE pode ser influenciado pelo volume, recomenda-se que a reconstituição seja realizada com 1,5 mℓ para limitar o efeito da AboBoNT nos músculos injetados.

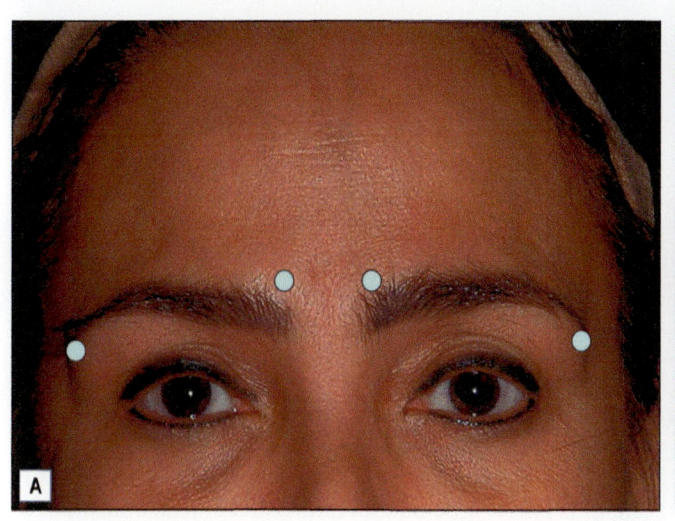 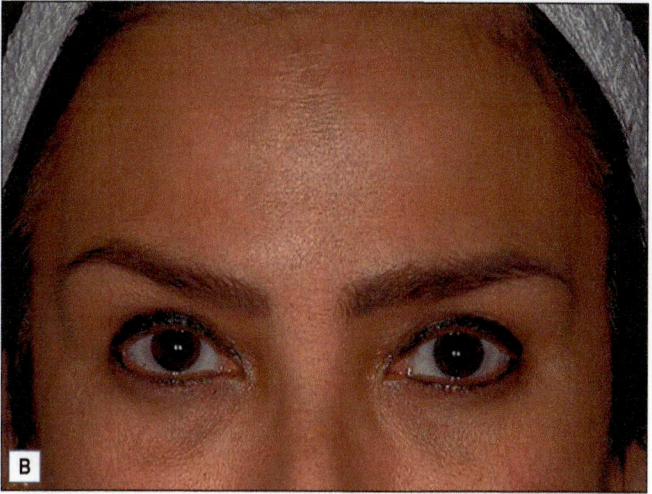

Figura 4.4 Procedimento de *lifting* superciliar químico. **A.** Pontos de injeção para realizar apenas *lifting* superciliar químico (5 a 10 s.U ou 3 a 5 unidades de OnaBoNT por ponto de injeção). Essa paciente tinha supercílios com configuração masculina, ou seja, sem arqueamento perceptível. Ela foi tratada com AboBoNT aplicada na extremidade lateral de cada supercílio (10 s.U em cada lado) e nos corpos dos músculos corrugadores (20 s.U no total) e músculo frontal (20 s.U). **B.** A fotografia obtida 33 dias depois do tratamento demonstrou supercílios femininos elevados e lateralmente arqueados.

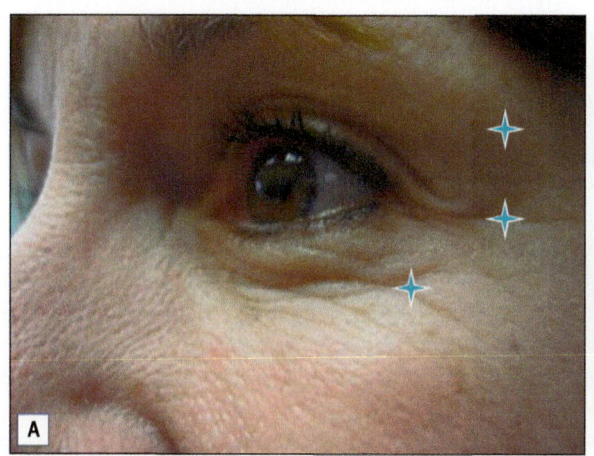 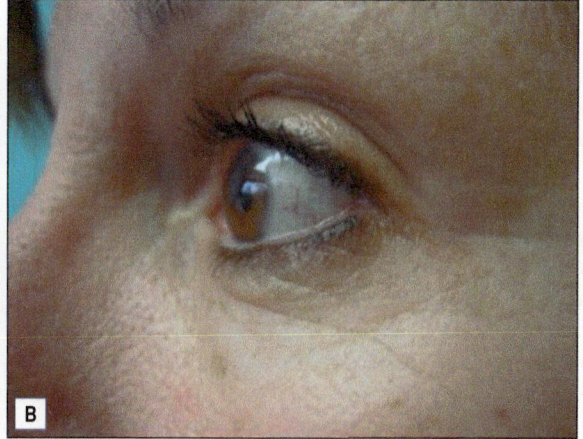

Figura 4.5 Tratamento dos "pés de galinha": a imagem ilustra os três pontos padronizados para tratar "pés de galinha" (**A**). Essa paciente foi tratada com 5 unidades de OnaBoNT em cada ponto e teve resultado excelente (**B**).

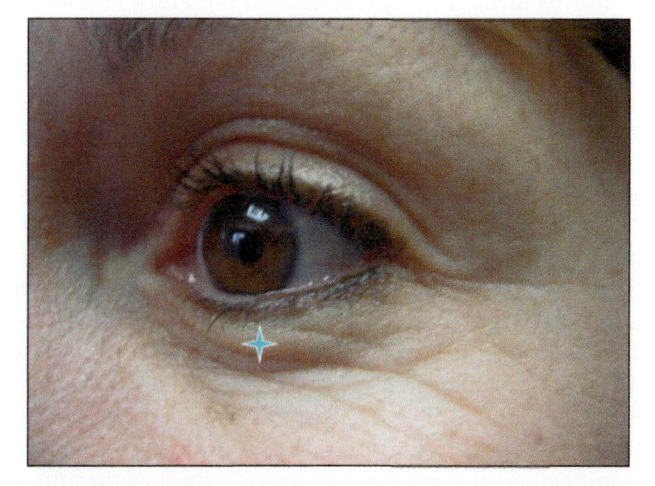

Figura 4.6 Localização do ponto de injeção na pálpebra inferior: uma microdose de toxina (2 s.U de AboBoNT ou 0,5 a 1 unidade de OnaBoNT) é injetada dentro da pálpebra inferior para tornar o olho "aberto" e mais jovial.

Tabela 4.2 Doses recomendadas de AboBoNT para tratar a parte inferior da face.

Indicações	Dose total habitual (AboBoNT/unidades Speywood)	Variação da dose (AboBoNT/unidades Speywood)
Orbicular do olho	2,5 unidades em cada ponto de injeção	10 a 15 unidades no total
Depressor do ângulo oral	5 a 10 unidades em cada ponto de injeção	10 a 20 unidades
Mentual	5 a 10 unidades em cada ponto de injeção	10 a 20 unidades
Platisma	5 a 10 unidades em cada ponto de injeção	20 a 40 unidades Dose máxima total de 50 em cada lado

A AboBoNT pode ser usada para levantar a comissura labial com aplicação de injeções no músculo depressor do ângulo oral (DAO) com 10 s.U da toxina. O músculo mentual pode ser tratado com 10 s.U para suprimir covinhas no queixo ("queixo em casca de laranja" ou *peau d'orange*). O médico deve tomar o cuidado de aplicar essas injeções longe do músculo depressor do lábio inferior. Injeções do músculo platisma no pescoço para atenuar a atividade longitudinal devem conter 5 s.U de AboBoNT por injeção, com dose total de 20 s.U por faixa. As injeções são superficiais e espaçadas a intervalos de 1 cm (5 s.U por ponto) ao longo da banda platismal.

A aplicação de injeções no músculo platisma ao longo da linha mandibular lateral recebeu o nome de *lifting* de Nefertiti e tem efeitos no *jowl* porque reduz a atividade depressora do músculo platisma. Descrita inicialmente pelo Dr. Levy, essa técnica é um adjuvante para *lifting* mesofacial de modo a atenuar a elevação facial. Embora os resultados sejam modestos, essa técnica é acrescentada a outros procedimentos não cirúrgicos para tratar ptose e papadas na parte inferior da face.

PESQUISAS E NOVAS INDICAÇÕES CLÍNICAS

A alta demanda por procedimentos estéticos e o entendimento ampliado da complexidade do mecanismo de ação da BoNT-A resultaram na utilização crescente da AboBoNT em indicações *off-label*. Desde sua introdução, relatos da utilidade da AboBoNT em Medicina Estética e Dermatologia foram expandidos para outras áreas faciais, além de sua utilização em combinação com outras tecnologias. Indicações dermatológicas não estéticas (outros tratamentos indicados por outras razões, além de rugas) também foram publicadas na literatura e estão descritas a seguir com menos pormenores.

A indicação estética da AboBoNT para tratar linhas glabelares introduziu esse fármaco na prática clínica nos EUA em 2009. A dose recomendada na bula do produto é de 50 unidades, ou seja, 10 unidades em cada um dos cinco pontos de aplicação nos músculos corrugadores e prócero. À medida que os médicos se familiarizavam com sua utilização e doses padronizadas, começaram a surgir publicações sobre tratamento de outras áreas faciais. Áreas injetadas comumente sem indicação oficial do produto (*off-label*) são "pés de galinha", linhas frontais, parte inferior da face (inclusive músculo depressor do ângulo oral), região perioral, músculos masseter e platisma, e tratamentos faciais completos.

Injeções para tratar hipertrofia do músculo masseter e outros tipos de harmonização facial tornaram-se populares nos últimos anos, como indicações estéticas *off-label* das BoNT-A. Hipertrofia do masseter caracteriza-se por aumento da massa desse músculo, de modo que a face adquire formato mais quadrado. Isso é observado em todos os grupos populacionais, mas a técnica foi desenvolvida inicialmente por pesquisadores asiáticos e, por fim, foi adotada em uma gama mais ampla de pacientes tratados eficazmente com BoNT-A. A aplicação de injeções no masseter causa atrofia do músculo e afina a parte inferior da face. Vários grupos de pesquisa descreveram essa técnica de injeção no próprio músculo, embora se mantendo em posição lateral para evitar dispersão para outros músculos faciais. Os estudos que compararam a dose ideal de toxina botulínica definiram que são necessárias mais de 20 unidades para conseguir resultados satisfatórios. A dose terapêutica ideal deve ser baseada na força e no volume do músculo masseter de cada paciente, mas, no caso da AboBoNT, as doses geralmente oscilam entre 60 e 140 unidades em cada lado.

Um estudo comparativo de injeção hemifacial de ONA e ABO em 25 pacientes para tratar hipertrofia do masseter demonstrou que ambas foram eficazes. Dentro de 12 semanas, 20% dos pacientes tratados com ABO tiverem resultados superiores aos que receberam ONA. A relação entre as doses de ABO:ONA foi de 2,5:1. Como ocorre com qualquer tratamento injetável, efeitos colaterais esperados comumente são dor, equimose e edema. Sialorreia é tratada eficazmente por injeções de neurotoxinas nas glândulas parótidas e pode ser um efeito colateral esperado quando a área injetada inclui essas estruturas. Nos casos de hipertrofia do masseter tratada com BoNT-A, outro efeito colateral possível pode ser redução da amplitude do sorriso. Isso se deve ao enfraquecimento do músculo risório, músculo elevador do ângulo da boca em posição medial e, possivelmente, também do músculo zigomático situado acima. Em alguns casos, a hipertrofia do masseter pode ser causada por um sorriso exageradamente largo e o tratamento com neurotoxinas pode resultar em cura, inclusive com sorriso menos "gengival" e, algumas vezes, com percepção negativa da parte do paciente. Por isso a importância de manter os pontos de aplicação limitados ao músculo masseter, ter o cuidado de não avançar os pontos de injeção em direção medial ou superior, e explicar detalhadamente os efeitos realistas do procedimento antes de realizá-lo. Um dos autores deste capítulo (J.S.), especificamente, alerta seus pacientes a esperar assimetria do sorriso ao longo de um intervalo de 2 semanas depois das injeções aplicadas no músculo masseter; depois disso, o sorriso da maioria dos pacientes readquire configuração simétrica.

Outras técnicas de harmonização facial com produtos à base de BoNT-A foram publicadas na literatura. Microinjeções superficiais de AboBoNT são usadas para realizar "*lifting* facial" com aplicações na parte inferior da face para enfraquecer os músculos depressores. Na literatura publicada, existem várias técnicas descritas de aplicação na parte inferior da face, linha mandibular e pescoço. A maioria inclui técnicas de injeção superficial na linha mandibular e músculo platisma para *levantar* a parte inferior da face. Algumas incluem injeções diretas no músculo platisma. Em um estudo publicado sobre utilização de AboBoNT, Awaida et al. injetaram 25 pacientes, em média com 154 unidades do produto. As injeções foram aplicadas apenas com padrão de pápulas superficiais homogeneamente dispersas no pescoço e ao longo da linha mandibular. Os pacientes desse estudo foram reavaliados 15 dias depois das injeções por um médico especialista, que desconhecia o tratamento aplicado e avaliou fotografias padronizadas. Com a utilização dessa técnica de microinjeções superficiais, os pacientes tiveram melhoras estatisticamente significativas das bandas platismais e do *jowl* durante a contração. Reações adversas (p. ex., disfagia) associadas às injeções mais profundas do músculo platisma não ocorreram com a técnica superficial, embora isso ainda seja preocupante porque se trata de um tratamento *off-label* e deva ser conversado detalhadamente com o paciente antes das injeções. Um estudo hemifacial sobre *lifting* facial avaliou os efeitos da AboBoNT *versus* soro fisiológico aplicados em 22 sujeitos. As injeções foram aplicadas com concentração diluída de AboBoNT (7 ml por frasco de 500 unidades). Cada ponto de injeção intradérmica (flictena) de 2 a 3 unidades foi espaçado a 2 cm na parte lateral da face, áreas pré-auricular e retroauricular, fronte e linha da mandíbula. Os sujeitos foram reavaliados por fotografias padronizadas examinadas por avaliadores que desconheciam o tratamento aplicado, logo depois do procedimento e 15 dias depois. Os examinadores detectaram diferença estatisticamente significativa entre os lados injetados no *lifting* facial 15 dias depois da aplicação de AboBoNT e soro fisiológico, mas não houve diferença logo depois das injeções. Os efeitos colaterais incluíram assimetria facial discreta em cinco casos. Pacientes com face ovalada e indivíduos mais jovens tinham mais probabilidade de responder ao tratamento.

O autor (J.S.) usou a tecnologia de microcanais Aquavit (AquaGold®) para administrar AboBoNT em áreas como pescoço, face e decote (*décolletage*, em francês). Esse tratamento traz a possibilidade de risco reduzido atribuível à aplicação mais profunda da neurotoxina, embora também cause redução da transpiração, ruborização e atenuação das linhas e rugas finas. Embora esse tratamento seja popular, hoje em dia não existem publicações de estudos clínicos padronizados.

Hexsel et al. descreveram uma técnica de rejuvenescimento facial completo com AboBoNT. Em seu estudo, 90 pacientes foram tratados com ABO em doses na faixa de 120 a 250 unidades para tratamento de todas as áreas faciais, inclusive "pés de galinha", glabela, fronte, músculos nasais, pálpebra inferior, rugas malares e periorais, sorriso gengival, queixo e linhas de marionete. Os sujeitos foram avaliados por meio de fotografias padronizadas e mostraram melhora das rugas em todas as áreas tratadas, embora o efeito fosse mais duradouro na glabela (até 24 semanas). Apenas um paciente referiu sensação de pálpebras pesadas, embora sem ptose palpebral. A reação adversa associada mais comumente ao tratamento foi fraqueza perioral. Essa reação foi mais comum no grupo tratado com doses altas (15 unidades) aplicadas na região perioral e motivou a alteração da dose para 10 unidades, seguida de atenuação da fraqueza. Doses menores aplicadas na região perioral são recomendáveis para evitar efeitos colaterais.

Fora da junção neuromuscular, estudos demonstraram que a BoNT-A também interfere na liberação de citocinas, inclusive fator beta-1 transformador do crescimento (TGF-B1), alfa-actina A da musculatura lisa (alfa-SMA), substância P, glutamato e peptídio relacionado com o gene da calcitonina (CGRP), fator de crescimento do tecido conjuntivo (CTGF) e fator de crescimento do endotélio vascular (VEGF). Essas ações têm implicações no tratamento de problemas dermatológicos como dor (p. ex., neuralgia pós-herpética), doenças relacionadas com instabilidade vascular (p. ex., ruborização, rosácea e fenômeno de Raynaud), desidrose e mesmo na cicatrização de feridas.

Embora o principal mecanismo de ação seja o bloqueio da liberação de acetilcolina, a BoNT-A pode ter outras ações que interferem na cicatrização de feridas. Estudos demonstraram que a BoNT-A pode alterar a liberação de citocinas, inclusive TGF-B, CTGF e VEGF, todas amplamente envolvidas no processo de cicatrização das feridas. Pesquisas sobre utilização de AboBoNT nesse contexto podem incluir relatos sobre sua utilização para cicatrizar feridas e evitar formação de queloides por inibição do TGF-B1. O processo de cicatrização das feridas é complexo e consiste em três fases: inflamatória, proliferativa e maturativa. Essas fases são desencadeadas por inflamação e tensão local exercida na ferida, que podem ser alteradas pela BoNT em razão da limitação da mobilidade da área. Na verdade, as feridas que resultam na formação de queloides ou cicatrizes hipertróficas têm níveis mais altos de TGF-B e estão localizadas em áreas de mobilidade e tensão mais altas. Chang et al. detectaram incidência alta (entre 12 e 27%) de cicatrizes hipertróficas no lábio superior, que é uma área bastante móvel. Existem publicados mais de 10 ensaios randomizados comparativos entre BoNT-A e corticoide ou placebo com indícios sugestivos de sua eficácia na cicatrização de feridas e atenuação da formação de cicatrizes. Contudo, doses, técnica de administração e diluição da BoNT-A variaram em todos esses ensaios. Um estudo *in vitro* avaliou especificamente diversos tipos de neurotoxina A quanto à sua capacidade de reduzir o comprimento dos fibroblastos. Medições *in vitro* do comprimento dessas células demonstrou que os fibroblastos tratados com AboBoNT na diluição de 1:7 (500 unidades de ABO em 7 ml de soro fisiológico) reduziram de comprimento a partir da segunda hora depois da exposição e esse efeito tornou-se significativo dentro de 10 horas depois da exposição. Outras diluições não demonstraram encurtamento com AboBoNT. Cada tipo diferente de BoNT-A tem seu próprio potencial de afetar os fibroblastos em diversas diluições. Esse estudo deixou claro que é crucial realizar mais estudos sobre esquemas posológicos, diluições, intervalos de aplicação e profundidade das injeções para assegurar o sucesso da BoNT-A na cicatrização de feridas.

Rosácea e ruborização associadas também foram indicações terapêuticas da BoNT-A avaliadas recentemente. O primeiro caso relatado de aplicação de BoNT-A para tratar ruborização e rosácea foi publicado há mais de 15 anos. Desde então, relatos dessa indicação tornaram-se mais numerosos e existem alguns indícios de que possa ser eficaz em alguns pacientes com esse problema. O objetivo desses tratamentos seria alterar a vasodilatação e inflamação associadas à rosácea, sem interferir na função motora dessas áreas. Por essa razão, as injeções são aplicadas em planos mais superficiais da derme e com doses pequenas e concentrações baixas. Recentemente, Luque et al. relataram o uso bem-sucedido de AboBoNT (dose total de 30 unidades) aplicada em 40 pontos da derme. Os autores observaram melhora da ruborização de dois pacientes, que eram resistentes às outras modalidades de tratamento para rosácea. Bloom et al. recrutaram 25 pacientes com rosácea eritematosa e trataram o grupo com injeções intradérmicas de 15 a 40 unidades de AboBoNT. Eles detectaram diferença estatisticamente significativa nos escores de eritema avaliado por fotografias digitais em 1, 2 e 3 meses, quando comparados com os valores iniciais. Contudo, ainda não existem publicados estudos duplo-cego controlados sobre essa indicação. Aplicações tópicas poderiam ser ideais para essa indicação, mas até 2021,[a] todas as tentativas de produzir uma molécula de toxina grande para penetrar na pele intacta ou mesmo depois da aplicação de *laser* de CO_2 foram infrutíferas. Um estudo publicado em 2007 demonstrou possível efeito na hiperidrose, mas outros estudos nesta área também não alcançaram significado estatístico.

Injeções de BoNT-A também são aplicadas sem indicação oficial (*off-label*) para tratar vários problemas dermatológicos, inclusive hiperidrose, psoríase em placas, fenômeno de Raynaud, doença de Hailey-Hailey, doença de Darier, notalgia parestésica, hidrocistomas écrinos múltiplos, hidradenite, alopecia areata, paroníquia congênita e epidermólise bolhosa. Embora esses relatos de casos sejam promissores quanto à utilização terapêutica da AboBoNT, ainda não existem ensaios randomizados controlados nessas indicações. Winter et al. trataram três pacientes com fenômeno de Raynaud secundário nas mãos com 300 unidades de AboBoNT por lado. Todos os três apresentaram melhoras do fenômeno de Raynaud e da dor associada. Todos os três relataram fraqueza na mão.

Na literatura revisada por pares, há relatos de casos isolados de tratamento de outros problemas dermatológicos citados, inclusive dois pacientes que melhoraram da psoríase ungueal com apenas uma injeção de AboBoNT. Mais estudos são necessários antes que as injeções de BoNT-A sejam prática corrente nessas indicações.

Ensaios clínicos recentes sobre aplicação de AboBoNT em Estética e Dermatologia citados na página clinicaltrials.gov incluíram utilização dessa toxina para tratar cicatrizes faciais, cicatrizes de mamoplastia redutora, músculo frontal, "pés de galinha" e hiperidrose. Pesquisas em andamento hoje em dia incluem formas mais novas de preparação líquida de AboBoNT e novas áreas de aplicação, inclusive fronte e "pés de galinha". Esses ensaios também investigam novas preparações dessa neurotoxina, além de métodos mais fáceis de reconstituição que aumentem a segurança e facilidade de uso.

Estudos recentes sobre a duração dos efeitos da AboBoNT também estão em andamento. Somados às pesquisas existentes sobre o papel da AboBoNT mais concentrada, em doses mais altas, esses estudos definirão mais claramente os limites e o sucesso dessa toxina no presente e futuro. Os usos e as indicações da AboBoNT têm aumentado à medida que cresce a experiência com sua utilização nos EUA. Embora resultados promissores sejam publicados na literatura revisada por pares, ainda são necessários mais ensaios controlados para determinar a dose e técnica de injeção ideais.

À medida que os profissionais médicos da área de estética se tornam mais familiarizados com esse produto à base de BoNT-A nos EUA, inovações e técnicas novas têm aparecido com sua aplicação em diversas indicações novas e interessantes.

Além dos ensaios clínicos, informações novas são ampliadas lenta e continuamente, de forma a esclarecer aos médicos até que ponto os pacientes sentem-se satisfeitos com a utilização desse produto em outras áreas além da Medicina Estética, mas certamente ainda dentro do campo da Dermatologia.

> **Dica 1:** A neurotoxina da AboBoNT causa bloqueio neuromuscular da mesma forma que outras moléculas de BoNT-A.

> **Dica 2:** As unidades de potência – unidades de OnaBoNT e unidades Speywood – são determinadas por métodos diferentes; por essa razão, não há um fator de conversão exato. A diferença de dose varia de 2 a 2,5 unidades Speywood de AboBoNT em comparação com unidades de OnaBoNT.

> **Dica 3:** Existem pouquíssimas diferenças intrínsecas entre as toxinas botulínicas AboBoNT e OnaBoNT quanto à segurança e eficácia, desde que as unidades sejam ajustadas proporcionalmente antes da administração.

> **Dica 4:** O início de ação da AboBoNT parece ser mais rápido que o da OnaBoNT, com base nos resultados de estudos clínicos recentes.

> **Dica 5:** Diluição, posologia e pontos de injeção são mais importantes para o uso correto da AboBoNT.

A ajuda prestada pelo Dr. Daniel Schlessinger foi extremamente valiosa.

LEITURA ADICIONAL

Abbasi, N. R., Durfee, M. A., Petrell, K., Dover, J. S., & Arndt, K. A. (2012). A small study of the relationship between abobotulinum toxin A concentration and forehead wrinkle reduction. *Archives of Dermatology*, 148(1), 119–121.

Ahn, B. K., Kim, Y. S., Kim, H. J., Rho, N. K., & Kim, H. S. (2013). Consensus recommendations on the aesthetic usage of botulinum toxin type A in Asians. *Dermatologic Surgery*, 39(12), 1843–1860.

Alam, M. (2012). Practice gaps. Dilution, reconstitution, and complexity: Comment on "A small study of the relationship between abobotulinum toxin A concentration and forehead wrinkle reduction." *Archives of Dermatology*, 148(1), 121–122.

Alam, M., Dover, J. S., & Arndt, K. A. (2002). Pain associated with injection of botulinum A exotoxin reconstituted using isotonic sodium chloride with and without preservative: A double-blind, randomized controlled trial. *Archives of Dermatology*, 138(4), 510–514.

Allen, S. B., & Goldenberg, N. A. (2012). Pain difference associated with injection of abobotulinumtoxinA reconstituted with preserved saline and preservative-free saline: A prospective, randomized, side-by-side, double-blind study. *Dermatologic Surgery*, 38(6), 867–870.

Alster, T. S., & Harrison, I. S. (2020). Alternative clinical indications of botulinum toxin. *American Journal of Clinical Dermatology*, 21(6), 855–880.

---

[a]N.R.T: Em 2022, Ebrahim et al. publicaram um artigo sobre toxina botulínica tópica e microagulhamento no tratamento de cicatrizes de acne. Fonte: Ebrahim H, Elardi A, Khater S, Morsi H. Successful Topical Application of Botulinum Toxin After Microneedling Versus Microneedling Alone for the Treatment of Atrophic Post Acne Scars: A Prospective, Split-face, Controlled Study. J Clin Aesthet Dermatol. 2022;15(7):26-31. Disponível em: https://pubmed.ncbi.nlm.nih.gov/35942010/. Acesso em: 16 out. 2024.

Ascher, B., Kestemont, P., Boineau, D., Bodokh, I., Stein, A., Heckmann, M., et al. (2018). Liquid formulation of abobotulinumtoxinA exhibits a favorable efficacy and safety profile in moderate to severe glabellar lines: A randomized, double-blind, placebo- and active comparator-controlled trial. *Aesthetic Surgery Journal*, 38(2), 183–191.

Ascher, B., Klap, P., Marion, M. H., & Chanteloub, F. (1995). Botulinum toxin in the treatment of frontoglabellar and periorbital wrinkles. An initial study. *Annales de Chirugie Plastique et Esthetique*, 40(1), 67–76.

Ascher, B., Rzany, B., Kestemont, P., Hilton, S., Heckmann, M., Bodokh, I., et al. (2020). Liquid Formulation of abobotulinumtoxinA: A 6-month, phase 3, double-blind, randomized, placebo-controlled study of a single treatment, ready-to-use toxin for moderate-to-severe glabellar lines. *Aesthetic Surgery Journal*, 40(1), 93–104.

Ascher, B., Rzany, B., Kestemont, P., Hilton, S., Heckmann, M., Bodokh, I., et al. (2020). Significantly increased patient satisfaction following liquid formulation abobotulinumtoxinA treatment in glabellar lines: FACE-Q outcomes from a phase 3 clinical trial. *Aesthetic Surgery Journal*, 40(9), 1000–1008.

Ascher, B., Rzany, B., Kestemont, P., Hilton, S., Heckmann, M., Bodokh, I., et al. (2021). Corrigendum to: Liquid formulation of abobotulinumtoxinA: A 6-month, phase 3, double-blind, randomized, placebo-controlled study of a single treatment, ready-to-use toxin for moderate-to-severe glabellar lines. *Aesthetic Surgery Journal*, 41(11), 1338.

Ascher, B., Talarico, S., Cassuto, D., Escobar, S., Hexel, D., Jaén, P., et al. (2010). International consensus recommedations on the aesthetic usage of botulinum toxin type A (Speywood Unit)—Part I: Upper facial wrinkles. *Journal of the European Academy of Dermatology and Venereology: JEADV*, 24(11), 1278–1284.

Ascher, B., Talarico, S., Cassuto, D., Escobar, S., Hexel, D., Jaén, P., et al. (2010). International consensus recommendations on the aesthetic usage of botulinum toxin type A (Speywood Unit)—Part II: Wrinkles on the middle and lower face, neck and chest. *Journal of the European Academy of Dermatology and Venereology: JEADV*, 24(11), 1285–1295.

Ascher, B., Zakine, B., Kestemont, P., Baspeyras, M., Bougara, A., & Santini, J. (2004). A multicenter, randomized, double-blind, placebo-controlled study of efficacy and safety of 3 doses of botulinum toxin A in the treatment of glabellar lines. *Journal of the American Academy of Dermatology*, 51(2), 223–233.

Ascher, B., Zakine, B., Kestemont P, Baspeyras, M., Bougara, A., Niforos, F., et al. (2005). Botulinum toxin A in the treatment of glabellar lines: Scheduling the next injection. *Aesthetic Surgery Journal*, 25(4), 365–375.

Awaida, C. J., Jabbour, S. F., Rayess, Y. A., El Khoury, J. S., Kechichian, E. G., & Nasr, M. W. (2018). Evaluation of the microbotox technique: An algorithmic approach for lower face and neck rejuvenation and a crossover clinical trial. *Plastic and Reconstructive Surgery*, 142(3), 640–649.

Baumann, L., Brandt, F. S., Kane, M. A., & Donofrio, L. M. (2009). An analysis of efficacy data from four phase III studies of botulinum neurotoxin type A-ABO for the treatment of glabellar lines. *Aesthetic Surgery Journal*, 29(Suppl. 6), S57–S65.

Beer, K. R., Julius, H., Dunn, M., & Wilson, F. (2014). Remodeling of periorbital, temporal, glabellar, and crow's feet areas with hyaluronic acid and botulinum toxin. *Journal of Cosmetic Dermatology*, 13(2), 143–150.

Bharti, J., Sonthalia, S., & Jakhar, D. (2018). Mesotherapy with botulinum toxin for the treatment of refractory vascular and papulopustular rosacea. *Journal of American Academy of Dermatology*, S0190-9622(18), 30808–30809.

Bi, M., Sun, P., Li, D., Dong, Z., & Chen, Z. (2019). Intralesional injection of botulinum toxin type A compared with intralesional injection of corticosteroid for the treatment of hypertrophic scar and keloid: A systematic review and meta-analysis. *Medice Science Monitor*, 25, 2950–2958.

Bloom, B. S., Payongayong, L., Mourin, A., & Goldberg, D. J. (2015). Impact of intradermal abobotulinumtoxinA on facial erythema of rosacea. *Dermatology Surgery*, 41(Suppl. 1), S9–S16.

Botsali, A., & Erbil, H. (2021). Management of nail psoriasis with a single injection of abobotulinum toxin. *Journal of Cosmetic Dermatology*, 20(5), 1418–1420.

Brandt, F., Swanson, N., Baumann, L., & Huber, B. (2009). Randomized, placebo-controlled study of a new botulinum toxin type A for treatment of glabellar lines: Efficacy and safety. *Dermatologic Surgery*, 35(12), 1893–1901.

Campanati, A., Martina, E., Giuliodori, K., Bobyr, I., Consales, V., & Offidani, A. (2019). Two cases of hidradenitis suppurativa and botulinum toxin type a therapy: A novel approach for a pathology that is still difficult to manage. *Dermatologic Therapy*, 32(3), e12841.

Carruthers, A., Bogle, M., Carruthers, J. D., Dover, J. F., Arndt, K. A., Hsu, T. S., et al. (2007). A randomized, evaluator-blinded, two-center study of the safety and effect of volume on the diffusion and efficacy of botulinum toxin type A in the treatment of lateral orbital rhytides. *Dermatologic Surgery*, 33(5), 567–571.

Carruthers, A., Carruthers, J., Lowe, N. J., & Menter, A. (2004). One-year, randomised, multicenter, two-period study of the safety and efficacy of repeated treatments with botulinum toxin type A in patients with glabellar lines. *Journal of Clinical Research*, 7, 1–20.

Cartier, H., Hedén, P., Delmar, H., Bergentz, P., Skoglund, C., Edwartz, C., et al. (2020). Repeated full-face aesthetic combination treatment with abobotulinumtoxinA, hyaluronic acid filler, and skin-boosting hyaluronic acid after monotherapy with abobotulinumtoxinA or hyaluronic acid filler. *Dermatolic Surgery*, 46(4), 475–482.

Chang, C. S., Chang, B. L., Lanni, M., Wilson, A. J., Beer, J., & Percec, I. (2018). Perioral rejuvenation: A prospective, quantitative dynamic three-dimensional analysis of a dual modality treatment. *Aesthetic Surgery Journal*, 38(11), 1225–1236.

Chang, C. S., Wallace, C. G., Hsiao, Y. C., Huang, J. J., Chen, Z. C., Chang, C. J., et al. (2018). Clinical evaluation of silicone gel in the treatment of cleft lip scars. *Scientific Reports*, 8(1), 7422.

Choe, S. W., Cho, W. I., Lee, C. K., & Seo, S. J. (2005). Effects of botulinum toxin type A on contouring of the lower face. *Dermatolic Surgery*, 31(5), 502–507; discussion 507–508.

Choi, J. E., Werbel, T., Wang, Z., Wu, C. C., Yaksh, T. L., & Di Nardo, A. (2019). Botulinum toxin blocks mast cells and prevents rosacea like inflammation. *Journal of Dermatological Science*, 93(1), 58–64.

Cohen, J. L., Schlessinger, J., Cox, S. E., & Lin, X. (2009). An analysis of the long-term safety data of repeat administrations of botulinum neurotoxin type A-ABO for the treatment of glabellar lines. *Aesthetic Surgery Journal*, 29(Suppl. 6), S43–S49.

Cohen, S., Artzi, O., & Heller, L. (2018). Forehead lift using botulinum toxin. *Aesthetic Surgery Journal*, 38(3), 312–320.

da Costa, A., Pereira, E. S. P., de Oliveira Pereira, M., Dos Santos, F. B. C., Fávaro, R., de Matos, L. S., et al. (2019). Six-month comparative analysis monitoring the progression of the largest diameter of the sweating inhibition halo of different botulinum toxins type-A. *Aesthetic Surgery Journal*, 39(9), 993–1004.

Datta, S., Mahal, S., Bhagavan, S. M., & Govindarajan, R. (2020). Use of botulinum toxin type A in a patient with refractory itch from notalgia paresthetica. *Journal of Clinical Neuromuscular Disease*, 21(4), 243–244.

Dayan, S. H., Ho, T. T., Bacos, J. T., Gandhi, N. D., Kalbag, A., & Gutierrez-Borst, S. A. (2018). Randomized study to assess the efficacy of skin rejuvenation therapy in combination with neurotoxin and full facial filler treatments. *Journal of Drugs in Dermatology: JDD*, 17(1), 48–54.

De Boulle, K., Fagien, S., Sommer, B., & Glogau, R. (2010). Treating glabellar lines with botulinum toxin type A-hemagglutinin complex: A review of the science, the clinical data, and patient satisfaction. *Clinical Interventions in Aging*, 5, 101–118.

Diaspro, A., Calvisi, L., Manzoni, V., & Sito, G. (2020). Microbotulinum: A quantitative evaluation of aesthetic skin improvement in 62 patients. *Plastic and Reconstructive Surgery*, 146(5), 987–994.

Dousset, L., Pham-Ledard, A., Doutre, M. S., Beylot-Barry, M., & Cogrel, O. (2017). [Treatment of Hailey-Hailey disease with botulinic toxin: A retrospective study of 8 cases]. *Annales Dermatologie et de Venereologie*, 144(10), 599–606.

Dreyfus, I., Maza, A., Rodriguez, L., Merlos, M., Texier, H., Rousseau, V., et al. (2021). Botulinum toxin injections as an effective treatment for patients with intertriginous Hailey-Hailey or Darier disease: An open-label 6-month pilot interventional study. *Orphanet Journal of Rare Disease*, 16(1), 93.

Efficacy and safety of a new dilution and injection volume of abobotulinumtoxinA for the treatment of glabellar lines. Retrieved from https://clinicaltrials.gov/ct2/show/study/NCT03960957.

Eisele, K. H. (2009). Is there a role for complexing proteins in pharmaceutical botulinum neurotoxin formulations? *11th International Master Course on Aging Skin (IMCAS)*. Paris, France. Conference presentation.

Eisele, K. H., Fink, K., Vey, M., & Taylor, H. V. (2011). Studies on the dissociation of botulinum neurotoxin type A complexes. *Toxicon*, 57(4), 555–565.

Elridy, A. S., Zaki, R. G. E., & Elshinawy, R. F. (2018). Comparison of the clinical efficacy of abobotulinumtoxin A (ABO) and onabotulinumtoxin A (ONA) in the treatment of crow's feet wrinkles: A split-face study. *Seminars in Ophthalmology*, 33(6), 739–747.

Erickson, B. P., Lee, W. W., Cohen, J., & Grunebaum, L. D. (2015). The role of neurotoxins in the periorbital and midfacial areas. *Facial Plastic Surgery Clinics of North America*, 23(2), 243–255.

Fabi, S. G., Massaki, A. N., Guiha, I., & Goldman, M. P. (2015). Randomized split-face study to assess the efficacy and safety of abobotulinumtoxinA versus onabotulinumtoxinA in the treatment of melomental folds (Depressor Anguli Oris). *Dermatolic Surgery*, 41(11), 1323–1325.

Galadari, H., Galadari, I., Smit, R., Prygova, I., & Redaelli, A. (2020). Treatment approaches and outcomes associated with the use of abobotulinumtoxinA for the treatment of hyperhidrosis: A systematic review. *Journal of American Academy of Dermatology*, 85(5), 1121–1129.

Galadari, H., Galadari, I., Smit, R., Prygova, I., & Redaelli, A. (2021). Use of abobotulinumtoxinA for cosmetic treatments in the neck, and middle and lower areas of the face: A systematic review. *Toxins (Basel)*, 13(2), 169.

Gallegos, J. E., Inglesby, D. C., Young, Z. T., & Herrera, F. A. (2021). Botulinum toxin for the treatment of intractable raynaud phenomenon. *The Journal of Hand Surgery America*, 46(1), 54–59.

Gart, M. S., & Gutowski, K. A. (2016). Overview of botulinum toxins for aesthetic uses. *Clinics in Plastic Surgery*, 43(3), 459–471.

Gheisari, M., Hamedani, B., Robati, R., & Mozafari, N. (2018). Intralesional botulinum toxin-A injection for the treatment of multiple eccrine hidrocystomas. *Journal of Cosmetic and Laser Therapy*, 20(5), 287–292.

Gilbert, E., & Ward, N. L. (2014). Efficacy of botulinum neurotoxin type A for treating recalcitrant plaque psoriasis. *Journal of Drugs in Dermatology*, 13(11), 1407–1408.

Glogau, R. G. (2007). Topically applied botulinum toxin type A for the treatment of primary axillary hyperhidrosis: Results of a randomized, blinded, vehicle-controlled study. *Dermatolic Surgery*, 33(1 Spec No.), S76–S80. doi:10.1111/j.1524-4725.2006.32335.x.

Gu, S., Rumpel, S., Zhou J., Strotmeier, J., Bigalke, H., Perry, K., et al. (2012). Botulinum neurotoxin is shielded by NTNHA in an interlocked complex. *Science*, 335(6071), 977–981.

Gubanova, E., Haddad Tabet, M., Bergerova, Y., Moiseieva, O., Chemeris, A., Sanches, E., et al. (2018). Assessment of subject and physician satisfaction after long-term treatment of glabellar lines with abobotulinumtoxinA (Dysport(®)/Azzalure(®)): Primary results of the APPEAL noninterventional study. *Aesthetic Plastic Surgery*, 42(6), 1672–1680.

Güvenç, U., Kutlu, Ö., & Prof, Ü. T. (2020). Effects of the abobotulinumtoxinA with different dilution on the treatment of the upper face. *Dermatologic Therapy*, 33(6), e13850.

Hambleton, P., & Pickett, A. M. (1994). Potency equivalence of botulinum toxin preparations. *Journal of the Royal Society of Medicine*, 87(11), 719.

Hedén, P., Hexsel, D., Cartier, H., Bergentz, P., Delmar, H., Camozzato, F., et al. (2019). Effective and safe repeated full-face treatments with abobotulinumtoxinA, hyaluronic acid filler, and skin boosting hyaluronic acid. *Journal of Drugs in Dermatology*, 18(7), 682–689.

Hexsel, D., Brum, C., do Prado, D. Z., Soirefmann, M., Rotta, F. T., Dal'Forno, T., et al. (2012). Field effect of two commercial preparations of botulinum toxin type A: A prospective, double-blind, randomized clinical trial. *Journal of the American Academy of Dermatology*, 67(2), 226–232.

Hexsel, D., Brum, C., Porto, M. D., Soirefmann, M., Siega, C., Schilling-Souza, J., et al. (2013). Full-face injections of variable total doses of abobotulinum toxin type A: A randomized, phase IV clinical trial of safety and efficacy. *Journal of Drugs in Dermatology*, 12(12), 1356–1362.

Hexsel, D., Brum, C., Porto, M. D., Soirefmann, M., Siega, C., Schilling-Souza, J., et al. (2013). Quality of life and satisfaction of patients after full-face injections of abobotulinum toxin type A: A randomized, phase IV clinical trial. *Journal of Drugs in Dermatology*, 12(12), 1363–1367.

Hexsel, D., Cartier, H., Hedén, P., Delmar, H., Bergentz, P., Camozzato, F., et al. (2018). Efficacy, safety, and subject satisfaction after abobotulinumtoxinA treatment of upper facial lines. *Dermatolic Surgery*, 44(12), 1555–1564.

Hexsel, D., Hexsel, C., Siega, C., Schilling-Souza, J., Rotta, F. T., & Rodrigues, T. C. (2013). Fields of effects of 2 commercial preparations of botulinum toxin type A at equal labeled unit doses: A double-blind randomized trial. *JAMA Dermatology*, 149(12), 1386–1391.

Hexsel, D., Soirefmann, M., Porto, M. D., Schilling-Souza, J., & Siega, C. (2015). Fields of anhidrotic effects of abobotulinumtoxinA in patients with compensatory hyperhidrosis. *Dermatolic Surgery*, 41(Suppl. 1), S93–S100.

Holahan, H. M., Farah, R. S., Ferguson, N. N., Paller, A. S., & Legler, A. A. (2016). Treatment of symptomatic epidermolysis bullosa simplex with botulinum toxin in a pediatric patient. *JAAD Case Reports*, 2(3), 259–260.

Hosp, C., Naumann, M. K., & Hamm, H. (2016). Botulinum toxin treatment of autonomic disorders: Focal hyperhidrosis and sialorrhea. *Seminars in Neurology*, 36(1), 20–28.

Jabbour, S. F., Kechichian, E. G., Awaida, C. J., Tomb, R. R., & Nasr, M. W. (2017). Botulinum toxin for neck rejuvenation: Assessing efficacy and redefining patient selection. *Plastic and Reconstrutive Surgery*, 140(1), 9e–17e.

Jankovic, J., & Brin, M. F. (1991). Therapeutic uses of botulinum toxin. *The New England Journal of Medicine*, 324(17), 1186–1194.

Joseph, J. H., Eaton, L. L., Robinson, J., Pontius, A., & Williams, E. F., III. (2016). Does increasing the dose of abobotulinumtoxina impact the duration of effectiveness for the treatment of moderate to severe glabellar lines? *Journal of Drugs in Dermatology*, 15(12), 1544–1549.

Kane, M. A., Brandt, F., Rohrich, R. J., Narins, R. S., Monheit, G. D., Huber, M. B., et al. (2009). Evaluation of variable-dose treatment with a new US botulinum toxin type A (Dysport) for correction of moderate to severe glabellar lines: Results from a phase III, randomized, double-blind, placebo-controlled study. *Plastic and Reconstructive Surgery*, 124(5), 1619–1629.

Karbassi, E., Nakhaee, N., & Zamanian, M. (2019). The efficacy and complications of a new technique of Abobotulinum-toxin A (Dysport) injection in patients with glabellar lines. *Journal of Cosmetic Dermatology*, 18(1), 55–58.

Karsai, S., Adrian, R., Hammes, S., Thimm, J., & Raulin, C. (2007). A randomized double-blind study of the effect of Botox and Dysport/Reloxin on forehead wrinkles and electromyographic activity. *Archives of Dermatology*, 143(11), 1447–1449.

Kashkouli, M. B., Amani, A., Jamshidian-Tehrani, M., Yousefi, S., & Jazayeri, A. A. (2014). Eighteen-point abobotulinum toxin a upper face rejuvenation: An eye plastic perspective on 845 subjects. *Ophthalmic Plastic and Reconstructive Surgery*, 30(3), 219–224.

Kassir, R., Kolluru, A., & Kassir, M. (2013). Triple-Blind, prospective, internally controlled comparative study between abobotulinumtoxinA and onabotulinumtoxinA for the treatment of facial rhytids. *Dermatology and Theraphy (Heidelb)*, 3(2), 179–189.

Kaufman, J., Cohen, J. L., Peredo, M. I., Jonas, B., Down, R., & Nogueira, A. (2019). Clinical assessment of 2 licensed abobotulinumtoxinA injection volumes for the treatment of glabellar lines. *Dermatolic Surgery*, 45(10), 1274–1284.

Kerscher, M., Roll, S., Becker, A., & Wigger-Alberti, W. (2012). Comparison of the spread of three botulinum toxin type A preparations. *Archives of Dermatological Research*, 304(2), 155–161.

Kim, M. J., Kim, J. H., Cheon, H. I., Hur, M. S., Han, S. H., Lee, Y. W., et al. (2019). Assessment of skin physiology change and safety after intradermal injections with botulinum toxin: A randomized, double-blind, placebo-controlled, split-face pilot study in rosacea patients with facial erythema. *Dermatolic Surgery*, 45(9), 1155–1162.

Kim, N. H., Chung, J. H., Park, R. H., & Park, J. B. (2005). The use of botulinum toxin type A in aesthetic mandibular contouring. *Plastic and Reconstructive Surgery*, 115(3), 919–930.

Klein, F. H., Brenner, F. M., Sato, M. S., Robert, F. M., & Helmer, K. A. (2014). Lower facial remodeling with botulinum toxin type A for the treatment of masseter hypertrophy. *Anais Brasilerios de Dermatologia*, 89(6), 878–884.

Koren, A., Sprecher, E., Reider, E., & Artzi, O. (2020). A treatment protocol for botulinum toxin injections in the treatment of pachyonychia congenita-associated keratoderma. *British Journal of Dermatology*, 182(3), 671–677.

Lawrence, I., & Moy, R. (2009). An evaluation of neutralizing antibody induction during treatment of glabellar lines with a new US formulation of botulinum neurotoxin type A. *Aesthetic Surgery Journal*, 29(Suppl. 6), s66–s71.

Lee, S. K. (2007). Antibody-induced failure of botulinum toxin type A therapy in a patient with masseteric hypertrophy. *Dermatolic Surgery*, 33(Suppl. 1), s105–s110.

Levy, P. M. (2007). The "Nefertiti lift": A new technique for specific re-contouring of the jawline. *Journal of Cosmetic and Laser Therapy*, 9(4), 249–252.

Lorenc, Z. P., Kenkel, J. M., Fagien, S., Hirmand, H., Nestor, M. S., Sclafani, A. P., et al. (2013). Consensus panel's assessment and recommendations on the use of 3 botulinum toxin type A products in facial aesthetics. *Aesthetic Surgery Journal*, 33(Suppl. 1), 35s–40s.

Luque, A., Rojas, A. P., Ortiz-Florez, A., & Perez-Bernal, J. (2021). Botulinum toxin: An effective treatment for flushing and persistent erythema in rosacea. *Journal of Clinical and Aesthetic Dermatology*, 14(3), 42–45.

Maas, C., Kane, M. A., Bucay, V. W., Allen, S., Applebaum, D. J., Baumann, L., et al. (2012). Current aesthetic use of abobotulinumtoxinA in clinical practice: An evidence-based consensus review. *Aesthetic Surgery Journal*, 32(Suppl. 1), 8s–29s.

Matak, I., & Lacković, Z. (2015). Botulinum neurotoxin type A: Actions beyond SNAP-25? *Toxicology*, 335, 79–84.

Matarasso, A., & Shafer, D. (2009). Botulinum neurotoxin type A-ABO (Dysport): Clinical indications and practice guide. *Aesthetic Surgery Journal*, 29(Suppl. 6), S72–S79.

Melo, D. F., Ramos, P. M., Antelo, D. A. P., Machado, C. J., & Barcaui, C. B. (2021). Is there a rationale for the use of botulinum toxin in the treatment of Androgenetic Alopecia? *Journal of Cosmetic Dermatology*, 20(7), 2093–2095.

Michaels, B. M., Csank, G. A., Ryb, G. E., Eko, F. N, & Rubin, A. (2012). Prospective randomized comparison of onabotulinumtoxinA (Botox) and abobotulinumtoxinA

(Dysport) in the treatment of forehead, glabellar, and periorbital wrinkles. *Aesthetic Surgery Journal*, 32(1), 96–102.

Monheit, G., Carruthers, A., Brandt, F., & Rand, R. (2007). A randomized, double-blind, placebo-controlled study of botulinum toxin type A for the treatment of glabellar lines: Determination of optimal dose. *Dermatolic Surgery*, 33(1 Spec No.), s51–s59.

Monheit, G. D., Baumann, L., Maas, C., Rand, R., & Down, R. (2020). Efficacy, safety, and subject satisfaction after abobotulinumtoxina treatment for moderate to severe glabellar lines. *Dermatolic Surgery*, 46(1), 61–69.

Monheit, G. D., & Cohen, J. L. (2009). Reloxin Investigational Group. Long-term safety of repeated administrations of a new formulation of botulinum toxin type A in the treatment of glabellar lines: Interim analysis from an open-label extension study. *Journal of the American Academy of Dermatology*, 61(3), 421–425.

Montaser-Kouhsari, L., Zartab, H., Fanian, F., Noorian, N., Sadr, B., Nassiri-Kashani, M., et al. (2014). Comparison of intradermal injection with iontophoresis of abobotulinum toxin A for the treatment of primary axillary hyperhidrosis: A randomized, controlled trial. *Journal of Dermatological Treatment*, 25(4), 337–341.

Moy, R., Maas, C., Monheit, G., & Huber, M. B. (2009). Reloxin Investigational Group. Long-term safety and efficacy of a new botulinum toxin type A in treating glabellar lines. *Archives of Facial Plastic Surgery*, 11(2), 77–83.

Naumann, M., Dressler, D., Hallett, M., Jankovic, J., Schiavo, G., Segal, K. R., et al. (2013). Evidence-based review and assessment of botulinum neurotoxin for the treatment of secretory disorders. *Toxicon*, 67, 141–152.

Nawrocki, S., & Cha, J. (2020). Botulinum toxin: Pharmacology and injectable administration for the treatment of primary hyperhidrosis. *Journal of the American Academy of Dermatology*, 82(4), 969–979.

Nestor, M. S., & Ablon, G. R. (2011). Comparing the clinical attributes of abobotulinumtoxinA and onabotulinumtoxinA utilizing a novel contralateral Frontalis model and the Frontalis Activity Measurement Standard. *Journal of Drugs in Dermatology*, 10(10), 1148–1157.

Nestor, M. S., & Ablon, G. R. (2011). Duration of action of abobotulinumtoxina and onabotulinumtoxina: A randomized, double-blind study using a contralateral Frontalis model. *Journal of Clinical and Aesthetic Dermatology*, 4(9), 43–49.

Nestor, M. S., & Ablon, G. R. (2011). The Frontalis Activity Measurement Standard: A novel contralateral method for assessing botulinum neurotoxin type-A activity. *Journal of Drugs in Dermatology*, 10(9), 968–972.

Nettar, K., & Maas, C. (2011). Neuromodulators: Available agents, physiology, and anatomy. *Facial Plastic Surgery*, 27(6), 517–522.

Nettar, K. D, Yu, K. C., Bapna, S., Boscardin, J., & Maas, C. S. (2011). An internally controlled, double-blind comparison of the efficacy of onabotulinumtoxinA and abobotulinumtoxinA. *Archives of Facial Plastic Surgery*, 13(6), 380–386.

Ossorio-García, L., Collantes-Rodríguez, C., Villegas-Romero, I., & Linares-Barrios, M. (2018). Vegetating Darier disease treated with botulinum toxin. *JAMA Dermatology*, 154(1), 106–108.

Pickett, A. (2009). Dysport: Pharmacological properties and factors that influence toxin action. *Toxicon*, 54(5), 683–689.

Pickett, A. (2013). Moderne Ansätze für Botulinumtoxin in der ästhetischen Medizin. *Journal für Ästhetische Chirurgie*, 6(3), 166–172.

Poulain, B., Popoff, M. R., & Molgo, J. (2008). How do the botulinum neurotoxins block neurotransmitter release: From botulism to the molecular mechanism of action. *The Botulinum Journal*, 1(1), 14–87.

Punga, A. R., Alimohammadi, M., Fagrell, D., Nyberg, F., Rees, D., & Wong, C. (2016). A randomized, comparative study to evaluate efficacy and safety of two injection volumes of abobotulinumtoxinA in treatment of glabellar lines. *Dermatolic Surgery*, 42(8), 967–976.

Rappl, T., Parvizi, D., Friedl, H., Wiedner, M., May, S., Kranzelbinder, B., et al. (2013). Onset and duration of effect of incobotulinumtoxinA, onabotulinumtoxinA, and abobotulinumtoxinA in the treatment of glabellar frown lines: A randomized, double-blind study. *Clinical, Cosmetic and Investigational Dermatology*, 6, 211–219.

Rosenthal, A., & Moy, R. (2020). Commentary on: Liquid formulation of abobotulinumtoxinA: A 6-month, phase III, double-blind, randomized, placebo-controlled study of a single treatment, ready-to-use toxin for moderate-to-severe glabellar lines. *Aesthetic Surgery Journal*, 40(1), 105–107.

Rossetto, O., Megighian, A., Scorzeto, M., & Montecucco, C. (2013). Botulinum neurotoxins. *Toxicon*, 67, 31–36.

Rossetto, O., Pirazzini, M., & Montecucco, C. (2014). Botulinum neurotoxins: Genetic, structural and mechanistic insights. *Nature Reviews Microbiology*, 12(8), 535–549.

Rubin, M., Dover, J., Maas, C., & Nestor, M. (2009). An analysis of safety data from five phase III clinical trials on the use of botulinum neurotoxin type A-ABO for the treatment of glabellar lines. *Aesthetic Surgery Journal*, 29(Suppl. 6), s50–s56.

Rzany, B., Ascher, B., Fratila, A., Monheit, G. D., Talarico, S., Sterry, W., et al. (2006). Efficacy and safety of 3- and 5-injection patterns (30 and 50 U) of botulinum toxin A (Dysport) for the treatment of wrinkles in the glabella and the central forehead region. *Archives of Dermatology*, 142(3), 320–326.

Rzany, B., Ascher, B., & Monheit, G. (2010). Treatment of glabellar lines with botulinum toxin type A (Speywood Unit): A clinical overview. *Journal of European Academy of Dermatology and Venereology*, 24(Suppl. 1), 1–14.

Sampaio, C., Costa, J., & Ferreira, J. J. (2004). Clinical comparability of marketed formulations of botulinum toxin. *Movement Disorder*, 19(Suppl. 8), s129–s136.

Sarifakioglu, N., & Sarifakioglu, E. (2005). Evaluating effects of preservative-containing saline solution on pain perception during botulinum toxin type-a injections at different locations: A prospective, single-blinded, randomized controlled trial. *Aesthetic Plastic Surgery*, 29(2), 113–115.

Saybel, A., Artemenko, A., Nikitin, S., & Kurenkov, A. (2015). A prospective, neurophysiologic comparative study to assess the efficacy and duration of effect of incobotulinumtoxinA and abobotulinumtoxinA in the treatment of Crow's feet. *Journal of Drugs in Dermatology*, 14(11), 1291–1296.

Schlessinger, J., Cohen, J. L., Shamban, A., Jacob, C., Karimi, K., Maas, C., et al. (2021). A multicenter study to evaluate subject satisfaction with two treatments of abobotulinumtoxinA a year in the glabellar lines. *Dermatolic Surgery, 47*(4), 504–509.

Schlessinger, J., Dover, J. S., Joseph, J., Monheit, G., Nelson, D. B., Albright, C. D., et al. (2014). Long-term safety of abobotulinumtoxinA for the treatment of glabellar lines: Results from a 36-month, multicenter, open-label extension study. *Dermatolic Surgery, 40*(2), 176–183.

Schlessinger, J., Gilbert, E., Cohen, J. L., & Kaufman, J. (2017). New uses of abobotulinumtoxinA in aesthetics. *Aesthetic Surgery Journal, 37*(Suppl. 1), S45–S58.

Schlessinger, J., Monheit, G., Kane, M. A., & Mendelsohn, N. (2011). Time to onset of response of abobotulinumtoxina in the treatment of glabellar lines: A subset analysis of phase 3 clinical trials of a new botulinum toxin type A. *Dermatolic Surgery, 37*(10), 1434–1442.

Sesardic, D., Leung, T., & Gaines Das, R. (2003). Role for standards in assays of botulinum toxins: International collaborative study of three preparations of botulinum type A toxin. *Biologicals, 31*(4), 265–276.

Shamban, A. (2014). Safety and efficacy of facial rejuvenation with small gel particle hyaluronic acid with lidocaine and abobotulinumtoxinA in post-chemotherapy patients: A phase IV investigator-initiated study. *Journal of Clinical and Aesthetic Dermatology, 7*(1), 31–36.

Sirithanabadeekul, P., Lapsomboonsiri, S., Rungjang, A., & Thanasarnaksorn, W. (2018). Split face comparison between common concentration vs double dilution of intradermal abobotulinum toxin type A (Dysport) injection for facial lifting in Asians. *Journal of Cosmetic Dermatology, 17*(3), 355–360.

Sugii, S., & Sakaguchi, G. (1977). Botulogenic properties of vegetables with special reference to the molecular size of the toxin in them. *Journal of Food and Safety, 1*(1), 53–65.

Sundaram, H., Signorini, M., Liew, S., Trindade de Almeida, A. R., Wu, Y., et al. (2016). Global aesthetics consensus: Botulinum toxin type A-evidence-based review, emerging concepts, and consensus recommendations for aesthetic use, including updates on complications. *Plastic and Reconstructive Surgery, 137*(3), 518e–529e.

Taylor, S. C., Callender, V. D., Albright, C. D., Coleman, J., Axford-Gatley, R. A., & Lin, X. (2012). AbobotulinumtoxinA for reduction of glabellar lines in patients with skin of color: Post hoc analysis of pooled clinical trial data. *Dermatolic Surgery, 38*(11), 1804–1811.

Trindade de Almeida, A. R., Marques, E., de Almeida, J., Cunha, T., & Boraso, R. (2007). Pilot study comparing the diffusion of two formulations of botulinum toxin type A in patients with forehead hyperhidrosis. *Dermatolic Surgery, 33*(1 Spec No.), s37–s43.

Vergilis-Kalner, I. J. (2011). Same-patient prospective comparison of Botox versus Dysport for the treatment of primary axillary hyperhidrosis and review of literature. *Journal of Drugs in Dermatology, 10*(9), 1013–1015.

von Lindern, J. J., Niederhagen, B., Appel, T., Bergé, S., & Reich, R. H. (2001). Type A botulinum toxin for the treatment of hypertrophy of the masseter and temporal muscles: An alternative treatment. *Plastic and Reconstructive Surgery, 107*(2), 327–332.

Wang, L., Tai, N. Z., & Fan, Z. H. (2009). Effect of botulinum toxin type A on the expression of substance P, calcitonin gene-related peptide, transforming growth factor beta-1 and alpha smooth muscle actin A in wound healing in rats. *Zhonghua Zheng Xing Wai Ke Za Zhi, 25*(1), 50–53.

Wanitphakdeedecha, R., Kaewkes, A., Ungaksornpairote, C., Limsaengurai, S., Panich, U., & Manuskiatti, W. (2019). The effect of botulinum toxin type A in different dilution on the contraction of fibroblast-in vitro study. *Journal of Cosmetic Dermatology, 18*(5), 1215–1223.

Wanitphakdeedecha, R., Ungaksornpairote, C., Kaewkes, A., Rojanavanich, V., Phothong, W., & Manuskiatti, W. (2016). The comparison between intradermal injection of abobotulinumtoxinA and normal saline for face-lifting: A split-face randomized controlled trial. *Journal of Cosmetic Dermatology, 15*(4), 452–457.

Winter, A. R., Camargo Macias, K., Kim, S., Sami, N., & Weinstein, D. (2020). The effect of abobotulinum toxin A on the symptoms of Raynaud's Phenomenon: A case series. *Cureus, 12*(5), e8235.

Wohlfarth, K., Schwandt, I., Wegner, F., Jürgens, T., Wagner, A., Bogdahn, U., et al. (2008). Biological activity of two botulinum toxin type A complexes (Dysport and Botox) in volunteers: A double-blind, randomized, dose-ranging study. *Journal of Neurology, 255*(12), 1932–1939.

Wohlfarth, K., Sycha, T., Ranoux, D., Naver, H., & Caird, D. (2009). Dose equivalence of two commercial preparations of botulinum neurotoxin type A: Time for a reassessment? *Current Medical Research and Opinion, 25*(7), 1573–1584.

Xiao, Z., Zhang, M., Liu, Y., & Ren, L. (2011). Botulinum toxin type a inhibits connective tissue growth factor expression in fibroblasts derived from hypertrophic scar. *Aesthetic Plastic Surgery, 35*(5), 802–807.

Yuraitis, M., & Jacob, C. I. (2004). Botulinum toxin for the treatment of facial flushing. *Dermatolic Surgery, 30*(1), 102–104.

Zhou, N., Li, D., Luo, Y., Li, J., & Wang, Y. (2020). Effects of botulinum toxin type A on microvessels in hypertrophic scar models on rabbit ears. *Biomed Research International, 2020*, 2170750.

5

Ciência Básica: Xeomin®

Jürgen Frevert e Matthias Imhof

RESUMO E CARACTERÍSTICAS PRINCIPAIS

- Toxina incobotulínica A (NT 201, Xeomin®, Bocouture®) é eficaz e bem tolerada no tratamento de rugas faciais e foi aprovada em alguns países para tratar linhas glabelares ("rugas de bravo"), linhas periorbitárias laterais ("pés de galinha") e rugas da parte superior da face
- A toxina incobotulínica A não contém proteínas formadoras de complexos e outras impurezas encontradas nos outros produtos à base de toxina botulínica disponíveis no mercado
- As proteínas formadoras de complexos não têm qualquer efeito terapêutico, impedem que a neurotoxina ativa difunda e podem aumentar o risco de produção de anticorpos
- A toxina incobotulínica A é altamente estável e pode ser armazenada em temperatura ambiente

- A toxina incobotulínica A tem mais atividade biológica específica do que as outras preparações disponíveis à base de toxina botulínica, inclusive toxina onabotulínica A (Botox®/Vistabel®) e toxina abobotulínica A (Dysport®/Azzalure®)
- Na prática, a potência clínica da toxina incobotulínica A é similar à da toxina onabotulínica A, e isso foi confirmado quando se utilizou a razão de conversão de doses de 1:1. Injeções repetidas de doses pequenas causam efeitos precisos e previsíveis
- Resultados mais satisfatórios são conseguidos quando a face é tratada por inteiro, porque a aplicação isolada de alguns músculos ou áreas pode chamar a atenção para as áreas que não foram tratadas.

INTRODUÇÃO

As toxinas botulínicas são utilizadas com finalidades estéticas desde 1987 e são eficazes no tratamento de rugas faciais. De acordo com as estatísticas do banco de dados nacional de cirurgia cosmética da American Society for Aesthetic Plastic Surgery, o tratamento com toxina botulínica foi o procedimento estético não cirúrgico mais comumente realizado nos EUA em 2021.

A toxina incobotulínica A (NT 201, Xeomin®, Bocouture®) é fabricada pelo laboratório Merz Pharmaceuticals GmbH (Frankfurt, Alemanha). Ela é utilizada para tratar alguns distúrbios neurológicos (p. ex., distonia cervical, blefarospasmo, espasticidade dos membros superiores pós-acidente vascular encefálico [pós-AVE] e sialorreia) e tem algumas indicações na área de Medicina Estética. Na Europa, o uso da toxina incobotulínica foi autorizado com nome comercial de Bocouture® para tratar linhas glabelares entre os supercílios (GRL, do inglês *glabelar frown lines*) moderadas a profundas, linhas periorbitárias laterais (LPL, "pés de galinha") e linhas frontais horizontais (HFL, do inglês *horizontal forehead lines*) moderadas a profundas demonstradas durante a contração máxima de adultos com menos de 65 anos, quando a gravidade dessas linhas tem impacto psicológico importante para o paciente. As indicações aprovadas do Bocouture® variam e são específicas de cada país. Nos EUA, a toxina incobotulínica foi aprovada pela Food and Drug Administration (FDA) para tratar GRLs moderadas a profundas, espasticidade do membro superior, blefarospasmo, distonia cervical e sialorreia com o nome comercial Xeomin®. Como esse fármaco contém apenas a proteína de 150 kDa responsável por seu efeito terapêutico, a toxina incobotulínica A difere dos outros produtos à base de toxina botulínica tipo A disponíveis no mercado (toxina onabotulínica A, Botox®/Vistabel®, Allergan, Irvine, CA, EUA; toxina abobotulínica A Dysport®/Azzalure®, Ipsen Ltd., Paris, França), que contêm outras proteínas do *Clostridium* (proteínas formadoras de complexos, também conhecidas como proteínas associadas à neurotoxina) (Tabela 5.1).

Tabela 5.1 Comparação dos produtos à base de toxina botulínica tipo A.

	Toxina onabotulínica A	Toxina abobotulínica A	Toxina incobotulínica A
Unidades por frasco	50 U	125 U	50 U
Cepa de *Clostridium*	Hall	Hall	Hall
	Tipo A	Tipo A	Tipo A

(continua)

Tabela 5.1 Comparação dos produtos à base de toxina botulínica tipo A. (*Continuação*)

	Toxina onabotulínica A	Toxina abobotulínica A	Toxina incobotulínica A
Composição molecular	Neurotoxina de 150 kDa e proteínas formadoras de complexo	Neurotoxina de 150 kDa e proteínas formadoras de complexos	Neurotoxina de 150 kDa
Dose recomendada para tratar linhas glabelares (em unidades LD50)	20 U	50 U	20 U
Excipientes	ASH	ASH	ASH
	Cloreto de sódio	Lactose monoidratada	Sacarose

ASH, albumina sérica humana; *U*, unidades.
Informações retiradas da bula do Azzalure® (2015). *Summary of product characteristics*. Berkshire, UK: Ipsen Ltd; Bocouture® (2016). *Summary of product characteristics*. Germany: Merz Pharmaceuticals GmbH; Vistabel® (2015). *Summary of product characteristics*. Irvine, CA: Allergan Inc.

PROPRIEDADES DA TOXINA INCOBOTULÍNICA A

Pureza

Em todos os produtos à base de toxina botulínica, a substância terapeuticamente ativa é uma neurotoxina com peso molecular de 150 kDa, que é produzida pela bactéria *Clostridium botulinum* tipo A. Os clostrídios incorporam a neurotoxina em complexos grandes com várias outras proteínas conhecidas como *proteínas formadoras de complexo*. Durante a fabricação da toxina incobotulínica A, depois da fermentação do *C. botulinum* tipo A e extração da toxina, as proteínas formadoras de complexo são extraídas por cromatografia. Por essa razão, a toxina incobotulínica contém muito menos proteínas dos clostrídios que a toxina onabotulínica A e toxina abobotulínica A (Figura 5.1). Além disso, em comparação com a toxina onabotulínica A, a toxina incobotulínica A não contém ácido desoxirribonucleico (DNA). Quando utilizou um ensaio ELISA do tipo "sanduíche" de alta sensibilidade, Frevert mediu as quantidades de neurotoxina para cada 100 unidades (U) de toxina onabotulínica A, toxina incobotulínica A e toxina abobotulínica A, e os resultados foram de 0,73 ng, 0,44 ng e 0,65 ng, respectivamente. Em seguida, ele calculou a atividade biológica específica por massa de proteína da neurotoxina (U/ng de neurotoxina) e chegou à conclusão de que a toxina incobotulínica A tinha atividade biológica específica mais alta do que 227 U/ng, em comparação com 137 U/ng da toxina onabotulínica A e 154 U/ng da toxina abobotulínica A (embora seja importante ressaltar que as unidades da toxina abobotulínica A são diferentes das que definem a toxina onabotulínica A e toxina incobotulínica A). Isso sugere que, além de conter proteínas formadoras de complexo, a toxina onabotulínica A também possa ter neurotoxina desnaturada/inativada, ao contrário da toxina incobotulínica A (Figura 5.1).

Estabilidade

A toxina incobotulínica A pode ser armazenada em temperatura ambiente sem refrigeração por 4 anos. Além da vantagem prática de não exigir armazenamento a frio, a toxina incobotulínica A não perdeu atividade quando submetida a um estudo

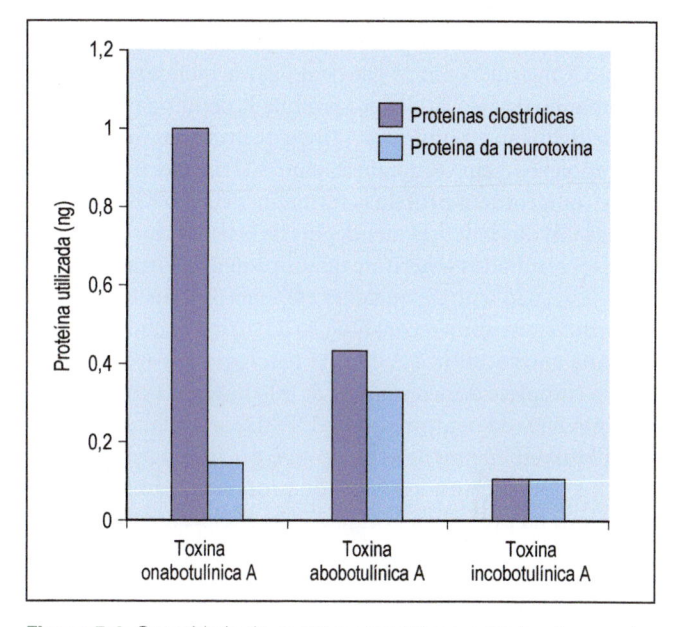

Figura 5.1 Quantidade de proteína clostrídica e proteína da neurotoxina presentes na toxina incobotulínica A, toxina onabotulínica A e toxina abobotulínica A por dose aprovada para tratar linhas glabelares entre os supercílios.

de estabilidade sob estresse térmico e sua qualidade não diminuiu depois de ser armazenada a 60°C por 1 mês. Evidência adicional da estabilidade da toxina incobotulínica A foi fornecida por um estudo hemifacial, que consistiu na injeção de 10 U nas LPLs de 21 sujeitos e não detectou qualquer diferença quanto à eficácia ou longevidade entre o produto recém-constituído e outro que tinha sido reconstituído e armazenado por 1 semana em temperatura de 25°C. Contudo, de acordo com as informações para prescrição, depois de reconstituída a toxina incobotulínica deve ser armazenada entre 2 e 8°C e utilizada dentro de 24 horas para reduzir o risco de proliferação bacteriana.

> **Dica 1:** A estabilidade alta da toxina incobotulínica A permite que ela seja armazenada em temperatura ambiente antes da reconstituição.

Difusão

Em ambiente ácido, as proteínas formadoras de complexo constituem um complexo de alto peso molecular (900 kDa) com a neurotoxina. Por essa razão, alguns autores haviam especulado que as proteínas formadoras de complexos poderiam dificultar a difusão da neurotoxina ativa no interior do músculo tratado; contudo, experiências com animais e seres humanos sugeriram o contrário. As taxas de difusão da toxina onabotulínica A, toxina abobotulínica A e toxina incobotulínica A, quando se utilizou a taxa de conversão de 1:4:1, foram avaliadas por meio de um modelo experimental de camundongo, que utilizou coloração para molécula de adesão celular neural (N-CAM, do inglês *neural cell adhesion molecule*) como marcador. Como a N-CAM é expressa apenas por células musculares desenervadas, ela é apropriada para testar músculos afetados pelas toxinas botulínicas tipo A. Depois da injeção do produto no músculo tibial anterior (TA) da pata do camundongo, houve difusão limitada aos tecidos adjacentes ao ponto de injeção e nenhuma diferença quanto à difusão das três toxinas. Um estudo clínico não demonstrou qualquer diferença de tamanho da área anidrótica produzida depois da injeção de 5 U de toxina incobotulínica A (livre de proteínas formadoras de complexos), em comparação com 5 U de toxina onabotulínica (que contém proteínas formadoras de complexos) em apenas um dos lados da face depois de 6 semanas e 6 meses.

Esses resultados sugeriram que as proteínas formadoras de complexos não tenham qualquer efeito na difusão. Eisele et al. demonstraram que a reconstituição da toxina onabotulínica A e toxina abobotulínica A em pH fisiológico provoca dissociação completa dos complexos de 900 kDa e faz com que no mínimo 85% da neurotoxina de 150 kDa sejam liberadas dos complexos em menos de 1 minuto sob pH fisiológico. Por essa razão, a presença ou ausência de proteínas formadoras de complexo na preparação original não é relevante em termos de difusão.

> **Dica 2:** As proteínas formadoras de complexo são desnecessárias, ou seja, não desempenham qualquer função na limitação da difusão da neurotoxina e não contribuem para seu efeito terapêutico. A toxina incobotulínica composta apenas de neurotoxina de 150 kDa é eficaz sem quaisquer outras proteínas clostrídicas.

Imunogenicidade

Toxina botulínica é uma proteína estranha e, por essa razão, antigênica. Anticorpos produzidos contra a neurotoxina ligam-se a ela, podem neutralizar seu efeito terapêutico e causar falha de resposta secundária. Imunogenicidade ainda é um tópico controverso quanto ao tratamento com toxinas botulínicas tipo A. Um estudo de longa duração demonstrou que 13,8% dos pacientes com distonia cervical desenvolveram anticorpos depois do tratamento por 5,6 anos. Nenhum anticorpo neutralizante foi demonstrado nos pacientes tratados com toxina incobotulínica A e isso confirma a baixa imunogenicidade dessa formulação. Hoje em dia, não existem estudos publicados sobre a prevalência da produção de anticorpos nos pacientes submetidos a tratamentos cosméticos por vários anos.

Entretanto, relatos clínicos descreveram casos de falha de resposta secundária. Em comparação com as indicações neurológicas, os usos cosméticos das toxinas botulínicas podem ser mais duradouros (décadas) e usar doses mais altas; isso torna previsível que a incidência de formação de anticorpos seja maior.

Proteínas formadoras de complexos podem aumentar o risco de estimular a produção de anticorpos neutralizantes dirigidos contra a neurotoxina ativa porque estimulam as células dendríticas, que apresentam antígenos aos linfócitos T e resultam em sua ativação subsequente. As células dendríticas podem reagir a alguns produtos bacterianos diferentes, inclusive proteínas bacterianas como hemaglutinina HA33 – uma das principais proteínas formadoras de complexo presentes na toxina onabotulínica A e toxina abobotulínica A. As hemaglutininas podem atuar como adjuvantes, que se ligam e ativam células dendríticas; neste sentido, a hemaglutinina HA33 é reconhecida como principal proteína imunorreativa existente no complexo de proteínas botulínicas. Pesquisadores estudaram as interações entre complexo de toxina botulínica, apenas proteínas formadoras de complexos e neurotoxina pura livre de proteínas formadoras de complexos e células derivadas de tecidos humanos neuronais (linfoblastos) e não neuronais (linhagem de células do neuroblastoma). As proteínas formadoras de complexos e o complexo de toxina botulínica reagiram com linfoblastos, mas isso não aconteceu com a neurotoxina pura. Além disso, a liberação de citocinas inflamatórias foi estimulada pelo complexo de toxina botulínica e pelas proteínas formadoras de complexo, mas não pela neurotoxina pura. Outros contaminantes dos produtos à base de toxina botulínica como flagelina (presente na toxina abobotulínica A) – um fator estimulante potente das células dendríticas – também poderia estimular a produção de anticorpos dirigidos contra a neurotoxina.

Desse modo, a ausência das proteínas formadoras de complexos e outros resquícios do processo de purificação pode ser uma vantagem clínica em termos de menos potencial de desencadear reação imune. A toxina incobotulínica A não foi associada à formação de anticorpos em modelos experimentais com animais. Uma revisão dos ensaios das fases 3 e 4 com toxina incobotulínica A usada para tratar doenças neurológicas não encontrou sequer um caso de anticorpos neutralizantes recém-formados, apesar de tratamentos repetidos com doses altas e seguimento clínico por até 89 semanas. A análise de 2640 pacientes tratados em ensaios clínicos com toxina incobotulínica A detectou nove adultos e quatro crianças que desenvolveram anticorpos, mas nenhum apresentou falha de resposta secundária. Em pacientes que ainda não tinham sido tratados com neurotoxina botulínica para finalidades cosméticas, os autores não detectaram qualquer caso de formação de anticorpos e falha de resposta terapêutica secundária.

EFICÁCIA CLÍNICA DA TOXINA INCOBOTULÍNICA A

A toxina incobotulínica A foi avaliada em tratamentos neurológicos e cosméticos por meio de um programa robusto de desenvolvimento farmacêutico com diversos estudos clínicos e documentos consensuais, que referendaram a razão de conversão de doses de 1:1 entre toxina incobotulínica A e toxina onabotulínica A.

Indicações neurológicas

A toxina incobotulínica A está indicada para tratar diversas doenças neurológicas: tratamento sintomático de blefarospasmo, distonia cervical do tipo predominantemente rotacional (torcicolo espasmódico), espasticidade dos membros superiores após acidente vascular encefálico evidenciada por punhos flexionados e mãos cerradas em adultos, e sialorreia crônica de adultos. Um número expressivo de ensaios clínicos avaliou o uso de toxina incobotulínica nessas indicações.

A toxina incobotulínica A foi avaliada em alguns ensaios clínicos fundamentais randomizados, duplo-cegos e controlados por placebo, que incluíram pacientes adultos com diagnóstico de distonia cervical ou blefarospasmo. A aprovação da toxina incobotulínica pela FDA para tratar distonia cervical e blefarospasmo foi baseada nos resultados desses dois ensaios, que demonstraram melhoras estatisticamente significativas do tônus muscular, em comparação com placebo. Esses ensaios foram seguidos de períodos de ampliação com doses repetidas, que confirmaram eficácia e segurança persistentes.

Além disso, também foram realizados rigorosos ensaios clínicos randomizados, duplo-cegos com comparação ativa e grandes números de pacientes portadores de blefarospasmo e distonia cervical. Esses ensaios confirmaram que, com a razão de conversão de 1:1, não havia diferença de eficácia entre toxina incobotulínica A e toxina onabotulínica A.

A segurança e eficácia da toxina incobotulínica A no tratamento de espasticidade dos membros superiores de adultos foram avaliadas em diversos estudos clínicos de fase 3, que incluíram mais de 400 pacientes.

O tratamento da sialorreia com toxina incobotulínica A foi aprovado em alguns países da Europa e nos EUA. Em um ensaio duplo-cego controlado por placebo, 184 pacientes foram tratados com injeções de 100 U aplicadas nas glândulas parótidas e oromandibulares, que reduziram a secreção de saliva. Os autores não detectaram efeitos colaterais graves.

Resumo sobre segurança em indicações neurológicas

Em todos os ensaios clínicos de fase 3 com indicações neurológicas, a toxina incobotulínica A foi bem tolerada e a maioria dos efeitos colaterais foi de intensidade branda a moderada. Em comparação com a toxina onabotulínica na razão de conversão de 1:1, a segurança e os perfis de tolerância desses dois produtos foram semelhantes.

Indicações cosméticas

Linhas glabelares entre os supercílios

Alguns estudos clínicos de fase 3 com desenho *open-label* controlado por placebo e comparação direta avaliaram a eficácia e segurança da toxina incobotulínica no tratamento das linhas glabelares entre os supercílios (GFL). Dois grandes ensaios clínicos de fase 3 randomizados, duplo-cegos e controlados por placebo usaram a definição rigorosa exigida pela FDA para

pacientes que respondem à aplicação (paciente com melhora de 2 pontos ou mais nas GFL com base em uma escala de 4 pontos, conforme as avaliações com contração máxima realizadas pelos pesquisadores e pacientes no 30º dia). Nesses dois estudos, o índice de pacientes que responderam à toxina incobotulínica A foi maior que com placebo ($P < 0,0001$).

A eficácia de dois tratamentos diferentes para a mesma indicação pode ser comparada diretamente apenas por meio de estudos randomizados comparativos diretos (*head-to-head comparative randomized studies*, em inglês) com utilização de doses ideais. Dois estudos desse tipo compararam a toxina incobotulínica A com toxina onabotulínica A para tratar linhas glabelares: um avaliou não inferioridade e o outro, a equivalência (Tabela 5.2). Esses dois estudos comparativos diretos confirmaram que a toxina incobotulínica A foi igualmente eficaz em comparação com toxina onabotulínica A para tratar GFL e foi associada a níveis extremamente altos e persistentes de satisfação dos pacientes. A incidência de reações adversas foi baixíssima, com índices comparáveis entre as duas toxinas.

A segurança e eficácia a longo prazo da toxina incobotulínica A no tratamento das GFL foram avaliadas por um ensaio multicêntrico *open-label* com doses repetidas de fase 3 com duração de 2 anos e até 8 ciclos de injeção em 796 pacientes. A eficácia foi avaliada com base na porcentagem de pacientes responsivos com contração máxima (escore de 0 [nenhuma] ou 1 [suave]) na Escala de Rugas Faciais no 30º dia de cada ciclo de tratamento. Os índices de responsivos mantiveram-se estáveis durante os ciclos 1 a 7 na faixa de 80% (variação de 79,1 a 82,7%) e foram mais altos no ciclo 8 (89,6%).

Linhas periorbitárias laterais

A aprovação da toxina incobotulínica A pela European Medicines Agency para tratar linhas periorbitárias laterais (LPL) foi baseada nos resultados de um estudo de fase 3 com 111 pacientes portadores de LPL ("pés de galinha") moderadas a profundas durante abertura máxima do sorriso. Os pacientes foram tratados com um ciclo de 12 U de toxina incobotulínica A ou placebo em cada lado, com comparação dos esquemas de injeção em 3 e 4 pontos. O sucesso do tratamento foi definido por melhora de ao menos 1 ponto na escala de 4 pontos avaliada por um examinador independente na 4ª semana com base em fotografias digitais tiradas com sorriso máximo para cada lado da face, em comparação com a condição inicial. Os dois esquemas de aplicação demonstraram superioridade em comparação com placebo.

Dois estudos comparativos diretos compararam a eficácia da toxina incobotulínica A e toxina onabotulínica A no tratamento dos "pés de galinha". Em um estudo randomizado duplo-cego de validação de conceito, os pesquisadores compararam 12 U de cada produto com aplicação hemifacial no mesmo sujeito. Um mês depois do tratamento, a toxina incobotulínica A alcançou índice de resposta de 95%, em comparação com 90% dos casos tratados com toxina onabotulínica A, mas essa diferença não foi estatisticamente significativa. Os índices de resposta depois de 3 e 4 meses foram de 89 e 84%, respectivamente, com os dois produtos. O segundo estudo teve desenho hemifacial cruzado e comparou a toxina incobotulínica A com

Tabela 5.2 Estudos comparativos diretos (*head-to-head studies*, em inglês) entre toxina incobotulínica A e toxina onabotulínica A para tratar linhas glabelares interciliares.

Tipo de ensaio	Equivalência*	Não inferioridade[†]
Desenho do estudo	Fase 3, multicêntrico, randomizado com grupo paralelo	
Duração do estudo	4 meses	3 meses
Número de sujeitos	250	381
Média de idade (anos)	41	42
Tratamento	20 U de toxina incobotulínica e 20 U de toxina onabotulínica (razão de doses de 1:1)	24 U de toxina incobotulínica e 24 U de toxina onabotulínica (razão de doses de 1:1)
Critérios de inclusão	Linhas glabelares interciliares moderadas a profundas avaliadas pela Escala de Rugas Faciais (ERF) de 4 pontos com franzimento máximo	
Desfecho primário	Porcentagem de sujeitos com melhora ≥ 1 ponto na ERF com franzimento máximo no 1º mês de tratamento (avaliação fotográfica por examinadores independentes)	

*Dados baseados em: Kane, M. A. C., Gold, M. H., Coleman, W. P., Jones, D. H., Tanghetti, E. A., Alster, T. S., et al. (2015, November). A randomized, double-blind trial to investigate the equivalence of incobotulinumtoxinA and onabotulinumtoxinA for glabellar frown lines. *Dermatologic Surgery, 41*(11), 1310-1319.
[†]Dados baseados em: Sattler, G., Callander, M., & Grablowitz, D. (2010). Noninferiority of incobotulinumtoxinA, free from complexing proteins, compared with another botulinum toxin type A in the treatment of glabellar frown lines. *Dermatologic Surgery, 36* (Suppl 4), 2146-2154.

toxina onabotulínica A com razão de conversão de doses de 1:1 em dois ciclos de tratamento consecutivos, cada um com duração de 3 meses, intercalados por um período de 6 meses. Os dois tratamentos foram comparativamente eficazes para reduzir a profundidade dos "pés de galinha" em repouso e durante contração máxima nos dois ciclos de tratamento e nas duas metades da face.

Um estudo hemifacial randomizado também comparou a segurança e eficácia da toxina incobotulínica A com toxina abobotulínica A com desenho hemifacial no mesmo paciente ao longo de um período de 4 meses. Os resultados não mostraram diferença significativa de eficácia entre toxina incobotulínica A e toxina abobotulínica A com razão de conversão de doses de 1:3 utilizada nesse estudo.

Rugas da parte superior da face

Em Medicina Estética, os médicos frequentemente realizam tratamentos combinados em diversas áreas da parte superior da face para corrigir GFL, LPL e HFL na mesma sessão; isso resulta em efeito mais natural e transição mais suave entre as áreas tratadas, em vez de tratar apenas algumas áreas. Toxina incobotulínica A foi o primeiro produto à base de neurotoxina botulínica a ser aprovado na Europa para tratar rugas da parte superior da face. Essa indicação foi baseada nos resultados de um estudo multicêntrico randomizado, duplo-cego e prospectivo, que forneceu a primeira evidência controlada por placebo a favor da eficácia e segurança da toxina incobotulínica A no tratamento simultâneo de rugas na parte superior da face. No total, o estudo distribuiu randomicamente 156 sujeitos na proporção de 2:1 com idade ≥ 18 anos e rugas moderadas a profundas (grau 2 ou 3) na parte superior da face durante a contração máxima com base nas Escalas Estéticas de Merz (EEM) (*Merz Aesthetics Scales* [MAS], em inglês)

de 5 pontos para receber toxina incobotulínica A ou placebo. Os escores das EEM avaliados pelos pesquisadores como "nenhuma" ou "suave" no 30º dia (desfecho primário) foram significativamente maiores entre os sujeitos tratados com toxina incobotulínica A *versus* placebo para GFL, LPL e HFL tratadas separadamente e para as três tratadas simultaneamente. A resposta ao tratamento foi rápida e manteve-se por até 120 dias. Uma sequência *open-label* desse mesmo estudo foi realizada para avaliar a eficácia e segurança das injeções repetidas de toxina incobotulínica A em todos os três tipos de rugas da parte superior da face. Ao final da fase de randomização no 120º dia depois da primeira injeção, os sujeitos com rugas faciais recorrentes na parte superior avaliadas com intensidade ao menos moderada poderiam receber 54 a 64 U adicionais de toxina incobotulínica A nas mesmas áreas e da mesma forma utilizada durante o estudo randomizado. No total, 139 pacientes concluíram a fase randomizada e entraram na extensão *open-label* (dos quais 94 tinham sido tratados com toxina incobotulínica na fase randomizada). Os índices de resposta observados no estudo subsequente espelharam os resultados terapêuticos observados na fase randomizada, demonstrando que a toxina incobotulínica A foi igualmente eficaz depois de injeções repetidas. Em outro estudo com doses repetidas aplicadas em quatro ciclos (120 ± 7 dias/ciclo) de toxina incobotulínica A (54 a 64 U), mais de 80% dos sujeitos dos ciclos 1, 3 e 4 e 78,5% dos sujeitos no ciclo 2 referiram "muita melhora" ou "muitíssima melhora" avaliada com base na Escala de Alteração da Impressão Geral (*Global Impression of Change Scale*, em inglês) quanto ao aspecto geral da parte superior da face.

Em outro estudo diferente com 16 semanas de duração, os autores avaliaram os resultados referidos pelos pacientes depois do tratamento com toxina incobotulínica A para rugas na parte superior da face; os pacientes referiram estar significativamente mais satisfeitos com sua aparência depois do tratamento e a maioria sentiu-se mais jovem e atraente.

> **Dica 3:** Os resultados de ensaios clínicos sobre indicações clínicas e cosméticas demonstraram que a toxina incobotulínica A tem eficácia e tolerabilidade comparáveis à toxina onabotulínica A quando se utiliza razão de conversão de doses de 1:1.

EXPERIÊNCIA CLÍNICA COM TOXINA INCOBOTULÍNICA A

Antes de tomar a decisão de qual produto utilizar, o médico deve considerar fatores como eficácia terapêutica, satisfação do paciente, segurança, preço e manuseio do produto. As características da toxina incobotulínica A – inclusive ausência de proteínas formadoras de complexo, alta atividade biológica específica, previsibilidade dos resultados, boa tolerância e baixo risco de ocorrer falha de resposta secundária – tornam essa toxina um recurso preciso e eficaz na área de Medicina Estética. Estudos demonstraram que a toxina incobotulínica alcança níveis semelhantes de eficácia, satisfação dos pacientes e segurança quando comparada com a toxina onabotulínica utilizada nas mesmas doses e tem a vantagem de não exigir armazenamento em temperatura baixa. Além disso, as técnicas de injeção foram aperfeiçoadas, de modo que o tratamento se tornou mais sofisticado, com resultados mais sutis, e é possível evitar que os pacientes fiquem com olhar "congelado". Quando os médicos utilizam doses pequenas repetidas e têm conhecimento seguro da anatomia facial (Figura 5.2), a toxina incobotulínica A produz resultados muito previsíveis.

> **Dica 4:** É importante que a face seja considerada por inteiro, de modo a evitar que as áreas que não foram tratadas chamem muita atenção. Por essa razão, recomenda-se tratamento facial completo. Além disso, as injeções precisas de pequenas doses devem evitar quaisquer efeitos indesejáveis associados à dispersão da neurotoxina. Isso é crucial na face, na qual os músculos são pequenos. Se a parte errada de um músculo for injetada quando o médico faz um *lifting* superciliar, o paciente pode ficar com ptose superciliar, que lhe confere aparência de cansado. O tratamento incorreto das linhas laterais dos ângulos dos olhos pode causar, por exemplo, efeito deletério no sorriso.

Tratamento facial completo com toxina incobotulínica A

De modo a conseguir melhora mais expressiva das rugas faciais, recomenda-se que a face seja tratada por inteiro, conforme está descrito adiante. Nem todos os tratamentos citados a seguir foram avaliados por ensaios clínicos e as recomendações apresentadas estão baseadas na experiência clínica do autor. A região glabelar pode ter uma ou duas linhas verticais, que podem ser tratadas com apenas uma injeção aplicada na região superior do músculo prócero ao longo da linha mediana (dose total de 4 U), se necessário com injeções mediais adicionais aplicadas na parte central do músculo (dose total de 4 U). Além disso, o tratamento deve incluir uma injeção medial (4 U) na direção das fibras do músculo abaixador do supercílio e outra injeção na parte lateral do corrugador (4 U) (Figura 5.3 A).

O tratamento dos supercílios consiste em cinco injeções aplicadas na parte do supercílio localizada acima do rebordo orbitário. Esse tratamento deve ser administrado por injeções mediais profundas e laterais superficiais nas fibras do músculo orbicular do olho (Figura 5.3 B). O olhar de Mefisto deve ser tratado no ponto de contração máxima com 1 U de toxina incobotulínica injetada na parte lateral do músculo frontal (Figura 5.3 C). Para tratar linhas dos ângulos laterais dos olhos, o médico pode aplicar injeções intradérmicas laterais no músculo orbicular do olho a 1 cm do rebordo orbitário (2 a 4 U por injeção).

As linhas frontais horizontais (HFL) fazem parte das expressões normais de surpresa e interesse e, por essa razão, não têm necessariamente conotações negativas. Contudo, alguns pacientes podem preferir que essa área não seja tratada. A fronte pode ser tratada com quatro a cinco injeções intramusculares administradas na parte intermediária da região frontal, no mínimo 2 cm acima do rebordo orbitário. Nos pacientes com fronte alta, pode ser necessário aplicar outros pontos adicionais. A dose total recomendada varia de 10 a 20 U, dependendo das necessidades de cada paciente (Figura 5.3 E). Uma técnica de injeção nova conhecida como "*one21*" permite tratamento individualizado das HFL com toxina incobotulínica e tem impacto favorável na posição e forma dos supercílios. Esse protocolo de injeção foi desenvolvido como abordagem individualizada e produz resultados mais naturais com níveis altos de satisfação do paciente.

Nos pacientes com rugas na região da pálpebra inferior, o médico pode aplicar duas injeções intradérmicas de 1 U de toxina incobotulínica A (dose total de 2 U) com volume de

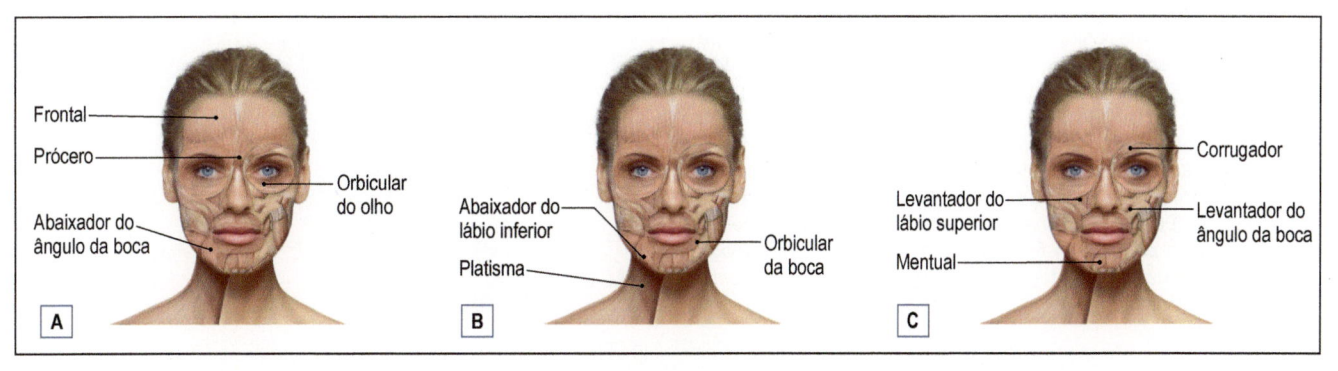

Figura 5.2 Musculatura dinâmica da face: (**A**) superficial, (**B**) intermediária e (**C**) profunda.

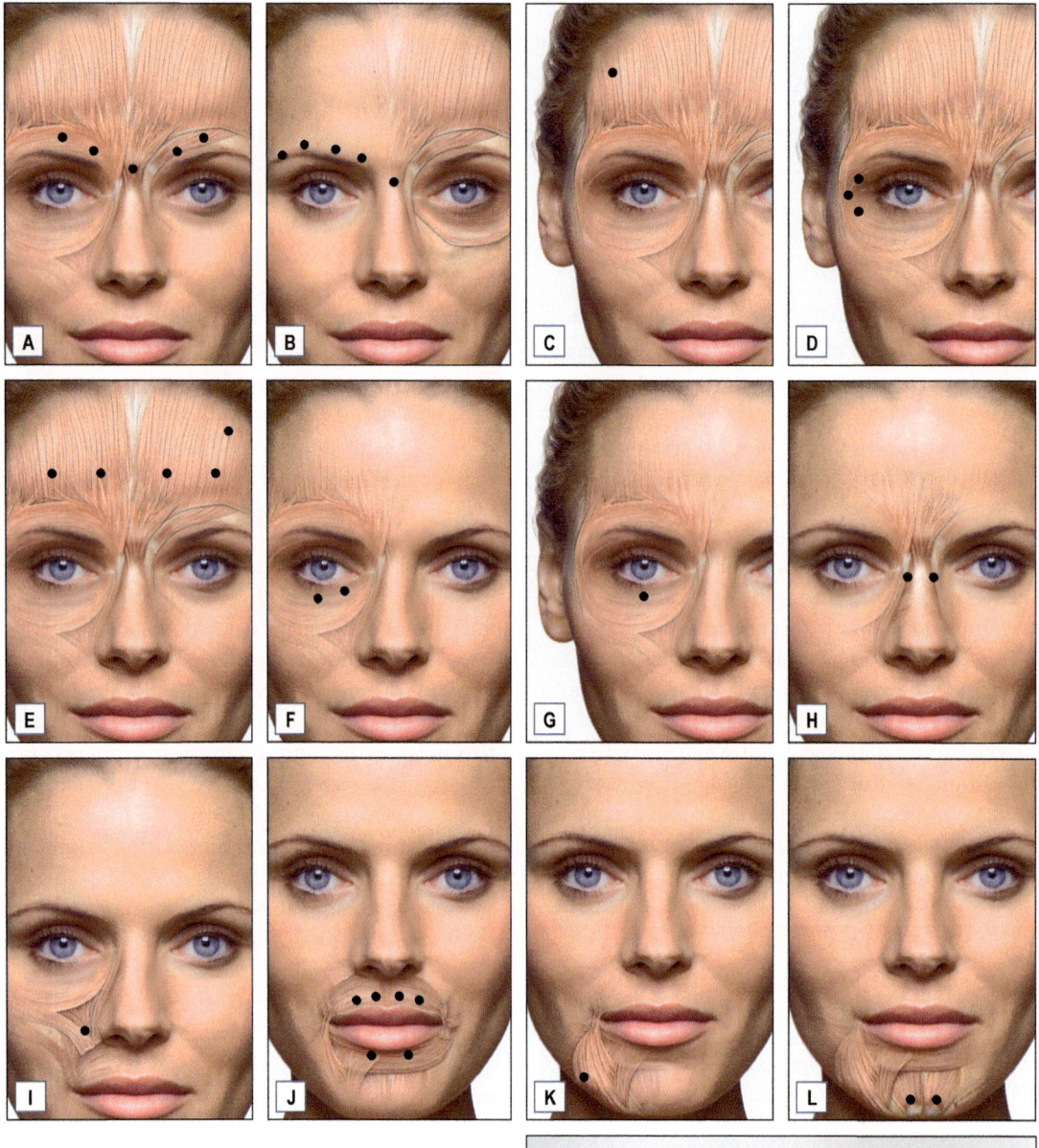

Figura 5.3 Pontos de injeção para tratamento facial completo. Pontos de aplicação para tratar região glabelar (**A**), supercílios (**B**), olhar de Mefisto (**C**), linhas do ângulo lateral (**D**), fronte (**E**), pálpebra inferior (**F**), olho fechado (**G**), "linhas de coelho" (**H**), sorriso gengival (**I**), pálpebras superior e inferior (**J**), linhas de marionete (**K**), queixo (**L**) e platisma (**M**). (As ilustrações faciais foram reproduzidas de Sattler, G., et al. [2009]. *Bildatlas der ästhetischen Botulinumtoxin-Therapie.* KVM Verlag, reproduzidas com autorização da KVM Verlag. Os esquemas de aplicação foram reproduzidos de Imhof, M., Podda, M., & Sommer, B. [2018]. *Guidelines Aesthetic botulinum toxin therapy with permission from German Society of Drmatology.* German Society for Dermatosurgery, German Society for Dermatology.)

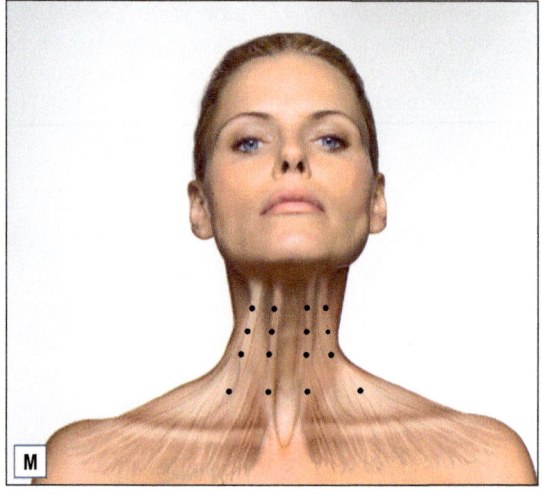

cerca de 0,04 mℓ (*i. e.*, uma preparação mais diluída de toxina incobotulínica A) para tratar cada pálpebra inferior (Figura 5.3 F). Para "abrir" os olhos, o médico também pode aplicar uma única injeção pré-tarsal superficial de 1 a 2 U no músculo orbicular do olho ao longo da linha mesopupilar (Figura 5.3 G). O tratamento das "linhas de coelho" pode ser realizado com duas injeções superficiais de 2 a 3 U aplicadas na parte superior medial da asa do nariz (Figura 5.3 H).

Para tratar sorriso "gengival", pode-se aplicar uma única injeção profunda de 1 a 2 U no músculo levantador do lábio superior na base do sulco nasolabial (Figura 5.3 I). Uma injeção de 0,5 a 1 U aplicada entre a borda do vermelhão e a parte branca do lábio pode melhorar o aspecto dos lábios superior e inferior. A dose total máxima aplicada no lábio superior deve ser de 4 U, mas o médico pode aplicar mais 2 U em dois pontos (cada ponto com 0,5 a 1 U) no lábio inferior, de modo a totalizar a dose de 6 U (Figura 5.3 J). Uma injeção superficial (1 a 3 U) em posição lateral à linha de marionete trata o músculo abaixador do ângulo da boca e as partes superiores do músculo platisma de modo a melhorar as linhas de marionete (Figura 5.3 K). É importante ter o cuidado de assegurar que a distância desse ponto até o ângulo da boca seja de 1 cm, no mínimo, para evitar dispersão da toxina para a área do modíolo. Para tratar o queixo, o médico deve injetar profundamente os músculos mentuais direito e esquerdo (3 U de cada lado). Essa aplicação deve ser realizada preferencialmente na parte superior do ângulo do queixo para evitar que o músculo orbicular da boca seja injetado (Figura 5.3 L). Por fim, o músculo platisma pode ser tratado com várias injeções de 2 a 3 U aplicadas ao longo das bandas hipertróficas com distância de 2 a 3 cm entre elas (Figura 5.3 M). A dose total aplicada nos dois lados não deve ser superior a 40 a 50 U.

Duração do efeito

O estudo de bioequivalência com 250 sujeitos demonstrou que não houve diferença entre 20 U de toxina incobotulínica A e 20 U de toxina onabotulínica depois de 4 meses. Embora a duração do efeito não tenha sido definida como desfecho (*endpoint*) desse estudo, pode-se concluir que a duração do efeito dos dois produtos é semelhante quando se aplicam doses iguais. Estudos pré-clínicos demonstraram que doses mais altas prolongam a duração do efeito, porque mais toxina botulínica liga-se às placas terminais motoras e isso permite que mais moléculas de cadeia leve cheguem ao citosol do neurônio. Por essa razão, demora mais tempo até que as células neurais consigam decompor todas as moléculas de cadeia leve e isso amplia a duração do efeito. Em um estudo de fase 4, pacientes com rugas glabelares moderadas a profundas foram tratados com injeções de 20 U, 60 U e 100 U de toxina incobotulínica A em 0,05 mℓ. As durações médias dos efeitos foram de 120, 180 e 270 dias com as doses de 20, 60 e 100 U, respectivamente. Isso mostra claramente que a toxina incobotulínica A tem relação entre dose e duração do efeito. É importante ressaltar que os pacientes que receberam doses mais altas não ficaram com aparência "congelada, que é observada comumente com doses mais elevadas.

Em um estudo de fase 2 sobre variação posológica, 151 sujeitos com GFL moderadas a profundas foram tratados com 20, 50 e 75 U de toxina incobotulínica A. Os autores observaram diferença significativa entre as durações médias dos efeitos com 50 U (185 dias, ou 26,4 semanas) e 75 U (210 dias, 30 semanas). A segurança das doses mais altas não foi diferente do perfil de segurança da dose de 20 U. Vale ressaltar que 83 a 85% das GFL desses pacientes foram classificadas como "profundas" na avaliação inicial; isso sugere que pode ser possível conseguir efeitos mais duradouros, mesmo em casos difíceis de tratar. É importante mencionar que doses mais altas também têm efeitos com início mais rápido. Embora não haja correlação linear entre dose e duração (doses cinco vezes maiores não correspondem a durações cinco vezes maiores), estudos demonstraram que a duração do efeito pode ser acentuadamente prolongada com doses mais altas de toxina incobotulínica A.

CONCLUSÃO

Toxina incobotulínica A é biologicamente singular, na medida em que não contém proteínas formadoras de complexo presentes nas outras formulações de toxina botulínica disponíveis no mercado e consiste apenas em neurotoxina ativa pura. Por essa razão, a quantidade de proteína estranha administrada por unidade de toxina é menor do que as presentes na toxina onabotulínica A e toxina abobotulínica A. Proteínas formadoras de complexo não são necessárias à eficácia das preparações injetáveis de toxina botulínica. Elas não afetam a estabilidade das preparações nem limitam sua difusão, mas sua presença – além da própria neurotoxina pura – traz risco teórico de causar falência terapêutica secundária atribuível a anticorpos. Embora a imunogenicidade possa não ser ainda um problema significativo nas indicações cosméticas porque são utilizadas doses baixas, a preocupação é que isso possa trazer problemas nos pacientes tratados com injeções frequentes durante um período prolongado. As chances de que isso cause problema é menor quando se utilizam produtos com potencial imunogênico extremamente baixo.

Ensaios clínicos demonstraram que, quando é administrada na mesma dose, a toxina incobotulínica não é inferior à toxina onabotulínica para tratar blefarospasmo, distonia cervical e espasticidade dos membros superiores pós-AVE, embora as duas preparações tenham perfil de tolerância e duração do efeito terapêutico comparáveis. Doses mais altas de toxina incobotulínica A prolongam a duração do efeito. Nas aplicações cosméticas, a toxina incobotulínica A foi aprovada para conseguir melhora transitória do aspecto das linhas glabelares e "pés de galinha" de gravidade moderada a profunda (esta última indicação foi aprovada na Europa, mas ainda não nos EUA) de adultos jovens (menos de 60 anos). A toxina incobotulínica A também foi aprovada na Europa para tratar rugas da parte superior da face e é utilizada sem indicação oficial (*off-label*) em outras indicações (p. ex., tratamento de hipertrofia do músculo masseter ou de faixas platismais). Essa preparação é o produto ideal para a abordagem facial completa, na qual o tratamento é individualizado caso a caso para produzir aparência mais natural sem transições marcantes entre as áreas tratadas e não injetadas. A melhora da profundidade das rugas tratadas com toxina incobotulínica A é rápida e duradoura, e alguns estudos também demonstraram que ela traz melhoras expressivas à autopercepção do paciente.

LEITURA ADICIONAL

Albrecht, P., Jansen, A., Lee, J. I., Moll, M., Ringelstein, M., Rosenthal, D., et al. (2019). High prevalence of neutralizing antibodies after long-term botulinum neurotoxin therapy. *Neurology, 92*(1), e48–e54.

Barnes, M., Schnitzler, A., Medeiros, L., Aguilar, M., Lehnert-Batar, A., & Minnasch, P. (2010). Efficacy and safety of NT 201 for upper limb spasticity of various etiologies—a randomized parallel-group study. *Acta Neurologica Scandinavica, 122,* 295–302.

Bellows, S., & Jankovic, J. (2019). Immunogenicity associated with botulinum toxin treatment. *Toxins, 11*(9), 491.

Benecke, R., Jost, W. H., & Kanovsky, P. (2005). A new botulinum toxin type A free of complexing proteins for treatment of cervical dystonia. *Neurology, 64,* 1949–1951.

Blümel, J., Frevert, J., & Schwaier, A. (2006). Comparative antigenicity of three preparations on boutlinum neurotoxin A in the rabbit. *Neurotoxicity Research,* 9:238.

Bocouture®. (2018). *Summary of product characteristics.* Germany: Merz Pharmaceuticals GmbH.

Carruthers, J., Fournier, N., Kerscher, M., Ruiz-Avila, J., Trindade de Almeida, A. R., & Kaeuper, G. (2013, March). The convergence of medicine and neurotoxins: A focus on botulinum toxin type A and its application in aesthetic medicine—a global, evidence-based botulinum toxin consensus education initiative: Part II: Incorporating botulinum toxin into aesthetic clinical practice. *Dermatologic Surgery, 39*(3 pt 2), 510–525.

Carli, L., Montecucco, C., & Rossetto, O. (2009). Assay of diffusion of different botulinum neurotoxin type A formulations injected in the mouse leg. *Muscle & Nerve, 40,* 374–380.

Comella, C. L., Jankovic, J., Truong, D. D., Hanschmann, A., Grafe, S., & Group USXEOMINCDS. (2011). Efficacy and safety of incobotulinumtoxinA (NT 201, XEOMIN®, botulinum neurotoxin type A, without accessory proteins) in patients with cervical dystonia. *Journal of Neurological Science, 308*(1–2), 103–109.

de Sanctis Pecora, C. (2020). One21: A novel, customizable injection protocol for treatment of the forehead with incobotulinumtoxinA. *Clinical, Cosmetic and Investigational Dermatology, 13,* 127–136.

Dressler, D., Saberi, F. A., Kollewe, K., & Schrader, C. (2015). Safety aspects of incobotulinumtoxinA high-dose therapy. *Journal of Neural Transmission (Vienna, Austria), 122,* 327–333.

Dressler, D., Wohlfahrt, K., & Meyer-Rogge, E. (2010). Antibody-induced failure of botulinum toxin a therapy in cosmetic indications. *Dermatologic Surgery, 36*(Suppl. 4), 2182–2187.

Eisele, K. H., Fink, K., & Vey, M. (2011). Studies on the dissociation of botulinum neurotoxin type A complexes. *Toxicon, 57,* 555–565.

Elovic, E. P., Munin, M. C., Kaňovský, P., Hanschmann, A., Hiersemenzel, R., & Marciniak, C. (2016). Randomized, placebo-controlled trial of incobotulinumtoxina for upper-limb post-stroke spasticity. *Muscle and Nerve, 53,* 415–421.

Evidente, V. G., Fernandez, H. H., & LeDoux, M. S. (2013). A randomized, double-blind study of repeated incobotulinumtoxinA (Xeomin®) in cervical dystonia. *Journal of Neural Transmission, 120,* 1699–1707.

Fischer, T., Sattler, G., Prager, W., Rzany, B., Pavicic, T., Gauglitz, G., et al. (2020). Safety, tolerability, and efficacy of repeat-dose injections of incobotulinumtoxinA in the treatment of upper facial lines: Results from a prospective, open-label, phase III study. *Journal of Drugs in Dermatology, 19*(5), 461–469.

Frevert, J. (2010). Content of botulinum neurotoxin in Botox®/Vistabel®, Dysport®/Azzalure®, and Xeomin®/Bocouture®. *Drugs in R &D, 10,* 67–73.

Grein, S., Mander, G. J., & Fink, K. (2011). Stability of botulinum neurotoxin type A, devoid of complexing proteins. *The Botulinum Journal, 2,* 49–58.

Hanke, C. W., Narins, R. S., & Brandt, F. (2013). A randomized, placebo-controlled, double-blind phase III trial investigating the efficacy and safety of incobotulinumtoxinA in the treatment of glabellar frown lines using a stringent composite endpoint. *Dermatologic Surgery, 39,* 891–899.

Imhof, M., & Kühne, U. (2013). Introduction of the microdroplet technique with incobotulinumtoxin A for the treatment of crow's feet. *The Journal of Clinical and Aesthetic Dermatology, 6,* 38–42.

Iwasaki, A., & Medzhitov, R. (2010). Regulation of adaptive immunity by the innate immune system. *Science, 327,* 291–295.

Jankovic, J., Comella, C., Hanschmann, A., & Grafe, S. (2011). Efficacy and safety of incobotulinumtoxinA (NT 201, Xeomin) in the treatment of blepharospasm—a randomized trial. *Movement Disorder, 26,* 1521–1528.

Jost, W. H., Bäumer, T., Laskawi, R., Slawek, J., Spittau, B., Steffen, A., et al. (2019). Therapy of sialorrhea with botulinum neurotoxin. *Neurology and Therapy, 8*(2), 273–288.

Jost, W. H., Benecke, R., & Hauschke, D. (2015). Clinical and pharmacological properties of incobotulinumtoxinA and its use in neurological disorders. *Drug Design, Development and Therapy, 9,* 1913–1926.

Kane, M. A. C., Gold, M. H., Coleman, W. P., Jones, D. H., Tanghetti, E. A., Alster, T. S., et al. (2015, November). A randomized, double-blind trial to investigate the equivalence of incobotulinumtoxinA and onabotulinumtoxinA for glabellar frown lines. *Dermatologic Surgery: Official Publication of American Society for Dermatologic Surgery, 41*(11), 1310–1319.

Kanovsky, P., Slawek, J., & Denes, Z. (2009). Efficacy and safety of botulinum neurotoxin NT 201 in poststroke upper limb spasticity. *Clinical Neuropharmacology, 35,* 259–265.

Kanovsky, P., Slawek, J., Denes, Z., Platz, T., Sassin, I., Comes, G., et al. (2009). Efficacy and safety of botulinum neurotoxin NT 201 in poststroke upper limb spasticity. *Clinical Neuropharmacology, 35,* 259–265.

Kerscher, M., Fabi, S., Fischer, T., Gold, M., Joseph, J., & Prager, W. (2020). IncobotulinumtoxinA demonstrates safety and prolonged duration of effect in a dose-ranging study for glabellar Lines. *Journal of Drugs in Dermatology, 19*(10), 985–991.

Kerscher, M., Roll, S., & Becker, A. (2012). Comparison of the spread of three botulinum toxin type A preparations. *Archives of Dermatological Research, 304,* 155–161.

Kerscher, M., Rzany, B., & Prager, W. (2015). Efficacy and safety of incobotulinumtoxinA in the treatment of upper facial lines: Results from a rando mized, double-blind, placebo-controlled, phase III study. *Dermatologic Surgery, 41,* 1149–1157.

Kerscher, M., Wanitphakdeedecha, R., Trindade de Almeida, A., Maas, C., & Frevert, J. (2019). IncobotulinumtoxinA: A highly purified and precisely manufactured botulinum neurotoxin type A. *Journal of Drugs in Dermatology, 18*(1), 52–57.

Kukreja, R., Chang, T. W., & Cai, S. (2009). Immunological characterization of the subunits of type A botulinum neurotoxin and different components of its associated proteins. *Toxicon, 53*, 616–624.

Muti, G., & Harrington, L. (2015). A prospective rater- and subject-blinded study comparing the efficacy of incobotulinumtoxinA and onabotulinumtoxinA to treat crow's feet: A clinical crossover evaluation. *Dermatologic Surgery, 41*(Suppl. 1), S39–S46.

Nikolis, A., Enright, K. M., Rudolph, C., & Cotofana, S. (2020). Temporal volume increase after reduction of masseteric hypertrophy utilizing incobotulinumtoxin type A. *Journal of Cosmetic Dermatology, 19*(6), 1294–1300.

Park, J. Y., Sunga, O., Wanitphakdeedecha, R., & Frevert, J. (2020). Neurotoxin impurities: A review of threats to efficacy. *Plastic and Reconstructive Surgery Global Open, 8*(1), e2627.

Polacco, M. A., Singleton, A. E., Barnes, C. H., Maas, C., & Maas, C. S. (2020, July). A double-blind, randomized clinical trial to determine effects of increasing doses and dose-response relationship of incobotulinumtoxinA in the treatment of glabellar rhytids. *Aesthetic Surgery Journal, 28*, sjaa220.

Poulain, B., Trevidic, P., & Clave, M. (2013). Clinical equivalence of conventional onabotulinumtoxinA (900 KDa) and incobotulinumtoxinA (neurotoxin free from complexing proteins—150 KDa) 2012 multi disciplinary French consensus in aesthetics. *Journal of Drugs in Dermatology, 12*(12), 1434–1446.

Prager, W., Wissmüller, E., & Kollhorst, B. (2010). Comparison of two botulinum toxin type A preparations for treating crow's feet: A split-face, double-blind, proof-of-concept study. *Dermatologic Surgery, 36*, 2155–2160.

Roggenkämper, P., Jost, W. H., & Bihari, K. (2006). Efficacy and safety of a new botulinum toxin type A free of complexing proteins in the treatment of blepharospasm. *Journal of Neural Transmission, 113*, 303–312.

Rzany, B., Flynn, T. C., Schlöbe, A., Heinz, M., & Harrington, L. (2013). Long-term results for incobotulinumtoxinA in the treatment of glabellar frown lines. *Dermatologic Surgery, 39*(1 Pt 1), 95–103.

Saad, J., & Gourdeau, A. (2014). A direct comparison of onabotulinumtoxina (Botox) and IncobotulinumtoxinA (Xeomin) in the treatment of benign essential blepharospasm: A split-face technique. *Journal of Neuroophthalmology, 34*, 233–236.

Sattler, G., Callander, M., & Grablowitz, D. (2010). Noninferiority of incobotulinumtoxinA, free from complexing proteins, compared with another botulinum toxin type A in the treatment of glabellar frown lines. *Dermatologic Surgery, 36*, 2146–2154.

Saybel, A., Artemenko, A., Nikitin, S., & Kurenkov, A. (2015). A prospective, neurophysiologic comparative study to assess the efficacy and duration of effect of incobotulinumtoxinA and abobotulinumtoxinA in the treatment of crow's feet. *Journal of Drugs in Dermatology, 14*, 1291–1296.

Sharon, N., & Lis, H. (2004). History of lectins: From hemagglutinins to biological recognition molecules. *Glycobiology, 14*(11), 53R–62R.

Soares, D. J., Dejoseph, L. M., & Zuliani, G. F. (2015). Impact of postreconstitution room temperature storage on the efficacy of incobotulinumtoxinA treatment of dynamic lateral canthus lines. *Dermatologic Surgery, 41*, 712–717.

Streker, M., Luebberding, S., & Krueger, N. (2015). Patient-reported outcomes after IncobotulinumtoxinA treatment for upper facial wrinkles. *Journal of Drugs in Dermatology, 14*, 1291–1296.

Sugrue, C. M., Kelly, J. L., & McInerney, N. (2019). Botulinum toxin treatment for mild to moderate platysma bands: A systematic review of efficacy, safety, and injection technique. *Aesthetic Surgery Journal, 39*(2), 201–206.

Torres, S., Hamilton, M., Sanches, E., Starovatova, P., Gubanova, E., & Reshetnikova, T. (2013). Neutralizing antibodies to botulinum neurotoxin type A in aesthetic medicine: Five case reports. *Clinical, Cosmetic and Investigational Dermatology, 7*, 11–17.

Trevidic, P., Connolly, S. A., Biwer B, Ellers-Lenz, B., Harrington, L. S. Kestemont, P., et al. (2017). IncobotulinumtoxinA is an effective an well tolerated treatment for upper facial lines: Results from an open-label extension period of a phase III study. *Dermatologic Surgery, 43*, S285–S292.

Truong, D. D., Gollomp, S. M., Jankovic, J., & Xeomin US Blepharospasm Study Group. (2013). Sustained efficacy and safety of repeated incobotulinumtoxinA (Xeomin®) injections in blepharospasm. *Journal of Neural Transmission, 120*, 1345–1353.

Wang, L., Sun, Y., Yang, W., Lindo, P., & Singh, B. R. (2014). Type A botulinum neurotoxin complex proteins differentially modulate host response of neuronal cells. *Toxicon, 82*, 52–60.

Xeomin®. (2019). *Summary of product characteristics*. Germany: Merz Pharmaceuticals GmbH.

Yutskovskaya, Y., Gubanova, E., & Khrustaleva, I. (2015). IncobotulinumtoxinA in aesthetics: Russian multidisciplinary expert consensus recommendations. *Clinical, Cosmetic and Investigational Dermatology, 8*, 297–306.

6

Toxina Prabotulínica A

Rui L. Avelar

RESUMO E CARACTERÍSTICAS PRINCIPAIS

- Toxina prabotulínica A é uma preparação de toxina botulínica tipo A com 900 kDa, que foi aprovada para uso nos EUA em 2019 no tratamento de linhas glabelares
- Desde então, a toxina prabotulínica A também foi aprovada com a mesma indicação no Canadá, no Reino Unido e na União Europeia
- No total, 2.116 sujeitos participaram de cinco estudos clínicos sobre linhas glabelares, que foram realizados com a dose aprovada de 20 U de toxina prabotulínica A: dois ensaios clínicos fundamentais de fase 3 com dose única controlada por placebo e duração de 150 dias (ambos realizados nos EUA); um ensaio de fase 3 com dose única controlada por placebo conduzido no Canadá, no Reino Unido e na União Europeia; e dois ensaios *open-label* de fase 2 com doses repetidas para avaliar segurança, ambos realizados também nos EUA
- A experiência prática sugere que a toxina prabotulínica tenha efeitos muito precisos e bem demarcados.

INTRODUÇÃO

Toxina prabotulínica A é uma toxina botulínica tipo A com 900 kDa produzida pelo *Clostridium botulinum*. Como é típico dessa classe de produtos, seu mecanismo de ação básico consiste na clivagem de uma proteína associada ao sinaptossomo (SNAP-25) que, em seguida, impede a liberação dos grânulos de acetilcolina pela terminação neural pré-sináptica e causa paralisia muscular em estado de relaxamento. O laboratório Evolus (Newport Beach, CA), parceiro da Daewoong (Daewoong Pharmaceutical Co. Ltd., Coreia do Sul), recebeu autorização para desenvolvimento clínico e distribuição da toxina prabotulínica em diversos países, inclusive EUA, Canadá, Reino Unido (RU) e União Europeia (UE). Essa preparação de toxina botulínica (nome comercial: Jeuveau®) foi aprovada pela Food and Drug Administration (FDA) em fevereiro de 2019 para injeção intramuscular com finalidade de conseguir melhora transitória das linhas glabelares moderadas a profundas associadas à hiperatividade dos músculos corrugadores e/ou prócero em pacientes adultos. Desde então, a toxina prabotulínica A também foi aprovada com a mesma indicação no Canadá, no RU e 30 países da UE, nos quais é conhecida pelo nome comercial Nuceiva®. A preparação final obtida por secagem a vácuo com 100 unidades (U) também contém albumina sérica humana e cloreto de sódio como excipientes.

FABRICAÇÃO

Originalmente, a toxina prabotulínica A era produzida por um processo de secagem por congelação para remover água do frasco. Entretanto, esse processo desnaturava o complexo proteico e podia resultar na formação de cristais de gelo. Para compensar essa perda, quantidades significativamente maiores de toxina botulínica eram necessárias para conseguir atividade de 100 U no produto. Com a finalidade de aumentar a pureza, o processo foi alterado para secagem a vácuo, que exige pouco ou nenhum acréscimo, porque a decomposição da toxina botulínica é pequena ou praticamente nula. O alto grau de pureza também é conseguido por isolamento eficaz da substância farmacológica seguida de purificação por meio de cromatografia de troca iônica em múltiplas colunas.

Conforme foi demonstrado por testes para anticorpo realizados nos ensaios clínicos americanos com linhas glabelares – um teste realizado com o produto mais antigo obtido por secagem a frio e três conduzidos com o novo produto secado a vácuo –, a redução expressiva da carga proteica conseguida com a utilização do processo a vácuo parecia conferir vantagens imunológicas. Em termos mais específicos, em mais de 1.087 tratamentos aplicados com o produto seco a vácuo, houve dois casos de produção de anticorpos atribuídos ao produto, mas não houve sequer um caso depois de 2.231 tratamentos administrados com o produto seco à vácuo, que finalmente foi liberado pela FDA para comercialização.

USO CLÍNICO

O laboratório Evolus Inc. ficou encarregado do desenvolvimento clínico da toxina prabotulínica A para tratar linhas glabelares nos mercados ocidentais, inclusive um estudo comparativo direto (*head-to-head study*, em inglês) de fase 3 com toxina onabotulínica A (Botox® Cosmetic, Alleran, Irvine, CA).

Os estudos iniciais com essa indicação, que também incluíram uma comparação direta com toxina onabotulínica A, foram realizados na Coreia do Sul, porque havia duas comparações diretas com outras indicações – uma para tratar "pés de galinha" e outra para tratar espasticidade dos membros superiores pós-acidente vascular encefálico (pós-AVE).

Ensaios clínicos realizados nos EUA, no RU, na UE e no Canadá para tratar linhas glabelares

Em 2014, o laboratório Evolus Inc. iniciou um programa de desenvolvimento clínico abrangente (cinco ensaios) para a toxina prabotulínica A nos EUA, no RU, na UE e no Canadá com o propósito de atender aos diversos requisitos regulatórios necessários para obter aprovação para comercialização como tratamento de linhas glabelares moderadas a profundas. Esse programa incluiu três ensaios multicêntricos de fase 3, randomizados, duplo-cegos e controlados por placebo com dose única (duração de 150 dias) para avaliar eficácia e segurança. Desses três, dois (EV-001 e EV-002) foram estudos fundamentais controlados por placebo realizados nos EUA, que seguiram as recomendações da FDA quanto ao desenvolvimento de toxinas botulínicas com essa indicação; o outro (EV-003) foi um ensaio de controle ativo por placebo realizado na UE, no RU e no Canadá. Além disso, também houve dois ensaios *open-label* de fase 2 com doses repetidas e duração longa de 1 ano (EV-004 e EV-006). No total, esses estudos incluíram 2116 sujeitos.

Nesses estudos, os sujeitos foram tratados com injeções intramusculares de 0,1 mℓ aplicadas em cinco pontos musculares, que reconhecidamente contribuem para a formação das linhas glabelares. No total, os sujeitos tratados com toxina prabotulínica A receberam 20 U por tratamento administrado na diluição de 4 U por 0,1 mℓ. Os sujeitos distribuídos randomicamente para o grupo tratado com toxina onabotulínica A também receberam 20 U no total; o grupo placebo foi injetado com soro fisiológico. Todos os sujeitos tinham idade mínima de 18 anos e apresentavam linhas glabelares moderadas a profundas com franzimento máximo antes de iniciar o tratamento e foram avaliados com base em uma escala de linhas glabelares (ELG) fotonumérica, na qual o escore 0 = nenhuma linha, 1 = linhas suaves, 2 = linhas moderadas e 3 = linhas profundas.

Ensaios clínicos de fase 3 conduzidos nos EUA

Em dois ensaios idênticos conduzidos nos EUA (EV-001 e EV-002), o total de 654 sujeitos foram distribuídos randomicamente (razão de 3:1) para receber um único tratamento com 20 U de toxina prabotulínica ou placebo. A Figura 6.1 apresenta

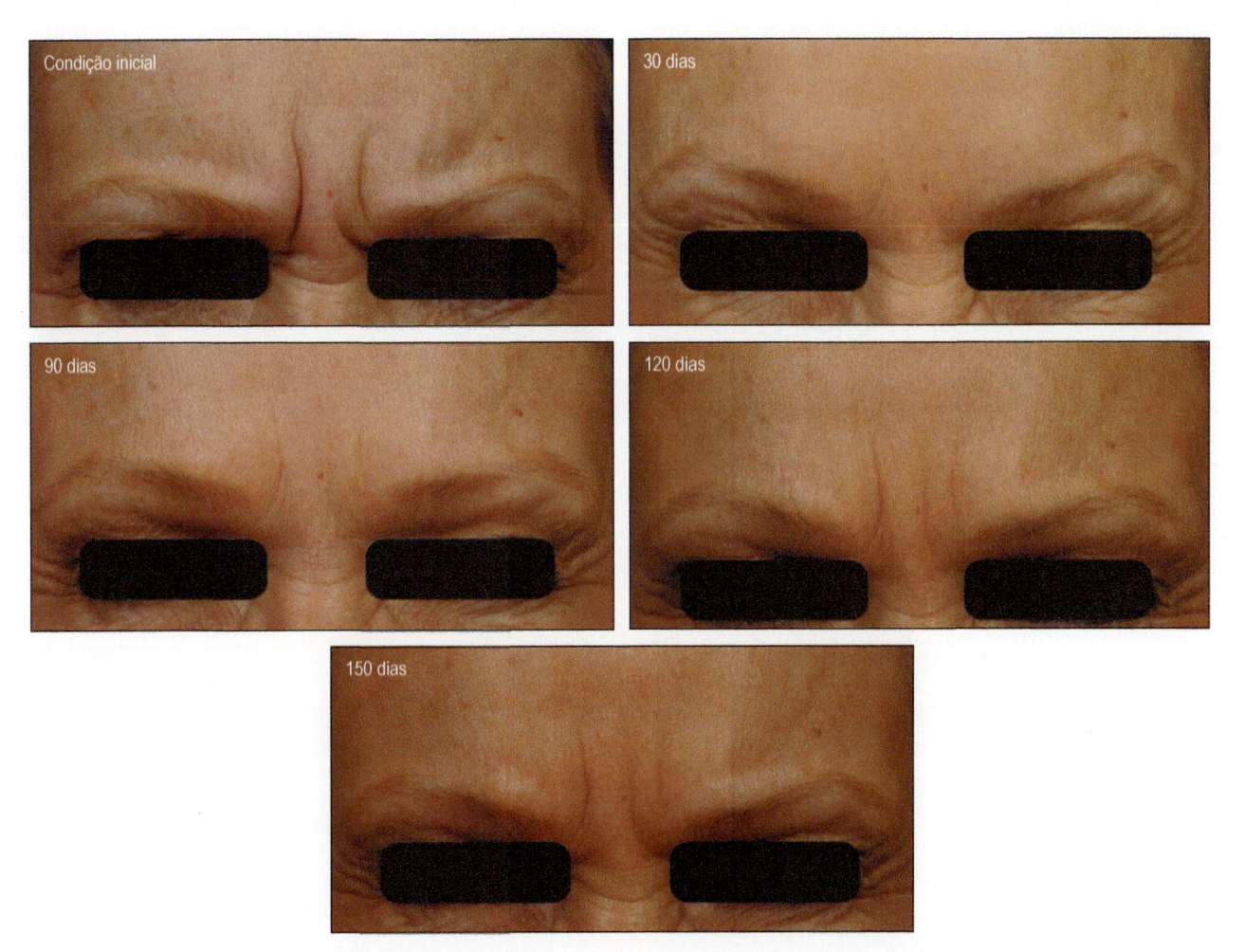

Figura 6.1 Linhas glabelares em contração máximo na avaliação inicial e 30, 90, 120 e 150 dias depois do tratamento com 20 U de toxina prabotulínica A. (*Reproduzida, com autorização, da Wolters Kluwer Health Inc.*)

algumas fotografias representativas das linhas glabelares de um paciente, que foram obtidas antes e depois da aplicação de toxina prabotulínica A.

O parâmetro de avaliação final de eficácia (*primary efficacy endpoint*, em inglês) foi definido como porcentagem de pacientes classificados como responsivos no 30º dia. Esse parâmetro de avaliação final considerou como paciente responsivo todo aquele que apresentou melhora de 2 pontos ou mais na ELG em contração máxima entre os dias 0 e 30, mas apenas se houvesse concordância independente nas avaliações dos pesquisadores e pacientes. A análise desse parâmetro confirmou a eficácia da toxina prabotulínica A para tratar linhas glabelares e demonstrou sua superioridade sobre o placebo ($P < 0,001$; Tabela 6.1).

A resposta à toxina prabotulínica A também foi avaliada com base na melhora de 1 ponto ou mais na ELG em contração máxima, que é definida como alteração do aspecto clínico, bem como resultados positivos com base nas escalas *Global Aesthetic Improvement* e *Subject Satisfaction* (Escala de Melhora Estética Global e Escala de Satisfação do Paciente, em tradução livre). Embora as atenções frequentemente sejam voltadas aos resultados aferidos pela ELG, satisfação do paciente também é uma métrica importante, porque vai além de considerar simplesmente a aparência física do paciente, pois representa a opinião de um cliente em potencial. Conforme podemos observar com base nas porcentagens de pacientes que disseram estar satisfeitos ou muito satisfeitos, a resposta ao tratamento foi robusta ao longo de todo o estudo.

Nos estudos EV-001 e EV-002, os índices de reações adversas (RAs) associadas ao fármaco foram semelhantes entre os grupos que receberam placebo e toxina prabotulínica A (Tabela 6.2). Um aspecto particularmente interessante foi que os índices de ptose palpebral e dos supercílios (*i. e.*, queda da pálpebra superior ou do supercílio) associada ao fármaco foram baixos no grupo tratado com toxina prabotulínica A. Vale ressaltar que não houve RAs graves relacionadas com o tratamento com toxina prabotulínica A.

Ensaio clínico de fase 3 realizado na Europa/Canadá

No estudo europeu-canadense (EVB-003), também era necessário que os pacientes sentissem que a melhora das linhas glabelares teve impacto psicológico significativo. No total, 540 pacientes foram distribuídos randomicamente (razão de 5:5:1) para receber tratamento único com 20 U de toxina prabotulínica A, 20 U de toxina onabotulínica A ou placebo.

Também nesse caso, o parâmetro primário de eficácia foi definido como porcentagem de pacientes classificados como responsivos no 30º dia. Entretanto, nesse estudo, responsivo era qualquer paciente com escore de 0 ou 1 na ELG (nenhuma ou suave) com contração máxima, conforme a avaliação realizada pelo pesquisador. Com índices de pacientes responsivos de 87,2 e 82,8% nos grupos tratados com toxina prabotulínica A e toxina onabotulínica A, respectivamente, a análise desse *endpoints* confirmou que não havia inferioridade entre toxina prabotulínica A e toxina onabotulínica A (Figura 6.2).

Assim como ocorreu nos estudos americanos, os autores detectaram melhora de 1 ponto ou mais no escore da ELG em contração máxima e melhora dos escores das escalas *Global Aesthetic Improvement* e *Subject Satisfaction*, que permitiram 30 comparações numéricas entre as toxinas prabotulínica A e onabotulínica A. Como também se observou nos estudos americanos e ficou ilustrado de modo semelhante com base nas porcentagens de pacientes que disseram estar satisfeitos ou muito satisfeitos (Figura 6.3), os dois produtos demonstraram atividade robusta ao longo de todo o estudo. Com base em uma estimativa que utilizou análises de Kaplan-Meier dos dados

Tabela 6.1 Pacientes responsivos tratados com toxina prabotulínica A nos estudos americanos de fase 3 com parâmetro de avaliação final (*primary endpoints*) – uma combinação de melhora ≥ 2 pontos na Escala de Linhas Glabelares com contração máxima no 30º dia.

EV-001			EV-002		
Avaliação dos pesquisadores (AP)	Avaliação dos pacientes (AS)	Concordância simultânea (AP + AS)	Avaliação dos pesquisadores (AP)	Avaliação dos pacientes (AS)	Concordância simultânea (AP + AS)
77,5%	76,7%	67,5%	82,5%	76,3%	70,4%*

*$P < 0,001$ *versus* placebo, considerando-se que os índices de pacientes responsivos ao placebo foram de 1,2% e 1,3% nos ensaios EV-001 e EV-002, respectivamente. *AP*, avaliação dos pesquisadores; *AS*, avaliação dos pacientes.

Tabela 6.2 Índices de reações adversas associadas ao fármaco nos estudos americanos de fase 3.

	EV-001		EV-002	
	Placebo	Toxina prabotulínica A	Placebo	Toxina prabotulínica A
Qualquer reação adversa (RA) associada ao fármaco	13,1%	15,4%	7,7%	9,8%
Ptose palpebral	0%	0,8%	0%	1,2%
Ptose dos supercílios	0%	0,4%	0%	0,4%

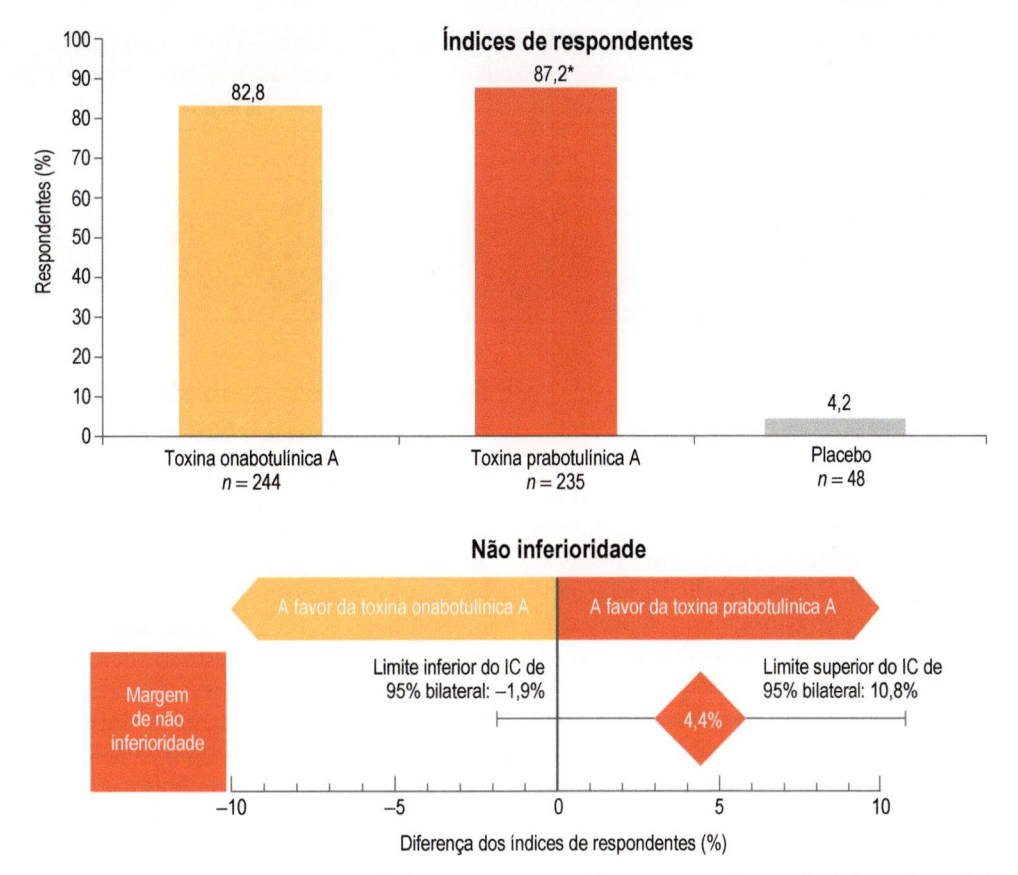

Figura 6.2 Índices de pacientes responsivos do estudo de fase 3 europeu-canadense com parâmetro final de avaliação (*primary endpoint*, em inglês) – escore ELG de 0 ou 1 (nenhuma ou suave) em contração máxima no 30º dia, com base na avaliação dos pesquisadores. *$P < 0,001$ *versus* placebo. A não inferioridade da toxina prabotulínica A foi confirmada com base na diferença de 4,4% entre os grupos de tratamento ativo, nos quais o limite inferior (−1,9) do intervalo de confiança bilateral de 95% (−1,9 e 10,8) para a diferença foi maior que −10%.

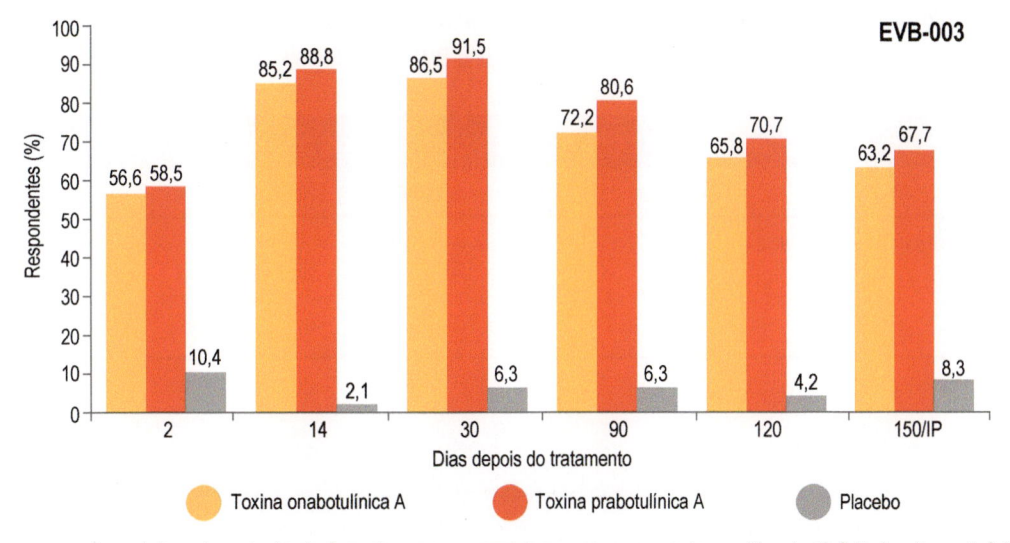

Figura 6.3 Porcentagem de sujeitos do estudo de fase 3 europeu-canadense com resposta positiva (satisfeito/muito satisfeito) com base na Escala de Satisfação do Paciente. *IP*, interrupção precoce. (*Adaptada com autorização da Oxford University Press.*)

relativos à melhora de 1 ponto ou mais na ELG, a duração do efeito da toxina prabotulínica A foi de 139 dias *versus* 132 dias com a toxina onabotulínica A.

No estudo EVB-003, os índices de RA associada ao fármaco foram semelhantes nos grupos tratados com toxina onabotulínica A e toxina prabotulínica A (Tabela 6.3). Considerando que 1,6% dos sujeitos tratados com toxina prabotulínica A teve ptose palpebral associada ao fármaco e 0,4% dos sujeitos tratados com toxina onabotulínica A teve ptose dos supercílios associada ao fármaco, os índices desses dois tipos de reação adversa foram baixos. Também não houve reações adversas graves relacionadas com o fármaco.

Tabela 6.3 Índices de reações adversas associadas ao fármaco no estudo de fase 3 europeu-canadense.

	EVB-003		
	Placebo	Toxina onabotulínica A	Toxina prabotulínica A
Qualquer reação adversa (RA) associada ao fármaco	4,1%	14,6%	15,5%
Ptose palpebral	0%	0%	1,6%
Ptose do supercílio	0%	0,4%	0%

Ensaios clínicos americanos de fase 2 com doses repetidas

A segurança das injeções repetidas de toxina prabotulínica A foi demonstrada nos estudos de fase 2 EV-004 e EV-006, ambos realizados ao longo de um intervalo de 1 ano. No total, 922 sujeitos foram tratados com injeção única de 20 U de toxina prabotulínica A no dia 0; no dia 90 ou mensalmente a partir daí, esses indivíduos tornaram-se elegíveis para retratamento quando seu escore da ELG em contração máxima regredia para moderado ou grave (ELG 2 ou 3). Isso parecia refletir mais claramente as condições reais, em vez de esperar que o escore revertesse à condição inicial.

Nesses dois estudos, os sujeitos foram tratados com dose total média de 60 U, ou três sessões de tratamento ao longo de 1 ano. Nos estudos EV-004 e EV-006, os índices globais de RAs associadas ao fármaco foram de 14,5 e 10,7%, respectivamente; poucos pacientes (menos de 1%) apresentaram ptose associada à aplicação da toxina (Tabela 6.4). Nesses dois estudos, os índices de RAs associadas ao fármaco diminuíram a cada aplicação subsequente (Tabela 6.5) e não houve RAs graves atribuíveis à toxina prabotulínica A. Nos subgrupos de pacientes tratados com mais de uma aplicação, a duração do efeito pareceu ser um pouco maior a cada injeção subsequente (Tabela 6.6).

Estudos clínicos realizados na Coreia do Sul com linhas glabelares e outras indicações

A toxina prabotulínica A também foi avaliada em três outros ensaios clínicos comparativos diretos de fase 3 com toxina onabotulínica A e todos chegaram a resultados semelhantes em uma ampla gama de indicações e doses – cada um desses ensaios foi planejado para referendar o registro da toxina prabotulínica A nas respectivas indicações de uso na Coreia do Sul. Isso incluiu um estudo sobre linhas glabelares, um ensaio sobre tratamento dos "pés de galinha" e um ensaio sobre espasticidade dos membros inferiores pós-AVE. Todos foram multicêntricos e tiveram desenho randomizado duplo-cego com apenas uma dose. Todos esses estudos não encontraram diferenças estatisticamente significativas na incidência de RAs entre os grupos e não houve reações adversas graves associadas à toxina.

No estudo com linhas glabelares, 268 sujeitos com rugas glabelares moderadas a profundas com franzimento máximo foram distribuídos randomicamente (razão de 1:1) para receber 20 U de toxina prabotulínica A ou 20 U de toxina onabotulínica A. O parâmetro final de avaliação de eficácia foi porcentagem de sujeitos com escore de 0 ou 1 (nenhuma

Tabela 6.4 Reações adversas relacionadas com a toxina nos estudos americanos de fase 2.

	EV-004	EV-006
Qualquer reação adversa (RA) associada à toxina	14,5%	10,7%
Ptose palpebral	0,9%	0,9%
Ptose do supercílio	0%	0,4%

Tabela 6.5 Intervalo decorrido até o início das reações adversas associadas à toxina nos estudos americanos de fase 2.

	EV-004	EV-006
Qualquer reação adversa (RA) associada à toxina	14,5%	10,7%
Última aplicação antes do início da reação*		
Tratamento inicial	11,1%	10,7%
Primeira injeção repetida	3,4%	3,6%
Segunda injeção repetida	1,5%	3,2%
Terceira injeção repetida	0%	1,9%

*As porcentagens estão baseadas na quantidade de pacientes que fizeram esses tratamentos.

Tabela 6.6 Duração do tratamento nos estudos americanos de fase 2, resumidos com base no número médio de dias entre as aplicações de toxina prabotulínica A – apenas sujeitos que concluíram o estudo.

	EV-004 ($n = 297$)	EV-006 ($n = 487$)
Pacientes que fizeram uma sessão de tratamento	($n = 5$)	($n = 6$)
Intervalo entre TI e final do estudo	363,8	362,8
Pacientes que fizeram duas sessões de tratamento	($n = 43$)	($n = 66$)
Intervalo entre TI e TR1	206,7	199,4
Pacientes que fizeram três sessões de tratamento	($n = 98$)	($n = 203$)
Intervalo entre TI e TR1	129,7	130,6
Intervalo entre TR1 e TR2	143,8	137
Pacientes que fizeram quatro sessões de tratamento	($n = 151$)	($n = 212$)
Intervalo entre TI e TR1	94,5	93,9
Intervalo entre TR1 e TR2	98,3	96,1
Intervalo entre TR2 e TR3	99,8	99,7

TI, tratamento inicial; *TR*, tratamento repetido.

ou suave) na Escala de Rugas Faciais com franzimento máximo na 4ª semana, com base nas avaliações realizadas pelos pesquisadores. De acordo com essa definição, os índices de pacientes responsivos foram semelhantes – 93,9 e 88,6% nos grupos tratados com toxina prabotulínica A e toxina onabotulínica A, respectivamente – com isso, os autores demonstraram não inferioridade da toxina prabotulínica A (Figura 6.4).

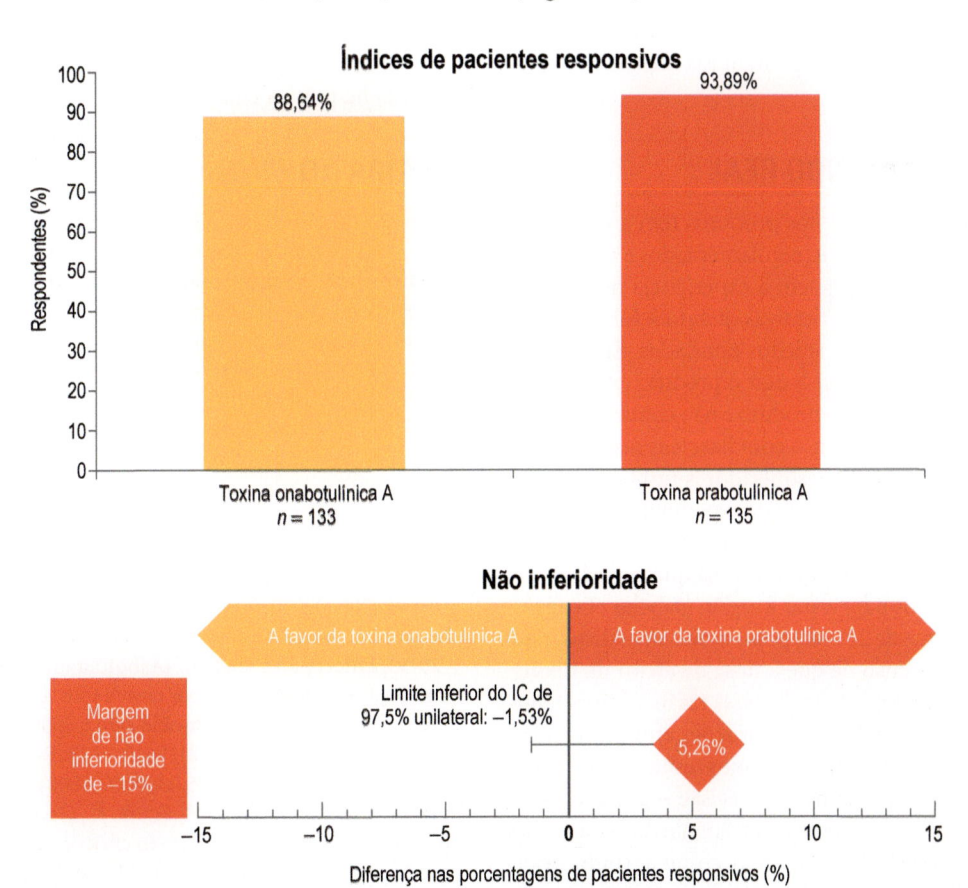

Figura 6.4 Índices de respondentes no estudo coreano de fase 3 sobre linhas glabelares com base no parâmetro final de avaliação – escore de 0 ou 1 (nenhuma ou suave) na Escala de Rugas Faciais em contração máxima na 4ª semana, conforme avaliações dos pesquisadores. Os autores demonstraram a não inferioridade da toxina prabotulínica com base na diferença de 5,26% entre os grupos, quando o limite inferior (–1,53) do intervalo de confiança de 97,5% unilateral para essa diferença era maior que –15%.

No estudo com "pés de galinha", que adotou uma abordagem hemifacial, 204 sujeitos com "pés de galinha" simétricos bilaterais moderados a profundos com sorriso máximo foram distribuídos randomicamente para receber 12 U de toxina prabotulínica em um lado da face e 12 U de toxina onabotulínica no outro. O parâmetro de eficácia era porcentagem de sujeitos com escore de gravidade de 0 ou 1 (nenhum ou suave) com sorriso máximo na 4ª semana, conforme avaliações realizadas pelos pesquisadores. Os resultados foram comparáveis nos lados: os índices de respondentes foram de 65,02 e 62,56% nos grupos tratados com toxina prabotulínica A e toxina onabotulínica A, respectivamente ($P = 0,0956$).

No estudo sobre espasticidade dos membros superiores pós-AVE, 197 sujeitos foram distribuídos randomicamente (razão de 1:1) para tratamento com toxina prabotulínica A ou toxina onabotulínica A em doses de até 360 U. Todos receberam injeções nos flexores do punho e, quando necessário, também em outros grupos flexores. O parâmetro de eficácia primária era alteração da tensão muscular basal nos músculos flexores do punho na 4ª semana, conforme avaliações dos pesquisadores por meio da escala de Ashworth modificada. Os autores não encontraram diferenças estatisticamente significativas entre os grupos para essa e outras medidas de eficácia ($P < 0,001$). É importante ressaltar que, apesar da utilização de doses significativamente mais altas do que as usadas em indicações cosméticas, houve reações adversas à toxina em apenas 3,1% dos sujeitos tratados com toxina prabotulínica A e 4,1% dos sujeitos que receberam toxina onabotulínica A; nos casos típicos, essas reações foram fraqueza muscular, atrofia ou dor muscular no membro.

EXPERIÊNCIA NO MUNDO REAL

Os ensaios clínicos de registro dos produtos têm a vantagem de serem altamente estruturados, regulamentados e auditados; contudo, eles nem sempre refletem a experiência no mundo real, porque há restrições significativas quanto à forma como os produtos são utilizados nos sujeitos estudados. Em termos mais claros, o pesquisador precisa usar o produto exatamente como está descrito no rótulo do produto e não conta com flexibilidade para ajustar o tratamento com base nas necessidades de cada indivíduo. Em 2020, pesquisadores publicaram um Consenso atualizado com descrições da experiência no mundo real com toxinas botulínicas nas indicações aprovadas e ainda não aprovadas. Os autores reconheceram que o padrão de injeção em cinco pontos para tratar a região glabelar era apropriado em apenas cerca de 25% da população. Além disso, esse grupo chegou ao consenso de que a dose de efeito da toxina prabotulínica A era exata e precisa. Por essa razão, é importante entender as nuances associadas às variações entre diluições, doses e forma, e como elas podem alterar os resultados clínicos. Nas áreas em que se necessita muita precisão – por exemplo, no tratamento do músculo depressor do ângulo da boca –, isso pode ser vantajoso, mas em outras áreas, como a fronte, pode ser necessário aplicar doses distribuídas em mais pontos de aplicação. Esse campo de ação focal também pode explicar a observação dos autores desse consenso de que, na fronte, a toxina prabotulínica A parece produzir resultados mais

naturais. Essa observação é compatível com o pensamento atual de evitar imobilização completa do músculo frontal, que geralmente não é um efeito desejável porque impede que haja expressão facial normal. Quando se utiliza uma toxina botulínica com campo de ação exato e com pouca difusão, o médico deve levar em consideração um estudo recente, que demonstrou que injeções aplicadas na camada adiposa superficial do músculo frontal não são tão eficazes que as injeções profundas dirigidas ao plano supraperiósteo. Isso ocorre porque a fáscia pré-frontal pode impedir a difusão da toxina botulínica ao músculo. Embora as técnicas de injeção superficial na região frontal sejam recomendáveis para outras toxinas, o estudo recente realizado por Davidovic et al. sugeriu que as características de difusão de cada toxina devam ser levadas em consideração no tratamento dessa região. Toxinas com campo de ação exato e usadas com pouca diluição (inclusive toxina prabotulínica A) devem ser aplicadas no plano intramuscular profundo.

CONCLUSÃO

Toxina prabotulínica A é uma preparação de toxina botulínica tipo A com peso molecular de 900 kDa. Ela foi aprovada para tratar linhas glabelares e estudos clínicos também demonstraram sua eficácia no tratamento dos "pés de galinha" e espasticidade dos membros superiores pós-AVE. A experiência no mundo real adquirida com sua utilização em ampla gama de aplicações clínicas parece sugerir que a toxina prabotulínica A seja muito precisa com campo de ação exato; essa característica deve ser levada em consideração quando esta preparação é utilizada na prática clínica.

LEITURA ADICIONAL

Ascher, B., Talarico, S., Cassuto, D., Escobar, S., Hexsel, D., Jaén, P., et al. (2010). International consensus recommendations on the aesthetic usage of botulinum toxin type A (Speywood Unit)—part I: upper facial wrinkles. *Journal of the European Academy of Dermatology and Venereology,* 24(11), 1278–1284. Retrieved from https://doi.org/10.1111/j.1468-3083.2010.03631.x.

Beer, K. R., Shamban, A. T., Avelar, R. L., Gross, J. E., & Jonker, A., on behalf of the EV-001/EV-002 Study Group. (2019). Efficacy and safety of prabotulinumtoxinA for the treatment of glabellar lines in adult subjects: Results from 2 identical Phase III studies. *Dermatologic Surgery,* 45(11), 1381–1393. Retrieved from https://doi.org/10.1097/DSS.0000000000001903.

Cheon, H. I., Jung, N., Won, C. H., Kim, B. J. & Lee, Y. W. (2019). Efficacy and safety of prabotulinumtoxin A and onabotulinumtoxin A for crow's feet: A phase 3, multicenter, randomized, double-blind, split-face study. *Dermatologic Surgery,* 45(12), 1610–1619. Retrieved from https://doi.org/10.1097/DSS.0000000000001920.

Davidovic, K., Melnikov, D. V., Frank, K., Gavril, D., Green, J. B., Freytag, D. L., et al. (2020). To click or not to click—the importance of understanding the layers of the forehead when injection neuromodulators—a clinical, prospective, interventional, split-face study. *Journal of Cosmetic Dermatology,* 20(5), 1385–1392. Retrieved from https://doi.org/10.1111/jocd.13875.

Evolus, Inc. (2019). *Jeuveau™ (prabotulinumtoxinA-xvfs) for injection, for intramuscular use: highlights of prescribing information.* Retrieved from https://info.evolus.com/hubfs/Jeuveau_USPI.pdf?_ga=2.168271777.1494694770.1612462686-2124284883.1611954933. Accessed February 4, 2021.

Kaminer, M. S., Cox, S. E., Fagien, S., Kaufman, J., Lupo, M. P., & Shamban, A. (2020). Re-examining the optimal use of neuromodulators and the changing landscape: a consensus panel update. *Journal of Drugs in Dermatology,* 19(4), s5–s15. Retrieved from https://jddonline.com/articles/dermatology/S1545961620S0035X.

Kaufman-Janette, J., Avelar, R. L., Biesman, B. S., Draelos, Z. D., Gross, J. E., Jones, D. H., et al. (2021). The first of two 1-year, multicenter, open-label, repeat-dose, Phase II safety studies of prabotulinumtoxinA for the treatment of moderate to severe glabellar lines in adult patients. *Aesthetic Surgery Journal,* 41(12), 1409–1422. Retrieved from https://doi.org/10.1093/asj/sjaa383.

Lorenc, Z. P., Adelglass, J. M., Avelar, R. L., Baumann, L., Beer, K. R., Cohen, J. L., et al. (2021). The second of two 1-year, multicenter, open-label, repeat-dose, Phase II safety studies of prabotulinumtoxinA for the treatment of moderate to severe glabellar lines in adult patients. *Aesthetic Surgery Journal,* 41(12), 1423–1438. Retrieved from https://doi.org/10.1093/asj/sjaa382.

Nam, H. S., Park, Y. G., Paik, N. J., Oh, B. M., Chun, M. H., Yang, H. E., et al. (2015). Efficacy and safety of NABOTA in post-stroke upper limb spasticity: A phase 3 multicenter, double-blind, randomized controlled trial. *Journal of the Neurological Sciences,* 357(1–2), 192–197. Retrieved from https://doi.org/10.1016/j.jns.2015.07.028.

Rzany, B. J., Ascher, B., Avelar, R. L., Bergdahl, J., Bertucci, V., Bodokh, I., et al. (2020). A multicenter, randomized, double-blind, placebo-controlled, single-dose, Phase III, non-inferiority study comparing prabotulinumtoxinA and onabotulinumtoxinA for the treatment of moderate to severe glabellar lines in adult subjects. *Aesthetic Surgery Journal,* 40(4), 413–429. Retrieved from https://doi.org:10.1093/asj/sjz110.

U.S. Department of Health and Human Services. Food and Drug Administration. Center for Drug Evaluation and Research (CDER). Guidance for Industry. (2014, August). *Upper facial lines: Developing botulinum toxin drug products. Draft guidance.* Retrieved from https://www.fda.gov/files/drugs/published/Upper-Facial-Lines—Developing-Botulinum-Toxin-Drug-Products.pdf. Accessed January 1, 2021.

Won, C. H., Kim, H. K., Kim, B. J., Kang, H., Hong, J. P., Lee, S. Y., et al. (2014). Comparative trial of a novel botulinum neurotoxin type A versus onabotulinumtoxinA in the treatment of glabellar lines: a multicenter, randomized, double-blind, active-controlled study. *International Journal of Dermatology,* 54(2), 227–234. Retrieved from https://doi.org/10.1111/ijd.12627.

7

Ciência Básica: Myobloc®

Neil S. Sadick

RESUMO E CARACTERÍSTICAS PRINCIPAIS

- A neurotoxina botulínica tipo B (BoNT-B) parece ter raio de difusão mais amplo do que a neurotoxina botulínica tipo A (BoNT-A)
- A velocidade de início da ação da BoNT-B é maior do que a da BoNT-A
- Embora seja dose dependente, nenhum estudo demonstrou que a duração do efeito da BoNT-B é igual ou maior do que a da BoNT-A

- A maioria dos dermatologistas estéticos utiliza a razão de conversão de 1:50 U entre BoNT-A e BoNT-B
- As injeções de BoNT-B causam mais dor e sensação de ardência que as injeções de BoNT-A.

O uso de toxina botulínica para melhorar linhas finas e rugas faciais tem conquistado popularidade crescente ao longo dos últimos anos. Com a aplicação dessas toxinas para atenuar rugas faciais hiperfuncionais, os médicos conseguem tratar de modo eficaz alguns sinais de envelhecimento cutâneo e tornar a pele de seus pacientes esteticamente mais jovial e lisa. A formação das linhas glabelares é atribuída à contração contínua da pele exercida pelos músculos subjacentes. Os movimentos ativos da cauda lateral do músculo corrugador do supercílio formam as linhas glabelares verticais, enquanto a cauda oblíqua do corrugador do supercílio e o músculo abaixador do supercílio, com os músculos orbiculares do olho, contribuem para a formação das linhas glabelares oblíquas. A abordagem terapêutica consiste em atenuar a aparência das linhas glabelares e, para isso, pode usar opções como microdermoabrasão, *peeling* químico e injeções de colágeno, silicone, gordura ou derme autóloga e *plytera fluoroethylene*. Também existem opções cirúrgicas como endoscopia ou incisão precisa para modificar a função dos músculos corrugador do supercílio e prócero, e, também, a incisão direta da ruga glabelar.

Em 1992, Carruthers et al. avaliariam a utilização do complexo de neurotoxina purificada do tipo A produzida pelo *Clostridium botulinum* (BoNT-A; Botox®, Allergan Inc., Irvine, CA) para eliminar rugas glabelares por desenervação química do músculo corrugador do supercílio. Entre os resultados observados estava que a toxina botulínica bloqueava a liberação de acetilcolina nas terminações dos nervos motores e acarretava redução do tônus e da hiperatividade muscular com efeito dose dependente. Os autores também observaram que a toxina botulínica era um tratamento seguro, que tinha como alvo a atividade muscular, que contribuía para a formação das rugas

faciais. Desde então, centenas de estudos adicionais chegaram a resultados semelhantes e, hoje em dia, a BoNT-A está aprovada pela Food and Drug Administration (FDA) para tratar linhas glabelares profundas.

A neurotoxina botulínica tipo B (BoNT-B; Myobloc® nos EUA e Neurobloc® na Europa; daqui em diante referida como Myobloc®, produzida pela Solstice Neurosciences, South San Francisco, CA) foi aprovada pela FDA em 2000 para tratar posturas anormais da cabeça e dor relacionada com distonia cervical. Atualmente, a utilidade desse produto está em processo de investigação para tratar muitos outros distúrbios clínicos, inclusive hiperidrose e sialorreia, além de sua aplicação em Dermatologia Cosmética. Esse produto está prontamente disponível em uma formulação líquida, que não precisa ser preparada ou reconstituída, ao contrário do que acontece com a BoNT-A.

FARMACOLOGIA DA TOXINA BOTULÍNICA TIPO B

O peso molecular do complexo de BoNT-A oscila em torno de 900 kDa, enquanto o peso molecular do Myobloc® é de cerca de 700 kDa. Esses dois complexos são estáveis em condições ácidas. O complexo pesado da neurotoxina é composto de proteínas, inclusive uma hemaglutinina e uma molécula atóxica não hemaglutinina. A neurotoxina ativa é um dímero com peso molecular de 150 kDa, que consiste em cadeia pesada (100 kDa) e cadeia leve (50 kDa) ligadas por uma ponte dissulfídica.

O mecanismo de ação da neurotoxina botulínica tipo B no sistema nervoso é semelhante ao de todas as outras toxinas botulínicas e consiste em uma sequência de reações celulares, que incluem ligação, interiorização e inibição da liberação de acetil-colina. A cadeia pesada contribui para a ligação irreversível da toxina a uma proteína sorotipo-específica presente no complexo receptor solúvel de proteínas de fixação de fatores sensível à N-etil-maleimida (SNARE, do inglês *soluble N-etil-maleimide-sensitive fator attachment protein receptor*), que está envolvido na liberação das vesículas repletas de acetilcolina pelo neurônio pré-sináptico. A paralisia flácida associada ao botulismo é atribuída à proteólise das proteínas do complexo SNARE, indu-zida pela cadeia leve da toxina e inibição subsequente da fusão das vesículas sinápticas à membrana pré-sináptica dos neurônios motores humanos Tis. Cada sorotipo cliva uma molécula espe-cífica de uma das proteínas do complexo SNARE (Tabela 7.1). O Myobloc® cliva a proteína de membrana associada à vesícula (VAMP, do inglês *vesicle associated membrane protein*), também conhecida como sinaptobrevina. Os sorotipos F, G e D também clivam VAMP, mas em pontos diferentes. Estudos demonstraram que os diversos sítios de ação dos diferentes sorotipos contri-buem para as diferenças de eficácia clínica. As proteínas do complexo SNARE podem ser os únicos alvos intracelulares dos sorotipos de neurotoxina botulínica. A especificidade notável da clivagem produzida pela cadeia leve das neurotoxinas botu-línicas é atribuída ao fato de que essa cadeia leve reconhece sequências excepcionalmente grandes do complexo SNARE (cerca de 30 a 50 moléculas, conforme o sorotipo específico).

IMUNOGENICIDADE DO MYOBLOC®

Injeções de qualquer toxina botulínica podem desencadear reação imune, considerando-se que ela é uma proteína estranha injetada no corpo. Pacientes tratados com qualquer toxina podem desenvolver anticorpos neutralizantes, que atenuam sua eficácia clínica. Quando esses anticorpos estão presentes, o efeito terapêutico da toxina botulínica pode ser significativamente

Tabela 7.1 Farmacologia dos diversos sorotipos de neurotoxina botulínica com base em seu alvo/sítios de clivagem.

Sorotipo	Sítio de ação	Ponto de clivagem
A	SNAP-25[a]	Gln197–Arg198
B	VAMP[b]	Glu76–Phe77
C	Sintaxina	Lys253–Ala254
		Lys252–Ala252
	SNAP-25[a]	Arg198–Ala199
D	VAMP[b]	Ala67–Asp68
		Lys59–Leu60
E	SNAP-25[a]	Arg180–Ile181
F	VAMP[b]	Gln58–Lys59
G	VAMP[b]	Ala81–Ala82

[a]SNAP-25 é uma proteína de fixação NSF com peso molecular de 25 mil kDa.
[b]VAMP é uma proteína de membrana associada à vesícula (sinaptobrevina).
Adaptada segundo Jankovic et al.

reduzido ou suprimido por completo; essa observação está baseada nos estudos retrospectivos realizados por Dresseler et al. e Dolimbeck et al., nos quais 3 a 5% dos pacientes com distonia cervical foram tratados com doses entre 100 e 1200 U de BoNT-A. A formação de anticorpos dirigidos contra outras partes do complexo não parece afetar a eficácia clínica desses produtos. Reações adversas são consideradas significativamente mais raras nos pacientes com distonia cervical tratados com doses mais baixas do que as utilizadas para tratar problemas estéticos. Quando pacientes desenvolvem resistência a um sorotipo específico, outro sorotipo pode ser usado, porque os sorotipos de toxina botulínica não são capazes de desencadear neutralização cruzada. Em diversos estudos realizados em pacientes com distonia cervical, os que tinham resistência à BoNT-A melhoraram depois do tratamento com Myobloc®. Além disso, pacientes resistentes ao Myobloc® podem obter resultados satisfatórios com BoNT-A ou qualquer outro soro-tipo de toxina botulínica. Entretanto, descobertas recentes mostraram que resistência potencial a um sorotipo pode poten-cializar a resistência a outro depois de numerosas injeções repetidas. Os riscos associados à resistência cruzada mediada por anticorpos incluem necessidade de usar doses altas da toxina, aumentar a frequência das aplicações e ampliar a quan-tidade de proteína da neurotoxina presente em cada injeção.

FORMULAÇÃO LÍQUIDA DO MYOBLOC®

O Myobloc® é preparado em uma formulação pronta para uso, que se mantém estável em pH de 5,6. A experiência demonstra que a injeção de Myobloc® pode ser ligeiramente mais dolorosa do que a de BoNT-A em razão de seu grau mais acentuado de acidez. Cada frasco de Myobloc® pode conter 2500, 5 mil e 10 mil U em concentrações de 5 mil U/mℓ ou 500 U por 0,1 mℓ. Berman et al. observaram que essa preparação pode ser diluída em até seis vezes, sem que perca sua viabilidade. Embora uma unidade represente a quantidade de toxina mortal para 50% das fêmeas de camundongo da espécie Swiss-Webster depois de sua aplicação em injeções intraperitoneais (bioensaio de LD50 com camundongos), é fundamental conhecer a sensibi-lidade das diferentes espécies a cada sorotipo de toxina. Além disso, diferenças na potência dos ensaios utilizados e os diversos produtos à base de neurotoxina não podem ser comparados em base de unidades. Estudos com doses variáveis específicas apli-cadas em seres humanos são essenciais para cada sorotipo de toxina e para cada indicação médica; além disso, é importante entender que não se deve tentar conversão de doses, conforme está descrito nas instruções das bulas de Myobloc® e BoNT-A.

O armazenamento e a refrigeração do Myobloc® são reco-mendados em temperaturas entre 2 e 8°C, com condições ambientais constantes por até 3 anos. O Myobloc® mantém sua estabilidade por no mínimo 9 meses em temperatura ambiente de 25°C e mantém-se biologicamente ativo quando é armazenado no refrigerador por 21 meses e depois levado novamente à temperatura ambiente por 6 meses e recolocado mais tarde em temperatura de 4°C. O Myobloc® diluído em até seis vezes com soro fisiológico (com ou sem conservante) pode manter sua potência por no mínimo 24 horas em tempe-ratura ambiente.

MYOBLOC® NA PRÁTICA DE MEDICINA ESTÉTICA

Embora seja utilizado principalmente para tratar distonia cervical, a demanda crescente por resultados cosméticos mais efetivos – por exemplo, tratamento eficaz de rugas faciais – tem ampliado o uso *off-label* (sem indicação oficial na bula do produto) da toxina botulínica tipo B em várias outras indicações cosméticas. Vários estudos e ensaios clínicos revisados por pares demonstraram a segurança e eficácia da BoNT-B em Medicina Estética, com ênfase especial em determinar protocolos terapêuticos e doses.

Em um estudo realizado por Alster e Lupton, 20 mulheres com rugas glabelares verticais e melhora mínima depois da aplicação de BoNT-A (redução inferior a 50% na contração dos músculos tratados com BoNT-A) foram tratadas com Myobloc® em cinco pontos intramusculares padronizados (músculos prócero, corrugadores inferomediais e corrugadores superomediais) com dose total de 2500 U. Todas as pacientes tiveram melhora das rugas, o efeito máximo foi observado dentro de 1 mês e houve regressão completa dos efeitos em 4 meses.

Em um estudo conduzido em apenas um centro de pesquisa com 24 pacientes portadores de rugas frontais simétricas moderadas a profundas, Flynn e Clark demonstraram início de ação mais rápido e difusão generalizada do Myobloc® em comparação com BoNT-A. Os sujeitos desse estudo receberam 5 U de toxina botulínica tipo A (Botox®) em um lado e 500 U de toxina tipo B (Myobloc®) no outro lado da fronte. Os pesquisadores mediram os raios de difusão e o tempo decorrido até o início do efeito. Os autores mostraram que o Myobloc® teve início de ação ligeiramente mais rápido do que a toxina tipo A. Raios de difusão mais amplos foram observados consistentemente com toxina tipo B, conforme evidenciado pela área maior de redução das rugas com as doses utilizadas.

Sadick realizou dois estudos *open-label* usando doses mais altas de BoNT-B para tratar rugas glabelares. Esses dois estudos tiveram desenhos semelhantes, mas o primeiro avaliou o tratamento com 1800 U de BoNT-A ($n = 30$) e o segundo utilizou doses de 2400 U ($n = 16$) e 3 mil U ($n = 18$). As doses foram divididas igualmente entre seis pontos: dois no músculo prócero e dois em cada músculo corrugador do supercílio e orbicular do olho bilateralmente. A maioria dos sujeitos não havia sido tratada com BoNT-A. No primeiro estudo, médicos e pacientes utilizaram fotografias clínicas e um sistema de graduação clínica para avaliar a eficácia do tratamento: 0 = capacidade de realizar contração acentuada; 1 = capacidade de contração parcial; e 2 = incapacidade total de contrair a testa em consequência de paralisia. O segundo estudo também usou a escala RNKLS. Os sujeitos retornavam ao consultório diariamente depois das injeções, até que os efeitos da BoNT-B fossem observados e, a partir daí, semanalmente. Os dois estudos demonstraram que a BoNT-B foi eficaz para tratar linhas glabelares interciliares com base em fotografias, nível de satisfação do paciente e melhora dos escores de graduação clínica. Em termos gerais, a BoNT-B teve início de ação muito rápido. A comparação dos resultados desses dois estudos também sugeriu que a duração do efeito terapêutico fosse dose dependente. As durações médias do efeito foram de 8 semanas com 1800 U, 9,6 semanas com 2400 U e 10,4 semanas com 3 mil U. Ptose palpebral foi relatada em um paciente tratado com 2400 U e outro paciente tratado com 3 mil U. Os sujeitos relataram cefaleias e dor suave no local da injeção. Em termos gerais, a BoNT-B foi muito eficaz e não houve aumento das reações adversas com doses crescentes.

Ramirez et al. estudaram Myobloc® em 24 sujeitos com rugas faciais. Desse grupo, 82% tinham sido tratados antes com BoNT-A, mas nenhum deles nos últimos 6 meses antes do estudo. Cada paciente recebeu 200 a 400 U de Myobloc® em cada ponto de injeção unilateral (dose total = 400 a 800 U). As injeções foram aplicadas em três pontos, a saber: músculo frontal, músculos corrugadores e músculo orbicular dos olhos. A melhora das rugas faciais foi avaliada com base em duas escalas: Escala de Melhora das Rugas (WIS, ou *Wrinkle Improvement Scale*, na qual 0 = nenhuma melhora e 3 = melhora significativa) e Escala de Graduação Numérica de Linhas Cinéticas (RNKLS, do inglês *Rated Numeric Kinetic Line Scale*). Essa última escala foi acrescentada para caracterizar objetivamente a gravidade das rugas. Essa escala inclui uma descrição das rugas em repouso e durante a contração máxima. Seus escores variam de 1 (rugas em repouso, que se tornam linhas finas com a mobilização da expressão facial) a 4 (rugas profundas em repouso, que se tornam depressões profundas com a expressão facial). A resposta ao tratamento foi avaliada antes e depois da injeção em consultas realizadas nas semanas 1, 2, 4, 8 e 12. Também foram obtidas fotografias. Todos os sujeitos tiveram início rápido de paralisia praticamente completa nas primeiras 72 horas e, em alguns casos, em 24 horas. Os escores da WIS e RNKLS melhoraram moderada a significativamente em dois a três pontos depois da aplicação do Myobloc®; contudo, a duração dos efeitos ficou aquém do ideal (média de 8 semanas). Nenhum paciente tratado referiu efeitos colaterais como disfagia, dispepsia ou boca seca, que são referidos frequentemente durante o tratamento da distonia cervical. Ptose palpebral ou superciliar e ressecamento ocular não foram avaliados. Esse estudo preliminar mostrou que o Myobloc® foi eficaz para tratar linhas faciais da glabela, fronte e regiões dos "pés de galinha", mas os autores concluíram que seriam necessárias doses acima de 400 a 800 U para assegurar ação mais prolongada.

Esse estudo realizado por Ramirez et al. também avaliou a intensidade da dor referida pelos pacientes com base na Escala de Dor de McGill. Dor no local da injeção – geralmente descrita como sensação de picada suave – é relatada com todas as injeções de toxina botulínica. A Escala de Dor de McGill é um instrumento de avaliação validado, cujos escores variam de 0 = nenhuma dor a 5 = dor excruciante. No momento da aplicação, os autores pediram aos sujeitos para graduar a intensidade da dor provocada pela injeção de Myobloc® e avaliar por lembrança a intensidade da dor causada pelas injeções de BoNT-A. Em média, os autores observaram que as injeções de Myobloc® eram ligeiramente mais dolorosas do que a dor lembrada durante a aplicação de BoNT-A (2,3 *versus* 1,6, respectivamente); contudo, todos os sujeitos disseram que a dor das injeções não lhes impediria de receber injeções subsequentes de Myobloc®. Um estudo recente publicado por Lowe et al. demonstrou que a dor no local da injeção da solução ácida de BoNT-B foi atenuada e sua eficácia não foi comprometida com a alteração do pH da solução para 7,5.

No estudo para definição de dose do Myobloc®, Lowe et al. avaliaram 13 sujeitos tratados com essa preparação em dois esquemas diferentes comparados com BoNT-A aplicados no complexo muscular prócero-corrugador. Um grupo recebeu doses de Myobloc® (dose total de 1 mil) e BoNT-A com taxa de conversão de 50:1 U, enquanto outros foram tratados com fator de conversão de 100 U de Myobloc® (total de 2 mil) para cada unidade de BoNT-A. Os pacientes tratados com BoNT-A receberam, no total, 20 U. Os autores observaram que os dois tipos de toxina botulínica foram eficazes para atenuar as linhas glabelares interciliares. O início de ação foi mais rápido (2 a 3 dias) com Myobloc® que com BoNT-A (3 a 7 dias). A duração do efeito da BoNT-A foi de 16 semanas no mínimo, enquanto as doses de 1 mil U e 2 mil U de Myobloc® tiveram durações de ação de 6 a 8 semanas e 10 a 12 semanas, respectivamente.

Em um estudo realizado por Kim et al. com uma fórmula de doses crescentes de 400, 800, 1600, 2000, 2500 e 3 mil U por ponto de aplicação bilateral nos músculos frontal, corrugador ou orbicular dos olhos com avaliações baseadas nas escalas WIS e RNKLS, os autores observaram que o Myobloc® foi clinicamente eficaz por até 8 semanas no tratamento de linhas faciais hipercinéticas e por até 12 semanas com doses mais altas. Os autores relataram que os pacientes perceberam efeito suavizador cutâneo excelente em razão da difusão mais ampla do Myobloc®. Efeitos colaterais relatados foram cefaleia (40%), ptose superciliar (7%), ressecamento ocular (5%) e boca seca (13%).

Com base em diversas avaliações clínicas do uso de Myobloc®, constatou-se que as doses mais altas a serem usadas com finalidades cosméticas são de 3125 U para linhas glabelares e 3750 U para região frontal. Em um estudo *open-label*, 26 sujeitos foram tratados com dose baixa (1875 U), média (2500 U) ou alta (3125 U) de Myobloc® para atenuar linhas glabelares. Dezoito sujeitos receberam dose baixa (2250 U), média (3 mil U) ou alta (3750 U) de Myobloc® no músculo frontal. Os resultados foram semelhantes aos relatados em outros estudos com Myobloc® para tratar rugas, ou seja, início de ação rápido e duração do efeito dose dependente. Houve dois casos de ptose palpebral. Segundo esses autores, o Myobloc® produziu paralisa muito homogênea e efeito estético suave. Esse efeito foi observado pelo autor deste capítulo, assim como por outros, e pode refletir as características de difusão do Myobloc®, que podem ser diferentes da BoNT-A. Em comparação com essa última preparação, o Myobloc® parece difundir-se mais no músculo injetado.

Em resumo, estudos realizados com Myobloc® para tratar rugas faciais demonstraram sua eficácia, início de ação rápido e duração de efeito dose dependente. Nos estudos clínicos com distonia cervical, a duração calculada do efeito do Myobloc® variou de 12 a 16 semanas, ou seja, comparável ao da BoNT-A. Esses ensaios demonstraram relação dose dependente na duração do efeito no tratamento das linhas glabelares. É possível que doses mais altas de Myobloc® possam ser seguras e eficazes para produzir respostas terapêuticas ainda mais longas nas rugas faciais. Por essa razão, recomenda-se que sejam realizados estudos adicionais com doses mais altas para definir a dose ideal de Myobloc® sem comprometer seu perfil de segurança.

CONSIDERAÇÕES TERAPÊUTICAS APLICÁVEIS AO MYOBLOC®

Estudos realizados no passado são utilizados como base para definir as doses iniciais eficazes aproximadas de Myobloc® para tratar rugas faciais (Tabela 7.2).

O complexo muscular do prócero e os músculos corrugadores do supercílio são tratados para eliminar linhas glabelares. Doses totais de 20 a 30 U de BoNT-A são divididas em partes iguais e injetadas em cinco pontos em comparação com o tratamento com Myobloc®, que requer 2 mil a 3 mil U divididas entre apenas quatro pontos de injeção para obter resultados comparáveis. As aplicações no músculo frontal usam doses de 15 a 30 U de BoNT-A distribuídas igualmente entre cinco e seis pontos de injeção e produzem resultados satisfatórios, enquanto as injeções de Myobloc® em doses de 1 mil a 2500 U em cada lado também proporcionam resultados semelhantes. Para conseguir resultados eficazes no *lifting* superciliar, injeções de 1500 U devem ser aplicadas nos músculos corrugador do supercílio, no complexo muscular do prócero e na parte medial do músculo orbicular do olho. Para tratar "pés de galinha", injeções de 10 a 15 U de BoNT-A divididas em dois a três pontos de cada lado produzem resultados semelhantes aos conseguidos com 1 mil a 1500 U de Myobloc® em cada lado, mas as características de difusão deste último fármaco devem ser levadas em consideração nesse contexto (Figura 7.1).

Tabela 7.2 Diretrizes posológicas provisórias para injeções de toxina botulínica tipo B para tratar rugas faciais.

Área/músculo	BoNT-B (Myobloc®)	
	Unidades	Nº de injeções
Glabela	2000 a 3000	3
Frontal	1000 a 2500	3 a 6
Lifting superciliar	3000 a 5000 por lado	1 por lado
Região periorbitária	1000 a 1500 por lado	1 a 2 por lado

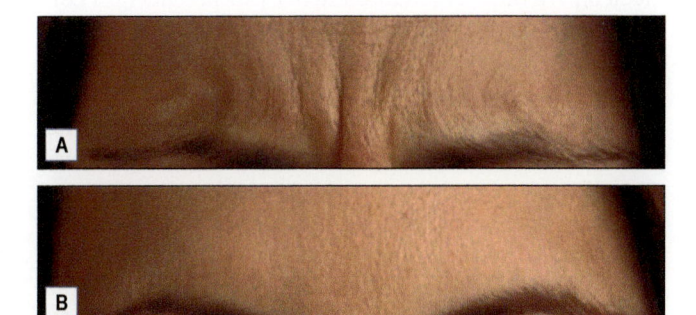

Figura 7.1 Paciente contraindo a testa antes (**A**) e 12 semanas depois (**B**) do tratamento com 3 mil U de toxina botulínica tipo B aplicadas na glabela.

REAÇÕES ADVERSAS

Comparativamente, os perfis de complicações da BoNT-A e do Myobloc® são muito semelhantes e incluem discretas equimoses transitórias e cefaleias. Complicações raras podem ser ptoses palpebral e superciliar e assimetria na elevação do supercílio. De forma a assegurar resultados ideais e complicações mínimas, é fundamental que os pacientes busquem um médico plenamente qualificado e habilidoso, que tenha conhecimento detalhado dos pontos de aplicação e doses.

CONCLUSÃO

Nos últimos anos, houve aumento notável da demanda dos pacientes por soluções estéticas seguras e eficazes para atenuar sinais de envelhecimento, que se evidenciam por formação de rugas faciais nas regiões glabelar, frontal e periorbitária. O comportamento hiperativo dos músculos faciais subjacentes tem sido revertido com sucesso depois da aplicação de toxina botulínica, que enfraquece esses músculos e causa paralisia; as toxinas botulínicas são especialmente eficazes em pacientes com linhas faciais hiperfuncionais proeminentes. BoNT-A e Myobloc® são preparações de dois sorotipos diferentes de toxina neurobotulínica disponíveis nos EUA. Cada qual tem mecanismos de ação singulares, liga-se a receptores sorotipo-específicos e tem como alvo proteínas intracelulares diferentes. O Myobloc® é fornecido em formulação líquida pronta para uso, em comparação com a BoNT-A, que é comercializada na forma de pó estável a ser reconstituído antes da injeção. Embora essas duas toxinas possam desencadear reação imune, ainda são necessários estudos adicionais para demonstrar qual delas é mais suscetível de provocar esse tipo de resposta. A BoNT-A tem sido usada em Medicina Estética há muitos anos e existem numerosos estudos clínicos confirmando sua eficácia; por outro lado, o Myobloc® começou a ser utilizado apenas recentemente em indicações estéticas. No entanto, os resultados iniciais obtidos com Myobloc® indicam que ele possa ter início de ação mais rápido e produzir resultados mais satisfatórios de paralisia muscular. Os perfis de segurança do Myobloc® e da BoNT-A são favoráveis e a probabilidade de que ocorram reações adversas graves é pequena; contudo, essas duas toxinas são altamente potentes e devem ser utilizadas com cautela extrema, principalmente quando se utilizam doses crescentes nos pacientes. Quando há entusiasmo exagerado da parte do médico para obter resultados estéticos surpreendentes com aplicações de toxinas em doses altas (especialmente na região inferior da face), os efeitos colaterais tornam-se mais frequentes e incômodos. Por essa razão, para os médicos que atuam na área de Medicina Estética, garantir a segurança dos pacientes por meio de conhecimento profundo das melhores práticas e procedimentos é mais importante para evitar complicações depois do tratamento do que conquistar a satisfação dos pacientes. À medida que os estudos com Myobloc® continuem a ampliar nossos conhecimentos sobre mecanismo de ação, duração dos efeitos e segurança do Myobloc®, as indicações cosméticas e os protocolos terapêuticos tendem a aumentar, de forma a auferir os benefícios de sua eficácia e evitar quaisquer efeitos adversos possíveis.

LEITURA ADICIONAL

Alster, T. S., & Lupton, J. R. (2003). Botulinum toxin type B for dynamic glabellar rhytides refractory to botulinum toxin type A. *Dermatologic Surgery: Official Publication for American Society for Dermatologic Surgery, 29*(5), 516–518.

Aoki, K. R. (2005). Pharmacology and immunology of botulinum neurotoxins. *International Ophthalmology Clinics, 45*(3), 25–37.

Ascher, B., Zakine, B., Kestemont, P., Baspeyras, M., Bougara, A., & Santini, J. (2004). A multicenter, randomized, double-blind, placebo-controlled study of efficacy and safety of 3 doses of botulinum toxin A in the treatment of glabellar lines. *Journal of the American Academy of Dermatology, 51*(2), 223–233.

Atassi, M. Z., Dolimbek, B. Z., Jankovic, J., Steward, L. E., & Aoki, K. R. (2008). Molecular recognition of botulinum neurotoxin B heavy chain by human antibodies from cervical dystonia patients that develop immunoresistance to toxin treatment. *Molecular Immunology, 45*(15), 3878–3888.

Baumann, L., Slezinger, A., Vujevich, J., Halem, M., Bryde, J., Black, L., et al. (2003). A double-blinded, randomized, placebo-controlled pilot study of the safety and efficacy of Myobloc (botulinum toxin type B)-purified neurotoxin complex for the treatment of crow's feet: A double-blinded, placebo-controlled trial. *Dermatologic Surgery: Official Publication for American Society for Dermatologic Surgery, 29*(5), 508–515.

Berman, B., Seeberger, L., & Kumar, R. (2005). Long-term safety, efficacy, dosing, and development of resistance with botulinum toxin type B in cervical dystonia. *Movement Disorder: Official Journal of the Movement Disorder Society, 20*(2), 233–237.

Blitzer, A., Binder, W. J., Aviv, J. E., Keen, M. S., & Brin, M. F. (1997). The management of hyperfunctional facial lines with botulinum toxin. A collaborative study of 210 injection sites in 162 patients. *Archives of Otolaryngology—Head & Neck Surgery, 123*(4), 389–392.

Blitzer, A., Brin, M. F., Keen, M. S., & Aviv, J. E. (1993). Botulinum toxin for the treatment of hyperfunctional lines of the face. *Archives of Otolaryngology—Head & Neck Surgery, 119*(9), 1018–1022.

Brandt, F. S. & Bellman, B. (1998). Cosmetic use of botulinum A exotoxin for the aging neck. *Dermatologic Surgery: Official Publication for American Society for Dermatologic Surgery, 24*(11), 1232–1234.

Callaway, J. E., Arezzo, J. C., & Grethlein, A. J. (2001). Botulinum toxin type B: An overview of its biochemistry and preclinical pharmacology. *Seminars in Cutaneous Medicine and Surgery, 20*(2), 127–136.

Callaway, J. E., Arezzo, J. C., & Grethlein, A. J. (2002). Botulinum toxin type B: An overview of its biochemistry and preclinical pharmacology. *Disease-a-Month: DM, 48*(5), 367–383.

Callaway, J. E. (2004). Botulinum toxin type B (Myobloc): Pharmacology and biochemistry. *Clinics in Dermatology, 22*(1), 23–28.

Carruthers, J. D. & Carruthers, J. A. (1992). Treatment of glabellar frown lines with C. botulinum-A exotoxin. *The Journal of Dermatologic Surgery and Oncology, 18*(1), 17–21.

Carruthers, J., & Carruthers, A. (2001). BOTOX use in the mid and lower face and neck. *Seminars in Cutaneous Medicine and Surgery, 20*(2), 85–92.

Carruthers, A., Carruthers, J., Flynn, T. C., & Leong, M. S. (2007). Dose-finding, safety, and tolerability study of botulinum toxin type B for the treatment of hyperfunctional glabellar lines. *Dermatologic Surgery: Official Publication for American Society for Dermatologic Surgery*, 33(1 Spec No.), S60–S68.

Carruthers, J. A., Lowe, N. J., Menter, M. A., Gibson, J., Nordquist, M., Mordaunt, J., et al. (2002). A multicenter, double-blind, randomized, placebo-controlled study of the efficacy and safety of botulinum toxin type A in the treatment of glabellar lines. *Journal of the American Academy of Dermatology*, 46(6), 840–849.

Chapman, M. A., Barron, R., Tanis, D. C., Gill, C. E., & Charles, P. D. (2007). Comparison of botulinum neurotoxin preparations for the treatment of cervical dystonia. *Clinical Therapeutics*, 29(7), 1325–1337.

Dong, M., Tepp, W. H., Liu, H., Johnson, E. A., & Chapman, E. R. (2007). Mechanism of botulinum neurotoxin B and G entry into hippocampal neurons. *The Journal of Cell Biology*, 179(7), 1511–1522.

Dolimbek, B. Z., Jankovic, J., & Atassi, M. Z. (2002). Cross reaction of tetanus and botulinum neurotoxins A and B and the boosting effect of botulinum neurotoxins A and B on a primary anti-tetanus antibody response. *Immunological Investigations*, 31(3–4), 247–262.

Dressler, D., & Bigalke, H. (2005). Botulinum toxin type B de novo therapy of cervical dystonia: Frequency of antibody induced therapy failure. *Journal of Neurology*, 252(8), 904–907.

Dubow, J., Kim, A., Leikin, J., Cumpston, K., Bryant, S., & Rezak, M. (2005). Visual system side effects caused by parasympathetic dysfunction after botulinum toxin type B injections. *Movement Disorder: Official Journal of the Movement Disorder Society*, 20(7), 877–880.

Erickson, B. P., Lee, W. W., Cohen, J., & Grunebaum, L. D. (2015). The role of neurotoxins in the periorbital and midfacial areas. *Facial Plastic Surgery Clinics of North America*, 23(2), 243–255.

Fagien, S., & Brandt, F. S. (2001). Primary and adjunctive use of botulinum toxin type A (Botox) in facial aesthetic surgery: Beyond the glabella. *Clinics in Plastic Surgery*, 28(1), 127–148.

Flynn, T. C., Carruthers, J. A., & Carruthers, J. A. (2001). Botulinum-A toxin treatment of the lower eyelid improves infraorbital rhytides and widens the eye. *Dermatologic Surgery: Official Publication for American Society for Dermatologic Surgery*, 27(8), 703–708.

Flynn, T. C., & Clark, R. E., II. (2003). Botulinum toxin type B (MYOBLOC) versus botulinum toxin type A (BOTOX) frontalis study: Rate of onset and radius of diffusion. *Dermatologic Surgery: Official Publication for American Society for Dermatologic Surgery*, 29(5), 519–522; discussion 522.

Foster, J. A., Barnhorst, D., Papay, F., Oh, P. M., & Wulc, A. E. (1996). The use of botulinum A toxin to ameliorate facial kinetic frown lines. *Ophthalmology*, 103(4), 618–622.

Francisco, G. E. (2004). Botulinum toxin: Dosing and dilution. *American Journal of Physical Medicine & Rehabilitation*, 83(Suppl. 10), S30–S37.

Gilsdorf, J., Gul, N., & Smith, L. A. (2006). Expression, purification, and characterization of Clostridium botulinum type B light chain. *Protein Expression and Purification*, 46(2), 256–267.

Guyuron, B., & Huddleston, S. W. (1994). Aesthetic indications for botulinum toxin injection. *Plastic and Reconstructive Surgery*, 93(5), 913–918.

Han, Y., Stevens, A. L., Dashtipour, K., Hauser, R. A., & Mari, Z. (2016). A mixed treatment comparison to compare the efficacy and safety of botulinum toxin treatments for cervical dystonia. *Journal of Neurology*, 263(4), 772–780.

Hankins, C. L., Strimling, R., & Rogers, G. S. (1998). Botulinum A toxin for glabellar wrinkles. Dose and response. *Dermatologic Surgery: Official Publication for American Society for Dermatologic Surgery*, 24(11), 1181–1183.

Hosp, C., Naumann, M. K., & Hamm, H. (2016). Botulinum toxin treatment of autonomic disorders: Focal hyperhidrosis and sialorrhea. *Seminars in Neurology*, 36(1), 20–28.

Huilgol, S. C., Carruthers, A., & Carruthers, J. D. (1999). Raising eyebrows with botulinum toxin. *Dermatologic Surgery: Official Publication for American Society for Dermatologic Surgery*, 25(5), 373–375; discussion 376.

Jacob, C. I. (2003). Botulinum neurotoxin type B—a rapid wrinkle reducer. *Seminars in Cutaneous Medicine and Surgery*, 22(2), 131–135.

Jankovic, J., Hunter, C., Dolimbek, B. Z., Dolimbek, G. S., Adler, C. H., Brashear, A., et al. (2006). Clinico-immunologic aspects of botulinum toxin type B treatment of cervical dystonia. *Neurology*, 67(12), 2233–2235.

Kim, E. J., Ramirez, A. L., Reeck, J. B., & Maas, C. S. (2003). The role of botulinum toxin type B (Myobloc) in the treatment of hyperkinetic facial lines. *Plastic and Reconstructive Surgery*, 112(Suppl. 5), 88S–93S; discussion 94S–97S.

Knize, D.M. (2000). Muscles that act on glabellar skin: A closer look. *Plastic and Reconstructive Surgery*, 105(1), 350–361.

Kranz, G., Paul, A., Voller, B., Posch, M., Windischberger, C., Auff, E., et al. (2011). Long-term efficacy and respective potencies of botulinum toxin A and B: A randomized, double-blind study. *The British Journal of Dermatology*, 164(1), 176–181.

Lew, M. F., Adornato, B. T., Duane, D. D., Dykstra, D. D., Factor, S. A., Massey, J. M., et al. (1997). Botulinum toxin type B: A double-blind, placebo-controlled, safety and efficacy study in cervical dystonia. *Neurology*, 49(3), 701–707.

Lowe, P. L., & Lowe, N. J. (2014). Botulinum toxin type B: pH change reduces injection pain, retains efficacy. *Dermatologic Surgery: Official Publication for American Society for Dermatologic Surgery*, 40(12), 1328–1333.

Lowe, N. J., Maxwell, A., & Harper, H. (1996). Botulinum A exotoxin for glabellar folds: A double-blind, placebo-controlled study with an electromyographic injection technique. *Journal of the American Academy of Dermatology*, 35(4), 569–572.

Lowe, N. J., Yamauchi, P. S., Lask, G. P., Patnaik, R., & Moore, D. (2002). Botulinum toxins types A and B for brow furrows: Preliminary experiences with type B toxin dosing. *Journal of Cosmetic and Laser Therapy: Official Publication of the European Society of Laser Dermatology*, 4(1), 15–18.

Matarasso, A., Matarasso, S. L., Brandt, F. S., & Bellman, B. (1999). Botulinum A exotoxin for the management of platysma bands. *Plastic and Reconstructive Surgery*, 103(2), 645–652; discussion 653–655.

Oguma, K., Fujinaga, Y., & Inoue, K. (1995). Structure and function of Clostridium botulinum toxins. *Microbiology and Immunology*, 39(3), 161–168.

Patel, S., & Martino, D. (2013). Cervical dystonia: From pathophysiology to pharmacotherapy. *Behavioural Neurology,* 26(4), 275–282.

Pappert, E. J., Germanson, T., & Myobloc/Neurobloc European Cervical Dystonia Study Group. (2008). Botulinum toxin type B vs. type A in toxin-naive patients with cervical dystonia: Randomized, double-blind, noninferiority trial. *Movement Disorder: Official Journal of the Movement Disorder Society,* 23(4), 510–517.

Pierard, G. E., & Lapiere, C. M. (1989). The microanatomical basis of facial frown lines. *Archives of Dermatology,* 125(8), 1090–1092.

Ramirez, A. L., Reeck, J., & Maas, C. S. (2002). Botulinum toxin type B (MyoBloc) in the management of hyperkinetic facial lines. *Otolaryngology Head and Neck Surgery: Official Journal of American Academy of Otolaryngology Head and Neck Surgery,* 126(5), 459–467.

Sadick, N. S. (2003). Prospective open-label study of botulinum toxin type B (Myobloc) at doses of 2,400 and 3,000 U for the treatment of glabellar wrinkles. *Dermatologic Surgery,* 29(5), 501–507; discussion 507.

Sadick, N. S., & Faacs. (2002). Botulinum toxin type B for glabellar wrinkles: A prospective open-label response study. *Dermatologic Surgery: Official Publication for American Society for Dermatologic Surgery,* 28(9), 817–821.

Sadick, N. S., & Herman, A. R. (2003). Comparison of botulinum toxins A and B in the aesthetic treatment of facial rhytides. *Dermatologic Surgery: Official Publication for American Society for Dermatologic Surgery,* 29(4), 340–347.

Setler, P. (2000). The biochemistry of botulinum toxin type B. *Neurology,* 55(12 Suppl. 5), S22–S28.

Simpson, L. L. (1986). Molecular pharmacology of botulinum toxin and tetanus toxin. *Annual Review of Pharmacology and Toxicology,* 26, 427–453.

Spencer, J. M., Gordon, M., & Goldberg, D. J. (2002). Botulinum B treatment of the glabellar and frontalis regions: A dose response analysis. *Journal of Cosmetic and Laser Therapy: Official Publication of the European Society of Laser Dermatology,* 4(1), 19–23.

Vecchione, T. R. (1990). Glabellar frown lines: Direct excision, an evaluation of the scars. *Plastic and Reconstructive Surgery,* 86(1), 46–52.

8

Ciência Básica da Toxina Botulínica Tipo E

Autumn Leslie Saizan, Prasanthi Kandula, Murad Alam e Nada Elbuluk

RESUMO E CARACTERÍSTICAS PRINCIPAIS

- Neurotoxina botulínica tipo E (BoNT-E) é um dos sete sorotipos de neurotoxina botulínica
- Em comparação com todos os outros sorotipos de neurotoxina botulínica, a neurotoxina botulínica tipo E tem o início de ação mais rápido e a duração de efeito mais curta
- Hoje em dia, a neurotoxina botulínica tipo E não está aprovada para uso clínico, embora existam vários estudos que ressaltam seus possíveis efeitos terapêuticos e cosméticos benéficos
- O início de ação rápido e a duração curta do efeito da neurotoxina botulínica tipo E podem ser mais convenientes para pacientes que desejem resultados rápidos, ou que queiram experimentar os efeitos clínicos e estéticos da neurotoxina botulínica antes de assumir um compromisso de tratamento por prazo mais longo
- Estudos realizados antes observaram que o efeito terapêutico pode começar nas primeiras 24 horas, enquanto a duração do efeito varia de 2 a 4 semanas, dependendo da dose aplicada
- Dados recentes sugerem que a neurotoxina botulínica tipo E possa ter efeitos dose dependentes, ou seja, doses crescentes produzem melhora terapêutica progressiva
- Estudos experimentais mais amplos ainda são necessários para embasar a utilização clínica futura da neurotoxina botulínica tipo E no que diz respeito à eficácia e segurança.

INTRODUÇÃO

Neurotoxinas botulínicas (BoNTs) são produzidas por bactérias do gênero *Clostridium*, que são bastonetes Gram-positivos anaeróbicos formadores de esporos. Existem sete sorotipos de neurotoxina botulínica diferenciados por letras de A até G e cada um deles tem vários subtipos adicionais, que também são diferenciados por um número. Os sorotipos diferem quanto à sequência de aminoácidos e cada sorotipo mostra diferença de até 70% entre os aminoácidos que o compõe. A subdivisão adicional dos sorotipos é determinada pela diferença de 2,6% ou mais entre os aminoácidos constituintes. Por exemplo, a neurotoxina botulínica tipo E (BoNT-E) tem seis subtipos, que são descritos como BoNT-E1 a BoNT-E6. Alterações sutis dos aminoácidos podem resultar em diferenças significativas das propriedades biológicas, inclusive estrutura e função e, consequentemente, efeito farmacêutico. Hoje em dia, as toxinas botulínicas dos tipos A e B são os sorotipos utilizados mais comumente em tratamento médico. As BoNTs podem ser utilizadas para tratar diversas doenças, inclusive – mas não apenas – blefarospasmo, estrabismo, distonia, enxaqueca e hiperatividade autônoma, que pode causar hiperidrose, sialorreia ou incontinência urinária secundária à hiperatividade do músculo detrusor. A capacidade demonstrada pelas BoNTs de causar paralisia muscular transitória por inibição da liberação de acetilcolina na junção neuromuscular mostrou-se especialmente útil na área de Dermatologia para tratar linhas ou rugas faciais. Em 2002, a Food and Drug Administration (FDA) aprovou a BoNT-A para tratar linhas glabelares. Em 2013 e 2017, o uso terapêutico da BoNT-A foi ampliado para tratar rugas dos ângulos laterais dos olhos e da fronte, respectivamente. O uso terapêutico de outros sorotipos, principalmente BoNT-E, ainda foi experimental nos últimos anos. Em comparação com a BoNT-A, a BoNT-E tem início de ação mais rápido (cerca de 24 horas) e duração de efeito terapêutico mais curta – essas propriedades podem ser preferíveis para alguns pacientes e para tratar determinados problemas. Este capítulo descreve as propriedades biológicas, o mecanismo de ação e as indicações terapêuticas possíveis da BoNT-E.

PROPRIEDADES E ESTRUTURA

As neurotoxinas botulínicas (BoNTs) são sintetizadas inicialmente na forma de proteínas inativas de cadeia simples com 150 quilodaltons (kDa). Em seguida, as neurotoxinas são ativadas por clivagem proteolítica endógena ou exógena que, por fim, formam um polipeptídio de cadeia dupla. As neurotoxinas ativadas consistem em uma cadeia pesada (100 kDa) e uma cadeia leve (50 kDa), que se mantêm ligadas por meio de uma ponte dissulfídica não covalente simples, assim como por uma "cintura" ou "alça", que se refere à parte da cadeia pesada que se enrola ao redor da cadeia leve. As BoNTs são consideradas como toxinas

AB, ou seja, as subunidades A e B correspondem às cadeias pesada e leve, respectivamente. Ao contrário da BoNT-A, a BoNT-E não tem proteases endógenas e precisa ser ativada por proteases exógenas (p. ex., tripsina). Experiências realizadas no passado observaram aumento de quase 100 vezes na toxicidade da BoNT-E depois da clivagem por proteases e formação do polipeptídio de cadeia dupla, sugerindo que a clivagem seja um componente importante do processo de ativação dessa neurotoxina.

As BoNTs consistem em três domínios e praticamente 1.300 aminoácidos, enquanto a BoNT-E é a menor de todas as neurotoxinas e tem apenas 1.251 moléculas de aminoácidos. Os três domínios – cada um com cerca de 50 kDa – são conhecidos como domínios de ligação, translocação e ação catalítica (Figura 8.1 A e B) e todos são essenciais à toxicidade da BoNT. Os domínios de ligação e translocação formam a cadeia pesada, especificamente HN e HC, ou aminoterminais e carboxiterminais, respectivamente. O domínio catalítico corresponde à extremidade N-terminal da cadeia leve. A cadeia pesada é responsável pela ligação e interiorização da neurotoxina, enquanto a cadeia leve representa o componente enzimaticamente ativo, que atua como metaloprotease que cliva as proteínas-alvo e, por fim, inibe a fusão das vesículas pré-sinápticas e a liberação de acetilcolina. A redução das pontes dissulfídica permite que a metaloprotease desempenhe sua atividade.

A configuração dos três domínios é diferente nos diversos sorotipos de neurotoxina. Para a BoNT-A e BoNT-B, os sítios de ligação e ação catalítica ficam em lados opostos ao domínio de translocação e não há interação entre os três domínios. Isso contrasta com a BoNT-E, que tem os domínios de ligação e ação catalítica no mesmo lado do domínio de translocação. Isso permite a interação de todos os três domínios, cada qual compartilhando sua borda com os outros dois. Além disso, a extremidade aminoterminal da cadeia pesada – ou "região da cintura", que circunda a cadeia leve – fica confinada entre os

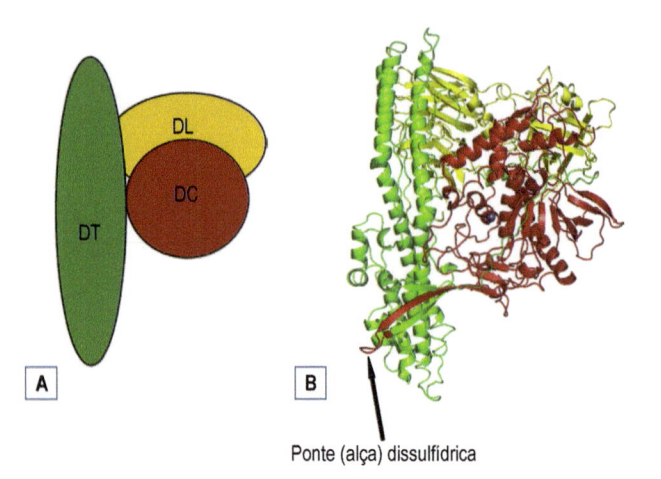

A **B**

Ponte (alça) dissulfídrica

Figura 8.1 A. Os domínios de ação catalítica, translocação e ligação estão ilustrados em vermelho, verde e amarelo, e assinalados pelas letras DC, DT e DL, respectivamente. **B.** Representação espacial da toxina botulínica tipo E em formato de fitas. (Fonte: Kumaran, D., Eswaramoorthy, S. Furey, W., Navaza, J., Sax, M., & Swaminathan, S. [2009]. Domain organization in clostridium botulinum neurotoxina type E is unique: Its implication in faster translocation. *Journal of Molecular Biology, 386*[1], 233-245. doi: 10.1016/j.jmb.2008.12.027.)

domínios de ligação e ação catalítica. Em vista da configuração singular dos domínios, a BoNT-E é tipicamente globular. Isso é diferente da estrutura linear típica observada na BoNT-A e BoNT-B e pode contribuir para o início de ação mais rápido da BoNT-E.

MECANISMO DE AÇÃO

A atividade da neurotoxina botulínica na terminação neural ocorre por um processo em quatro etapas, que são ligação, endocitose, translocação e clivagem.

Ligação

As BoNTs têm especificidade e afinidade altas pelas terminações neurais pré-sinápticas, que podem ser atribuídas à necessidade de ligação por "receptores duplos". Essas toxinas reconhecem um tipo de glicoesfingolipídio conhecido como gangliosídio, além de um receptor de proteína específico da terminação neural. Essa configuração é referida comumente como "modelo de receptor duplo", porque o gangliosídio e o receptor proteico são necessários à entrada da BoNT-E. Os gangliosídios e receptores proteicos utilizados como alvos variam para cada subtipo de BoNT. A BoNT-E liga-se especificamente ao gangliosídio GT1B ou GD1A. Quanto aos receptores proteicos, as neurotoxinas botulínicas tipos A, E e F ligam-se aos receptores de proteína 2 da vesícula sináptica (SV2). Outras BoNTs, inclusive BoNT-B ou G, ligam-se à sinaptotagmina, que também é um receptor proteico. Em um estudo realizado por Dong et al., anticorpos que destroem os receptores de sinaptotagmina não afetavam a afinidade de ligação à BoNT-E; isso também realçou a especificidade da BoNT-E especificamente para SV2. As neurotoxinas botulínicas que se ligam ao mesmo receptor proteico têm semelhanças significativas em suas sequências de aminoácidos.

As proteínas da membrana da vesícula sináptica são proteoglicanos glicosilados localizados na membrana terminal présináptica. Existem três isoformas de SV2 (SV2A, SV2B e SV2C), mas apenas duas permitem a entrada da BoNT-E. Enquanto a BoNT-A consegue ligar-se a todas as três isoformas, estudos realizados no passado com camundongos com expressão suprimida (*knockout*) para SV2A e SV2B mostravam resistência completa à BoNT-E. A presença apenas de SV2C não permite a entrada dessa neurotoxina. Além disso, células que apresentam apenas sinaptotagmina – receptor geralmente associado à BoNT-A ou G – permitem a entrada da BoNT-E. Isso também reforça a noção de que os diversos sorotipos requerem proteínas diferentes na membrana para entrar.

As proteínas da vesícula sináptica consistem em 12 domínios transmembrana e vários domínios intraluminares. A proteína SV2 tem apenas um domínio intraluminar com comprimento significativo, que é o quarto domínio ou L4. Esse domínio L4 está localizado diretamente entre os domínios transmembrana 7 e 8. Curiosamente, os domínios intraluminares parecem ser diretamente responsáveis pela entrada da neurotoxina. A presença apenas do domínio L4 permite a entrada da BoNT-A e BoNT-E. Dong et al. demonstraram que neurônios que não tinham receptores SV2A e SV2B em geral, mas que tinham apenas os domínios intraluminares SV2A-L4 e SV2B-L4, ainda se ligavam à BoNT-E. Evidentemente, apenas o domínio SV2C-L4 permite a entrada da BoNT-A. É provável que a glicosilação do SV2C-L4 seja significativamente diferente da que ocorre nos domínios SV2A-L4 e SV2B-L4, considerando-se que esse primeiro domínio tem peso molecular maior do que SV2A-L4 e SV2B-L4. Isso pode contribuir para a impossibilidade de ligação da BoNT-E ao SV2C-L4.

Dentro do quarto domínio intraluminar existem três sítios de glicosilação N-conectados. Entretanto, a glicosilação de apenas um desses sítios é necessária para a ação da BoNT-E. Dong et al. demonstraram que a destruição do primeiro e segundo sítios de glicosilação não interferia com a entrada da BoNT-E. Contudo, uma mutação do terceiro sítio de glicosilação do L4 resultava em resistência completa à BoNT-E. Neurônios com expressão suprimida (*knocked-out*) de SV2A e SV2B, que contêm apenas o terceiro sítio de glicosilação em SV2A-L4 – mas não o primeiro e segundo sítios – permitiam a entrada da BoNT-E. Isso correspondia especificamente à posição N573, ou asparagina[573] (Asn[573]) dentro do SV2A-L4. A molécula N573 não é apenas suficiente, mas também absolutamente necessária para a entrada da BoNT-E por meio da SV2A. É importante salientar que a BoNT-E teve entrada mais ampla com SV2A-L4 que SV2B-L4, sugerindo que o primeiro seja o receptor proteico preferível. Ao contrário da BoNT-E, uma mutação da N573 do SV2A não impede a entrada da BoNT-A. Embora a molécula N573 não seja crucial à entrada da BoNT-A, ela facilita sua entrada. Além disso, estudos anteriores sobre formas recombinantes de ligação da BoNT-A nos domínios intraluminares de SV2 também apoiam o conceito de que a glicosilação não seja essencial à ligação da BoNT-A, como se observa com a BoNT-E.

Interiorização e translocação

Depois da ligação ao GT1B e receptor proteico (especificamente, SV2A e/ou SV2B), a BoNT-E é levada ao interior da vesícula sináptica por endocitose mediada por receptor. A endocitose depende da reciclagem da vesícula sináptica. Vesículas sinápticas podem conter uma ou duas proteínas receptoras SV2 e isso determina a quantidade de moléculas de toxina que entram na vesícula. Depois da endocitose, ocorre translocação. Esse processo envolve a inserção da cadeia pesada, especificamente H_N (aminoterminal), na membrana do endossomo e a formação de um canal transmembrana, que funciona como "acompanhante" e permite que a cadeia leve (ou domínio catalítico) seja transferida da vesícula para o citosol e inicie a clivagem de proteínas. Os domínios de ligação, ação catalítica e translocação estão localizados no mesmo lado da BoNT-E. Isso pode assegurar sua entrada mais rápida no citosol e, desse modo, explica o processo de translocação mais rápida da BoNT-E em comparação com outras neurotoxinas botulínicas.

Estudos publicados no passado observaram que condições ácidas no interior do endossomo eram necessárias para iniciar o processo de translocação. Contudo, com determinados tipos de BoNT, apenas pH baixo não é suficiente para desencadear a mudança de conformação. A BoNT-B depende da presença do GT1B e pH baixo para iniciar a oligomerização e translocação. Isso é conhecido como "detecção de coincidência" e, por fim, define quando e onde pode ocorrer translocação. A detecção de coincidência também se aplica à BoNT-E, mas apenas no que se refere à translocação. Ao contrário da BoNT-B, a BoNT-E não requer pH baixo para a oligomerização, mas depende apenas da presença do GT1B. É possível que a oligomerização da BoNT-E ocorra na superfície celular, porque isso poderia ajudar a explicar por que essa neurotoxina tem translocação mais rápida que as outras. Apenas pH baixo pode alterar a estrutura e inativar a BoNT-E.

Nos casos típicos, moléculas de histidina funcionam como sensores de pH das proteínas. Curiosamente, o domínio de translocação da BoNT-E tem uma molécula de histidina, enquanto o domínio de translocação da BoNT-B não tem nenhuma. No entanto, BoNT-B e BoNT-E têm moléculas de histidina dentro dos seus domínios de ligação. Isso pode explicar por que o domínio de ligação ao receptor e o GT1B são essenciais ao processo de translocação da BoNT-B e BoNT-E. O domínio de translocação da BoNT-E tem uma interface, que fica completamente exposta aos solventes, ao contrário da BoNT-A e BoNT-B. O domínio transmembrana da BoNT-E também está voltado para a mesma direção dos sítios de ligação ao receptor e fica perto da parede da membrana do endossomo. Essa proximidade direta da parede da membrana provavelmente funciona como posição favorável à endocitose e acelera o processo de translocação. Ao contrário da BoNT-A e BoNT-B, o domínio transmembrana da BoNT-E não precisa reposicionar-se para entrar na membrana do endossomo; isso também explica por que a translocação dessa última neurotoxina é mais rápida.

Clivagem

Clivagem é a última etapa do processo de produção dos efeitos tóxicos das neurotoxinas botulínicas. A extremidade aminoterminal da cadeia pesada libera no citosol a cadeia leve, que contém o domínio catalítico. Depois de entrada do domínio catalítico no citosol, enzimas como a proteína 90 do choque térmico (hsp90) ou sistema tiorredoxina/tiorredoxina-redutase (Trx/TrxRE) clivam o domínio catalítico e o separam do restante da toxina. Isso ativa o domínio catalítico e permite que ele inicie a clivagem de uma das três proteínas do sistema receptor SNARE (do inglês *soluble N-ethuylmaleimide-sensitive fusion attachment protein*), que formam o complexo de acoplamento e fusão necessário à liberação do neurotransmissor dentro da fenda sináptica. A clivagem das proteínas do sistema SNARE ocorre por meio de uma metaloprotease zinco-dependente localizada no interior do domínio catalítico da cadeia leve. As três proteínas do sistema SNARE são: proteína associada ao sinaptossomo de 25 kDa (SNAP-25), sintaxina e sinaptobrevina, também conhecida como proteína de membrana associada à vesícula (VAMP, do inglês *vesicle-associated membrane protein*). Cada sorotipo de BoNT cliva proteínas diferentes do complexo SNARE e a clivagem de qualquer uma das três proteínas interrompe a liberação dos neurotransmissores. A BoNT-A e BoNT-E clivam a SNAP-25, enquanto as neurotoxinas botulínicas B, D, F e G clivam sinaptobrevina. A BoNT-C cliva SNAP-25 e sintaxina. Embora a BoNT-A e BoNT-E clivem SNAP-25, a clivagem ocorre em pontos diferentes da proteína. A BoNT-A cliva a ligação amino entre glutamina[197] e arginina[198] da SNAP-25, enquanto a BoNT-E cliva a ligação entre arginina[180] e isoleucina[181] da SNAP-25. A recuperação da liberação dos neurotransmissores e a interrupção dos efeitos das neurotoxinas botulínicas dependem da meia-vida do domínio catalítico da cadeia leve, assim como da recuperação do complexo SNARE. A atividade proteolítica da BoNT-E é eliminada muito rapidamente do neurônio e isso explica a duração mais curta de seu efeito.

ESTUDO DE NOVOS USOS POSSÍVEIS EM DERMATOLOGIA

Atualmente, a BoNT-E não está aprovada pela FDA para uso clínico; contudo, hoje existem estudos em andamento nesta área. Atualmente, a BoNT-A e BoNT-B são as únicas neurotoxinas aprovadas comercialmente para uso clínico e existem seis formulações aprovadas até agora. O início de ação mais rápido e a duração mais curta dos efeitos da BoNT-E podem ser convenientes para pacientes que desejem melhora rápida das rugas faciais ou hiperidrose, prevenção da formação de cicatrizes (p. ex., pós-operatório), tratamento de hipertrofia do masseter (p. ex., afinamento da linha mandibular ou tratamento do bruxismo) ou que queiram experimentar os efeitos de uma neurotoxina botulínica antes de firmar um efeito terapêutico mais longo. Quando se utiliza BoNT-A, os efeitos terapêuticos podem não ser detectados antes de 1 semana e os efeitos máximos ocorrem cerca de 2 semanas depois e estendem-se por até 12 semanas depois das aplicações.

Um estudo realizado por Yoelin et al. avaliou a segurança, tolerabilidade e eficácia da BoNT-E – especificamente do produto EB-001 – no tratamento das linhas glabelares interciliares e detectou uma relação de dose-efeito, segundo a qual pacientes tratados com doses mais altas de EB-001 conseguiram graus mais satisfatórios na Escala de Rugas Faciais. Quarenta e dois participantes foram divididos em sete coortes, que foram tratados com doses crescentes de EB-001 ou placebo (razão de 5:1) e observados ao longo de 30 dias. Entre os dois coortes que foram tratados com doses mais altas de EB-001, 80% tiveram melhora das rugas faciais avaliadas pelos pesquisadores, enquanto entre os coortes 3 a 7, o número de sujeitos que tiveram graus de melhora "nenhuma" ou "suave" na Escala de Rugas Faciais variou de 60 a 100%, sugerindo que doses mais altas de EB-001 sejam mais eficazes. Efeitos terapêuticos foram detectados nas primeiras 24 horas e isso ressaltou o início de ação rápido da BoNT-E. Quanto à duração, efeitos terapêuticos evidenciados por redução das rugas faciais foram detectados entre os dias 14 e 30 nos sujeitos que receberam doses mais altas. Em termos gerais, o produto EB-001 foi bem tolerado pelos participantes e o efeito colateral mais comum foi cefaleia.

Um estudo conduzido por Pons et al. avaliou a segurança, tolerabilidade, eficácia e farmacodinâmica da BoNT-E recombinante (BoNTr-E) em comparação com toxina abobotulínica A usando músculo extensor curto dos dedos de homens saudáveis. Nesse estudo, os sujeitos tratados com BoNTr-E tiveram início mais rápido do efeito terapêutico, em comparação com os homens que receberam toxina abobotulínica A. Semelhante ao estudo citado antes, os autores também detectaram uma relação de dose-efeito. Com todas as doses, o efeito máximo foi alcançado depois de 1 semana pelos sujeitos tratados com

BoNTr-E. Entre os sujeitos que receberam toxina abobotulínica A, o efeito máximo variou de 2 a 6 semanas e foi dose dependente. Em termos gerais, a duração média do efeito terapêutico foi menor entre os sujeitos tratados com BoNTr-E. A dose mais alta dessa toxina produziu efeitos com duração de cerca de 50 dias, que ainda é significativamente mais curta do que a observada com toxina abobotulínica A, cujos efeitos podem estender-se por até 6 meses na maioria dos pacientes, independentemente da dose aplicada. Em geral, a BoNTr-E foi bem tolerada pelos participantes do estudo. Embora sejam necessários estudos científicos mais amplos, o uso clínico futuro da BoNT-E é promissor.

RESUMO E CONCLUSÃO

Embora não esteja aprovada atualmente pela FDA para uso clínico, a neurotoxina botulínica tipo E pode ser uma opção terapêutica promissora para pacientes que necessitam de início mais rápido dos efeitos e/ou duração mais curta do tratamento. Evidências disponíveis atualmente sugerem que a BoNT-E possa ser útil em diversos contextos clínicos, inclusive procedimentos cosméticos. Nos casos típicos, o início da ação ocorre em 24 horas, enquanto a duração média dos efeitos terapêuticos varia de 2 a 4 semanas, a depender da dose aplicada. Contudo, é necessário realizar estudos científicos mais amplos para avaliar detalhadamente a segurança e eficácia da BoNT-E.

LEITURA ADICIONAL

Choudhury, S., Baker, M. R, Chatterjee, S., & Kumar, H. (2021). Botulinum toxin: An update on pharmacology and newer products in development. *Toxins, 13*(1), 58. doi:10.3390/toxins13010058.

Colasante, C., Rossetto, O., Morbiato, L., Pirazzini, M., Molgó, J., & Montecucco, C. (2013). Botulinum neurotoxin type A is internalized and translocated from small synaptic vesicles at the neuromuscular junction. *Molecular Neurobiology, 48*(1), 120–127. doi:10.1007/s12035-013-8423-9.

Dong, M., Liu, H., Tepp, W. H., Johnson, E. A., Janz, R., & Chapman, E. R. (2008). Glycosylated SV2A and SV2B mediate the entry of botulinum neurotoxin E into neurons. *Molecular Biology of the Cell, 19*(12), 5226–5237. doi:10.1091/mbc.E08-07-0765.

Gardner, A. P., & Barbieri, J. T. (2018). Light chain diversity among the botulinum neurotoxins. *Toxins, 10*(7), 268. doi:10.3390/toxins10070268.

Hanna, E., & Pon, K. (2020). Updates on botulinum neurotoxins in dermatology. *American Journal of Clinical Dermatology, 21*(2), 157–162. doi:10.1007/s40257-019-00482-2.

Kukreja, R. V., Sharma, S. K., & Singh, B. R. (2010). Molecular basis of activation of endopeptidase activity of botulinum neurotoxin type E. *Biochemistry, 49*(11), 2510–2519. doi:10.1021/bi902096r.

Kumaran, D., Eswaramoorthy, S., Furey, W., Navaza, J., Sax, M., & Swaminathan, S. (2009). Domain organization in clostridium botulinum neurotoxin type E is unique: Its implication in faster translocation. *Journal of Molecular Biology, 386*(1), 233–245. doi:10.1016/j.jmb.2008.12.027.

Lacy, D. B., & Stevens, R. C. (1999). Sequence homology and structural analysis of the clostridial neurotoxins. *Journal of Molecular Biology, 291*(5), 1091–1104. doi:10.1006/jmbi.1999.2945.

Mahrhold, S., Strotmeier, J., Garcia-Rodriguez, C., Lou, J., Marks, J. D., Rummel, A., et al. (2013). Identification of the SV2 protein receptor-binding site of botulinum neurotoxin type E. *The Biochemical Journal, 453*, 37–47.

Montal, M. (2010). Botulinum neurotoxin: A marvel of protein design. *Annual Review of Biochemisty. 79*(1), 591–617. doi:10.1146/annurev.biochem.051908.125345.

Peng Chen, Z., Morris, J. G., Rodriguez, R. L., Shukla, A. W., Tapia-Núñez, J., & Okun, M. S. (2012). Emerging opportunities for serotypes of botulinum neurotoxins. *Toxins. 4*(11), 1196–1222. doi:10.3390/toxins4111196.

Pirazzini, M., Rossetto, O., Eleopra, R., & Montecucco, C. (2017). Botulinum neurotoxins: Biology, pharmacology, and toxicology. *Pharmacological Reviews, 69*(2), 200–235. doi:10.1124/pr.116.012658.

Pons, L., Vilain, C., Volteau, M., & Picaut, P. (2019). Safety and pharmacodynamics of a novel recombinant botulinum toxin E (rBoNT-E): Results of a phase 1 study in healthy male subjects compared with abobotulinumtoxinA (Dysport ®). *Journal of Neurological Sciences, 407*, 116516. doi:10.1016/j.jns.2019.116516.

Sun, S., Tepp, W. H., Johnson, E. A., & Chapman, E. R. (2012). Botulinum neurotoxins B and E translocate at different rates and exhibit divergent responses to GT1b and low pH. *Biochemistry. 51*(28), 5655–5662. doi:10.1021/bi3004928.

Washbourne, P., Pellizzari, R., Rossetto, O., Bortoletto, N., Tugnoli, V., De Grandis, D., et al. (1998). On the action of botulinum neurotoxins A and E at cholinergic terminals. *J Physiology-Paris, 92*(2), 135–139. doi:10.1016/S0928-4257(98)80151-4.

Whelan, S. M., Elmore, M. J., Bodsworth, N. J., Atkinson, T., & Minton, N. P. (1992). The complete amino acid sequence of the Clostridium botulinum type-E neurotoxin, derived by nucleotide-sequence analysis of the encoding gene. *European Journal of Biochemistry, 204*(2), 657–667. Retrieved from https://doi.org/10.1111/j.1432-1033.1992.tb16679.x.

Yoelin, S. G., Dhawan, S. S., Vitarella, D., Ahmad, W., Hasan, F., & Abushakra, S. (2018). Safety and efficacy of EB-001, a novel type E botulinum toxin, in subjects with glabellar frown lines: Results of a phase 2, randomized, placebo-controlled, ascending-dose study. *Plastic and Reconstructive Surgery, 142*(6), 847e-855e. doi:10.1097/PRS.0000000000005029.

Zhang, K., Yamamoto, Y., Suzuki, T., Yokota, K., Ma, S., Nengah Dwi Fatmawati, N., et al. (2012). Clostridium botulinum type E toxins bind to Caco-2 cells by a different mechanism from that of type A toxins. *Acta Medica Okayama, 66*(3), 9.

9

Neuronox®, Innotox® e Coretox®

Kyle K. Seo, Gee Young Bae e Woo-Shun Lee

RESUMO E CARACTERÍSTICAS PRINCIPAIS

- Neuronox® é o produto à base de neurotoxina botulínica tipo A (BoNT-A) mais semelhante ao Botox® em termos de formulação, composição molecular, farmacodinâmica e efeitos clínicos
- Innotox® é a primeira preparação líquida de neurotoxina botulínica tipo A (BoNT-A) pronta para uso, cujo processo de fabricação não incorpora quaisquer materiais derivados de animais
- Coretox® é o segundo produto à base de BoNT-A que contém apenas neurotoxina de 150 kDa, ou seja, sem qualquer proteína formadora de complexo. Além disso, o processo de fabricação do Coretox® não envolve quaisquer materiais derivados de animais
- Neuronox®, Innotox® e Coretox® são derivados da mesma cepa produzida pelo mesmo fabricante. Esses produtos também demonstraram sua eficácia e segurança quando foram comparados entre si e com Botox®
- A dose recomendada de BoNT-A para tratar rugas de pacientes asiáticos geralmente é menor do que a preconizada para caucasoides
- A técnica de combinar várias injeções intradérmicas de BoNT-A com injeções intramusculares convencionais é amplamente utilizada na Ásia para rejuvenescimento facial
- Na Ásia, a utilização de BoNT-A para melhorar os contornos faciais e corporais e reduzir os volumes dos masseteres, glândulas salivares e músculos da panturrilha e deltoide tem conquistado popularidade crescente.

INTRODUÇÃO

Desde a aprovação inicial da toxina botulínica para uso cosmético pela Food and Drug Administration (FDA), em 2002, as indicações das toxinas botulínicas foram ampliadas e hoje incluem diversos usos em Medicina Estética. A aplicação de toxina botulínica é um dos procedimentos estéticos minimamente invasivos mais realizados. De modo a atender à demanda aquecida no mercado e ampliar as opções disponíveis aos usuários, nunca houve variedade tão grande de produtos à base de toxina botulínica disponíveis em diversos países.

Neuronox®, Innotox® e Coretox® são três produtos à base de BoNT-A fabricados pelo laboratório Medytox Inc. (Figura 9.1). O Neuronox® foi registrado em 33 países desde que foi aprovado inicialmente na Coreia do Sul, em 2006. Esse produto foi aprovado apenas para uso cosmético, inclusive linhas glabelares e linhas dos ângulos laterais dos olhos, mas também em indicações terapêuticas como blefarospasmo, deformidade do pé equino associada à espasticidade por paralisia cerebral pediátrica, espasticidade do membro superior pós-acidente vascular encefálico (pós-AVE) e distonia cervical. Innotox® é o primeiro produto à base de BoNT-A em preparação líquida e foi

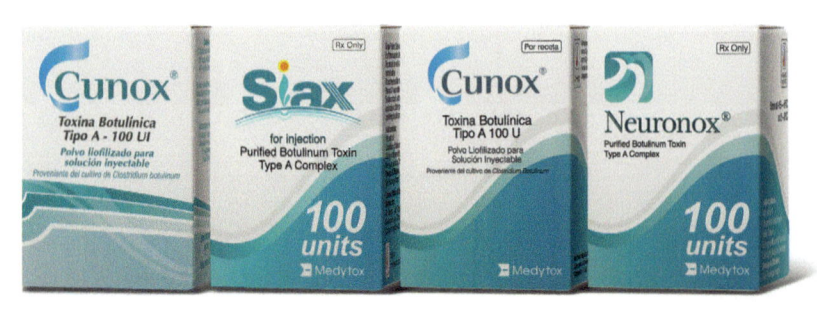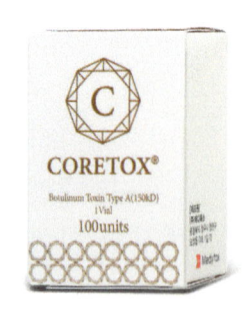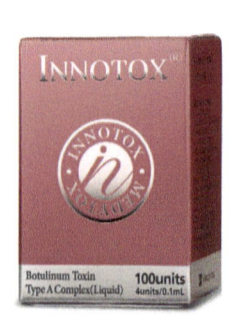

Figura 9.1 Embalagens dos produtos Neuronox®, Innotox® e Coretox®. O Neuronox® é comercializado com diversos nomes comerciais, inclusive Botulift®, Siax®, Cunox® e Meditoxin®.

aprovado inicialmente em 2013 na Coreia do Sul para tratar linhas glabelares. Segundo produto à base de BoNT-A sem proteínas acessórias (o primeiro foi Xeomin®, do laboratório Merz Inc., Alemanha), o Coretox® foi aprovado inicialmente em 2016 na Coreia do Sul. Atualmente, o Coretox® é aprovado para tratar linhas glabelares e espasticidade do membro superior pós-AVE.

Este capítulo serve como introdução a esses três produtos diferentes à base de BoNT-A produzidos pelo mesmo laboratório, compara suas características e descreve seus efeitos clínicos com ênfase especial na população asiática.

PROCESSOS DE FABRICAÇÃO DO NEURONOX®, INNOTOX® E CORETOX®

Toxina botulínica é um agente biológico obtido da bactéria *Clostridium botulinum*, mas o sorotipo e a composição proteica das neurotoxinas dependem da cepa bacteriana que as produz. Desse modo, a cepa bacteriana propriamente dita é um dos fatores mais significativos a determinar as características da toxina no processo de fabricação dos produtos à base de toxina botulínica. Neuronox®, Innotox® e Coretox® são produzidos a partir de BoNT-A obtida da cepa bacteriana *C. botulinum* Hall A-hyper, que foi cultivada originalmente na Universidade de Wisconsin. Essa cepa também é famosa por ser a fonte usada para produzir Botox® (AbbVie, EUA). Durante o processo de fabricação do Neuronox®, é comum usar materiais derivados de animais para cultivar *C. botulinum*; contudo, nos processos de fabricação do Innotox® e Coretox®, todos os materiais de origem animal são substituídos por componentes não derivados de animais. Depois da fermentação, as proteínas são isoladas e purificadas. Embora os processos de isolamento e purificação variem, o Neuronox® e Innotox® preservam o complexo de neurotoxina, enquanto o Coretox® conserva apenas a neurotoxina de 150 kDa sem qualquer outra proteína acessória. Em seguida, são acrescentados diversos excipientes ao composto farmacêutico de cada produto de modo a assegurar sua estabilidade. No estágio final, essas preparações formuladas são depois submetidas aos processos de finalização. Neuronox® e Coretox® são desidratados a frio e resultam na formação de um pó branco para reconstituição subsequente, enquanto o Innotox® é finalizado sem qualquer processo de desidratação e o produto é uma formulação líquida. Antes de ser liberado, o produto medicinal terminado é testado. Se o produto medicinal atender aos requisitos de potência e às especificações correspondentes de aprovação, ele é então liberado para distribuição e uso clínico.

COMPOSIÇÃO E FORMULAÇÃO DO NEURONOX®, INNOTOX® E CORETOX®

Neuronox® é um pó liofilizado estéril a ser depois reconstituído, que contém complexo de neurotoxina botulínica tipo A, albumina sérica humana e cloreto de sódio. Além da cepa bacteriana e do peso molecular, essa formulação é outra semelhança entre Neuronox® e Botox®. O Innotox® contém o mesmo complexo de neurotoxina botulínica tipo A, mas não tem albumina sérica humana. Em vez disso, o produto contém L-metionina e polissorbato 20 como excipientes. Vale ressaltar que esse é o primeiro produto à base de BoNT-A em preparação líquida, cuja concentração é de 4 U/0,1 mℓ. Essa formulação líquida pronta para uso não apenas aumenta a conveniência aos usuários, como também potencializa sua segurança, porque elimina o risco de contaminação ou dosagem equivocada causada por erro humano durante a reconstituição. Por outro lado, o Coretox® contém apenas neurotoxina de 150 kDa, sem quaisquer outras proteínas acessórias da neurotoxina, que foram antes removidas completamente durante o processo de purificação. Esse produto é formulado com sacarose e depois desidratado por liofilização. Innotox® e Coretox® não contém albumina sérica humana e não utilizam também materiais de origem animal no processo de fabricação de modo a eliminar o risco associado às proteínas animais (Tabela 9.1).

FARMACODINÂMICA DO NEURONOX®, INNOTOX® E CORETOX®

O efeito terapêutico de paralisia muscular da toxina botulínica tem como base sua capacidade de causar quimiodesnervação dose dependente reversível por inibição da liberação de acetilcolina nas terminações neurais pré-sinápticas. Os parâmetros farmacodinâmicos da toxina botulínica podem ser medidos quantitativamente em vários modelos animais, assim como no modelo humano de músculo extensor curto dos dedos (ECD) com base na eletromiografia para registrar potenciais de ação muscular compostos (PAMCs). Também é possível avaliar a difusão da toxina botulínica por medição da alteração dos PAMCs dos músculos adjacentes. Como o desempenho clínico da toxina botulínica depende totalmente de seu efeito paralisante muscular, a comparação dos parâmetros farmacodinâmicos das diversas toxinas pode ajudar a sedimentar conhecimentos firmes sobre cada produto.

Em estudos experimentais (não clínicos) que utilizaram a amplitude do potencial de ação muscular complexo (PAMC) e o escore de abdução do dedo para avaliar o efeito de paralisia muscular da toxina botulínica, os parâmetros farmacodinâmicos do Neuronox® foram comparados com os correspondentes do Botox®, Dysport® e Xeomin®. Em camundongos, todas essas preparações mostraram efeito paralisante muscular dose dependente. A taxa de conversão de doses calculada com base no PAMC ED50 do Neuronox® e Botox® foi de 1:1, enquanto a do Botox® e Dysport® foi de 1:2,6 e a do Botox® e Xeomin® foi de 1:1,07. Em um estudo clínico que utilizou um modelo de músculo ECD, os autores também calcularam que a taxa de conversão entre Neuronox® e Botox® era de 1:1. Vinte e cinco homens voluntários saudáveis receberam uma das seguintes doses: 2, 5, 10, 20 ou 30 U de Neuronox® no músculo ECD de um dos pés e a mesma dose de Botox® no músculo ECD contralateral. Esse estudo observou redução dose dependente do PAMC sem qualquer diferença estatisticamente significativa entre Neuronox® e Botox® no que se refere à redução percentual da amplitude do PAMC a cada consulta e a qualquer tempo em todos os subgrupos posológicos.

Tabela 9.1 Comparação entre Innotox®, Coretox®, Neuronox® e Botox®.

Características	Innotox®	Coretox®	Neuronox®	Botox®
Fabricante	Medytox Inc.	Medytox Inc.	Medytox Inc.	Abbvie Inc. (Allergan Inc.)
Nomes comerciais	Innotox®	Coretox®	Botulift®, Siax®, Cunox® e Meditoxin®	Botox®, Vistabel® e Vistabex®
Formulação	Líquida	Pó desidratado a frio	Pó desidratado a frio	Pó desidratado a vácuo
Cepa produtora da toxina	*Clostridium botulinum* tipo A Hall-hyper	*Clostridium botulinum* tipo A Hall-hyper	*Clostridium botulinum* tipo A Hall-hyper	*Clostridium botulinum* tipo A Hall-hyper
Composição molecular	Neurotoxina de 900 kDa com proteínas formadoras de complexo	Neurotoxina de 150 kDa	Neurotoxina de 900 kDa com proteínas formadoras de complexo	Neurotoxina de 900 kDa com proteínas formadoras de complexo
Indicações	Linhas glabelares	Linhas glabelares e espasticidade muscular	Linhas glabelares e linhas dos ângulos laterais dos olhos, blefarospasmo, paralisia cerebral pediátrica e espasticidade muscular	Rugas da parte superior da face, blefarospasmo, hiperidrose, enxaqueca crônica, distonia cervical, espasticidade muscular e bexiga hiperativa
Unidades/frasco	25, 50 ou 100 U	100 U	50, 100, 150 ou 200 U	50, 100 ou 200 U
Excipientes	L-metionina, polissorbato 20 e cloreto de sódio	Sacarose, cloreto de sódio e L-metionina	Albumina sérica humana, cloreto de sódio	Albumina sérica humana, cloreto de sódio
Armazenamento	2 a 8°C	2 a 8°C	2 a 8°C ou −15 a −5°C	2 a 8°C

Os parâmetros farmacodinâmicos do Coretox® também foram avaliados por meio do modelo humano de músculo ECD. Em um ensaio randomizado duplo-cego controlado, 25 homens saudáveis foram tratados com uma dose selecionada de Coretox® aplicada no músculo ECD de um dos pés e Botox® no músculo correspondente contralateral. Os efeitos de paralisia muscular foram medidos com base na redução percentual da amplitude da onda M do potencial de ação muscular composto, desde o momento da aplicação até 90 dias depois. Coretox® e Botox® em doses de 2, 5, 10, 20 e 30 U mostraram relação logarítmica dose dependente quando uma dose mais alta reduziu a amplitude da onda M do PAMC com estabilização do efeito nos dois grupos que receberam dose mais alta. A intensidade do efeito paralisante muscular alcançou nível máximo em 14 e 30 dias depois das injeções e mostraram padrão de recuperação com 90 dias. Coretox® e Botox® não mostraram diferença significativa em qualquer grupo posológico ou tempo específico.

EXPERIÊNCIAS CLÍNICAS COM NEURONOX®, INNOTOX® E CORETOX®

Desses três produtos, o Neuronox® foi avaliado mais extensivamente como parte de um programa de desenvolvimento clínico robusto incluindo vários ensaios clínicos, que não se limitaram às indicações cosméticas (p. ex., rugas faciais e hipertrofia benigna do masseter), mas também indicações clínicas como espasticidade muscular, distonia cervical e hiperidrose, entre outras. A segurança e eficácia do Neuronox® no tratamento das linhas glabelares foram comprovadas em vários ensaios clínicos, totalizando 1.719 sujeitos de diversos países,

incluindo Coreia do Sul, China, Taiwan e Rússia, que foram acompanhados por até 2 anos. Em uma série de ensaios clínicos randomizados com controle ativo de fase 3, a eficácia do Neuronox® foi comparada com a do Botox® na razão de conversão de 1:1, ou seja, total de 20 U nos dois grupos. Nesse estudo, respondente foi definido como paciente que obteve escore de 0 ou 1 na Escala de Rugas Faciais (4 pontos) depois do tratamento. Todos esses ensaios confirmaram a não inferioridade do Neuronox® em comparação com toxina onabotulínica A. Na 4ª semana depois do tratamento, os índices de respondentes com contração máxima foram de 93,7% no grupo do Neuronox® e 94,5% no grupo do Botox® no estudo sul-coreano; 90,9% no primeiro grupo e 81,54% no segundo grupo do estudo russo; 93,6% no primeiro grupo e 89,5% no segundo grupo do estudo chinês; e 88,7% no primeiro grupo e 92,06% no segundo grupo do estudo taiwanês. A eficácia foi constante, independentemente do país ou da etnia, e essa observação foi compatível com outros ensaios clínicos multirregionais de grande porte com diversos produtos à base de toxina botulínica. Em termos de segurança, houve incidência significativamente baixa de reações adversas, que foram brandas em sua maioria e comparáveis entre os dois produtos. A segurança também foi avaliada em um estudo *open-label* com até seis sessões de tratamento ao longo do período de seguimento de 2 anos. O perfil de segurança foi excelente, sem casos confirmados de anticorpos neutralizantes ou reações adversas graves associadas ao tratamento. Também houve redução da incidência de reações adversas associadas ao tratamento à medida que as sessões eram repetidas, embora a eficácia fosse mantida. A eficácia e segurança do Neuronox® no tratamento das linhas dos ângulos laterais dos olhos também foram avaliadas em comparação com Botox® na taxa de conversão de 1:1 em seu estudo fundamental. A mesma dose total de 24 U foi aplicada nos dois grupos. Também nesse estudo, os autores demonstraram eficácia comparável à do Botox® sem comprovação estatística de não inferioridade. O perfil de segurança também foi excelente, porque apenas 2,73% dos sujeitos referiram reações adversas associadas ao tratamento nos dois grupos.

O Innotox® também foi aprovado para tratar linhas glabelares na Coreia do Sul. Em seu estudo clínico fundamental, o Innotox® foi avaliado com base em um ensaio randomizado duplo-cego com controle ativo, que utilizou a taxa de conversão de doses de 1:1 de Botox®. No total, 168 sujeitos foram tratados com 20 U de Innotox® ou Botox® e foram monitorados por até 16 semanas. Quatro semanas depois do tratamento, os índices de respondentes – definido como porcentagem de sujeitos que obtiveram escore de 0 ou 1 na Escala de Rugas Faciais (4 pontos) com contração máxima – foram de 87,18% com Innotox® e 87,65% com Botox®. Por essa razão, a não inferioridade do Innotox® em relação com o Botox® foi confirmada. Curiosamente, dentro de 16 semanas depois do tratamento, a eficácia do Innotox® foi superior à do Botox®, sugerindo que o primeiro tenha efeito mais persistente. Os índices de respondentes com contração máxima foram de 62,34% no grupo do Innotox® e 40,51% no grupo do Botox® ($p = 0,0064$), enquanto os índices de respondentes em repouso foram de 50% com Innotox® e 31,58% com Botox® ($p = 0,0482$) na 16ª semana. É necessário realizar mais estudos clínicos para avaliar com mais precisão a persistência do efeito terapêutico ou duração dos efeitos.

O Coretox® foi aprovado para tratar linhas glabelares e espasticidade muscular pós-AVE em adultos. A eficácia e segurança foram avaliadas por comparação direta com Botox® nessas duas indicações. No estudo fundamental sobre linhas glabelares, 136 sujeitos foram distribuídos randomicamente para o grupo do Coretox® ou Botox® e ambos receberam a mesma dose de 20 U nas linhas glabelares. Dentro de 4 semanas depois do tratamento, 98,51% do grupo do Coretox® e 95,53% do grupo do Botox® alcançaram escore de 0 ou 1 na Escala de Rugas Faciais (4 pontos) com franzimento máximo; a não inferioridade do Coretox® ficou então confirmada. A eficácia estendeu-se até a 16ª semana depois do tratamento em 51,52% do grupo do Coretox® e 56,92% do grupo do Botox®, sem qualquer diferença estatisticamente significativa. Um estudo clínico em andamento pretende avaliar a segurança e eficácia do Coretox® depois de aplicações repetidas por longo tempo. Para avaliar o impacto possível das formulações isentas de proteínas formadoras de complexo na imunogenicidade, é necessário realizar mais estudos clínicos extensivos de longa duração.

Em resumo, Neuronox®, Innotox® e Coretox® – três produtos derivados da mesma cepa produzidos pelo mesmo laboratório – demonstraram bom desempenho clínico no tratamento de rugas faciais comparável ao Botox®. Como esses produtos usam o mesmo esquema posológico, os médicos podem adaptar facilmente os produtos que aplicam. As formulações desses produtos podem oferecer mais opções aos clientes e permitir escolhas personalizada das preparações à base de toxina botulínica, de modo que os pacientes possam ter suas preferências quanto à formulação ou composição molecular da neurotoxina botulínica utilizada.

USO DE NEURONOX®, INNOTOX® E CORETOX® NA POPULAÇÃO ASIÁTICA

Embora Neuronox®, Innotox®, Coretox® e Botox® possam ser intercambiáveis, existem algumas diferenças nas diretrizes terapêuticas para pacientes asiáticos. Isso se deve mais às diferenças étnicas e socioculturais, que às diversidades entre os produtos – e podem ser aplicáveis também aos outros produtos à base de BoNT-A.

Primeiramente, a dose ideal de BoNT-A para tratar rugas é menor para pacientes asiáticos que caucasoides. Embora Carruthers et al. recomendem modificar as técnicas originais e reduzir a dose de BoNT-A, as doses iniciais ideais para atenuar rugas de asiáticos ainda parece ser menor que a necessária na população caucasoide. Além disso, fatores culturais – inclusive o fato de que os asiáticos são menos expressivos facialmente que os caucasoides – poderiam explicar por que doses menores são mais apropriadas (Tabela 9.2).

Em segundo lugar, no rejuvenescimento facial, os médicos da Ásia aplicam várias injeções intradérmicas de BoNT-A como uma solução do problema da "face de máscara" para conseguir alterações suaves, embora com conservação da expressão natural. Esse tratamento tem vários nomes, inclusive "mesobotox", "dermotoxina", "Botox® cutâneo" ou "lifting de Botox®". O mesobotox é aplicado na face por inteiro por meio de várias injeções intradérmicas aplicadas a intervalos menores. Os efeitos teóricos do "mesobotox" podem ser subdivididos em três grupos. O primeiro efeito é a mesma redução das rugas dinâmicas obtida por meio das injeções intramusculares convencionais a partir da difusão descendente da BoNT-A da derme para o músculo. O segundo efeito é a melhora das rugas estáticas e redução do diâmetro dos poros, que mais provavelmente é atribuído ao edema da derme, que confere à pele aspecto mais brilhante e liso. O último efeito produz aspecto mais jovial por levantamento (lifting) da parte lateral do supercílio, além da definição mais clara da linha mandibular em consequência do enfraquecimento dos músculos abaixadores do lábio e platisma. As injeções intramusculares convencionais podem ser combinadas com aplicações intradérmicas quando o músculo a ser tratado tem localização mais profunda (Figura 9.2).

Tabela 9.2 Comparação da dosagem inicial recomendada para tratamento de rugas em asiáticos e caucasianos.

Área tratada	Botox® em caucasianos (U)	Neuronox®/Innotox®/ Coretox® em asiáticos (U)
Glabela	10 a 30	10 a 14
Testa	5 a 15	2 a 10
Rítide periorbital	10 a 30	4 a 8
Linha labial	4 a 6	2 a 4
Mento	4 a 10	6 a 12
Banda platismal	30 a 60	20 a 50

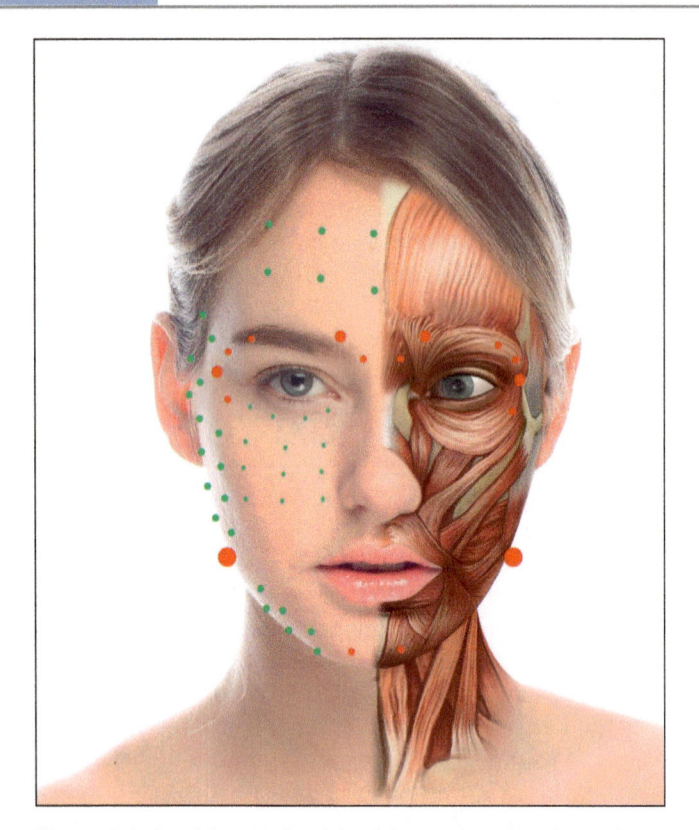

Figura 9.2 Combinação de várias injeções intradérmicas e intramusculares convencionais de toxina botulínica tipo A (BoNT-A). Os pontos verdes assinalam as áreas de aplicação das injeções intradérmicas (pontos verdes grandes = 0,4 U; pontos verdes pequenos = 0,2 U), enquanto os pontos vermelhos indicam as áreas de aplicação das injeções intramusculares (pontos vermelhos grandes = 5 a 10 U; pontos vermelhos médios = 3 U; pontos vermelhos pequenos = 2 U).

O terceiro aspecto marcante do tratamento com BoNT-A de pacientes asiáticos é sua utilização crescente nos procedimentos de harmonização facial. Asiáticos têm faces mais largas e achatadas que os caucasoides e, por essa razão, aspiram ter face mais oval e fina. Quando os músculos masseteres dos pacientes contribuem mais para os contornos da parte inferior de sua face que ossos ou gordura, o tratamento com BoNT-A pode alterar drasticamente sua aparência (Figura 9.3). Em contraste com os procedimentos cirúrgicos do osso mandibular, o afinamento do contorno facial com BoNT-A pode ser conseguido sem afastamento social; isso explica o sucesso notável da harmonização facial com BoNT-A na Ásia. A dose habitual necessária é de 40 U por lado, dependendo do volume do masseter (Tabela 9.3). A BoNT-A é injetada dentro do ventre do músculo em 3 ou 4 pontos, que incluem a área mais volumosa situada abaixo de uma linha imaginária interligando o trago anterior e o ângulo da boca. Em nosso estudo clínico com utilização de tomografia computadorizada tridimensional, o volume do músculo masseter diminuiu em média 27,5% na 12ª semana depois do tratamento com 20 U de Neuronox®. A parte inferior localizada abaixo da linha imaginária, que contribui mais para o contorno da parte inferior da face, teve seu volume reduzido em até 35,1% (Figura 9.4). A força mastigatória pode ser reduzida em alguns pacientes por cerca de 1 a 3 meses, enquanto o volume do músculo começa a diminuir a partir da 2ª semana depois do tratamento e alcança efeito máximo depois de 3 meses. No 3º mês depois do tratamento, axônios novos começam a germinar e a força e o volume do músculo são recuperados. Contudo, injeções repetidas podem causar alterações duradouras do contorno facial.

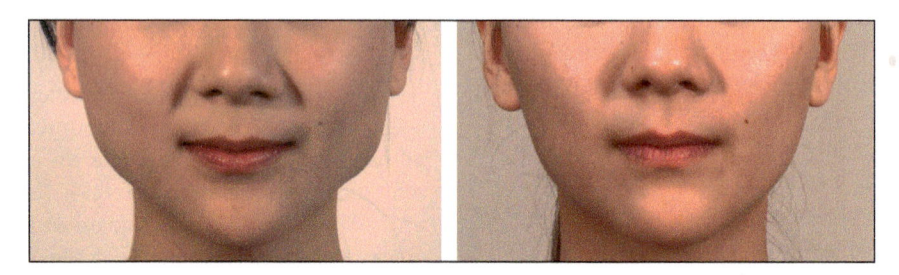

Figura 9.3 A injeção de toxina botulínica tipo A (BoNT-A) para tratar hipertrofia do masseter altera drasticamente os contornos da parte inferior da face; a fotografia à esquerda foi obtida antes do tratamento; a fotografia da direita, 3 meses depois do tratamento.

Tabela 9.3 Doses recomendadas de toxina botulínica tipo A para harmonização dos contornos facial e corporal.

Indicações	Área tratada	Dose inicial (U/lado)
Hipertrofia benigna do masseter	Masseter	10 a 40
Hiperplasia das glândulas salivares	Glândula parótida Glândula submandibular	20 a 50 20 a 40
Harmonização da panturrilha	Gastrocnêmio e sóleo	50 a 200
Harmonização da coxa	Quadríceps	100 a 150
Harmonização do ombro	Trapézio	30 a 70
Harmonização do braço	Deltoide e cabeça lateral do tríceps	30 a 70

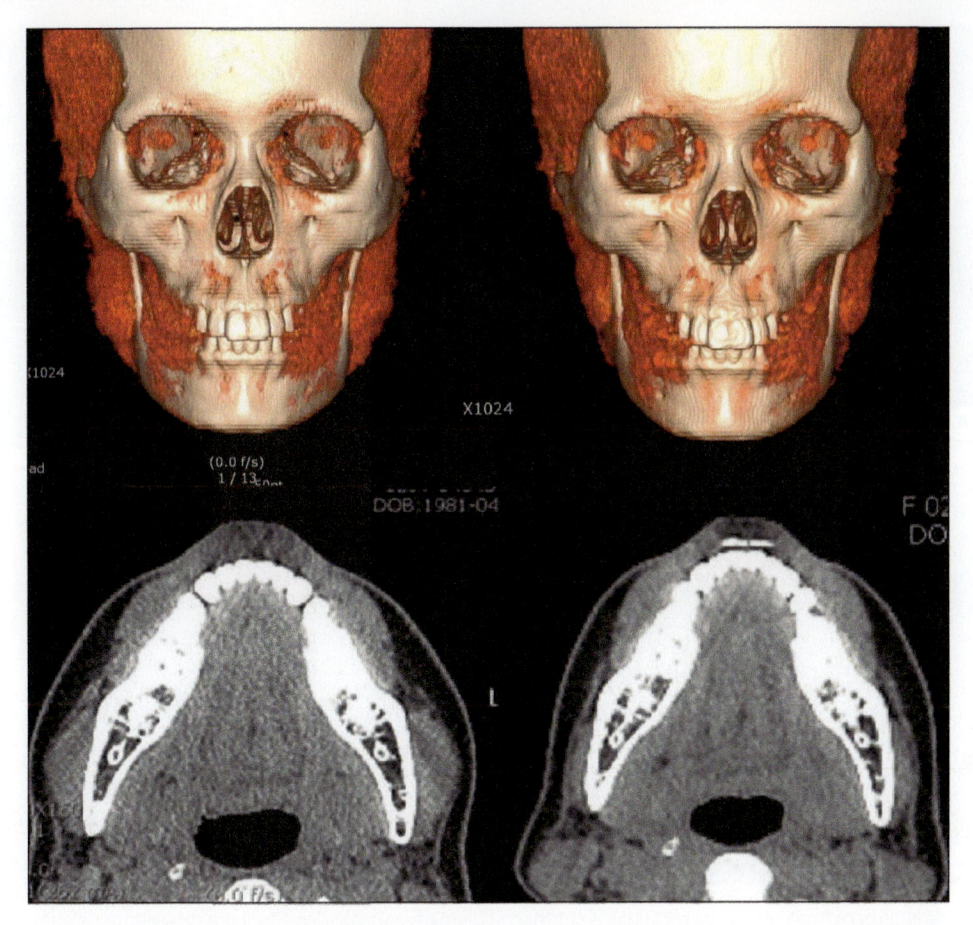

Figura 9.4 Redução do volume do músculo masseter depois da injeção de Neuronox® demonstrada por tomografia computadorizada tridimensional (em cima) e tomografia computadorizada convencional em corte transversal (embaixo). O músculo masseter direito foi tratado com 20 U, enquanto o masseter esquerdo foi tratado com 30 U de Neuronox®. Nos dois lados, houve redução de um terço no volume total do músculo em comparação com a condição inicial: a imagem à esquerda foi obtida antes do tratamento, enquanto a da direita foi registrada 3 meses depois do tratamento.

A duração do efeito varia de 3 meses até mais de 1 ano, dependendo da dieta, mastigação e hábitos de trincar os dentes, além de bruxismo e volume muscular hereditário. De forma a preservar o efeito desejado, o procedimento pode ser realizado a cada 6 a 12 meses, conforme a necessidade. É recomendável avaliar os pacientes antes de iniciar o tratamento para identificar os que têm mais probabilidade de desenvolver reações adversas.

A aplicação de injeções de BoNT-A nas glândulas salivares é outra opção de tratamento para melhorar o contorno da parte inferior da face. Em alguns pacientes, a hiperplasia da glândula parótica pode alterar o contorno da parte inferior da face e conferir ao paciente aspecto de "bochechas de esquilo". Glândulas parótidas aumentadas podem ser identificadas por palpação de uma área de edemaciamento arredondado difuso, que se estende além da borda posterior do ângulo da mandíbula. Em muitos casos, a hiperplasia das glândulas submandibulares é confundida com acumulação de gordura submentual e, nesses casos, a lipoaspiração expõe ainda mais as glândulas hipertrofiadas. A BoNT-A bloqueia a transmissão colinérgica, inclusive a atividade do sistema nervoso autônomo nas junções neuroglandulares e, desse modo, também é usada para tratar sialorreia ou "baba". Além disso, alguns estudos relataram resultados clínicos favoráveis com utilização de BoNT-A para tratar hiperplasia das glândulas salivares (Figura 9.5). A dose recomendada varia de 20 a 50 U de BoNT-A injetadas em cada glândula parótida, dependendo de seu volume (Tabela 9.3). O volume da glândula começa a diminuir em 2 a 4 semanas depois do tratamento e alcança efeito máximo dentro de 8 a 12 semanas depois. Semelhante à hipertrofia do masseter, embora a quimiodesnervação seja transitória, a atrofia resultante e a harmonização do contorno podem ser mantidas com injeções repetidas. Efeitos colaterais possíveis são xerostomia transitória, infecção, hematoma e paralisia dos músculos adjacentes.

Por fim, a atrofia muscular provocada pela BoNT-A pode ser usada para harmonizar os contornos corporais de áreas como panturrilhas, coxas, ombros e braços (ver Tabela 9.3). Com ajustes da dose e local de aplicação, é possível criar contornos suaves e belos. Em especial, a redução dos músculos da panturrilha tem conquistado popularidade crescente na Ásia, porque confere às pernas aspecto mais fino e longo (Figura 9.6).

A demanda rapidamente crescente por procedimentos estéticos tem estimulado a criação de técnicas novas e definido novas tendências no tratamento da população asiática com BoNT-A. Entretanto, com o objetivo de refinar ainda mais as técnicas e esclarecer quaisquer problemas de segurança, devem ser obtidas bases científicas concretas para essas indicações novas.

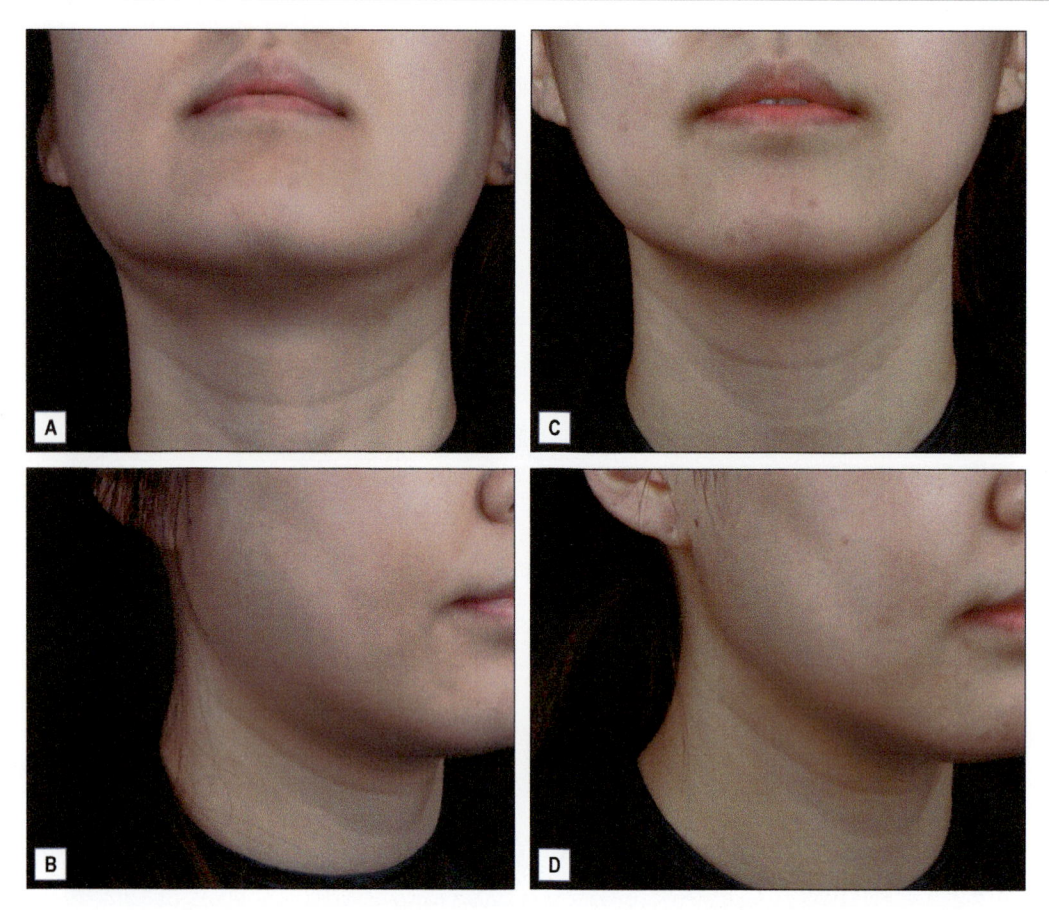

Figura 9.5 A injeção de Neuronox® nas glândulas parótidas e submandibulares hipertrofiadas altera drasticamente os contornos da parte inferior da face: (**A** e **B**) antes do tratamento; (**C** e **D**) 6 meses depois do tratamento.

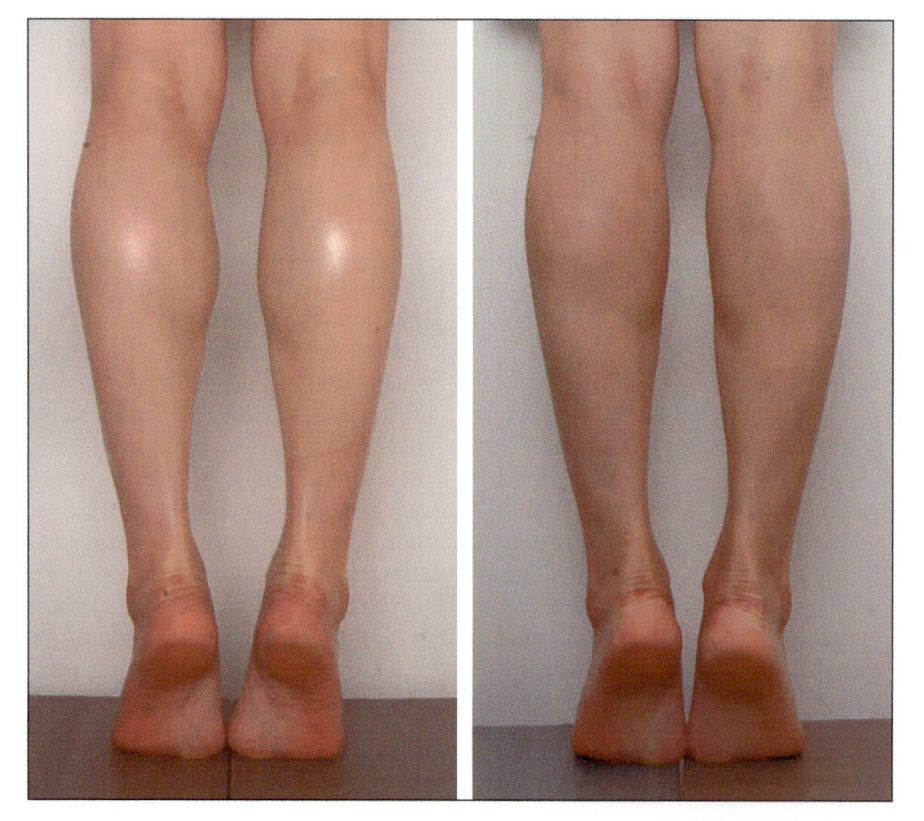

Figura 9.6 O abaulamento dos músculos gastrocnêmicos foi atenuado com 100 U de toxina botulínica tipo A (BoNT-A) injetadas em cada lado: a fotografia à esquerda mostra a paciente antes do tratamento; à direita, fotografia obtida 3 meses depois.

CONCLUSÃO

Neuronox®, Innotox® e Coretox® são três produtos à base de BoNT-A produzidos pelo mesmo laboratório a partir da mesma cepa bacteriana. O Neuronox® tem formulação semelhante aos produtos que contêm albumina, enquanto o Innotox® e Coretox® são isentos de produtos de origem animal. Innotox® é a única preparação líquida pronta para uso de BoNT-A. Coretox® não contém proteínas formadoras de complexo. Estudos farmacodinâmicos e clínicos demonstraram que sua eficácia e segurança são comparáveis às do Botox®. Esses três produtos são muito utilizados, principalmente na Ásia. Na população asiática, as tendências terapêuticas são diferentes das que se aplicam aos caucasoides em razão de fatores étnicos e socioculturais, atribuíveis às diferenças entre os produtos. Doses menores de BoNT-A são preferíveis para tratar rugas faciais de pacientes asiáticos e a técnica de combinar várias injeções intradérmicas de BoNT-A com injeções intramusculares convencionais é muito utilizada no rejuvenescimento facial. Na Ásia, a utilização de BoNT-A para melhorar os contornos da face e algumas partes do corpo e reduzir o volume dos masseteres, glândulas salivares e músculos da panturrilha e deltoide tem conquistado popularidade crescente.

LEITURA ADICIONAL

Bae, G. Y., Yune, Y. M., Seo, K. K., & Hwang, S. I. (2013). Botulinum toxin injection for salivary gland enlargement evaluated using computed tomographic volumetry. *Dermatologic Surgery: Official Publication for American Society for Dermatologic Surgery, 39*(9), 1404–1407.

Carruthers, J., Fournier, N., Kerscher, M., Ruiz-Avila, J., Trindade de Almeida, A. R., & Kaeuper, G. (2013). The convergence of medicine and neurotoxins: A focus on Botulinum toxin type A and its application in aesthetic medicine a global, evidence-based botulinum toxin consensus education initiative. *Dermatologic Surgery: Official Publication for American Society for Dermatologic Surgery, 39*(3), 510–525.

Kim, J. E., Song, E. J., Choi, G. S., Lew, B. L., Sim, W. Y., & Kang, H. (2015, March). The efficacy and safety of liquid-type botulinum toxin type A for the management of moderate to severe glabellar frown lines. *Plastic and Reconstructive Surgery, 135*(3), 732–741.

Kim, S. B., Ban, B., Jung, K. S., & Yang, G. H. (2013, January). A pharmacodynamic comparison study of different botulinum toxin type A preparations. *Dermatologic Surgery: Official Publication for American Society for Dermatologic Surgery, 39*(1 Pt 2), 150–154.

Retrieved from https://www.clinicaltrials.gov. NCT03289169 Long-term safety and efficacy of Meditoxin in the treatment of glabellar lines. Data on file.

Retrieved from https://www.clinicaltrials.gov. NCT03317717 Pharmacodynamics and safety of Meditoxin in healthy male volunteers. Data on file.

Retrieved from https://www.clinicaltrials.gov. NCT03837561. The efficacy and safety of Cunox® in patients with moderate to severe glabellar lines. Data on file.

Retrieved from https://www.clinicaltrials.gov. NCT03908008 Efficacy and Safety Study of MT10107 in the Treatment of Glabella Lines. Data on file.

Lim, Y., Lee, J. H., Lee, W. S., Lee W. J., Kim, H. S., Shin, M. K., et al. (2021). Efficacy and safety of Neuronox for lateral canthal lines: a phase I/III, multicenter, randomized, double-blind, active-controlled study. *Journal of Dermatological Treatment, 32*(5), 561–567. doi:10.1080/09546634.2019.1687818.

Oh, H., Park, J. H., Song, D. H., & Chung, M. E. (2016, January). Efficacy and safety of a new botulinum toxin type A free of complexing proteins. *Toxins (Basel), 8*(1), 4.

Rho, N. K., Kim, H. S., Kim, Y. S., Kim, Y. J., Kim, C. H., Min, P. K., et al. (2010). Botulinum toxin type A for facial wrinkles and benign masseter hypertrophy in Korean patients. *Korean Journal of Dermatology, 48*(10), 823–831.

Seo, K. K. (2005). Clinical tips and recent advances in cosmetic uses of botulinum toxin including mesobotox. *Journal of the Korean Medical Association, 48*, 1225–1232.

Won, C. H., Lee, H. M., Lee, W. S., Kang, H., Kim, B. J., Kim, W. S., et al. (2013). Efficacy and safety of a novel botulinum toxin type A product for the treatment of moderate to severe glabellar lines: a randomized, double-blind, active-controlled multicenter study. *Dermatologic Surgery: Official Publication for American Society for Dermatologic Surgery, 39*, 171–178.

Yang, G., & Jung, H. H. (2013). A new botulinum toxin potentially bioequivalent to onabotulinumtoxinA: are there any differences at all? *Dermatologic Surgery: Official Publication for American Society for Dermatologic Surgery, 39*(1 Pt 2), 165–170.

10

Toxina Daxibotulínica A Injetável (DAXI)

Roman G. Rubio e Conor J. Gallagher

Toxina daxibotulínica A injetável (DAXI; Revance Therapeutics, Inc., Newark, CA) é a primeira formulação de toxina botulínica realmente diferenciada disponível nos EUA, única toxina botulínica tipo A (BoNT-A) inteiramente fabricada no país e a primeira preparação formulada sem albumina sérica humana. O produto tem como base a neurotoxina interna do tipo A com 150 kDa, que é produzida pela cepa Hall do *Clostridium botulinum* sem utilização de qualquer proteína animal no meio de cultura bacteriana e isolada por um processo de purificação em coluna de três estágios.

Como elemento fundamental dessa formulação, há um excipiente peptídico de 35 aminoácidos (RTP004) com registro de marca (Figura 10.1). Esse peptídio é composto basicamente de moléculas de lisina e arginina, tem carga fortemente positiva e forma ligação não covalente firme com as regiões de carga negativa da neurotoxina de 150 kDa. Combinado com outros excipientes, o peptídio é fundamental para evitar que a neurotoxina fique aderida às paredes do frasco de vidro e protegê-la da agregação e desnaturação térmica – atividades que, no passado, exigiram a inclusão de albumina sérica humana na fórmula. Os outros excipientes são polissorbato 20 (surfactante), um agente tamponante e um açúcar (para conferir proteção durante o processo de liofilização). Além disso, algumas evidências sugerem que o peptídio possa aumentar a afinidade da neurotoxina pelas terminações neurais e possa conferir afinidade pelos componentes de carga negativa da matriz extracelular (p. ex., proteoglicanos). A afinidade maior pelas estruturas existentes na área de aplicação da injeção pode permitir que o peptídio e a neurotoxina fiquem situados nesse local e, possivelmente, aumentar a probabilidade de que a molécula da toxina seja interiorizada no neurônio. A DAXI é desidratada por liofilização, parece um "bolinho" de pó acumulado no fundo do frasco e mantém-se estável nessa forma em temperatura ambiente controlada (22 a 25°C) por até 3 anos antes da reconstituição.

Como também ocorre com todos os produtos à base de BoNT-A, a definição de uma unidade de atividade biológica é específica da marca e as unidades de DAXI não podem ser comparadas ou convertidas em unidades de outras preparações de BoNT-A. Isso é ilustrado pelo fato de que um frasco de 100 U de DAXI contém apenas 0,46 ng de neurotoxina interna, enquanto um frasco de 100 U de toxina onabotulínica A tem cerca de 0,90 ng de neurotoxina interna. Por essa razão, a dose de 40 U de DAXI usada para tratar linhas glabelares contém 0,18 ng de neurotoxina e, conforme está descrito adiante, tem efeitos clínicos que duram em média 6 meses depois das aplicações nas linhas glabelares, em comparação com a duração de 3 a 4 meses relatada com quantidades praticamente idênticas de neurotoxina interna presente em 20 U de toxina onabotulínica A. Isso ilustra o impacto da formulação na eficácia clínica dos produtos à base de toxina botulínica, conforme foi demonstrado antes. A conversão sistemática de doses entre os diversos produtos à base de toxina botulínica não pode ser presumida, considerando-se que a DAXI tem eficácia significativa comprovada no tratamento da distonia cervical com dose de 125 U (0,57 ng de neurotoxina), enquanto a dose aprovada de toxina onabotulínica para a mesma indicação é de 236 U (cerca de 2,21 ng de neurotoxina interna).

PROGRAMA DE DESENVOLVIMENTO CLÍNICO DA DAXI: TRATAMENTO DE LINHAS GLABELARES

O programa de desenvolvimento clínico da DAXI para tratar linhas glabelares incluiu um estudo de fases 1 e 2 com doses escalonadas, um ensaio de fase 2 com doses variadas que também comparou DAXI com 20 U de toxina onabotulínica A e três estudos de fase 3 (dois ensaios fundamentais idênticos,

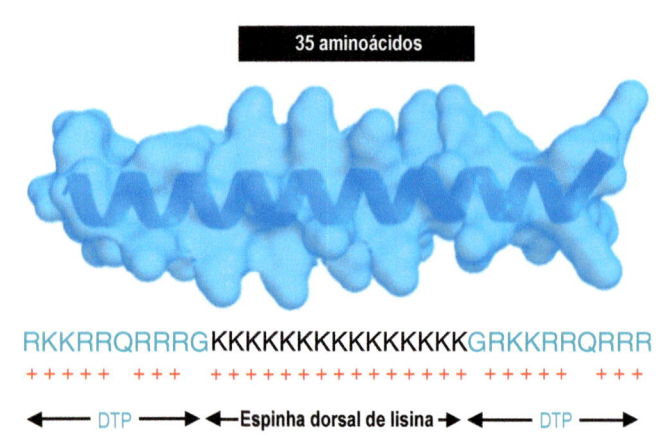

Figura 10.1 Estrutura do excipiente peptídico da DAXI (RTP004). *DAXI*, toxina daxibotulínica A injetável; *DTP*, domínio de transdução da proteína.

duplo-cegos e controlados com placebo – SAKURA 1 e SAKURA 2) e um estudo de segurança *open-label* com doses repetidas (SAKURA 3). No total, 3.139 adultos participaram desse programa de desenvolvimento em 4.444 tratamentos com DAXI aplicados a 2.994 sujeitos. O programa de desenvolvimento clínico da fase 3 desse produto para tratar linhas glabelares foi o maior realizado até hoje na área de Medicina Estética.

Nos ensaios SAKURA 1 e SAKURA 2, foram incluídos 609 adultos com linhas glabelares moderadas a profundas durante a contração máxima, que fizeram um único tratamento e foram acompanhados por até 36 semanas. Os resultados desses dois estudos foram altamente consistentes e demonstraram que a DAXI foi significativamente mais eficaz que placebo para alcançar o parâmetro final de avaliação de eficácia (porcentagem de sujeitos que obtiveram melhora ≥ 2 pontos na gravidade das linhas glabelares com contração máxima em comparação com a condição inicial e com base nos escores obtidos na 4ª semana com as escalas *Investigator Global Assessment-Frown Wrinkle Severity* (IGA-FWS, ou Escala Global de Avaliação da Gravidade de Rugas em Contração pelo Pesquisador, em tradução livre) e *Patient Frown Wrinkle Severity* (PFWS, ou Escala de Gravidade de Rugas em Contração Avaliada pelo Paciente, em tradução livre): 74% *versus* 0% dos sujeitos no ensaio SAKURA 1 e 74% *versus* 1% no ensaio SAKURA 2 ($P < 0,0001$ *versus* placebo, nos dois estudos).

Nas semanas 4 e 24, 98 e 32% dos sujeitos tratados com DAXI tinham linhas glabelares imperceptíveis ou suaves em contração máxima com base no escore da IGA-FWS, respectivamente (*versus* 4 e 2% dos sujeitos tratados com placebo, com base nos dados acumulados dos ensaios SAKURA 1 e 2; $P < 0,0001$ *versus* placebo nas duas ocasiões de avaliação). A duração média do efeito – definida com base no tempo decorrido até que as rugas glabelares imperceptíveis ou suaves voltassem a aparecer em contração máxima com base nos escores das escalas IGA-FWS e PFWS – foi de 24 semanas. O tempo médio decorrido até o retorno das linhas glabelares à gravidade inicial (ou pior) com franzimento máximo com base nessas duas escalas foi de 27,1 semanas. Reações adversas (RAs) associadas ao tratamento foram predominantemente brandas e as mais comuns foram cefaleia e reações desagradáveis no local de aplicação (dor, eritema e edema). Ptose palpebral foi detectada em 2,2% dos sujeitos tratados.

No estudo *open-label* SAKURA 3, que avaliou um ou vários tratamentos repetidos com 40 U de DAXI aplicados em 2.691 sujeitos, os resultados de eficácia (porcentagem de sujeitos que alcançaram linhas glabelares imperceptíveis ou suaves em contração máxima ao longo do tempo com base no escore da escala IGA-FWS), a duração do efeito (tempo decorrido até conseguir linhas glabelares imperceptíveis ou suaves em contração máxima com base nos escores das escalas IGA-FWS e PFWS) e segurança foram compatíveis com os relatados por ensaios fundamentais de fase 2 e 3 (Figura 10.2). O ensaio SAKURA 3 confirmou o perfil de segurança da DAXI, que havia sido demonstrado nos ensaios SAKURA 1 e 2, sem quaisquer sinais de alerta novos detectáveis. Cefaleia e reações desfavoráveis no local da aplicação (dor, eritema e edema) foram as RAs mais comuns associadas ao tratamento. A frequência das RAs tendia a diminuir com os tratamentos subsequentes com DAXI.

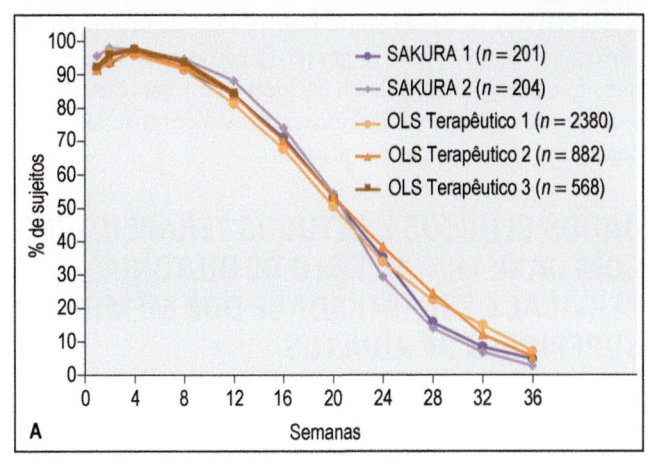

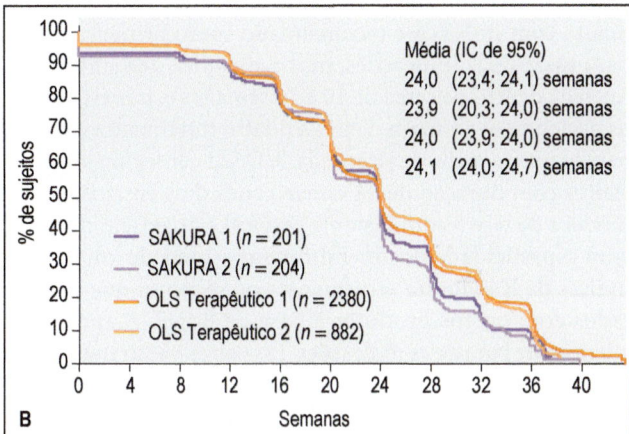

Figura 10.2 Consistência da resposta ao tratamento com DAXI nos ensaios clínicos de fases 2 e 3. **A.** Formação de linhas glabelares imperceptíveis ou suaves em contração máxima com base na avaliação dos pesquisadores por meio da escala IGA-FWS de 4 pontos. **B.** Duração do efeito (tempo até que as linhas glabelares imperceptíveis ou suaves em contração máxima voltassem a aparecer com base nas escalas IGA-FWS e PFWS). Segundo Solish, N. et al. Overview of DaxibotulinumtoxinA for Injection: A Novel Formulation of Botulinum Toxin Type A. *Drugs* 2021;81:2091-101 under the Creative Commons Atrribution 4.0 License (https://www.creativecommons.org/licenses/by/4.0/). *IC*, intervalo de confiança; *DAXI*, toxina daxibotulínica A injetável; *IGA-FWS, Investigator Global Assessment-Frown Wrinkle Severity*; *OLS*, estudo *open-label*; *PFWS, Patient Frown Wrinkle Severity*.

Ptose palpebral associada ao tratamento ocorreu em 0,9% dos tratamentos com DAXI; a maioria dos casos (82,4%) teve gravidade branda. Nenhum sujeito desenvolveu anticorpos neutralizantes contra DAXI no programa SAKURA.

A DAXI também foi avaliada em um estudo *open-label* de fase 2 com doses escalonadas ao longo de 36 semanas no tratamento de linhas frontais depois do tratamento das linhas glabelares. Os autores avaliaram doses de 12, 18, 24 e 30 U em subgrupos com cerca de 15 sujeitos. Na 4ª semana, os pesquisadores calcularam que 86, 87, 94 e 100% dos sujeitos tinham obtido linhas frontais imperceptíveis ou suaves em cada um dos quatro grupos de doses, respectivamente. O intervalo médio até que a melhora fosse imperceptível ou suave em resposta ao tratamento com base nas avaliações dos pesquisadores e dos pacientes que responderam na 4ª semana às doses de 18, 24 e 30 U foi de 20 semanas sugerindo que a dose de 18 U possa alcançar equilíbrio ideal entre eficácia e duração das linhas frontais.

A maioria dos sujeitos relatou índices altos de satisfação. As reações adversas não mostraram relação dose-resposta e as RAs mais frequentes foram edema no local da injeção, eritema no local de aplicação e cefaleia. Houve um caso de ptose palpebral depois da injeção nas linhas glabelares.

DADOS CLÍNICOS E ESTUDOS TERAPÊUTICOS COM DAXI: TRATAMENTO DE DISTONIA CERVICAL E ESPASTICIDADE DOS MEMBROS SUPERIORES DE ADULTOS

Além de sua aplicação no tratamento de problemas estéticos, a DAXI foi avaliada para tratar distonia cervical e espasticidade dos membros superiores de adultos. Atualmente, o tratamento com BoNT-A é recomendado como primeira opção para essas duas indicações, mas a melhora dos sintomas é relatada dentro de cerca de 10 a 16 semanas e, por esta razão, os pacientes necessitam de três a quatro tratamentos por ano para manter a melhora alcançada. A DAXI conseguiu produzir efeitos com duração de 24 semanas nos dois ensaios fundamentais de fase 3 com distonia cervical e no ensaio de fase 2 com espasticidade dos membros superiores de adultos; os índices de RAs foram semelhantes ou menores que os relatados com outros produtos à base de BoNT-A aprovados atualmente para essas indicações. Essa observação sugere que, assim como ocorre nas aplicações estéticas, o efeito terapêutico benéfico da DAXI possa ser mantido com cerca de duas sessões terapêuticas por ano.

CONCLUSÃO

DAXI é o primeiro produto à base de BoNT-A com duração de efeito comprovada por até 6 meses. Vale ressaltar que a duração dos efeitos observados depois do tratamento das linhas glabelares com DAXI foi compatível com a duração de eficácia demonstrada depois do tratamento de distonia cervical e espasticidade dos membros superiores de adultos com DAXI. Isso sugere que essa preparação possa facilitar o controle de problemas clínicos e anormalidades estéticas. Sua formulação singular – que inclui um novo excipiente peptídico estabilizador de marca registrada (RTP004) em substituição à albumina sérica humana – e seu perfil clínico (índice elevado de resposta e duração mais longa dos efeitos) diferenciam a DAXI dos outros produtos à base de BoNT-A aprovados atualmente.

LEITURA ADICIONAL

Bertucci, V., Solish, N., Kaufman-Janette, J., Yoelin, S., Shamban, A., Schlessinger, J., et al. (2020). DaxibotulinumtoxinA for Injection has a prolonged duration of response in the treatment of glabellar lines: Pooled data from two multicenter, randomized, double-blind, placebo--controlled, phase 3 studies (SAKURA 1 and SAKURA 2). *Journal of the American Academy of Dermatology, 82*(4), 838–845.

Bigalke, H., Wohlfarth, K., Irmer, A., & Dengler, R. (2001). Botulinum A toxin: Dysport improvement of biological availability. *Experimental Neurology, 168*(1), 162–170.

Carruthers, J., Solish, N., Humphrey, S., Rosen, N., Muhn, C., Bertucci, V., et al. (2017). Injectable DaxibotulinumtoxinA for the treatment of glabellar lines: A phase 2, randomized, dose-ranging, double-blind, multicenter comparison with OnabotulinumtoxinA and placebo. *Dermatologic Surgery, 43*(11), 1321–1331.

Carruthers, J. D., Fagien, S., Joseph, J. H., Humphrey, S. D., Biesman, B. S., Gallagher, C. J., et al. (2020). DaxibotulinumtoxinA for Injection for the treatment of glabellar lines: Results from each of two multicenter, randomized, double-blind, placebo-controlled, phase 3 studies (SAKURA 1 and SAKURA 2). *Plastic and Reconstructive Surgery, 145*(1), 45–58.

Childers, M. K., Brashear, A., Jozefczyk, P., Reding, M., Alexander, D., Good, D., et al. (2004). Dose-dependent response to intramuscular botulinum toxin type A for upper-limb spasticity in patients after a stroke. *Archives of Physical Medicine and Rehabilitation, 85*(7), 1063–1069.

DaxibotulinumtoxinA injection for upper-limb spasticity study receives positive results [press release]. (2021). Newark, CA: Rehab Management. Retrieved from https://rehabpub.com/conditions/neurological/stroke-neurological/daxibotulinumtoxina-injection-for-upper--limb-spasticity-study-receives-positive-results/.

Elovic, E. P., Brashear, A., Kaelin, D., Liu, J., Millis, S. R., Barron, R., et al. (2008). Repeated treatments with botulinum toxin type A produce sustained decreases in the limitations associated with focal upper-limb poststroke spasticity for caregivers and patients. *Archives of Physical Medicine and Rehabilitation, 89*(5), 799–806.

Esquenazi, A., Delgado, M. R., Hauser, R. A., Picaut, P., Foster, K., Lysandropoulos, A., et al. (2020). Duration of symptom relief between injections for AbobotulinumtoxinA (Dysport®) in spastic paresis and cervical dystonia: Comparison of evidence from clinical studies. *Frontiers in Neurology, 11,* 576117.

Fabi, S. G., Cohen, J. L., Green, L. J., Dhawan, S., Kontis, T. C., Baumann, L., et al. (2021). DaxibotulinumtoxinA for Injection for the treatment of glabellar lines: Efficacy results from SAKURA 3, a large, open-label, phase 3 safety study. *Dermatologic Surgery, 47*(1), 48–54.

Field, M., Splevins, A., Picaut, P., van der Schans, M., Langenberg, J., Noort, D., et al. (2018). AbobotulinumtoxinA (Dysport®), OnabotulinumtoxinA (Botox®), and IncobotulinumtoxinA (Xeomin®) neurotoxin content and potential implications for duration of response in patients. *Toxins, 10*(12), 535.

Garcia-Murray, E., Velasco Villasenor, M. L., Acevedo, B., Luna, S., Lee, J., Waugh, J. M., et al. (2015). Safety and efficacy of RT002, an injectable botulinum toxin type A, for treating glabellar lines: Results of a phase 1/2, open-label, sequential dose-escalation study. *Dermatologic Surgery, 41*(Suppl. 1), S47–S55.

Green, J. B., Mariwalla, K., Coleman, K., Ablon, G., Weinkle, S. H., Gallagher, C. J., et al. (2021). A large, open-label, phase 3 safety study of DaxibotulinumtoxinA for Injection in glabellar lines: A focus on safety from the SAKURA 3 study. *Dermatologic Surgery, 47*(1), 42–46.

Jankovic, J., Comella, C., Hauser, R. A., Patel, A. T., Gross, T. M., Rubio, R. G., et al. (2021). A phase 3 trial evaluating the efficacy, duration of effect, and safety of DaxibotulinumtoxinA for Injection in the treatment of cervical dystonia. *Toxicon, 190*(Suppl. 1), S34–S35.

Mohammadi, B., Kollewe, K., Wegener, M., Bigalke, H., & Dengler, R. (2009). Experience with long-term treatment with albumin-supplemented botulinum toxin type A. *Journal of Neural Transmission (Vienna, Austria: 1996), 116*(4), 437–441.

Nowell Solish, Jeremy B. Green, Steven Fagien, Vince Bertucci, Conor J. Gallagher, Yan Liu, et al. A phase 2a dose-escalation study to evaluate the efficacy and safety of DaxibotulinumtoxinA for Injection for the treatment of dynamic forehead lines following glabellar line injections: An interim analysis. Presented at: AAD 2020; Retrieved from https://www.medfyle.com/articles/05-daxi-for-fhl-following-gl-injection.

Sethi, K. D., Rodriguez, R., & Olayinka, B. (2012). Satisfaction with botulinum toxin treatment: A cross-sectional survey of patients with cervical dystonia. *Journal of Medical Economics, 15*(3), 419–423.

Stone, H. F., Zhu, Z., Thach, T. Q., & Ruegg, C. L. (2011). Characterization of diffusion and duration of action of a new botulinum toxin type A formulation. *Toxicon, 58*(2), 159–167.

Weisemann, J., Rummel, A., Oliyai, C., Too, P., & Joshi, A. (2018). Novel peptide excipient RTP004 enhances the binding of botulinum neurotoxin A cell binding domain Hc to rat brain synaptosomes. *Toxicon,156*(Suppl. 1), S113.

11

Comparação das Toxinas Botulínicas

Jordan V. Wang e Omer Ibrahim

RESUMO E CARACTERÍSTICAS PRINCIPAIS

- Atualmente, Botox® (toxina onabotulínica A), Dysport® (toxina abobotulínica A), Xeomin® (toxina incobotulínica A) e Jeuveau® (toxina prabotulínica A) são as quatro formulações de toxina botulínica tipo A disponíveis comercialmente nos EUA
- Embora todas as quatro formulações estejam aprovadas pela Food and Drug Administration (FDA) para tratar linhas glabelares, existem algumas indicações cosméticas *off-label*, inclusive tratamento de rugas dinâmicas em outras áreas da face e do pescoço
- A molécula de neurotoxina botulínica é um polipeptídio natural de cadeia simples, que pode ser combinada para formar um complexo multiproteico. Enquanto Botox®, Dysport® e Jeuveau® têm quantidades variadas de proteínas formadoras de complexo, Xeomin® não contém esses componentes proteicos
- A razão exata para conversão de doses das diversas formulações ainda é controversa e frequentemente depende da preferência do médico e da aplicação clínica pretendida. Uma razão de conversão utilizada comumente entre Botox®, Dysport®, Xeomin® e Jeuveau® é de aproximadamente 1:2,5:1:1
- Na prática clínica, a duração dos efeitos clínicos parece ser semelhante com as diversas formulações de toxina botulínica tipo A
- O grau de difusão pode variar com as diversas formulações de toxina botulínica tipo A, mas essas diferenças parecem ser sutis. A capacidade de difusão também depende da diluição da toxina botulínica reconstituída

- Antes da reconstituição, Botox®, Dysport® e Jeuveau® precisam ser mantidas sob refrigeração, enquanto Xeomin® pode ser armazenada em temperatura ambiente por até 36 meses
- A segurança das toxinas botulínicas tipo A foi bem demonstrada ao longo dos anos e as diversas formulações parecem ter perfis de segurança semelhantes. Contudo, Jeuveau® é a mais nova no mercado, razão pela qual seu perfil de segurança a longo prazo ainda não foi estabelecido
- Depois de ser reconstituída, a toxina botulínica tipo A conserva seus efeitos clínicos por mais de 24 horas.

Dicas

- A toxina botulínica tipo A pode ser facilmente combinada com outros tratamentos, inclusive preenchedores de partes moles, *lasers* e outros dispositivos à base de energia. Segurança do paciente é uma consideração fundamental
- A tendência atual de *prejuvenation* resultou na utilização comum da toxina botulínica tipo A em doses menores nas populações de pacientes mais jovens
- A diluição da toxina botulínica desempenha papel importante na difusão do produto. Com a mesma quantidade de unidades, mais volumes injetados têm maior capacidade de difusão. Quando se utilizam grandes volumes de injeção, deve-se ter cuidado para reduzir a incidência de quaisquer efeitos colaterais indesejáveis
- Depois da reconstituição, a toxina botulínica tipo A ainda pode preservar sua eficácia por mais de 24 horas, contanto que o produto seja adequadamente armazenado e mantido sob refrigeração.

INTRODUÇÃO

Ao longo dos últimos anos, o tratamento com neurotoxina botulínica (BoNT) tornou-se um dos procedimentos estéticos realizados com mais frequência. Estudos demonstraram consistentemente que seus efeitos clínicos são previsíveis, reprodutíveis, eficazes e seguros quando a toxina é administrada adequadamente por um médico experiente. Voltando no tempo até a década de 1980, a BoNT era usada originalmente para tratar espasmo hemifacial, estrabismo e blefarospasmo

idiopático benigno. Pouco tempo se passou até que os Drs. Jean e Alastair Carruthers descobrissem que um dos seus pacientes com blefarospasmo tratados com BoNT apresentou redução marcante dos seus sulcos glabelares. Dr. Jean Carruthers é oftalmologista e cirurgião plástico ocular, enquanto a Dra. Alastair Carruthers é dermatologista e especialista em Medicina Estética. Pouco depois, eles começaram a estudar os efeitos clínicos benéficos da BoNT nos membros de sua equipe e alguns pacientes. Mais tarde, em 1992, eles publicaram seu estudo fundamental sobre a eficácia da BoNT para melhorar o aspecto das linhas glabelares interciliares. Desde essa publicação histórica, a BoNT foi estudada em várias indicações clínicas e estéticas em inúmeros países e sua aplicação ainda tem impacto significativo na prática médica.

FUNDAMENTOS

BoNT é uma proteína natural produzida pela bactéria anaeróbica *Clostridium botulinum*. Essa proteína atua bloqueando a liberação de acetilcolina na junção neuromuscular dos músculos esqueléticos que, em seguida, impede a transmissão do estímulo motor neuromuscular e deprime a função do músculo. Esse mecanismo de ação singular resultou em sua utilização em diversas áreas médicas, especialmente em Medicina Estética.

Embora existam descritos sete tipos sorológicos de toxina botulínica, os tipos A (BoNT-A) e B (BoNT-B) geralmente são utilizados na prática médica. O sorotipo A é considerado mais potente e as formulações disponíveis são Botox® (toxina onabotulínica A), Dysport® (toxina abobotulínica A), Xeomin® (toxina incobotulínica A) e Jeuveau® (toxina prabotulínica A) (Figuras 11.1 a 11.4). Myobloc® (toxina rimabotulínica B) é um dos produtos à base de neurotoxina botulínica tipo B disponível no mercado, mas sua utilização em Medicina Estética tem sido tradicionalmente limitada, em parte por seus efeitos adversos anticolinérgicos e sua antigenicidade alta. Por essa razão, este capítulo enfatiza apenas os produtos à base de neurotoxina botulínica tipo A disponíveis hoje em dia.

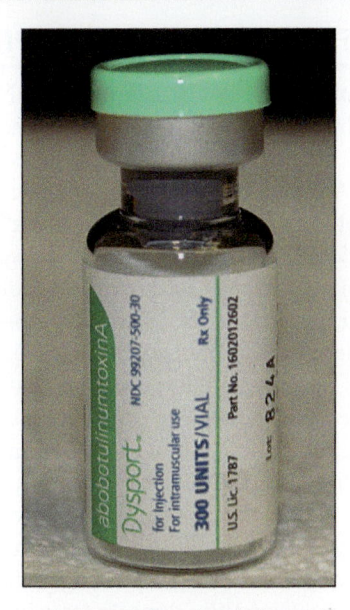

Figura 11.2 Frasco de Dysport® (toxina abobotulínica A) em sua apresentação de frasco estéril para uso único.

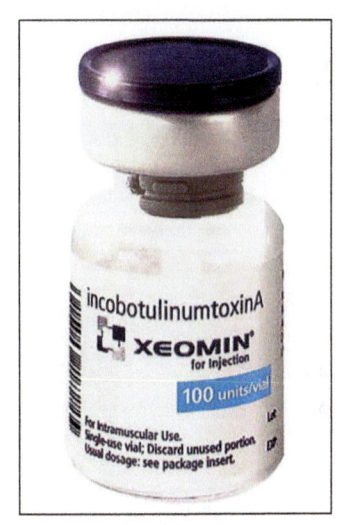

Figura 11.3 Frasco de Xeomin® (toxina incobotulínica A) em sua apresentação de frasco estéril para uso único.

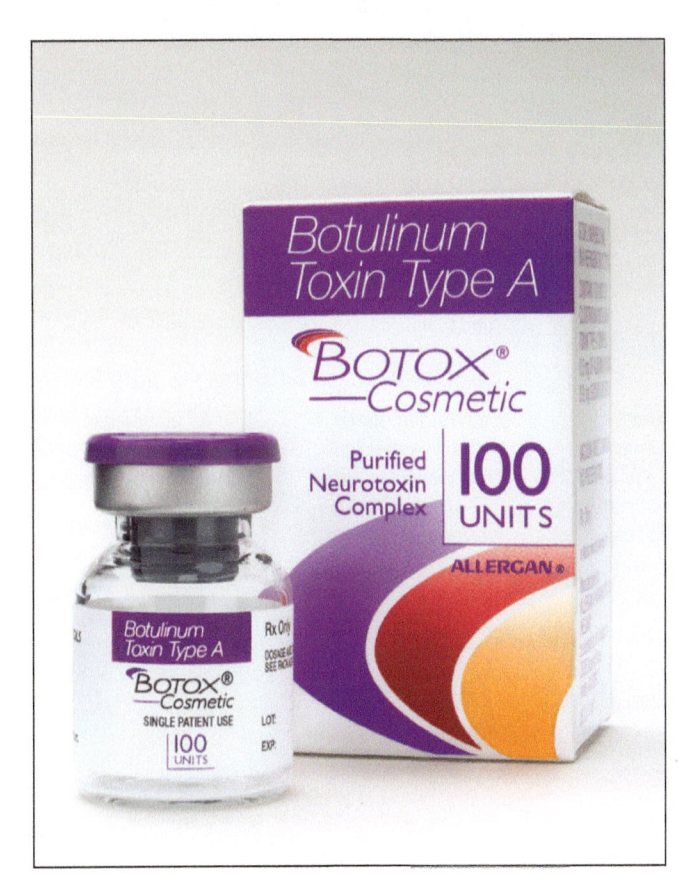

Figura 11.1 Frasco de Botox® (toxina onabotulínica A) em sua apresentação de frasco estéril para uso único.

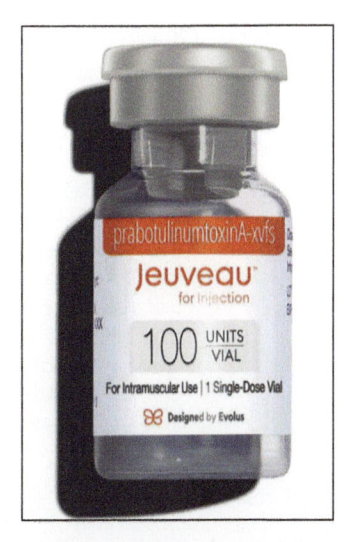

Figura 11.4 Frasco de Jeuveau® (toxina prabotulínica A) em sua apresentação de frasco estéril para uso único.

TIPOS DE TOXINA BOTULÍNICA TIPO A

Atualmente, existem várias formulações de BoNT-A disponíveis comercialmente nos EUA. Como mencionado antes, isso inclui Botox® (toxina onabotulínica A), Dysport® (toxina abobotulínica A), Xeomin® (toxina incobotulínica A) e Jeuveau® (toxina prabotulínica A) (Tabela 11.1). Botox® é produzido pelo laboratório Allergan, Inc., uma empresa do grupo AbbVie; Dysport® é fornecido pelos Laboratórios Galderma, da L.P./ Ipsen Biopharmaceuticals Inc.; Xeomin® é produzido pelo laboratório Merz North America, Inc.; e Jeuveau® é do laboratório Evolus Inc. Esses produtos não são exatamente semelhantes e apresentam diferenças importantes em sua formulação, composição, efeitos clínicos e perfis de segurança. Por essa razão, os médicos que utilizam esses produtos devem estar cientes de que eles não são plenamente intercambiáveis. No restante deste capítulo, os autores descrevem sucintamente mecanismos de ação, composição, posologia, eficácia, duração do efeito, difusão, segurança, resposta terapêutica limitada e armazenamento dos diversos produtos à base de BoNT.

Em 2002, Botox® foi o primeiro produto a receber aprovação da Food and Drug Administration (FDA) para produzir melhora transitória do aspecto das linhas glabelares moderadas a profundas, que estão associadas à hiperatividade dos músculos corrugadores e prócero. Conforme foi salientado antes, os efeitos desse fármaco nas rugas são mediados por sua ação nos neurônios motores. Pouco depois, em 2004, o Botox® foi aprovado para tratar hiperidrose axilar primária, que não pode ser tratada adequadamente com produtos tópicos. Hoje se acredita que a BoNT possa interromper a liberação de neurotransmissores nas terminações autônomas e reduzir a reatividade das glândulas sudoríparas. Em 2013, o Botox® foi aprovado pela FDA para produzir melhora transitória do aspecto das linhas dos ângulos laterais dos olhos de gravidade moderada a profunda e, em 2017, foi aprovado para tratar linhas frontais profundas. Outras formulações também foram aprovadas para tratar linhas glabelares, inclusive Dysport® em 2009, Xeomin® em 2011 e Jeuveau® em 2019. Além dessas indicações, existem numerosas aplicações *off-label* por motivos clínicos e cosméticos, nas quais esse produto mostrou-se altamente eficaz ao longo dos anos.

Nos próximos anos, a toxina daxibotulínica A injetável produzida pela Revance Therapeutics Inc. deverá receber aprovação da FDA para tratar linhas glabelares, depois que seus ensaios clínicos de fase 3 estiverem concluídos. Esse produto contém um novo excipiente peptídico estabilizador, que não tem componentes derivados de seres humanos ou animais e pode ter efeitos

Tabela 11.1 Comparação dos produtos à base de toxina botulínica A aprovados hoje em dia pela Food and Drug Administration (FDA).

	Toxina onabotulínica A	Toxina abobotulínica A	Toxina incobotulínica A	Toxina prabotulínica A
Nome comercial	Botox®	Dysport®	Xeomin®	Jeuveau®
Laboratório	Allergan, Inc., uma empresa AbbVie	Laboratórios Galderma, L.P./Ipsen Biopharmaceuticals, Inc.	Merz North America	Evolus, Inc.
Substância ativa	Complexo de BoNT-A	Complexo de BoNT-A	BoNT-A sem proteínas formadoras de complexo	Complexo de BoNT-A
Peso molecular (kDa)	900	500 a 900	150	900
Proteína-alvo	SNAP-25	SNAP-25	SNAP-25	SNAP-25
Formulação farmacêutica	Pó	Pó	Pó	Pó
Indicações aprovadas pela FDA	Linhas glabelares, linhas dos ângulos laterais dos olhos, linhas frontais, distonia cervical, espasticidade dos membros superiores, espasticidade dos membros inferiores, blefarospasmo, bexiga hiperativa, incontinência urinária, enxaqueca crônica, hiperidrose axilar, estrabismo	Linhas glabelares, distonia cervical, espasticidade dos membros superiores, espasticidade dos membros inferiores	Linhas glabelares, distonia cervical, espasticidade dos membros superiores, blefarospasmo, sialorreia crônica	Linhas glabelares
Temperatura de armazenamento antes/ depois da reconstituição	2 a 8°C/2 a 8°C	2 a 8°C/2 a 8°C	< 25°C/2 a 8°C	2 a 8°C/2 a 8°C

BoNT-A, neurotoxina botulínica tipo A; *SNAP-25*, proteína associada ao sinaptossomo, 25 kDa.

clínicos mais duradouros por até 6 meses. Além disso, o laboratório Allergan, Inc. (uma empresa do grupo AbbVie) contempla trazer o produto MT101009L produzido pela empresa Medytox, da Coreia do Sul, para o mercado americano. Esse produto é uma formulação líquida de BoNT-A, de modo que não é necessário reconstituí-lo. Por fim, os Laboratórios Galderma (L.P.) também estuda atualmente uma nova formulação líquida de BoNT-A (toxina relabotulínica A, ou QM1114) para tratar linhas glabelares e rugas dos ângulos laterais dos olhos.

MECANISMO DE AÇÃO

A BoNT-A produz efeitos funcionais e clínicos por meio do bloqueio da transmissão neuromuscular. A toxina atua diretamente nos neurônios motores dos músculos esqueléticos e deprime a atividade muscular. Em termos mais específicos, a BoNT-A atua por clivagem de uma proteína de 25 kDa associada ao sinaptossomo (SNAP-25). SNAP-25 é uma proteína que, em condições normais, ajuda as vesículas de acetilcolina formadas a fundirem-se com a membrana celular e liberar esse neurotransmissor das terminações axonais de maneira a atravessar a junção neuromuscular e produzir seus efeitos adiante. A BoNT-A cliva a SNAP-25, que faz parte da família de proteínas do sistema SNARE, responsável pela fusão das vesículas. A SNAP-25 clivada não consegue mediar essa fusão e, por fim, isso impede a liberação de acetilcolina. À medida que a BoNT-A começa a perder atividade e as proteínas do sistema SNARE são regeneradas; esse bloqueio é revertido lentamente.

COMPOSIÇÃO

Neurotoxinas botulínicas (BoNTs) são proteínas naturais encontradas na forma de complexos com proteínas maiores. Em sua forma ativa, a BoNT é um polipeptídio de cadeia simples com 150 kDa formado por uma cadeia pesada de 100 kDa e uma cadeia leve de 50 kDa, que se mantêm ligadas por uma ponte dissulfídrica. A cadeia pesada é responsável pela ligação aos canais neurais pré-sinápticos e pela translocação da cadeia leve para dentro do citoplasma celular. Por outro lado, a cadeia leve é o componente ativo da molécula responsável pelos efeitos da BoNT-A na proteína SNAP-25.

Em seu estado natural, as proteínas formadoras de complexo desempenham diversas funções, algumas de natureza protetora. Inicialmente, acreditava-se que essas proteínas formadoras de complexo tivessem a função de proteger a BoNT no trato digestivo – que se caracteriza pela existência de pH ácido e proteases gástricas e intestinais – e seu transporte através do epitélio intestinal. Essas proteínas também podem estabilizar a atividade biológica da BoNT. Antes se pensava que as proteínas pudessem facilitar a adesão da toxina ao músculo-alvo e que seu peso molecular total mais alto limitasse sua difusão. Contudo, vários estudos não demonstraram diferenças no grau de difusão entre as formas livre e complexa da neurotoxina. Outra teoria sugere que as proteínas formadoras de complexo possam aumentar a estabilidade da BoNT. Entretanto, estudos não confirmaram que isso seja verdade, porque a forma livre da toxina tem estabilidade duradoura em diversas condições de armazenamento.

Embora ainda existam controvérsias quanto ao papel das proteínas formadoras de complexo, também há discussão quanto à sua presença. Depois da reconstituição dos produtos fornecidos na forma de pó, existem algumas evidências sugestivas de que algumas proteínas formadoras de complexo interrompam sua dissociação da BoNT à medida que ocorre sua transição ao estado livre. Com a aplicação na pele, as proteínas formadoras de complexo também podem se dissociar ainda mais em razão do pH local mais alto.

As formulações de BoNT-A disponíveis no mercado variam consideravelmente quanto à composição. O Botox® contém proteínas formadoras de complexo e tem peso molecular de 900 kDa. O Dysport® também tem várias proteínas formadoras de complexos com pesos moleculares na faixa de 500 a 900 kDa. Por outro lado, o Xeomin® não contém esse tipo de proteína e tem peso molecular de 150 kDa. Embora o produto Jeuveau® seja relativamente novo, sabe-se que ele contém proteínas formadoras de complexo com peso molecular de 900 kDa.

POSOLOGIA

Entre os diversos produtos à base de BoNT-A, existem diferenças posológicas que os médicos devem conhecer e entender plenamente. Embora não exista um padrão universal para comparação das unidades de cada produto, existem razões de conversão amplamente aceitas, dependendo da aceitação e preferência do médico e do país onde o produto é utilizado. Atualmente, a quantidade de BoNT-A é medida com referência à sua atividade biológica em vez de peso e isso contrasta com muitos outros fármacos. Essa medição de atividade biológica é definida por um modelo de camundongos utilizado experimentalmente para comparar os diversos produtos. Contudo, existem variações significativas entre os estudos e os produtos avaliados. Por essa razão, nem todos os produtos à base de BoNT-A disponíveis são intercambiáveis com base em unidades.

Com base em muitos estudos clínicos e anos de experiência com diversas formulações de BoNT-A, a razão de conversão de doses de Botox®, Dysport®, Xeomin® e Jeuveau® é de aproximadamente 1:2,5:1:1. Contudo, alguns estudos detectaram diferenças na razão de conversão entre Botox® e Dysport®, que pode variar entre 1:2 e 1:3. Na prática clínica, a razão de conversão de 1:2,5 entre esses dois produtos pode ser utilizada facilmente com resultados clínicos semelhantes. Em vários estudos, pesquisadores demonstraram que a razão de conversão entre Botox® e Xeomin® era praticamente de 1:1. Embora o produto Jeuveau® seja relativamente novo, ele também parece ter razão de conversão de 1:1 com Botox®.

As doses dos produtos à base de BoNT-A podem variar durante o tratamento, dependendo das características dos músculos tratados (p. ex., tipo, força e volume do músculo injetado) e características do produto (p. ex., dose, diluição e formulação). Em geral, músculos maiores e mais fortes – especialmente na primeira sessão de tratamento – requerem doses mais altas para alcançar os efeitos clínicos desejados, em comparação com músculos menores e mais fracos, inclusive os que atrofiaram ao longo do tempo em razão de tratamentos regulares repetidos. Outros capítulos deste livro analisam as nuances do tratamento, inclusive estratégias de definição da dose.

EFICÁCIA

Todos os produtos à base de BoNT-A disponíveis atualmente têm eficácia demonstrada no tratamento das rugas glabelares. Botox®, Dysport®, Xeomin® e Jeuveau® foram aprovados pela FDA para essa indicação. Contudo, médicos também utilizam esses produtos com algumas indicações *off-label* e obtêm resultados clínicos satisfatórios, conforme se pode evidenciar na literatura médica disponível. Hoje em dia, não há evidência firme e consistente de que qualquer produto seja mais eficaz que os demais, supondo-se que sejam utilizadas razões de conversão de doses e diluições equivalentes, conforme foi salientado antes.

DURAÇÃO DOS EFEITOS

É difícil prever a duração da ação da BoNT-A, porque ela depende de diversos fatores que podem impactar seus efeitos. Isso inclui características do músculo tratado (p. ex., tipo, força e volume dos músculos injetados), fatores próprios de cada paciente (p. ex., metabolismo local) e características do produto (p. ex., dose, diluição e formulação). Atualmente, o consenso entre os médicos é de que todos os produtos à base de BoNT-A disponíveis têm duração de efeitos clínicos em torno de 3 a 4 meses em suas indicações cosméticas. Embora evidências limitadas possam demonstrar diferenças sutis entre esses produtos, ensaios comparativos geralmente demonstraram que eles são semelhantes. O início pleno da ação parece ocorrer dentro de 3 a 7 dias, com exceção do Dysport®, que pode demorar cerca de 1 a 3 dias. Embora dados iniciais sugerissem que os efeitos clínicos do Jeuveau® pudessem começar mais cedo que os efeitos dos outros produtos, ainda não existem evidências e experiência suficiente para confirmar isso.

Nas indicações cosméticas, aplicações repetidas a intervalos regulares ao longo do tempo podem causar fraqueza do músculo tratado que, por fim, pode resultar em atrofia muscular. Por essa razão, tratamentos subsequentes podem necessitar de doses menores de BoNT-A para produzir o efeito funcional desejado. Esses efeitos clínicos também podem ter duração mais longa, porque o músculo está enfraquecido. Na prática, as rugas de pacientes tratados por períodos longos frequentemente demonstram melhora por vários meses depois do intervalo esperado. Com a aplicação de doses maiores de BoNT-A por área tratada, os efeitos clínicos também podem ser mais duradouros até certo ponto.

DIFUSÃO

Informações disponíveis hoje em dia sugerem que todos os produtos à base de BoNT-A disponíveis tenham difusão praticamente semelhante. Contudo, no tratamento da hiperidrose, existem algumas evidências sugestivas de que o Dysport® possa ter difusão mais ampla que Botox®. A utilidade clínica dessa observação na prática de Medicina Estética ainda não foi plenamente avaliada. Como mencionado anteriormente, havia controvérsias iniciais sobre a presença de proteínas formadoras de complexo afetar ou não a difusão do produto. Entretanto, estudos demonstraram que isso não é verdade, porque não existem diferenças de difusão entre as formas livre e complexa

da toxina. A observação adicional de que grande parte da dissociação das proteínas formadoras de complexo ocorre durante o processo de reconstituição e injeção na pele torna essa questão ainda menos relevante.

Durante a reconstituição, a diluição escolhida de qualquer produto pode influenciar a difusão. O volume de soro fisiológico usado para reconstituir o produto depende da preferência do médico e dos objetivos terapêuticos almejados. Em geral, produtos mais diluídos difundem mais a partir do local de aplicação e têm raio de ação mais amplo. Isso pode ser útil quando se pretende injetar o produto em áreas de difusão mais amplas com volumes menores, como é o caso do tratamento dos "pés de galinha". Médicos inexperientes devem ser cautelosos ao utilizarem injeções mais diluídas, porque a difusão indesejável pode causar reações adversas, inclusive ptose palpebral.

SEGURANÇA

Ao longo dos anos, a segurança dos produtos à base de BoNT-A foi estabelecida e demonstrada consistentemente por meio de vários ensaios clínicos. Quando o produto é reconstituído e aplicado corretamente, pode-se alcançar níveis altos de segurança a curto e longo prazos. Considerando o número absoluto de pacientes tratados ao longo dos anos com injeções de BoNT-A, seu perfil de segurança a longo prazo está bem demonstrado e reconhecido na área médica. Contudo, é importante salientar que os médicos devem ter conhecimentos suficientes da anatomia facial e experiência com técnicas de injeção de forma a administrar BoNT-A sem riscos. Embora o produto Jeuveau® tenha sido colocado no mercado há pouco tempo, atualmente parece que seu perfil de segurança é semelhante ao dos demais produtos.

Em geral, as reações adversas são transitórias e brandas. Nos casos típicos, essas reações ocorrem na primeira semana depois da injeção. Algumas das reações adversas mais frequentes são eritema, hipersensibilidade, dor, edema, equimose, cefaleia, sensação de peso nos supercílios e ptose palpebral. Algumas dessas reações podem estar associadas à técnica de injeção e podem ser reduzidas nas mãos de profissionais habilidosos e experientes. Alguns pacientes podem ter reações vasovagais, que podem ser atribuídas à ansiedade ou à dor provocada pela injeção. Isso pode incluir síncope e hipotensão.

As contraindicações gerais ao uso de BoNT-A podem incluir a aplicação de injeções em áreas infectadas ou inflamadas, pacientes que tiveram reações alérgicas antes e mulheres que estejam amamentando ou gestantes (categoria C). Esse tratamento também está contraindicado aos pacientes com doenças neuromusculares, inclusive miastenia *gravis* e doença de Lou Gehrig. O médico deve ter cuidado com pacientes que utilizam determinados fármacos, inclusive antagonistas do canal de cálcio e inibidores de colinesterase, que podem alterar seu metabolismo e função.

RESPOSTA TERAPÊUTICA LIMITADA

Embora existam relatos de resposta terapêutica limitada e falha de tratamento com BoNT-A, sua incidência é muito pequena. Quando isso ocorre, parece que os pacientes desenvolvem resistência ao produto porque produzem e têm anticorpos. Aparentemente, esses anticorpos estão dirigidos contra as cadeias pesada e leve da BoNT-A ou, mais comumente, contra as proteínas formadoras de complexo. Contudo, esse fenômeno ainda não foi completamente esclarecido. Depois de qualquer estimulação antigênica, indivíduos podem formar anticorpos neutralizantes que tornam o fármaco clinicamente ineficaz. O grupo que parece estar mais predisposto a esse risco é formado de pacientes neurológicos, que são tratados com doses mais altas a intervalos menores, em comparação com a população tratada por indicações estéticas.

Mesmo que os pacientes tenham anticorpos, a falha do tratamento com BoNT-A pode não ocorrer em todos os casos. Os indivíduos que formam esses anticorpos ainda podem obter efeitos clínicos com o tratamento. Por essa razão, a relação exata entre anticorpos e falha terapêutica ainda não está plenamente esclarecida. Estudos adicionais são necessários para investigar essa associação e correlação.

Aparentemente, esses autoanticorpos podem estar relacionados com as proteínas formadoras de complexos presentes nas diversas formulações. Ao longo dos anos, casos de falha terapêutica foram relatados em pacientes tratados com Botox® e Dysport®, embora não houvesse relatos disso entre pacientes tratados com Xeomin®. Curiosamente, o Xeomin® não contém proteínas formadoras de complexo. Contudo, depois foram encontrados anticorpos em um paciente tratado com Xeomin®, que alguns anos antes tinha usado Dysport®. É possível que esse tratamento inicial tenha ativado o sistema imune do paciente. Além das proteínas formadoras de complexo, outros fatores podem estar envolvidos.

Quando ocorre falha terapêutica na prática clínica, pode-se experimentar outro produto à base de BoNT-A, especialmente Xeomin®, porque não contém proteínas formadoras de complexo. Outra opção seria substituir por uma formulação à base de neurotoxina botulínica tipo B. Anticorpos podem ser testados e dosados para definir se a falha terapêutica é causada por anticorpo. Ainda não existem informações suficientes quanto ao Jeuveau®, porque esse produto é relativamente novo no mercado. Entretanto, é provável que se comporte da mesma forma que o Botox® e Dysport®, porque sua composição também inclui proteínas formadoras de complexo.

ARMAZENAMENTO

Condições adequadas de armazenamento são importantes para garantir a eficácia clínica da BoNT-A. Embora o Botox® seja tradicionalmente mantido congelado (−5°C) até que seja usado, as recomendações atuais são armazená-lo no refrigerador (2 a 8°C). Frascos fechados de 50 U podem ser guardados por até 36 meses, enquanto frascos fechados de 100 U podem ser armazenados por até 24 meses. Da mesma forma, Dysport® e Jeuveau® devem ser guardados no refrigerador (2 a 8°C) e protegidos da luz. Por outro lado, o produto Xeomin® é diferente, porque pode ser armazenado em temperatura ambiente (20 a 25°C), no refrigerador (2 a 8°C) ou no freezer (−20 a −10°C) por até 36 meses. Depois da reconstituição, todos os produtos devem ser mantidos no refrigerador (2 a 8°C).

É recomendável que Botox®, Dysport®, Xeomin® e Jeuveau® sejam administrados dentro de 24 horas depois da reconstituição. Depois disso, qualquer volume não utilizado deve ser descartado, conforme está descrito nas bulas dos produtos. Contudo, vários estudos avaliaram as condições de armazenamento e demonstraram que não houve redução significativa da potência ou eficácia clínica do produto armazenado por várias semanas no refrigerador (2 a 8°C) depois da reconstituição. Na prática clínica, alguns médicos utilizam esses produtos depois do intervalo de 24 horas. Como o produto Jeuveau® é relativamente novo no mercado, existem menos informações a seu respeito.

CONCLUSÃO

Ao longo dos anos, estudos demonstraram que a BoNT-A tem grande versatilidade em sua capacidade de tratar diversos problemas clínicos e cosméticos. Indicações oficiais e *off-label* asseguram aos médicos resultados eficazes e seguros. Com os esquemas padronizados, os resultados do tratamento podem ser facilmente replicados em diversos países e os efeitos clínicos são altamente previsíveis e reprodutíveis. Não há dúvidas quanto à razão que leva milhões de pacientes e fazer tratamento com BoNT-A e buscar sua reaplicação subsequente.

A utilidade e as indicações da BoNT-A crescem a cada dia. Embora no passado fosse utilizada principalmente para tratar rugas dinâmicas, atualmente a BoNT-A é usada para tratar problemas estéticos diferentes. Hiperidrose, hipertrofia do masseter, linhas finas estáticas, secreção sebácea, diâmetro dos poros e cicatrizes são apenas alguns exemplos de indicações novas e a lista continua a crescer. Recentemente, mais atenção tem sido dedicada à utilização de tratamentos combinados, nos quais a BoNT-A é associada a outras modalidades terapêuticas como preenchedores teciduais injetáveis, *lasers* e outros dispositivos à base de energia na mesma sessão de tratamento. A tendência de *prejuvenation* também tem crescido e consiste em tratamentos cosméticos utilizados com o objetivo de evitar sinais clínicos do envelhecimento, em vez de tratá-los depois que já apareceram. Tratamentos mais precoces de pacientes mais jovens com BoNT-A podem ajudar a evitar a formação de linhas finas, em contraste com sua suavização depois que já estão desenvolvidas. Se as tendências atuais persistirem, a BoNT-A logo terá indicações ainda maiores.

Assim como qualquer tratamento médico, segurança ainda é a prioridade máxima dos pacientes. Felizmente, a BoNT-A tem excelente histórico de uso em números notáveis de pacientes ao longo dos anos. Evidentemente, os médicos devem ter conhecimentos suficientes de anatomia para aplicar as injeções e de farmacologia da BoNT-A para entender quanto do produto deve ser diluído e injetado. Experiência suficiente, inclusive conhecimentos das diversas sutilezas das diferentes formulações, pode influenciar de modo acentuado a satisfação dos pacientes, os resultados clínicos e a segurança.

LEITURA ADICIONAL

Campanati, A., Martina, E., Giuliodori, K., Consales, V., Bobyr, I., & Offidani, A. (2017). Botulinum toxin off-label use in dermatology: A review. *Skin Appendage Disorders, 3*(1), 39–56.

Carruthers, A., Kane, M. A., Flynn, T. C., Huang, P., Kim, S. D., Solish, N., et al. (2013). The convergence of medicine and neurotoxins: A focus on botulinum toxin type A and its application in aesthetic medicine—a global, evidence-based botulinum toxin consensus education initiative: Part I: Botulinum toxin in clinical and cosmetic practice. *Dermatologic Surgery: Official Publication for American Society for Dermatologic Surgery, 39*(3 Pt 2), 493–509.

Carruthers, J., Burgess, C., Day, D., Fabi, S. G., Goldie, K., Kerscher, M., et al. (2016). Consensus recommendations for combined aesthetic interventions in the face using botulinum toxin, fillers, and energy-based devices. *Dermatologic Surgery: Official Publication for American Society for Dermatologic Surgery, 42*(5), 586–597.

Carruthers, J., & Carruthers, A. (1998). The adjunctive usage of botulinum toxin. *Dermatologic Surgery: Official Publication for American Society for Dermatologic Surgery, 24*(11), 1244–1247.

Carruthers, J., Fagien, S., Matarasso, S. L., & Botox Consensus Group. (2004). Consensus recommendations on the use of botulinum toxin type A in facial aesthetics. *Plastic and Reconstructive Surgery, 114*(Suppl. 6), 1S-22S.

Carruthers, J., Fournier, N., Kerscher, M., Ruiz-Avila, J., Trindade de Almeida, A. R., & Kaeuper, G. (2013). The convergence of medicine and neurotoxins: A focus on botulinum toxin type A and its application in aesthetic medicine—a global, evidence-based botulinum toxin consensus education initiative: Part II: Incorporating botulinum toxin into aesthetic clinical practice. *Dermatologic Surgery: Official Publication for American Society for Dermatologic Surgery, 39*(3 Pt 2), 510–525.

Carruthers, J. D., & Carruthers, J. A. (1992). Treatment of glabellar frown lines with C. botulinum-A exotoxin. *The Journal of Dermatologic Surgery and Oncology, 18*(1), 17–21.

Cartee, T. V., & Monheit, G. D. (2011). An overview of botulinum toxins: Past, present, and future. *Clinics in Plastic Surgery, 38*(3), 409–426, vi.

Cohen, J. L., & Scuderi, N. (2017). Safety and patient satisfaction of abobotulinumtoxina for aesthetic use: A systematic review. *Aesthetic Surgery Journal, 37*(Suppl. 1), S32-S44.

Dorizas, A., Krueger, N., & Sadick, N. S. (2014). Aesthetic uses of the botulinum toxin. *Dermatologic Clinics, 32*(1), 23–36.

Dover, J. S., Monheit, G., Greener, M., & Pickett, A. (2018). Botulinum toxin in aesthetic medicine: Myths and realities. *Dermatologic Surgery: Official Publication for American Society for Dermatologic Surgery, 44*(2), 249–260.

Fagien, S., & Carruthers, J. D. A. (2008). A comprehensive review of patient-reported satisfaction with botulinum toxin type A for aesthetic procedures. *Plastic and Reconstructive Surgery, 122*(6), 1915–1925.

Flynn, T. C. (2006). Update on botulinum toxin. *Seminars in Cutaneous Medicine and Surgery, 25*(3), 115–121.

Gadhia, K., & Walmsley, A. D. (2009). Facial aesthetics: Is botulinum toxin treatment effective and safe? A systematic review of randomised controlled trials. *British Dental Journal, 207*(5), E9; discussion 216–217.

Gart, M. S., & Gutowski, K. A. (2016). Overview of botulinum toxins for aesthetic uses. *Clinics in Plastic Surgery, 43*(3), 459–471.

Glogau, R., Kane, M., Beddingfield, F., Somogyi, C., Lei, X., Caulkins, C., et al. (2012). OnabotulinumtoxinA: A meta-analysis of duration of effect in the treatment of glabellar lines. *Dermatologic Surgery: Official Publication for American Society for Dermatologic Surgery, 38*(11), 1794–1803.

Green, J. B., & Keaney, T. C. (2017). Aesthetic treatment with botulinum toxin: Approaches specific to men. *Dermatologic Surgery: Official Publication for American Society for Dermatologic Surgery, 43*(Suppl. 2), S153–S156.

Guo, Y., Lu, Y., Liu, T., Zhou, Y., Yang, P., Zhu, J., et al. (2015). Efficacy and safety of botulinum toxin type a in the treatment of glabellar lines: A meta-analysis of randomized, placebo-controlled, double-blind trials. *Plastic and Reconstructive Surgery, 136*(3), 310e–318e.

Ibrahim, O., Keller, E. C., & Arndt, K. A. (2014). Update on botulinum neurotoxin use in aesthetic dermatology. *Seminars in Cutaneous Medicine and Surgery, 33*(4), 152–156.

Jandhyala, R. (2012). Relative potency of incobotulinumtoxinA vs onabotulinumtoxinA a meta-analysis of key evidence. *Journal of Drugs in Dermatology, 11*(6), 731–736.

Janes, L. E., Connor, L. M., Moradi, A., & Alghoul, M. (2021). Current use of cosmetic toxins to improve facial aesthetics. *Plastic and Reconstructive Surgery, 147*(4), 644e–657e.

Jia, Z., Lu, H., Yang, X., Jin, X., Wu, R., Zhao, J., et al. (2016). Adverse events of botulinum toxin type A in facial rejuvenation: A systematic review and meta-analysis. *Aesthetic Plastic Surgery, 40*(5), 769–777.

Kane, M. A., & Monheit, G. (2017). The practical use of AbobotulinumtoxinA in aesthetics. *Aesthetic Surgery Journal, 37*(Suppl. 1), S12–S19.

Kasyanju Carrero, L. M., Ma, W. W., Liu, H. F., Yin, X. F., & Zhou, B. R. (2019). Botulinum toxin type A for the treatment and prevention of hypertrophic scars and keloids: Updated review. *Journal of Cosmetic Dermatology, 18*(1), 10–15.

Keaney, T. C., & Alster, T. S. (2013). Botulinum toxin in men: Review of relevant anatomy and clinical trial data. *Dermatologic Surgery: Official Publication for American Society for Dermatologic Surgery, 39*(10), 1434–1443.

Klein, A. W., Carruthers, A., Fagien, S., & Lowe, N. J. (2008). Comparisons among botulinum toxins: An evidence-based review. *Plastic and Reconstructive Surgery, 121*(6), 413e–422e.

Lupo, M. P. (2016). Tox outside the box: Off-label aesthetic uses of botulinum toxin. *Journal of Drugs in Dermatology, 15*(9), 1151–1157.

Maas, C., Kane, M. A., Bucay, V. W., Allen, S., Applebaum, D. J., Baumann, L., et al. (2012). Current aesthetic use of abobotulinumtoxinA in clinical practice: An evidence-based consensus review. *Aesthetic Surgery Journal, 32*(Suppl. 1), 8S–29S.

Monheit, G. D., & Pickett, A. (2017). AbobotulinumtoxinA: A 25-year history. *Aesthetic Surgery Journal, 37*(Suppl. 1), S4–S11.

Nestor, M., Ablon, G., & Pickett, A. (2017). Key parameters for the use of abobotulinumtoxina in aesthetics: Onset and duration. *Aesthetic Surgery Journal, 37*(Suppl. 1), S20–S31.

Nestor, M. S., & Ablon, G. R. (2011). Duration of action of abobotulinumtoxina and onabotulinumtoxina: A randomized, double-blind study using a contralateral frontalis model. *The Journal of Clinical and Aesthetic Dermatology, 4*(9), 43–49.

Park, M. Y., & Ahn, K. Y. (2021). Scientific review of the aesthetic uses of botulinum toxin type A. *Archives of Craniofacial Surgery, 22*(1), 1–10.

Prager, W., Nogueira Teixeira, D., & Leventhal, P. S. (2017). IncobotulinumtoxinA for aesthetic indications: A systematic review of prospective comparative trials. *Dermatologic Surgery: Official Publication for American Society for Dermatologic Surgery, 43*(7), 959–966.

Sadick, N. S., & Herman, A. R. (2003). Comparison of botulinum toxins A and B in the aesthetic treatment of facial rhytides. *Dermatologic Surgery: Official Publication for American Society for Dermatologic Surgery*, 29(4), 340–347.

Said, S., Meshkinpour, A., Carruthers, A., & Carruthers, J. (2003). Botulinum toxin A: Its expanding role in dermatology and esthetics. *American Journal of Clinical Dermatology*, 4(9), 609–616.

Schlessinger, J., Gilbert, E., Cohen, J. L., & Kaufman, J. (2017). New uses of AbobotulinumtoxinA in aesthetics. *Aesthetic Surgery Journal, 37*(Suppl. 1), S45–S58.

Sharova, A. A. (2016). Comparison of different consensuses of BTXA in different countries. *Journal of Cosmetic Dermatology, 15*(4), 540–548.

Taylor, S. C., Callender, V. D., Albright, C. D., Coleman, J., Axford-Gatley, R. A., & Lin, X. (2012). AbobotulinumtoxininA for reduction of glabellar lines in patients with skin of color: Post hoc analysis of pooled clinical trial data. *Dermatologic Surgery: Official Publication for American Society for Dermatologic Surgery, 38*(11), 1804–1811.

Vartanian, A. J., & Dayan, S. H. (2004). Facial rejuvenation using botulinum toxin A: Review and updates. *Facial Plastic Surgery, 20*(1), 11–19.

Wang, J., & Rieder, E. A. (2019). A systematic review of patient-reported outcomes for cosmetic indications of botulinum toxin treatment. *Dermatologic Surgery: Official Publication for American Society for Dermatologic Surgery, 45*(5), 668–688.

Wang, Y., Wang, J., Zhang, J., Hu, C., & Zhu, F. (2019). Effectiveness and safety of botulinum toxin type A injection for scar prevention: A systematic review and meta-analysis. *Aesthetic Plastic Surgery, 43*(5), 1241–1249.

12

Toxina Botulínica Tipo A Tópica

Courtney C. Gwinn, Mara C. Weinstein Velez e Thomas E. Rohrer

RESUMO E CARACTERÍSTICAS PRINCIPAIS

- A eficácia e a segurança favoráveis dos diferentes tipos de toxina botulínica tipo A (BoNT-A) injetável nos procedimentos cosméticos faciais e algumas indicações clínicas estão bem demonstrados
- Hoje em dia, ainda há necessidade de desenvolver sistemas ou formulações que melhorem a liberação da BoNT-A em condições que não podem ser tratadas facilmente com produtos injetáveis
- A anatomia complexa da pele na forma de "tijolos e cimento" impede a penetração cutânea eficaz e é um fator a ser levado em consideração no planejamento e formulação de tratamentos tópicos
- Peptídios que atravessam as células (PACs) são moléculas pequenas, que podem passar livremente pelas membranas celulares durante o transporte de proteínas e oferecem um mecanismo de liberação transdérmica da BoNT-A
- Nanoemulsões fornecem uma abordagem singular para suplantar os desafios impostos à solubilidade dos fármacos; essas preparações caracterizam-se por mais estabilidade e tolerabilidade aceitável e podem penetrar eficazmente no estrato córneo da pele
- Atualmente, também há um gel tópico em processo de desenvolvimento, que contém BoNT-A com 150 kDa livre de albumina, ligada a um polipeptídio com capacidade de ser transportado através das células e, assim, penetrar na pele
- Também em processo de desenvolvimento, há um sistema de liberação de nanopartículas que visa assegurar a liberação transdérmica local e precisa da BoNT-A.

INTRODUÇÃO

Injeções de toxina botulínica tipo A (BoNT-A) tornaram-se os procedimentos estéticos mais populares nos EUA e hoje são amplamente utilizadas – com e sem indicações aprovadas oficialmente (*on-label* e *off-label*, em inglês) – para tratar linhas glabelares, linhas dos cantos laterais dos olhos (LCLs), linhas frontais, rugas causadas pela hiperatividade do músculo abaixador do ângulo da boca e bandas platismais, entre muitas outras. Na maioria dos casos, os efeitos clínicos benéficos alcançados pelo tratamento com BoNT-A são maiores que o risco de reações adversas. As reações adversas relatadas mais comumente são brandas e transitórias, e, em geral, estão relacionadas com a farmacologia da toxina (p. ex., fraqueza muscular) ou com o procedimento de aplicação propriamente dito (p. ex., dor, edema e equimose no local da injeção).

Os perfis de eficácia e segurança excelentes da BoNT-A no tratamento de diversos problemas estéticos e clínicos sugerem que ela também possa ter efeitos benéficos em outras doenças com fisiopatologia suscetível à inibição da enzima acetilcolinesterase. Entretanto, alguns problemas estéticos e clínicos podem exigir tratamento de áreas mais amplas (*i.e.*, hiperidrose axilar) ou de áreas extremamente sensíveis (*i.e.*, hiperidrose palmoplantar), que requerem 50 a 60 picadas de agulha e, por essa razão, não contribuem para a conveniência do procedimento.

Além disso, medo de agulha não é um obstáculo trivial, porque cerca de 20 a 30% dos adultos jovens referem ter medo de agulhas; 16% dos adultos evitam ser vacinados contra *influenza* por essa razão. Desse modo, atualmente ainda há necessidade de desenvolver sistemas ou formulações aperfeiçoadas que assegurem a penetração e entrega mais ampliada de BoNT-A, ao mesmo tempo em que mantêm sua eficácia. Neste capítulo, os autores descrevem os desafios enfrentados no desenvolvimento dos sistemas de liberação transdérmica e como essas dificuldades têm sido superadas com foco específico nas preparações tópicas de BoNT-A.

> **Dica 1:** Um sistema eficaz de liberação transdérmica para neurotoxina botulínica tipo A seria um avanço importante no tratamento de pacientes com doenças que poderiam ser atenuadas com a aplicação ampla dessa substância e indivíduos com medo de agulhas.

BARREIRAS À PENETRAÇÃO TRANSDÉRMICA

A pele humana funciona praticamente como barreira impermeável aos elementos físicos, químicos e biológicos do ambiente, e isso ajuda a conferir proteção contra microrganismos nocivos, compostos químicos tóxicos, radiação ultravioleta e desidratação (Figura 12.1). Essa função de barreira é desempenhada

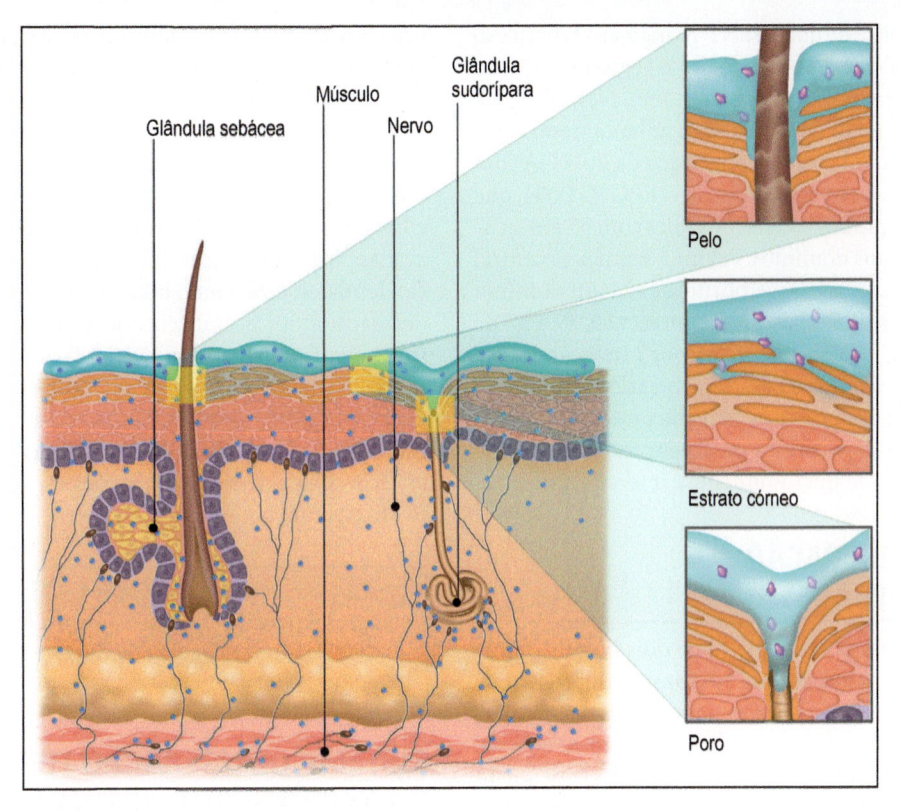

Figura 12.1 Ilustração da anatomia da pele. (Pfenninger e Fowler's Procedures for Primary Care, 4th edition Sicilia, Julie M. Publicado em 31 de dezembro de 2019. © 2020.)

basicamente pelo estrato córneo, que é uma estrutura com propriedades únicas, formada por corneócitos densamente sobrepostos e ligados covalentemente a uma camada dupla de matriz intercelular rica em lipídios, composta de ceramidas, colesterol e ácidos graxos. Outra barreira à difusão também é constituída por uma camada lipídica de sebo, que recobre a superfície do estrato córneo. Em termos gerais, a anatomia complexa da pele pode impedir a liberação transdérmica eficaz de fármacos tópicos, especialmente compostos hidrofílicos com baixa permeabilidade, porque não têm as características lipofílicas que permitem a penetração através da matriz lipídica.

A liberação transdérmica bem-sucedida de substâncias através do estrato córneo ocorre basicamente por difusão passiva por meio dos anexos cutâneos (p. ex., folículos pilosos e glândulas écrinas) ou por via transepidérmica. A via transepidérmica intercelular permite o transporte de moléculas pequenas, que atravessam espaços ricos em lipídios com diâmetros entre 5 e 75 nm, cuja difusão é regulada por lipofilicidade, peso ou volume molecular, solubilidade e capacidade de as moléculas formarem pontes de hidrogênio. A via transepidérmica mais difícil requer a passagem transcelular através dos compartimentos hidrofílicos e lipofílicos do estrato córneo ("tijolos e cimento"). A liberação transdérmica por meio dos anexos cutâneos é considerada uma alternativa viável e pode ser uma via mais eficaz para liberação de substâncias nas glândulas sudoríparas ou glândulas sebáceas do folículo piloso. O diâmetro dos orifícios dessas glândulas varia de 10 a 200 µm e, por essa razão, permite que partículas maiores alcancem o alvo desejável.

PEPTÍDIOS DE PENETRAÇÃO CELULAR

Peptídios de penetração celular (PPCs) são formados por 3 a 30 moléculas peptídicas, que conseguem atravessar livremente as membranas celulares durante o transporte de outros compostos como DNA plasmidial, siRNA, oligonucleotídios, peptídios, proteínas e lipossomos. Em razão do alto peso molecular da BoNT-A e da permeabilidade seletiva da epiderme, a pele é impermeável a essa macromolécula quando aplicada isoladamente. Em 2010, Carmichael et al. estudaram o primeiro sistema de liberação transdérmico de BoNT-A para reduzir o extravasamento plasmático (EP) através da pele intacta da pata traseira de um camundongo usando um peptídio sintético curto (TD-1) ligado à BoNT-A. Mais tarde, Saffarian et al. avaliaram a transativação da proteína de transcrição (TAT) do vírus da imunodeficiência humana (uma alternativa aos PPCs) para liberação transdérmica de BoNT-A. Os autores "construíram" uma BoNT-A conjugada por ligação da sequência de aminoácidos do peptídio TAT (moléculas 47 a 57) ao domínio catalítico da neurotoxina por meio de um ligante hidrofóbico. A penetração celular da proteína de fusão TAT ligada à BoNT-A foi confirmada *in vitro* e *in vivo* com concentrações crescentes da proteína de fusão ao longo do tempo em culturas de células epiteliais eucarióticas, linhas de células neuronais e pele de camundongo. Os autores também observaram que a proteína conjugada TAT-BoNT-A tinha constante taxa catalítica oito vezes maior do que a BoNT-A original; isso indicou ampliação da capacidade do sítio enzimático catalítico de converter o máximo de moléculas do substrato em seu produto. O complexo TAT-BoNT-A mostrou taxa de clivagem da SNAP-25 oito vezes maior na junção sináptica do que a BoNT-A original. O complexo de fusão TAT-BoNT-A foi aperfeiçoado e registrado como RT001 e RTP004 (Revance Therapeutics, Inc., Newark, CA), cujos efeitos clínicos estão descritos mais adiante neste capítulo. O RT001 consiste em proteína purificada da BoNT-A com 150 kDa em gel de poloxâmero contendo o PPC RTP004, que é composto de um peptídio de cadeia simples com 35 aminoácidos lisina (L) com dois domínios: (1) uma sequência central de 15 lisinas que lhe confere carga positiva e (2) um domínio de transdução de proteína derivado das moléculas 49 a 57 da proteína TAT. O PPC liga-se à BoNT-A por interação iônica não covalente, por meio da qual a região catiônica da PPC interage com a superfície de carga negativa da proteína BoNT-A. O complexo conjugado permite a passagem transcutânea da neurotoxina por meio de micropinocitose intercelular.

SISTEMAS DE LIBERAÇÃO POR NANOEMULSÃO

Emulsões são formadas pela dispersão de dois líquidos imiscíveis, que se tornam homogêneos em razão da presença de um estabilizador, e frequentemente são compostos de óleo, surfactantes, aditivos semelhantes a surfactantes e fase aquosa. As nanoemulsões caracterizam-se por partículas de pequeno diâmetro (variação de 50 a 500 nm), que oferecem um mecanismo singular para suplantar os obstáculos à solubilidade dos fármacos em razão de seus sistemas cineticamente estáveis e termodinamicamente instáveis, que contêm alguns solventes ou surfactantes. Nanoemulsões com partículas menores do que 100 nm são límpidas ou transparentes porque não causam mais dispersão de luz; elas possuem a capacidade singular de aumentar a penetração de fármacos através das camadas epiteliais, inclusive olhos, pele, vias nasais, pulmões, trato digestivo e barreira hematoencefálica. Outras vantagens dos sistemas de nanoemulsão são mais estabilidade e tolerabilidade, menos potencial de causar irritação, baixa viscosidade, redução de efeitos colaterais sistêmicos e flexibilidade no tipo de formulação (*i.e.*, espuma, creme, líquido ou *spray*).

O uso das tecnologias de nanoemulsão na indústria de saúde tem crescido exponencialmente ao longo das últimas duas décadas. Em razão de seus incontáveis atributos positivos, as formulações de nanoemulsão foram avaliadas quanto à segurança e eficácia em sistemas de liberação tópica, oral, nasal, oftálmica ou injetável de ingredientes farmacêuticos ativos. As formulações de nanoemulsões ricas em lipídios são mais comuns do que as que se baseiam na interface de óleo-em-água. Atualmente, existem no mercado americano dois tratamentos farmacêuticos à base de emulsão de óleo em água: propofol (Diprivan®; Fresenius Kabi EUA, LLC, Lake Zurich, Illinois), que é um anestésico injetável, e ciclosporina (Restasis®; Allergan plc, Dublin, Irlanda) na forma de colírio oftálmico para tratamento da síndrome de ressecamento ocular. Contudo, em vista do interesse crescente na área de nanotecnologia, pesquisas futuras poderão descobrir muitas aplicações terapêuticas práticas adicionais para tratar diversas doenças. Por exemplo, atualmente há uma formulação injetável em nanoemulsão de óleo em água do antitrombótico clopidogrel (Ascendia Pharma, North Brunswick, New Jersey) que está em fase de desenvolvimento pré-clínico para tratar síndrome coronariana aguda. Essa nanoemulsão injetável pode tornar-se uma opção terapêutica eficaz com ação mais rápida nas emergências coronarianas agudas. Doenças dermatológicas também podem ser alvos ideais em potencial, porque as formulações em nanoemulsão têm a possibilidade de atravessar segura e eficazmente a barreira cutânea e liberar o fármaco ativo no seu sítio de ação. Vários estudos avaliaram a eficácia das nanoemulsões no tratamento de doenças dermatológicas como inflamação, infecção fúngica, psoríase, dermatite atópica, alopecia e acne vulgar. Em resumo, a literatura científica fornece evidências favoráveis aos efeitos potencialmente benéficos dos sistemas de liberação em nanoemulsão para tratar vários tipos de doença; contudo, é necessário realizar estudos adicionais para estabelecer os perfis de segurança e eficácia clínica dessas formulações e seu papel no arsenal terapêutico geral.

> **Dica 2:** Peptídios de penetração celular e nanoemulsões são soluções singulares para suplantar os desafios à solubilidade e estabilidade farmacológica durante a aplicação tópica da neurotoxina botulínica tipo A.

SISTEMA DE LIBERAÇÃO TÓPICA DA NEUROTOXINA BOTULÍNICA TIPO A BASEADO EM PROTEÍNAS DE PENETRAÇÃO CELULAR

O gel tópico de BoNT-A RT001 (Revance Therapeutics, Inc., Newark, CA) é composto de toxina botulínica de 150 kDa liofilizada e reconstituída com um diluente à base de poloxâmero, que contém um peptídio novo capaz de produzir o transporte transcutâneo da toxina. O gel tópico foi estudado originalmente em um ensaio randomizado duplo-cego controlado por placebo como tratamento de LCLs moderadas a profundas. Os autores incluíram 36 sujeitos com idade de 30 a 60 anos e LCLs bilaterais classificadas como moderadas (3) ou profundas (4) com base na escala de gravidade IGA-LCL (*Investigator's Global Assessment of Lateral Canthal Lines at Rest*). Os pesquisadores pediram aos sujeitos para avaliarem a melhora com base na escala *Subject Global Assessment Questionnaire* dentro de 4 e 8 semanas depois do tratamento. Como controle, foi utilizado apenas diluente à base de poloxâmero. Gel RT001 ou controle foi aplicado na área dos cantos laterais (ACL) e, em seguida, ocluído com curativo não aderente e mantido por 30 minutos. Esse procedimento foi repetido depois de 4 semanas. Os sujeitos foram reavaliados nas 2ª, 4ª, 6ª e 8ª semanas. O parâmetro final de avaliação da eficácia (*primary efficacy endpoint,* em inglês) foi a porcentagem de pacientes que responderam e tiveram melhora das LCLs na 8ª semana, definida como melhora de 2 pontos ou mais no escore da escala de gravidade IGA-LCL. Esse parâmetro final foi alcançado em 50% dos pacientes tratados com RT001 na AAL e nenhum dos sujeitos do grupo placebo. Os parâmetros secundários de avaliação da eficácia foram porcentagem de pacientes que responderam e tiveram melhora das LCLs nas 2ª, 4ª e 6ª semanas, definida como melhora de 1 ponto ou mais nos escores de gravidade da escala IGA-LCA em condição inicial e porcentagem de sujeitos que responderam ao SGA-Questionnaire com "alguma melhora", "melhora" ou "muita melhora". Entre os pacientes tratados com RT001, 81,6 e 94,7% apresentaram melhora de ao menos 1 ponto no escore de gravidade IGA-LCL em repouso nas 4ª e 8ª semanas, respectivamente. Comparativamente, nos estudos realizados antes com toxina onabotulínica A e toxina abobotulínica A, os índices de melhora observada das LCLs depois da 4ª semana foram de 53 e 85%. Estudos demonstraram que melhora de 1 ponto ou mais era clinicamente significativa e compatível com escalas semelhantes publicadas na literatura. Ainda não está claro se a melhora persistente depois da 4ª semana era atribuída à segunda aplicação do RT001 na 4ª semana, ou se poderia ocorrer depois de 4 semanas da aplicação de uma única dose. As respostas às perguntas do SGA-Questionnaire na 8ª semana foram significativamente melhores (84,2 *versus* 41,2%) no grupo tratado com RT001 em comparação com placebo. Em um estudo de seguimento, Glogau et al. incluíram 90 sujeitos com LCLs moderadas a profundas em repouso com randomização subsequente para receber uma única dose de RT001 ou placebo. Depois de 4 semanas, 57,8% dos sujeitos tiveram melhora de ao menos 2 pontos na escala IGA-LCL e 88,9% tiveram melhora de 1 ponto nessa mesma escala. Em outro estudo de seguimento, Atamoros et al. avaliaram 77 pacientes (61 mulheres e 16 homens) com LCLs moderadas a profundas depois do tratamento com RT001. Os sujeitos foram distribuídos randomicamente e cada região do canto lateral dos olhos foi tratada com aplicação única (30 minutos) de 0,5 mℓ com "dose baixa" e "dose alta" de BoNT-A ou placebo. Os autores observaram que os pacientes do grupo tratado com doses baixa (0,5 a 4,5 ng de toxina botulínica) e alta (6 a 10,5 ng de toxina botulínica) apresentaram redução dos escores de avaliação das LCLs; a porcentagem foi maior entre os pacientes tratados com dose alta que tiveram redução de 2 pontos nos escores de gravidade das LCLs.

Esses estudos demonstraram que o gel tópico RT001 realmente penetra na epiderme em concentração suficientemente alta para enfraquecer o músculo orbicular do olho. Embora esse estudo não tenha comparado diretamente o gel tópico RT001 com outras preparações de BoNT injetável, ele evidenciou melhora da gravidade das LCLs depois do tratamento com RT001 comparável à obtida com outras vias de administração utilizadas nos estudos anteriores dentro de 4 semanas depois do tratamento. Ou seja, nos estudos de definição das doses das preparações injetáveis de toxina onabotulínica A (Botox®, Allergan, Dublin, Irlanda) e toxina abobotulínica A (Dysport®, Ipsen, Paris, França), os critérios de inclusão das LCLs incluíram sujeitos com LCLs bilateralmente graves com contração máxima (em vez de repouso) e parâmetro final de avaliação de eficácia (*primary endpoint*) de melhora de apenas 1 ponto na Escala de Rugas Faciais. O critério rigoroso de inclusão de LCLs moderadas a profundas em repouso (em contraste com linhas suaves a profundas nos ensaios com preparações injetáveis) e o parâmetro final de avaliação de eficácia de melhora de 2 pontos na gravidade da escala IGA-LCL (em vez de melhora de apenas 1 ponto usada nos ensaios originais com preparações injetáveis) possivelmente tornam difícil comparar o gel com outras toxinas injetáveis disponíveis no mercado. Também nesse caso, apenas 50% dos pacientes tratados com gel RT001 alcançaram o parâmetro final de avaliação de eficácia (*primary endpoint*) de melhora de 2 pontos na gravidade

avaliada pela escala IGA-LCL, de forma que esse fármaco não conseguiu ser comercializado. Contudo, dentre os pacientes tratados com gel RT001, 81,6 e 94,7% tiveram melhora de ao menos 1 ponto na escala de gravidade IGA-LCL em repouso nas 4ª e 8ª semanas, respectivamente. Embora o gel tópico de BoNT-A RT001 seja aparentemente promissor, esse estudo realizado para avaliar a eficácia do tratamento de LCLs com RT001 não alcançou os dois parâmetros finais de avaliação de eficácia e, nesse ponto, o uso dessa preparação foi abandonado.

Glogau et al. avaliaram o uso de BoNT-A misturada com PPC de marca registrada da Revance (Revance Therapeutics, Inc., Newark, CA) para tratar hiperidrose axilar primária. Doze pacientes foram avaliados por medição gravimétrica da produção de suor depois da aplicação de no mínimo 50 g do produto nas duas axilas em repouso. Duzentas unidades de Botox® (Allergan, Dublin, Irlanda) foram dissolvidas em 1,5 mℓ de soro fisiológico estéril sem conservantes e misturadas por inversão com o peptídio de transporte e, em seguida, misturados homogeneamente com creme Cetaphil® (Galderma, Fort Worth, Texas). Em seguida, a mistura foi massageada por 1 minuto na área de hiperidrose de uma das axilas, definida como 1 cm além da demarcação da pele com pelos. O veículo contendo apenas peptídio de transporte foi aplicado na outra axila; nesse caso, cada paciente atuou como seu próprio controle. Os autores observaram redução média estatisticamente significativa na produção de suor (axila tratada com BoNT-A em comparação com a condição inicial) de 65,3 ± 21,5%. Outras análises da produção média de suor (avaliada por gravimetria) na axila tratada com BoNT-A *versus* apenas veículo foram avaliadas na 4ª semana e mostraram alteração de 1,3 em condição basal para 0,8 na 4ª semana depois do tratamento – uma redução média estatisticamente significativa. O teste secundário de iodo-amido mostrou redução da produção de suor na 4ª semana comparável aos resultados da análise gravimétrica. Esse estudo referendou o papel promissor da toxina botulínica tópica no tratamento da hiperidrose axilar. Seria recomendável realizar estudos adicionais comparando as toxinas botulínicas injetável e tópica quanto à sua eficácia, durabilidade, tolerabilidade e relação de custo-benefício.

Pesquisadores realizaram um estudo semelhante com 16 pacientes tratados com toxina botulínica tópica misturada em soro fisiológico. A dose total de 100 U de Botox® em soro fisiológico foi aplicada na mão direita coberta com uma luva de plástico apertada e depois aquecida com lâmpada térmica. As luvas foram utilizadas por 2 horas. Esse estudo não detectou melhora estatisticamente significativa com toxina botulínica e apenas soro fisiológico. Isso reforça a impressão de que os tipos de peptídios de penetração celular utilizados na solução RT001 podem ser essenciais à liberação transdérmica da toxina botulínica.

Embora esteja além dos objetivos deste capítulo, o "compromisso" entre a Revance e os PPC seguem firme. Atualmente, a empresa Revance está realizando ensaios clínicos com toxina daxibotulínica A injetável (Revance Therapeutics, Inc., Newark, CA), ou seja, a mesma BoNT-A de 150 kDa (RTT150) combinada com um peptídio estabilizador de marca (RTP004). RTP004 é um peptídio com 35 aminoácidos, cuja carga é fortemente positiva em pH fisiológico, resultando na formação de ligações iônicas não covalentes fortes com a toxina daxibotulínica A.

O uso desse peptídio evita a necessidade de acrescentar albumina sérica humana e permite que a formulação permaneça estável em temperatura ambiente antes da reconstituição. Os estudos de fase 3 denominados SAKURA 1 (NCT03014622) e SAKURA 2 (NCT03014635) demonstraram eficácia com duração média ≥ 6 meses (melhora ≥ 2 pontos na gravidade das linhas glabelares em contração máxima na 4ª semana e persistência das linhas glabelares avaliadas em "nenhuma" ou "suaves" na 24ª semana). Os intervalos médios decorridos até o retorno à gravidade inicial das linhas glabelares em contração máxima foram de 27,7 semanas no SAKURA 1 e 26 semanas no SAKURA 2. A redução de 1 ponto na gravidade das linhas glabelares foi mantida por 36 semanas no mínimo. A toxina daxibotulínica A foi melhor do que a toxina onabotulínica A em todos os pontos de tempo no ensaio comparativo, enquanto a eficácia diminuiu com apenas 16 semanas no grupo tratado com toxina onabotulínica A. Esses resultados duradouros podem revolucionar a área de tratamento com neurotoxina. Nos estudos com toxina onabotulínica A, a eficácia diminuiu com apenas 16 semanas.

SISTEMA DE LIBERAÇÃO TÓPICA DE NANOPARTÍCULAS DE TOXINA BOTULÍNICA TIPO A DO LABORATÓRIO ALLERGAN

As formulações tópicas de nanoemulsões podem ser especialmente úteis em Dermatologia; o tamanho diminuto das gotículas permite penetração mais eficaz no estrato córneo e, desse modo, aumenta a quantidade de fármaco ativo que chega ao alvo. Nanoemulsões aplicadas na face podem aumentar a penetração na matriz lipídica da pele em razão de tensão interfacial baixa, que permite a migração por meio dos espaços intercelulares e folículos pilosos. Com base nesse mecanismo, o laboratório Allergan desenvolveu um sistema de liberação de nanopartículas (NDS) para aplicação transdérmica local dirigida de BoNT-A. Esse sistema de liberação em nanoemulsão tópica é formulada com BoNT-A estabilizada e estudos demonstraram que ele inibe a liberação de acetilcolina nas junções neuromusculares e neuroglandulares (Figura 12.2).

Em 2008, Chajchir et al. avaliaram a aplicação de CosmeTox® (um creme tópico de BoNT-A que utiliza o sistema NDS) para tratar rugas da parte superior da face. O produto CosmeTox®

foi preparado usando BoNT-A (Botox®, Allergan, Dublin, Irlanda) diluída em 1 mℓ de soro fisiológico para cada 100 U do produto ativo, que depois foi acrescentado a uma base cremosa de marca registrada InParT® (tecnologia de nanopartículas iônicas) na concentração de 2 U de BoNT-A por mililitro de base cremosa. Em apenas um centro de pesquisa, os pesquisadores realizaram um ensaio prospectivo cego com grupos paralelos para comparar CosmeTox® com um creme placebo. Nesse estudo, foram incluídas mulheres de 35 a 65 anos com linhas glabelares profundas, linhas frontais moderadas a profundas e "pés de galinha" bilateralmente simétricas moderadas a profundas com base na Escala de Rugas Faciais (FWS, do inglês *Facial Wrinkle Scale*) de 4 pontos. Os pesquisadores pediram às pacientes que aplicassem 1 mℓ do creme de BoNT-A na concentração de 2 μ/mℓ todas as noites, durante 4 a 7 semanas, seguido de um intervalo de acompanhamento de 12 semanas. Os autores constataram que a formulação foi superior ao placebo com base nos relatos das pacientes por meio de um escore de resultados relatados pelas próprias pacientes – escore *Facial Lines Outcome*. As pacientes relataram "aspecto mais jovial e relaxado".

Dentro de 2 a 4 semanas, as pacientes referiram que pareciam mais jovens em 3 a 5 anos. Nesse mesmo intervalo, em comparação com placebo, uma porcentagem significativamente maior de mulheres tratadas com BoNT-A apresentou escore de 2± na escala FWS; os valores reais não foram relatados. A melhora dos escores de resultados foi mantida ao longo de todo o período de estudo de 12 semanas. Apesar desses resultados, o produto CosmeTox® não foi lançado no mercado.

CONCLUSÃO

As tecnologias PPC e NDS mostraram resultados promissores como forma de liberação transdérmica de BoNT-A. Essas novas plataformas de liberação farmacêutica estabeleceram os fundamentos para a liberação transdérmica tópica local de BoNT-A sem necessidade de usar agulhas ou tratamentos invasivos. Atualmente, nenhuma preparação tópica de BoNT-A está disponível no mercado e são necessários estudos adicionais para esclarecer totalmente os efeitos clínicos benéficos desse novo sistema de liberação de fármacos.

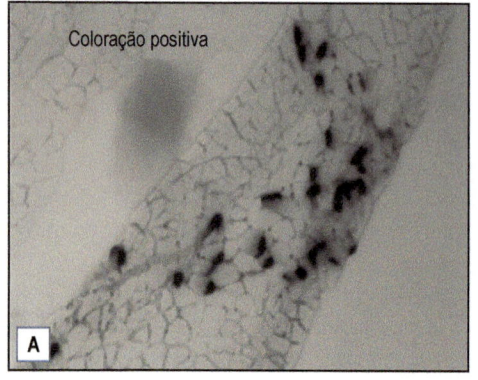
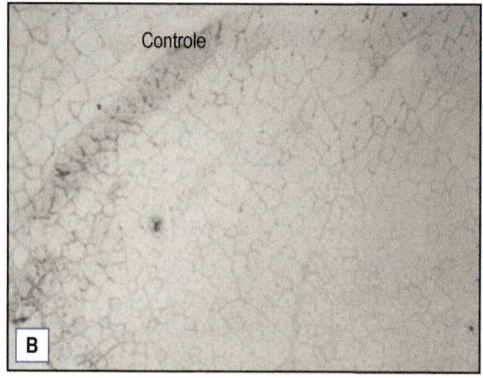

Figura 12.2 Imuno-histoquímica da acetilcolinesterase. Toxina botulínica tipo A (BoNT-A) em formulação do sistema de liberação de nanopartículas (NDS) aplicada topicamente na pele da pata traseira de um roedor (**A**) ou formulação sem BoNT-A (**B**). A avaliação do músculo foi realizada 11 dias depois da aplicação tópica. (© 2016 Allergan. Todos os direitos reservados.)

LEITURA ADICIONAL

Ascher, B., Rzany, B., & Grover, R. (2009). Efficacy and safety of botulinum toxin type A in the treatment of lateral crow's feet: Double-blind, placebo-controlled, dose-ranging study. *Dermatologic Surgery, 35*, 1478–1486.

Atamoros, F. P. Botulinum toxin type A for the treatment of moderate to severe lateral canthal lines: preliminary safety and efficacy results of a blinded, randomized, placebo controlled trial. Poster presented at: *The American Academy of Dermatology's 2009 Summer Academy*; July 29–August 2, 2009; Boston, MA.

Brandt, F., O'Connell, C., Cazzaniga, A., & Waugh, J. M. (2010). Efficacy and safety evaluation of a novel botulinum toxin topical gel for the treatment of moderate to severe lateral canthal lines. *Dermatologic Surgery, 36*(Suppl. 4), 2111–2118.

Brin, M. F. (1997). Botulinum toxin: Chemistry, pharmacology, toxicity, and immunology. *Muscle & Nerve. Supplement, 6*, S146–S168.

Carmichael, N. M., Dostrovsky, J. O., & Charlton, M. P. (2010). Peptide-mediated transdermal delivery of botulinum neurotoxin type A reduces neurogenic inflammation in the skin. *Pain, 149*(2), 316–324.

Cavallini, M., Cirillo, P., Fundarò, S. P., Quartucci, S., Sciuto, C., & Sito, G. (2014). Safety of botulinum toxin A in aesthetic treatments: A systematic review of clinical studies. *Dermatologic Surgery, 40*, 525–536.

Chow, A., & Wilder-Smith, E. P. (2009). Effect of transdermal botulinum toxin on sweat secretion in subjects with idiopathic palmar hyperhidrosis. *British Journal of Dermatology, 160*(3), 721–722.

Cox, L., & Cameron, A. P. (2014). OnabotulinumtoxinA for the treatment of overactive bladder. *Research and Reports in Urology, 6*, 79–89.

Glogau, R. G. (2007). Topically applied botulinum toxin type A for the treatment of primary axillary hyperhidrosis: Results of a randomized, blinded, vehicle-controlled study. *Dermatologic Surgery, 33*(s1), S76–S80.

Glogau, R., Blitzer, A., Brandt, F., Kane, M., Monheit, G. D., & Waugh, J. M. (2012). Results of a randomized, double-blind, placebo-controlled study to evaluate the efficacy and safety of a botulinum toxin type A topical gel for the treatment of moderate-to-severe lateral canthal lines. *Journal of Drugs in Dermatology, 11*(1), 38–45.

Harmon, T. M., & Huang, J. (2014). Nanoemulsion formulations—nanoemulsion formulations for injection & oral administration. Drug Development Delivery. Retrieved from https://drug-dev.com/nanoemulsion-for-mulations-nanoemulsion-formulations-for-injection-oral-administration/ Accessed March 24, 2016.

Heckmann, M., Ceballos-Baumann, A. O., & Plewig, G. (2001). Botulinum toxin A for axillary hyperhidrosis (excessive sweating). *The New England Journal of Medicine, 344*, 488–493.

Krakowski, A. C., Stendardo, S., & Eichenfield, L. F. (2008). Practical considerations in acne treatment and the clinical impact of topical combination therapy. *Pediatric Dermatology, 25*(Suppl. 1), 1–14.

Larrañeta, E., McCrudden, M. T., Courtenay, A. J., & Donnelly, R. F. (2016). Microneedles: A new frontier in nanomedicine delivery. *Pharmaceutical Research, 33*, 1055–1073.

Lowe, N. J., Lask, G., Yamauchi, P., & Moore, D. (2002). Bilateral, double-blind, randomized comparison of 3 doses of botulinum toxin type A and placebo in patients with crow's feet. *Journal of the American Academy of Dermatology, 47*, 834–840.

Prausnitz, M. R., Mitragotri, S., & Langer, R. (2004). Current status and future potential of transdermal drug delivery. *Nature Reviews Drug Discovery, 3*, 115–124.

Prow, T. W., Grice, J. E., Lin, L. L., Faye, R., Butler, M., Becker, W., et al. (2011). Nanoparticles and microparticles for skin drug delivery. *Advanced Drug Delivery Reviews, 63*, 470–491.

Puglia, C., & Bonina, F. (2012). Lipid nanoparticles as novel delivery systems for cosmetics and dermal pharmaceuticals. *Expert Opinion on Drug Delivery, 9*, 429–441.

Ramirez-Castaneda, J., & Jankovic, J. (2013). Long-term efficacy and safety of botulinum toxin injections in dystonia. *Toxins (Basel), 5*, 249–266.

Ribeiro, R. C., Barreto, S. M., Ostrosky, E. A., da Rocha-Filho, P. A., Veríssimo, L. M., & Ferrari, M. (2015). Production and characterization of cosmetic nanoemulsions containing *Opuntia ficus-indica* (L.) mill extract as moisturizing agent. *Molecules, 20*, 2492–2509.

Saffarian, P., Peerayeh, S. N., Amani, J., Ebrahimi, F., Sedighian, H., Halabian, R., et al. (2016). TAT-BoNT/A(1–448), a novel fusion protein as a therapeutic agent: Analysis of transcutaneous delivery and enzyme activity. *Applied Microbiology and Biotechnology, 100*(6), 2785–2795.

13

Reconstituição e Diluição

Jacqueline Watchmaker, Ada Regina Trindade de Almeida, Letícia Cardoso Secco, Jeffrey S. Dover e Kenneth A. Arndt

RESUMO E CARACTERÍSTICAS PRINCIPAIS

- A maioria dos neuromoduladores é fornecida na forma de pó, que precisa ser reconstituído antes de usar
- Soro fisiológico com conservante é o diluente utilizado mais comumente na prática clínica; contudo, outros diluentes também se mostraram seguros e eficazes
- Embora as bulas dos produtos digam que a toxina botulínica reconstituída deva ser utilizada dentro de 4 a 24 horas, armazenada entre 2 e 8°C e não possa ser recongelada, essas recomendações não são irrevogáveis
- Os neuromoduladores reconstituídos para obter concentração baixa em volumes altos asseguram difusão mais ampla do que as toxinas reconstituídas para fornecer concentração alta em volumes reduzidos.

INTRODUÇÃO

O tratamento bem-sucedido com neurotoxina botulínica A (BoNT-A) começa com a reconstituição correta e o conhecimento preciso de todas as variáveis envolvidas nesse processo. Este capítulo revisa os dados publicados sobre os métodos de reconstituição da BoNT-A. Além disso, também compartilhamos nossa técnica preferida de reconstituição da toxina.

DILUENTES PARA RECONSTITUIÇÃO

Toxina onabotulínica A e toxina prabotulínica A são fornecidas na forma de pós secos a vácuo, enquanto a toxina incobotulínica A e toxina abobotulínica A são apresentadas na forma de pós liofilizados. Um neuromodulador mais novo denominado toxina daxibotulínica A também é fornecido na forma de pó liofilizado. Por outro lado, a toxina rimatobotulínica A tem apresentação em líquido estéril pronto para uso e não precisa ser reconstituída. Todos os pós precisam ser reconstituídos e, embora as bulas dos produtos recomendem o uso de cloreto de sódio a 0,9% (soro fisiológico) sem conservantes, estudos demonstraram que outros diluentes disponíveis também são seguros e eficazes. Independentemente do diluente utilizado, o médico deve ter o cuidado de evitar que resíduos de pó não diluído permaneçam no frasco, porque isso pode alterar a concentração final do produto reconstituído (Figura 13.1).

- Cloreto de sódio: como os primeiros estudos fundamentais com BoNT-A foram realizados usando soro fisiológico sem conservantes como diluente, a Food and Drug Administration (FDA) aprovou a reconstituição desta neurotoxina com

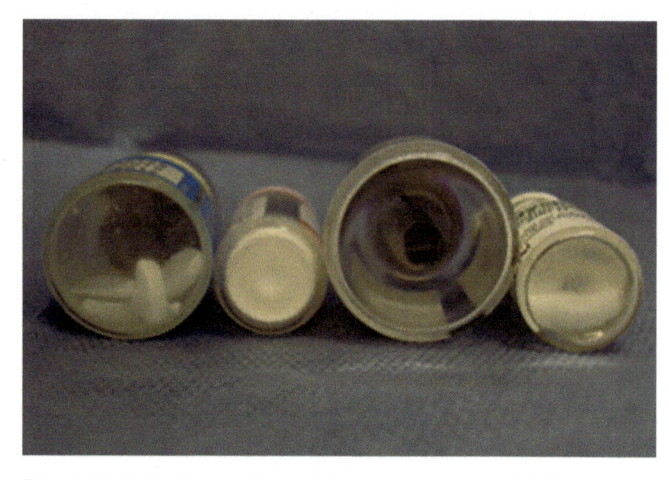

Figura 13.1 Resíduos sólidos deixados sem reconstituição no fundo do frasco.

soro fisiológico sem conservantes. Entretanto, na prática clínica, soro fisiológico com conservante é utilizado mais comumente porque ele atenua significativamente o desconforto sentido pelos pacientes no local da injeção. Soro fisiológico com conservante, também conhecido como solução salina bacteriostática, contém álcool benzílico. O álcool benzílico tem ação anestésica e não altera a potência do neuromodulador. Em concordância com o *Consensus Panel's Assessment and Recomendations on the Use of 3 Botulinum Toxin Type A Products in Facial Aesthetics* (Avaliação e Recomendações da Comissão de Consenso sobre Utilização de Três Produtos à Base de Toxina Botulínica Tipo A em Estética Facial, em tradução livre), soro fisiológico com conservante é nosso diluente preferido

- Soro fisiológico com hialuronidase: em 2003, Goodman demonstrou que BoNT-A misturada com hialuronidase podia ampliar a difusão da toxina sem reduzir sua eficácia. O estudo concluiu que o acréscimo de hialuronidase à BoNT-A poderia permitir o uso de doses menores de toxina necessária para tratar hiperidrose axilar em razão da difusão mais ampla. Embora esse estudo seja interessante, os autores não reuniram dados de resultados a longo prazo e não foram realizados mais estudos para avaliar esse conceito
- Ringer acetato: Dressler et al. relataram que os produtos reconstituídos à base de BoNT-A são ácidos e que a normalização do pH pode ser conseguida com utilização de Ringer acetato como diluente. Esse estudo demonstrou que a BoNT-A reconstituída com Ringer acetato reduziu a dor no local da injeção (sem diminuir sua eficácia clínica), em comparação com a BoNT-A reconstituída com soro fisiológico
- Epinefrina: um estudo randomizado duplo-cego em uma hemiface demonstrou que o acréscimo de uma ampola de 1 mℓ de epinefrina a 1:100.000 ao frasco com toxina onabotulínica A diluída com soro fisiológico sem conservante produziu início de ação mais rápido e aumentou a eficácia a curto prazo, em comparação com toxina onabotulínica A sem epinefrina. Os autores não observaram qualquer alteração de longa duração. Em vista das propriedades vasoconstritoras da epinefrina, a hipótese sugerida é que ela restrinja a BoNT-A no local apropriado da injeção e possa reduzir o risco de formação de equimoses
- Lidocaína: um estudo comparativo de uma hemiface com o lado contralateral (do inglês *split-face*), randomizado duplo-cego e controlado por placebo incluiu 29 pacientes com hiperidrose axilar e comparou os perfis de eficácia e segurança da BoNT-A diluída com soro fisiológico e BoNT-A diluída com lidocaína a 2%. Esse estudo demonstrou que os dois grupos do estudo alcançaram eficácia comparável, mas que houve menos dor com a aplicação de BoNT-A diluída com lidocaína a 2%. Contudo, nós não acrescentamos lidocaína à BoNT-A quando tratamos hiperidrose axilar e, quando é necessário, preferimos usar resfriamento com ar frio direcionado ou cremes anestésicos tópicos para atenuar a dor
- Bupivacaína: em um estudo randomizado duplo-cego hemifacial sobre tratamento das linhas glabelares, Yen et al. compararam toxina onabotulínica A reconstituída com bupivacaína a 0,75% e toxina onabotulínica A reconstituída com soro fisiológico sem conservante. Os autores demonstraram que o acréscimo de bupivacaína como diluente reduziu a intensidade da dor no local da injeção, produziu paresia com início mais rápido e não mostrou eficácia reduzida a longo prazo
- Albumina: Mohammadi et al. demonstraram que o uso de toxina abobotulínica acrescida de albumina para tratar distonia cervical, blefarospasmo e espasmos hemifaciais poderia permitir reduções da dose sem diminuir a eficácia ou segurança terapêutica. O mecanismo pelo qual a albumina possibilita redução da dose ainda não está completamente esclarecido, mas alguns acreditam que ela possa evitar perda de toxina causada pela adesão às paredes da seringa.

FORMAÇÃO DE ESPUMA, AGITAÇÃO E MISTURA

Estudos iniciais *in vitro* sugeriram que a BoNT-A fosse uma molécula extremamente frágil e que a agitação vigorosa ou formação de espuma pudesse causar desnaturação de superfície. Contudo, a maioria dos estudos *in vivo* recentes demonstrou preservação da eficácia da toxina onabotulínica A, mesmo depois de agitação. Kazim et al. realizaram um estudo prospectivo randomizado duplo-cego para comparar a toxina onabotulínica suavemente reconstituída com a mesma toxina colocada em um agitador vórtex por 30 segundos. Esse estudo demonstrou que a eficácia e duração da ação não foram alteradas com a reconstituição vigorosa. Do mesmo modo, em um estudo com camundongos, Shome et al. mostraram que a toxina onabotulínica conservou sua potência, mesmo depois da agitação vigorosa por 6 semanas. Embora concordemos com a literatura recente que demonstrou mais estabilidade dos neuromoduladores do que se pensava inicialmente, nós ainda reconstituímos o produto com agulhas grossas e tentamos evitar agitação vigorosa dos frascos. É importante ressaltar que a maioria dos estudos que avaliaram a durabilidade e o manuseio dos neuromoduladores foi realizada com toxina onabotulínica; por essa razão, há poucas informações quanto ao comportamento dos outros neuromoduladores (especialmente os que não contêm proteínas acessórias, como a toxina incobotulínica A).

Armazenamento e uso depois da reconstituição

Embora a FDA recomende a utilização da BoNT-A reconstituída dentro de 4 a 24 horas, armazenamento entre 2 e 8°C e evitar congelamento, vários artigos publicados sugerem que essas recomendações sejam exageradamente rigorosas.

- **A toxina reconstituída pode ser armazenada por pelo menos 4 semanas:** uma reunião elaborou um consenso em 2013 e concluiu que a toxina onabotulínica A, toxina abobotulínica A e toxina incobotulínica A reconstituídas possam ser guardadas (refrigeradas ou congeladas) por até 6 semanas, sem que haja perda significativa de eficácia do produto. Em outra reunião de consenso, realizada mais recentemente, Alam et al. também concluíram que os neuromoduladores reconstituídos podem ser refrigerados ou recongelados por no mínimo 4 semanas antes da aplicação, sem risco de que haja redução da eficácia. Essas declarações de consenso foram baseadas em vários estudos que demonstraram a durabilidade da toxina reconstituída. Um estudo recente com aplicação de toxina onabotulínica A e toxina prabotulínica A em um modelo experimental de camundongos sugeriu que a potência da toxina reconstituída de modo adequado fosse mantida por até 12 semanas, mesmo em temperatura ambiente. Em um estudo com 898 pacientes portadores de rugas glabelares, Hexsel et al. demonstraram que o uso de toxina onabotulínica A reconstituída com soro fisiológico sem conservante por até 6 semanas antes do tratamento não alterou a resposta clínica. Além disso, um estudo controlado, randomizado, duplo-cego, em uma hemiface com 30 pacientes não detectou qualquer diferença nas rugas periorbitais entre o lado injetado com toxina onabotulínica A recém-reconstituída e o lado injetado com toxina reconstituída e armazenada por 1 semana antes da aplicação. Os pacientes desse estudo foram acompanhados por 18 semanas depois do tratamento. Do mesmo modo, Hui et al. e Hexsel et al. mostraram, respectivamente, que não houve perda de eficácia 2 semanas depois da reconstituição da toxina onabotulínica A e toxina abobotulínica A

- **A toxina reconstituída pode ser refrigerada ou recongelada:** vários estudos demonstraram que refrigeração sem recongelamento da toxina reconstituída não reduz sua eficácia ou aumenta a incidência de efeitos colaterais. Parsa et al. realizaram um estudo de coorte prospectivo com 118 pacientes e não detectaram qualquer diferença quanto à eficácia clínica ou frequência de reações adversas entre toxina onabotulínica A reconstituída 4 horas antes da injeção e toxina recongelada por até 180 dias depois da reconstituição. Além disso, com base em um estudo prospectivo, controlado, randomizado, duplo-cego com 40 pacientes tratados nas rugas frontais, Yang et al. não demonstraram qualquer diferença quanto à potência ou duração de ação entre toxina abobotulínica A 2 semanas depois do congelamento e seu correspondente recém-reconstituído. Um estudo recente publicado por Park et al. mostrou que a toxina prabotulínica A reconstituída e guardada no *freezer*, refrigerador ou temperatura ambiente manteve sua estabilidade por 99, 73 e 16 semanas, respectivamente.

Esterilidade depois da reconstituição

A esterilidade de qualquer fármaco injetável, inclusive BoNT-A, é fundamentalmente importante. Uma reunião de consenso realizada em 2015 concluiu unanimemente com o mais alto nível de confiança que um frasco de toxina reconstituída pode ser refrigerado ou recongelado por no mínimo 4 semanas antes da injeção, sem risco significativo de contaminação. Essa comissão de consenso também concluiu que um único frasco pode ser utilizado com segurança para tratar vários pacientes, contanto que seu manuseio seja apropriado. Essas recomendações estão apoiadas em vários estudos, que demonstraram que não houve contaminação depois que os frascos foram reconstituídos, guardados e reutilizados. Um estudo com simulação das técnicas rotineiras de reconstituição (soro fisiológico com conservante), armazenamento e extração repetida não resultou em contaminação bacteriana da toxina. Em outro ensaio, 11 frascos de toxina reconstituída com soro fisiológico foram deixados em temperatura ambiente por 4 horas e, em seguida, mantidos no refrigerador por 3 a 5 dias. Em seguida, o conteúdo dos frascos foi semeado em cultura e os autores não detectaram contaminação microbiana. Do mesmo modo, Osaki et al. guardaram em refrigerador frascos de BoNT-A parcialmente utilizados por 4 semanas e, depois de semear seu conteúdo em meios de cultura, não detectaram crescimento de bactérias ou fungos.

> **Dica 1:** Os neuromoduladores reconstituídos com soro fisiológico podem ser refrigerados ou recongelados por até 4 semanas antes da aplicação, sem que ocorra redução clinicamente significativa de eficácia ou risco significativo de contaminação.

A CONCENTRAÇÃO DA TOXINA TEM ALGUMA IMPORTÂNCIA?

Concentração e difusão: Hsu et al. demonstraram que soluções de toxina em concentração baixa e volume alto resultavam em difusão mais ampla do que as soluções em concentração alta e volume baixo. Nesse estudo em uma hemiface, os pacientes receberam uma injeção de cada lado da fronte com unidades equivalentes de BoNT-A, mas em volumes diferentes. Um lado da fronte de cada paciente foi tratado com 5 U de BoNT-A na concentração de 2 U/0,1 mℓ. O outro lado da fronte foi tratado com as mesmas 5 U, mas então na concentração de 2 U/0,02 mℓ (diferença de 5 vezes o volume injetado). O estudo mostrou que o volume maior resultou em área afetada 50% maior. Além disso, outro estudo recente avaliou a utilização de BoNT-A para tratar espasticidade dos membros e não detectou efeito mais potente com diluições mais altas. Os autores suspeitavam que volumes maiores tenham causado dispersão mais ampla da toxina para as junções neuromusculares e, consequentemente, tenham contribuído para a redução da espasticidade. Por essa razão, alguns médicos recomendam a utilização de volumes em diluição alta para tratar grupos musculares mais volumosos de pacientes com espasticidade. Do mesmo modo, alguns defendem a utilização de volumes em baixa diluição para limitar a difusão quando tratam grupos musculares menores localizados próximos das "zonas de perigo" (p. ex., injeções aplicadas no músculo abaixador do ângulo da boca, que se localiza perto do músculo abaixador do lábio inferior). Embora a concentração da toxina e o volume injetado afetem a difusão, outros fatores como dose, tipo de pele, área anatômica, padrão de contração muscular e quantidade de receptores de BoNT-A também são importantes na determinação do efeito local.

- **Concentração e eficácia/duração de ação/reações adversas:** a concentração da toxina não afeta significativamente a eficácia, duração de ação ou incidência de reações adversas. Hankins et al. não detectaram diferença estatisticamente significativa quanto à segurança ou eficácia das concentrações de BoNT-A na faixa de 50 a 200 mℓ quando trataram rugas glabelares. Do mesmo modo, Carruthers et al. não mostraram diferença estatisticamente significativa quanto ao sucesso do tratamento ou reações adversas em 80 pacientes com rugas glabelares tratadas com BoNT-A nas diluições de 10, 20, 33,3 e 100 U/mℓ. Isso também é válido para as indicações não cosméticas da BoNT-A. Dezesseis pacientes com blefarospasmo idiopático benigno foram tratados com a concentração de 10 ou 100 U/mℓ e acompanhados por 8 meses. Os autores não detectaram diferença significativa entre as diluições no que dizia respeito à eficácia ou incidência de complicações. Francisco et al. também não demonstraram qualquer diferença significativa na espasticidade do punho ou dedo de pacientes tratados com BoNT-A em quantidades fixas de unidades, mas em concentrações diferentes.

Em nossa opinião, a concentração desejável da toxina é uma escolha individual. Alguns médicos preferem um produto mais diluído, porque acreditam que a difusão produza resultados mais homogêneos e naturais. Outros preferem um produto mais concentrado porque querem evitar difusão. Algumas bulas dos produtos reconhecem a gama ampla de concentrações preferíveis para a toxina e, por essa razão, fornecem várias recomendações para diluição, dependendo da concentração final desejada pelo médico (Tabela 13.1).

> **Dica 2:** Embora a concentração da toxina e o volume injetado possam afetar a difusão, outros fatores como dose, tipo de pele, área anatômica, padrão de contração muscular e quantidade de receptores de BoNT-A também são importantes para determinar o efeito local.

> **Dica 3:** Para tratar músculos dos membros (ou outros grupos musculares grandes), diluições maiores podem ser benéficas, talvez porque ocorra dispersão mais ampla da toxina.

Como fazemos: etapas da reconstituição

Embora existam vários métodos apropriados de reconstituição, a seguir detalhamos as etapas que seguimos quando reconstituímos um frasco de 100 U de toxina onabotulínica A para uso cosmético:[1]

1. Com uma agulha calibre 18 e uma seringa de 10 mℓ, retiramos o volume desejado de soro fisiológico bacteriostático (com conservante). O volume de diluente depende da preferência do médico que aplica a toxina.[2]
2. Em seguida, injetamos o soro fisiológico bacteriostático no frasco de toxina onabotulínica A. A concentração final será de 4 U/0,1 mℓ se forem utilizados 2,5 mℓ de diluente e 20 U/0,1 mℓ se forem utilizados 5 mℓ de diluente.

---

[1]Observe que as etapas de reconstituição descritas são diferentes das que constam na bula do produto.
[2]Nos casos típicos, acrescentamos 5 mℓ de soro fisiológico bacteriostático em um frasco de 100 U de toxina onabotulínica para obter a concentração final de 2 U/0,1 mℓ. Em nossa opinião, um produto mais diluído produz difusão mais ampla e resultados estéticos finais mais naturais. Além disso, achamos que o produto mais diluído assegura mais precisão durante a injeção de poucas unidades (p. ex., no lábio superior).

3. A seguir, invertemos suave e repetidamente o frasco, até que não restem resíduos de pó não diluído.
4. Com a mesma seringa de 10 mℓ e agulha calibre 18, aspiramos a toxina reconstituída. Colocamos um rótulo na seringa de forma a indicar seu conteúdo, inclusive nome do neuromodulador, concentração, data da reconstituição, número do lote e data de vencimento. Depois do uso, mantemos a seringa com a toxina reconstituída no refrigerador por até 4 semanas.
5. À medida que for necessário, transferimos a quantidade desejada de toxina da seringa de 10 mℓ para outras seringas de 1 mℓ antes da aplicação.

Nós preferimos guardar a toxina reconstituída em seringas de 10 mℓ em vez de usar o frasco fornecido pelo fabricante por duas razões. Primeiramente, achamos mais fácil e eficiente transferir a toxina de uma seringa de 10 mℓ para várias seringas de 1 mℓ. Em segundo lugar, essa técnica evita a necessidade de introduzir repetidamente agulhas no mesmo frasco e, desse modo, teoricamente reduz o risco de contaminação. Embora esse método de armazenamento seja preferido por nós, a toxina reconstituída também pode ser guardada no frasco original.

CONCLUSÃO

Os métodos de reconstituição e diluição preferidos variam amplamente entre os diversos profissionais. Em nossa opinião, não existe apenas um método "certo" de reconstituir a toxina. Conforme salientamos, evidências sugerem – e nós concordamos – que diversos tipos de diluentes, métodos de armazenamento e concentrações de toxina sejam seguros e eficazes.

LEITURA ADICIONAL

Alam, M., Bolotin, D., Carruthers, J., Hexsel, D., Lawrence, N., Minkis, K., et al. (2015). Consensus statement regarding storage and reuse of previously reconstituted neuromodulators. *Dermatologic Surgery, 41*(3), 321–326.

Alam, M., Dover, J. S., & Arndt, K. A. (2002). Pain associated with injection of botulinum A exotoxin reconstituted using isotonic sodium chloride with and without preservative: A double-blind, randomized controlled trial. *Archives of Dermatology, 138*(4), 510–514.

Alam, M., Yoo, S. S., Wrone, D. A., White, L. E., & Kim, J. Y. (2006). Sterility assessment of multiple use botulinum A exotoxin vials: A prospective simulation. *Journal of the American Academy of Dermatology, 55*(2), 272–275.

Allen, S. B., & Goldenberg, N. A. (2012). Pain difference associated with injection of abobotulinumtoxinA reconstituted with preserved saline and preservative-free saline: A prospective, randomized, side-by-side, double-blind study. *Dermatologic Surgery, 38*(6), 867–870.

Boyle, M. H., McGwin, G., Jr., Flanagan, C. E., Vicinanzo, M. G., & Long, J. A. (2009). High versus low concentration botulinum toxin A for benign essential blepharospasm: Does dilution make a difference? *Ophthalmic Plastic and Reconstructive Surgery, 25*(2), 81–84.

Carruthers, A., Carruthers, J., & Cohen, J. (2007). Dilution volume of botulinum toxin type A for the

Tabela 13.1 Recomendações de diluição dos fabricantes de BoNT-A.

Toxina	Volume de diluente acrescentado	Dose resultante em unidades por 0,1 mℓ
Toxina onabotulínica A	1 a 10 mℓ por frasco de 100 U	1 a 10 U/0,1 mℓ
Toxina abobotulínica A	1 a 5 mℓ por frasco de 500 U	10 a 50 U/0,1 mℓ
Toxina incobotulínica A	0,5 a 0,8 mℓ por frasco de 100 U	1,215 a 20 U/0,1 mℓ
Toxina prabotulínica A	2,5 mℓ acrescentados ao frasco de 100 U	4 U/0,1 mℓ

BoNT-A, neurotoxina botulínica A.

treatment of glabellar rhytides: Does it matter? *Dermatologic Surgery, 33*(1 Spec No.), S97–S104.

Dressler, D., Adib Saberi, F., & Bigalke, H. (2016). Botulinum toxin therapy: Reduction of injection site pain by pH normalisation. *Journal of Neural Transmission (Vienna, Austria), 123*(5), 527–531.

Dressler, D., & Bigalke, H. (2016). Reconstituting botulinum toxin drugs: Shaking, stirring or what? *Journal of Neural Transmission (Vienna, Austria), 123*(5), 523–525.

Francisco, G. E., Boake, C., & Vaughn, A. (2002). Botulinum toxin in upper limb spasticity after acquired brain injury: A randomized trial comparing dilution techniques. *American Journal of Physical Medicine & Rehabilitation, 81*(5), 355–363.

Goodman, G. (2003). Diffusion and short-term efficacy of botulinum toxin A after the addition of hyaluronidase and its possible application for the treatment of axillary hyperhidrosis. *Dermatologic Surgery, 29*(5), 533–538; discussion 538.

Hankins, C. L., Strimling, R., & Rogers, G. S. (1998). Botulinum A toxin for glabellar wrinkles. Dose and response. *Dermatologic Surgery, 24*(11), 1181–1183.

Hantash, B. M., & Gladstone, H. B. (2007). A pilot study on the effect of epinephrine on botulinum toxin treatment for periorbital rhytides. *Dermatologic Surgery, 33*(4), 461–468.

Hexsel, D., Rutowitsch, M. S., de Castro, L. C., do Prado, D. Z., & Lima, M. M. (2009). Blind multicenter study of the efficacy and safety of injections of a commercial preparation of botulinum toxin type A reconstituted up to 15 days before injection. *Dermatologic Surgery, 35*(6), 933–939; discussion 940.

Hexsel, D. M., De Almeida, A. T., Rutowitsch, M., De Castro, I. A., Silveira, V. L., Gobatto, D. O., et al. (2003). Multicenter, double-blind study of the efficacy of injections with botulinum toxin type A reconstituted up to six consecutive weeks before application. *Dermatologic Surgery, 29*(5), 523–529; discussion 529.

Hsu, T. S., Dover, J. S., & Arndt, K. A. (2004). Effect of volume and concentration on the diffusion of botulinum exotoxin A. *Archives of Dermatology, 140*(11), 1351–1354.

Hu, G. C., Chuang, Y. C., Liu, J. P., Chien, K. L., Chen, Y. M., & Chen, Y. F. (2009). Botulinum toxin (Dysport) treatment of the spastic gastrocnemius muscle in children with cerebral palsy: a randomized trial comparing two injection volumes. *Clinical Rehabilitation, 23*(1), 64–71.

Hui, J. I., & Lee, W. W. (2007). Efficacy of fresh versus refrigerated botulinum toxin in the treatment of lateral periorbital rhytids. *Ophthalmic Plastic and Reconstructive Surgery, 23*(6), 433–438.

Jeong, G. J., Kim, J. H., Oh, H. J., Park, K. Y., & Seo, S. J. (2020). Potency and persistence of reconstituted botulinum neurotoxin type A: Mouse IP LD50 assay. *Dermatologic Surgery, 46*(10), e78–e81.

Kazim, N. A., & Black, E. H. (2008). Botox: Shaken, not stirred. *Ophthalmic Plastic and Reconstructive Surgery, 24*(1), 10–12.

Kim, H. S., Hwang, J. H., Jeong, S. T., Lee, Y. T., Lee, P. K., Suh, Y. L., et al. (2003). Effect of muscle activity and botulinum toxin dilution volume on muscle paralysis. *Developmental Medicine and Child Neurology, 45*(3), 200–206.

Lizarralde, M., Gutiérrez, S. H., & Venegas, A. (2007). Clinical efficacy of botulinum toxin type A reconstituted and refrigerated 1 week before its application in external

canthus dynamic lines. *Dermatologic Surgery, 33*(11), 1328–1333; discussion 1333.

Lorenc, Z. P., Kenkel, J. M., Fagien, S., Hirmand, H., Nestor, M. S., Sclafani, A. P., et al. Consensus panel's assessment and recommendations on the use of 3 botulinum toxin type A products in facial aesthetics. *Aesthetic Surgery Journal, 33*(Suppl. 1), 35S–40S.

Menon, J., & Murray, A. (2007). Microbial growth in vials of Botulinum toxin following use in clinic. *Eye (London, England), 21*(7), 995–997.

Mohammadi, B., Kollewe, K., Wegener, M., Bigalke, H., & Dengler, R. (2009). Experience with long-term treatment with albumin-supplemented botulinum toxin type A. *Journal of Neural Transmission (Vienna, Austria), 116*(4), 437–441.

Osaki, T., Osaki, M. H., Osaki, T. H., Sant'Anna, A. E., Yu, M. C., & Hofling-Lima, A. L. (2015). Absence of bacterial or fungal growth in vials of reconstituted botulinum toxin type A after storage. *Aesthetic Surgery Journal, 35*(2), 189–193.

Park, K. Y., Han, H. S., Kim, J. H., Kim, H. B., & Seo, S. J. (2020). Potency and quality of reconstituted botulinum neurotoxin type A according to storage temperatures. *Dermatologic Surgery, 46*(12), 1657–1660.

Parsa, A. A., Lye, K. D., & Parsa, F. D. (2007). Reconstituted botulinum type A neurotoxin: Clinical efficacy after long-term freezing before use. *Aesthetic Plastic Surgery, 31*(2), 188–191; discussion 192–193.

Sarifakioglu, N., & Sarifakioglu, E. (2005). Evaluating effects of preservative-containing saline solution on pain perception during botulinum toxin type-A injections at different locations: A prospective, single-blinded, randomized controlled trial. *Aesthetic Plastic Surgery, 29*(2), 113–115.

Shaari, C. M., & Sanders, I. (1993). Quantifying how location and dose of botulinum toxin injections affect muscle paralysis. *Muscle & Nerve, 16*(9), 964–969.

Shome, D., Nair, A. G., Kapoor, R., & Jain, V. (2010). Botulinum toxin A: Is it really that fragile a molecule? *Dermatologic Surgery, 36*(Suppl. 4), 2106–2110.

Sloop, R. R., Cole, B. A., & Escutin, R. O. (1997). Reconstituted botulinum toxin type A does not lose potency in humans if it is refrozen or refrigerated for 2 weeks before use. *Neurology, 48*(1), 249–253.

Toth, S. I., Smith, L. A., & Ahmed, S. A. (2009). Extreme sensitivity of botulinum neurotoxin domains towards mild agitation. *Journal of Pharmaceutical Sciences, 98*(9), 3302–3311.

Trindade De Almeida, A. R., Secco, L. C., & Carruthers, A. (2011). Handling botulinum toxins: An updated literature review. *Dermatologic Surgery, 37*(11), 1553–1565.

Vadoud-Seyedi, J., & Simonart, T. (2007). Treatment of axillary hyperhidrosis with botulinum toxin type A reconstituted in lidocaine or in normal saline: A randomized, side-by-side, double-blind study. *The British Journal of Dermatology, 156*(5), 986–989.

Yang, G. C., Chiu, R. J., & Gillman, G. S. (2008). Questioning the need to use Botox within 4 hours of reconstitution: A study of fresh vs 2-week-old Botox. *Archives of Facial Plastic Surgery, 10*(4), 273–279.

Yen, M. T., & Wall, V. K. (2008). Bupivacaine-induced myotoxicity and its effect on botulinum toxin paresis. *Annals of Plastic Surgery, 60*(1), 6–9.

14

Álcool Benzílico

Murad Alam, Bianca Y. Kang, Jeffrey S. Dover e Kenneth A. Arndt

RESUMO E CARACTERÍSTICAS PRINCIPAIS

- Álcool benzílico tem efeitos anestésicos e é seguro para injeção cutânea
- A injeção cutânea de toxina botulínica reconstituída com soro fisiológico acrescido de conservante (*i.e.*, álcool benzílico) é menos dolorosa do que a aplicação da toxina reconstituída apenas com soro fisiológico
- A pré-infiltração da pele com soro fisiológico acrescido de conservante atenua a dor provocada pela cateterização intravenosa (IV) na mesma área

- A dor associada à injeção cutânea de soro fisiológico com conservante é comparável à que ocorre com lidocaína tamponada e menor em comparação com lidocaína simples
- A intensidade e duração da anestesia produzida pela injeção de soro fisiológico com conservante são menores do que as obtidas com injeção de lidocaína.

INTRODUÇÃO

Álcool benzílico (fórmula C_7H_8O, Figura 14.1; peso molecular de 108,14 e ponto de ebulição a 205°C) é usado como fragrância e conservante em vários produtos alimentícios e médicos. É um líquido incolor com odor ligeiramente adocicado. Também presente na natureza, o álcool benzílico é encontrado em concentrações mais altas no alho. Embora a literatura dermatológica contenha relatos de avaliações do álcool benzílico como alergênio tópico, ele é responsável por uma porcentagem relativamente pequena dos casos de dermatite de contato alérgica causada por conservantes. O restante deste capítulo concentra-se basicamente nos efeitos anestésicos benéficos da injeção intradérmica de soro fisiológico acrescido de álcool benzílico. Exceto quando citado explicitamente, as evidências revisadas aqui limitam-se aos resultados de ensaios randomizados controlados (ERCs) duplo-cegos relevantes.

Solução salina com álcool benzílico, solução salina com preservativo, soro fisiológico com conservante, soro fisiológico bacteriostático, solução salina bacteriostática a 0,9% e solução fisiológica a 0,9% com álcool benzílico são sinônimos usados para descrever a mesma substância – uma solução isotônica estéril apirogênica de cloreto de sódio diluído em água, que

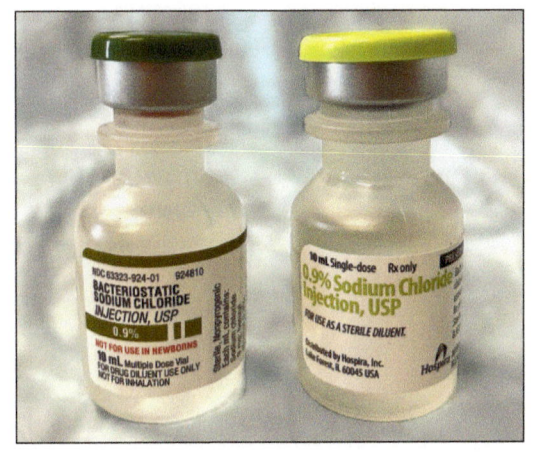

Figura 14.2 Cloreto de sódio com (*à esquerda*) e sem (*à direita*) álcool benzílico.

contém (por mililitro) 9 mg de cloreto de sódio e 9 mg de álcool benzílico, possivelmente acrescido de ácido clorídrico para ajustar o pH em 5 (Figura 14.2).

SORO FISIOLÓGICO COM ÁLCOOL BENZÍLICO: PRIMEIRAS EVIDÊNCIAS DE EFICÁCIA ANESTÉSICA E ASPECTOS HISTÓRICOS

O acréscimo de álcool benzílico ao soro fisiológico injetável para obter ação antibacteriana também tem efeitos anestésicos, que persistem por vários minutos. Na verdade, desde 1976 sabia-se que a injeção de soro fisiológico acrescido de álcool

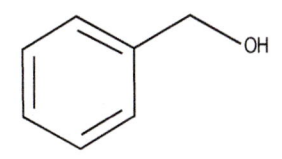

Figura 14.1 Estrutura química do álcool benzílico.

benzílico – a chamada solução salina com conservante – poderia atenuar a dor associada à introdução da agulha na pele. Em 1984, Tyler reiterou esse efeito benéfico potencial, mas isso lhe trouxe vergonha e censura pública para aquela época. Outro autor entusiástico concordou, acrescentando que a ardência e dor intensa iniciais causadas pela injeção de lidocaína intradérmica usada para evitar a dor da picada de agulha iminente poderiam ser evitadas pela aplicação profilática de soro fisiológico acrescido de álcool benzílico. Solução salina com álcool benzílico ou lidocaína eram considerados comparativamente eficazes para atenuar a dor causada pela introdução subsequente da agulha. Em resposta, outro autor contemporâneo mais cético concordou que solução salina acrescida de álcool benzílico poderia atenuar a dor, mas sugeriu que houvesse outros riscos ocultos. Em termos mais específicos, esse autor alegou como razão para evitar o uso desse tipo de solução o temor possível de que poderia causar neuropatia ou mielopatia. Antes ou depois disso, nenhuma evidência associou a utilização de soro fisiológico com conservante a sequelas neurológicas, a menos que a solução fosse injetada por via intratecal.

Depois que a neurotoxina botulínica começou a ser utilizada com finalidade cosmética, autoridades eminentes expressaram seu receio de que as tentativas de reconstituir toxina com solução salina acrescida de conservante fossem equivocadas. Alguns especularam que o álcool benzílico acrescido ao frasco poderia ser absorvido pela albumina e, desse modo, tornaria o conservante indisponível para desempenhar suas supostas ações anestésicas. Essa possibilidade foi oferecida como explicação dos resultados de um pequeno estudo comparativo de eficácia, que não conseguiu demonstrar qualquer diferença na dor referida pelos pacientes tratados com toxina reconstituída com solução salina sem conservante ou solução salina com conservante. Outra preocupação era que a alteração ou ligação química da solução salina com conservante acrescida à toxina desidratada poderia impedir que o álcool benzílico efetivamente conservasse a solução e, assim, desse ao usuário falsa sensação de que a solução pudesse ser guardada e reutilizada sem riscos.

SORO FISIOLÓGICO COM ÁLCOOL BENZÍLICO: ENSAIOS RANDOMIZADOS CONTROLADOS COM TOXINA BOTULÍNICA

Mais recentemente, os resultados de vários ensaios randomizados controlados confirmaram a eficácia e segurança da toxina botulínica reconstituída com soro fisiológico acrescido de conservante (Tabela 14.1). Um ensaio em hemiface duplo-cego

Tabela 14.1 Resumo dos ensaios randomizados controlados (ERCs) que compararam injeções de toxina botulínica reconstituída com e sem soro fisiológico acrescido de conservante.

Estudo	Resumo do desenho do estudo	Principais resultados
Alam, 2002	ERC duplo-cego em hemiface com 15 adultos tratados com injeções de toxina onabotulínica A com finalidade cosmética. Randomização para toxina reconstituída com soro fisiológico acrescido ou não de conservante	Redução média de 54% da dor no lado tratado com solução contendo conservante. Os pesquisadores ou pacientes não detectaram qualquer diferença quanto à eficácia do tratamento nos dois grupos estudados
Van Laborde, 2003	ERC duplo-cego em hemiface com 15 adultos tratados com toxina rimabotulínica A injetada com finalidade cosmética. Randomização para toxina reconstituída com soro fisiológico acrescido ou não de conservante	Menos dor no lado tratado com solução acrescida de conservante em 87% dos pacientes. Entre os participantes que referiram menos dor com conservante, a redução média da intensidade da dor foi de 39%
Kwiat, 2004	ERC duplo-cego em hemiface com 20 adultos tratados com injeções perioculares de toxina onabotulínica A para tratar blefarospasmo idiopático. Randomização para toxina reconstituída com soro fisiológico acrescido ou não de conservante	Menos dor no lado tratado com conservante em 95% dos pacientes. Os pesquisadores ou pacientes não perceberam qualquer diferença na eficácia do tratamento nos dois grupos do estudo
Sarifakioglu e Sarifakioglu, 2005	ERC simples-cego na metade do corpo com 93 adultos tratados com injeções de toxina onabotulínica A para "pés de galinha", rugas cervicais ou hiperidrose axilar. Randomização para toxina reconstituída com soro fisiológico acrescido ou não de conservante	Em todas as áreas anatômicas, houve menos dor associada à injeção de soro fisiológico com conservante, em comparação com soro fisiológico puro
Allen e Goldberg, 2012	ERC duplo-cego em hemiface com 20 adultos tratados com injeções cosméticas de toxina abobotulínica A. Randomização paras toxina reconstituída com soro fisiológico acrescido ou não de conservante	Menos dor no lado tratado com soro fisiológico acrescido de conservante em 90% dos pacientes. A dor foi reduzida em 60% no lado tratado com conservante
Zidan, 2020	ERC duplo-cego com 68 adultos com enxaqueca crônica tratados com injeções de toxina onabotulínica A. Randomização para toxina reconstituída com soro fisiológico acrescido ou não de conservante	Dor significativamente menos intensa nos pacientes tratados com toxina reconstituída com soro fisiológico acrescido de conservante. Nenhuma diferença quanto à frequência da cefaleia ou enxaqueca na semana subsequente ao procedimento

(pacientes e avaliadores) com pacientes atendidos consecutivamente para receber injeções de toxina onabotulínica A com finalidades cosméticas demonstrou que 90% dos pacientes referiram menos desconforto no lado tratado com toxina reconstituída com soro fisiológico acrescido de álcool benzílico, em comparação com soro fisiológico sem conservante. Os resultados demonstraram redução média da dor em 54% no lado tratado com toxina contendo conservante. Os autores não detectaram diferenças na eficácia do tratamento entre os dois grupos experimentais. Um estudo subsequente com desenho semelhante avaliou toxina rimatobotulínica e detectou redução da dor em 87% dos pacientes tratados com solução reconstituída com álcool benzílico, com redução média de 39% na intensidade da dor referida por esse subgrupo. Outro estudo semelhante, dessa vez com toxina abobotulínica A, mostrou que 90% dos pacientes relataram redução da dor em 60% no lado tratado depois da aplicação de toxina reconstituída com soro fisiológico e conservante. Outros ensaios randomizados controlados também evidenciaram a utilidade do álcool benzílico acrescentado às injeções de neurotoxina, principalmente porque os resultados do estudo inicial com toxina onabotulínica A foram reproduzidos com sucesso em outros ensaios. Ensaios randomizados também demonstraram resultados equivalentes em outras áreas anatômicas, inclusive pescoço e axila. Toxina botulínica reconstituída com soro fisiológico acrescido de conservante também é útil em outras áreas além da Dermatologia Estética. Em um estudo randomizado controlado com 68 adultos com enxaqueca crônica tratados com toxina onabotulínica A, os pacientes tratados com toxina reconstituída com soro fisiológico contendo conservante relataram dor significativamente menor associada ao procedimento, em comparação com soro fisiológico puro; também não houve diferença quanto à frequência da cefaleia ou enxaqueca na semana seguinte ao procedimento.

Com exceção dos casos incomuns de dermatite de contato dos pacientes alérgicos à fragrância, nenhuma reação adversa foi associada à utilização de soro fisiológico acrescido de álcool benzílico em comparação com soro fisiológico sem conservante usado como diluente dos neuromoduladores. Ensaios de coorte transversal sugeriram que o armazenamento e a reutilização das preparações de toxina botulínica sejam reconstituídas com soro fisiológico com e sem preservativo, e que isso seja atualmente prática médica rotineira e padrão de atendimento.

SORO FISIOLÓGICO COM ÁLCOOL BENZÍLICO: USO COMBINADO COM INFILTRAÇÃO DE LIDOCAÍNA

Alguns estudos avaliaram o uso de soro fisiológico acrescido de álcool benzílico combinado com lidocaína para atenuar a dor das injeções. Alguns investigaram um procedimento híbrido que combinava dois fármacos, enquanto outros compararam o grau de atenuação da dor conseguido com soro fisiológico acrescido de conservante *versus* lidocaína (Tabela 14.2).

Entre os estudos que avaliaram tratamentos combinados, um ensaio notável, randomizado duplo-cego comparou o desconforto referido durante a infiltração de lidocaína diluída com soro fisiológico acrescido de conservante (razão de 1:10 entre lidocaína com epinefrina e soro fisiológico) ou com lidocaína tamponada (razão de 1:10 entre lidocaína com epinefrina e solução de bicarbonato de sódio a 8,4%). Dentre 31 pacientes que responderam, 28 referiram menos dor com a combinação de lidocaína com soro fisiológico. Em outro ERC duplo-cego publicado na literatura pediátrica, quatro áreas dos pés de 45 pacientes foram infiltradas com lidocaína, sendo realizado ou não pré-injeção de soro fisiológico com conservante. A dor associada à infiltração de lidocaína foi significativamente reduzida nas áreas pré-injetadas com soro fisiológico

Tabela 14.2 Resumo dos ensaios randomizados controlados (ERCs) que avaliaram infiltração com soro fisiológico + conservante + lidocaína.

Estudo	Resumo do desenho do estudo	Principais resultados
Williams e Howe, 1994	ERC duplo-cego em hemiface com 12 adultos. Randomização para infiltração com soro fisiológico simples, soro fisiológico acrescido de conservante, lidocaína a 1% em água estéril ou lidocaína a 1% em soro fisiológico com conservante	As injeções de lidocaína com álcool benzílico foram 27% menos dolorosas e prolongaram o efeito anestésico em 29%
Barrett, 2011	ERC duplo-cego em um dos pés com 45 participantes submetidos à anestesia do dorso do pé. Randomização para pré-aplicação de soro fisiológico acrescido de conservante antes da injeção de lidocaína ou nenhuma pré-injeção	A sensação de dor associada à injeção de lidocaína foi significativamente reduzida nos membros pré-injetados e, nesse grupo, houve 36% mais áreas aplicadas com escore de dor EAV igual a 0
Zaiac, 2012	ERC duplo-cego com biopsias de 31 adultos submetidos à anestesia local para biopsia facial de raspagem ou *punch*. Randomização para lidocaína a 1% com epinefrina em soro fisiológico com conservante (razão de 1:10) ou solução de bicarbonato de sódio a 8,4% (1:10)	Menos dor com lidocaína em soro fisiológico acrescido de conservante em 90% dos participantes

EAV, escala analógica visual.

com conservante e, nesse grupo, houve 36% mais áreas com escore de dor igual a 0 na escala analógica visual (EAV). Um ensaio duplo-cego comparou injeções intradérmicas de lidocaína a 1% com ou sem álcool benzílico a 0,86% e demonstrou que lidocaína com conservante foi 27% menos dolorosa e prolongou a duração da anestesia em 29%.

SORO FISIOLÓGICO COM ÁLCOOL BENZÍLICO: COMPARAÇÃO COM INFILTRAÇÃO DE LIDOCAÍNA

Existem alguns relatos de que soro fisiológico com álcool benzílico seja tão eficaz quanto a lidocaína utilizada para anestesia intradérmica (Tabela 14.3). Quarenta pacientes adultos em pré-operatório que necessitavam de inserção de cateteres intravenoso (IV) calibrosos foram distribuídos randomicamente para fazer pré-tratamento intradérmico com lidocaína a 1% no primeiro grupo e soro fisiológico com álcool benzílico no segundo; os autores não detectaram qualquer diferença significativa na dor sentida durante a cateterização IV, sugerindo que as duas soluções fossem comparáveis para atenuar esse desconforto. Um ERC duplo-cego realizado em um serviço de emergência comparou a dor da infiltração cutânea em voluntários adultos injetados com álcool benzílico a 0,9%, difenidramina a 1% e lidocaína tamponada a 0,9%. Os escores de dor avaliados pela EAV foram menores com álcool benzílico (5 mm em uma escala analógica visual de dor de 100 mm) que com lidocaína (12,5 mm) ou difenidramina (55 mm). Nesse mesmo estudo, a duração da anestesia foi maior com lidocaína, em comparação com álcool benzílico e difenidramina: 90% dos sujeitos referiram que não houve recrudescimento da dor nos primeiros 45 minutos do período de estudo no local da injeção de lidocaína, em comparação com 63% do grupo tratado com álcool benzílico e 37% do grupo tratado com difenidramina. Em outro ensaio randomizado, 120 pacientes que aguardavam infusão de propofol foram subdivididos em três grupos: grupo do álcool benzílico, que foi pré-injetado com soro fisiológico acrescido de conservante; grupo da lidocaína, que não fez pré-injeção, mas recebeu injeção de lidocaína com propofol; e grupo placebo, que não recebeu soro fisiológico com bacteriostático ou lidocaína. A pré-injeção de soro fisiológico com conservante e mistura de lidocaína foram consideradas comparáveis no que se refere à atenuação da dor e ambas foram superiores à injeção apenas de propofol. Em termos mais específicos, queixas de dor associada à injeção foram referidas por 38% dos pacientes que fizeram pré-injeção de soro fisiológico, 52% dos pacientes tratados com lidocaína e 84% do grupo placebo. Um ERC pediátrico com 99 crianças de mais de 6,8 anos tratadas com injeções intradérmicas de soro fisiológico com conservante, lidocaína intradérmica ou nada antes da inserção de cateteres IV demonstrou escores médicos de dor de 41, 9 e 10 nos grupos placebo, lidocaína e soro fisiológico, respectivamente; isso sugeriu que soro fisiológico com conservante e lidocaína fossem igualmente eficazes e melhores do que placebo.

Outros estudos demonstraram que, embora soro fisiológico acrescido de álcool benzílico tivesse propriedades anestésicas, ele não era tão eficaz quanto lidocaína. Em um ERC duplo-cego

com 376 pacientes, o pré-tratamento intradérmico com soro fisiológico acrescido de conservante ou lidocaína tamponada a 1% foi seguido da inserção de cateteres IV. Os autores não detectaram qualquer diferença na dor associada às injeções intradérmicas, mas a inserção do cateter IV foi significativamente mais dolorosa no grupo que recebeu pré-injeção de soro fisiológico. Um ERC duplo-cego com desenho semelhante incluiu 47 adultos que receberam pré-tratamento com lidocaína tamponada a 1% ou álcool benzílico a 0,9%, mas não demonstrou diferença significativa na dor associada à inserção do acesso IV entre os dois grupos. Em outro ERC duplo-cego, 256 pacientes cirúrgicos foram distribuídos randomicamente para receber injeção intradérmica de lidocaína a 1%, lidocaína tamponada a 1% ou soro fisiológico bacteriostático antes da inserção do acesso IV. A dor no local da injeção intradérmica foi menos intensa com lidocaína tamponada e soro fisiológico bacteriostático, enquanto a dor no local da inserção do cateter IV foi menos intensa nos dois grupos tratados com lidocaína, em comparação com soro fisiológico. Um estudo duplo-cego com 30 adultos saudáveis distribuídos randomicamente para receber injeções intradérmicas de álcool benzílico a 0,9% com epinefrina a 1:100.000, lidocaína a 1% com epinefrina a 1:100.000 ou soro fisiológico sem conservante demonstrou que a injeção intradérmica de álcool benzílico foi significativamente menos dolorosa do que as injeções de duas outras substâncias; contudo, embora o efeito anestésico atribuído ao álcool benzílico seja mais intenso do que o do soro fisiológico simples, ele foi menos eficaz para atenuar a dor do que a lidocaína. Em um estudo duplo-cego, 280 adultos foram distribuídos randomicamente para receber soro fisiológico com conservante, cloroprocaína a 3%, lidocaína a 1%, lidocaína preservada a 1% com ou sem alcalinização, soro fisiológico puro ou nenhum anestésico. Embora os escores de dor no local da injeção tenham sido menores com soro fisiológico acrescido de conservante e lidocaína alcalinizada, e que o soro fisiológico com conservante proporcionasse significativamente menos dor no local de inserção do acesso IV que soro fisiológico puro ou nenhum anestésico, a inserção IV foi significativamente menos dolorosa com lidocaína preservada ou alcalinizada.

SEGURANÇA DO SORO FISIOLÓGICO COM ÁLCOOL BENZÍLICO

Com exceção de dermatite transitória atribuível especificamente à inclusão de soro fisiológico acrescido de conservante nas preparações intradérmicas utilizadas nos adultos, desconhecemos quaisquer relatos de reações adversas.

Contudo, mortes neonatais e complicações respiratórias e metabólicas graves em bebês prematuros foram associadas ao uso de soro fisiológico acrescido de conservante como solução de irrigação de cateteres IV e lavagem de tubo endotraqueal. Nos recém-nascidos, hemorragia intraventricular, acidose e icterícia nuclear foram relacionadas com os níveis de álcool benzílico e melhoraram depois da interrupção da irrigação com soluções acrescidas de conservantes. Exposição significativa às soluções salinas com conservantes também foi associada a atraso do desenvolvimento e paralisia cerebral.

Tabela 14.3 Resumo dos ensaios randomizados controlados (ERC) que compararam infiltração de soro fisiológico acrescido de conservante *versus* infiltração de lidocaína.

Estudo	Resumo do desenho do estudo	Principais resultados
Nuttall, 1993	ERC duplo-cego com 280 adultos submetidos à inserção de cateter intravenoso (IV). Randomização para soro fisiológico acrescido de conservante, 2-cloroprocaína a 3%, lidocaína a 1%, lidocaína a 1% em soro fisiológico com conservante, lidocaína a 1% alcalinizada com soro fisiológico e conservante, soro fisiológico puro ou nenhum anestésico	Os escores de dor no local da injeção foram menores com soro fisiológico acrescido de conservante e lidocaína alcalinizada. No local de inserção do cateter IV, os escores de dor com soro fisiológico acrescido de conservante foram menores quando comparados com anestésico e soro fisiológico puro, mas os escores de dor foram os menores com lidocaína alcalinizada e lidocaína com conservante
McNelis, 1988	ERC duplo-cego na metade do corpo com 40 adultos em pré-operatório submetidos à inserção de cateteres calibrosos em cada grupo. Randomização para pré-injeção de soro fisiológico acrescido de conservante ou lidocaína a 1%	Nenhuma diferença significativa na intensidade da dor sentida durante a cateterização IV nos dois grupos de tratamento
Bartfield, 1998	ERC duplo-cego na metade do corpo com 30 adultos atendidos em um serviço de emergência. Randomização para infiltração com soro fisiológico acrescido de conservante com epinefrina, difenidramina a 1% ou lidocaína tamponada a 0,9%	Os escores de dor foram significativamente menores com soro fisiológico acrescido de conservante, em comparação com lidocaína ou difenidramina
Fein, 1988	ERC simples-cego com 99 crianças atendidas em um serviço de emergência, que precisaram inserir acesso IV. Randomização para pré-injeção de soro fisiológico acrescido de conservante, lidocaína a 1% ou placebo	Os escores médios de dor foram de 41, 8 e 10 nos grupos placebo, lidocaína e soro fisiológico, respectivamente
Wilson e Martin, 1999	ERC duplo-cego com 30 adultos. Randomização para injeção intradérmica de soro fisiológico acrescido de conservante e epinefrina, lidocaína a 1% com epinefrina, ou apenas soro fisiológico	A injeção intradérmica de soro fisiológico acrescido de conservante foi significativamente menos dolorosa que as injeções de lidocaína com epinefrina ou soro fisiológico. A duração do efeito anestésico foi menor com soro fisiológico acrescido de conservante, que com lidocaína combinada com epinefrina
Brown, 2004	ERC duplo-cego com 47 adultos. Randomização para pré-injeção de soro fisiológico acrescido de conservante ou lidocaína tamponada a 1%	Nenhuma diferença significativa nos escores de dor com soro fisiológico acrescido de conservante *versus* lidocaína tamponada
Minogue e Sun, 2005	ERC duplo-cego com 120 pacientes submetidos à inserção de acesso IV. Randomização para pré-injeção de soro fisiológico acrescido de conservante ou lidocaína tamponada a 1%	Queixas de dor associada às injeções foram referidas por 38, 52 e 85% dos participantes que receberam pré-injeção de soro fisiológico acrescido de conservante, lidocaína com propofol e placebo, respectivamente
Deguzman, 2012	ERC duplo-cego com 376 pacientes submetidos à inserção de acesso IV. Randomização para pré-injeção de soro fisiológico acrescido de conservante ou lidocaína a 1% tamponada	No local da injeção, não houve diferença significativa entre os grupos estudados. No local de inserção do cateter IV, a injeção de soro fisiológico com conservante foi significativamente mais dolorosa
Ganter-Ritz, 2012	ERC duplo-cego com 256 pacientes submetidos à inserção de acesso IV. Randomização para pré-injeção de lidocaína a 1%, lidocaína tamponada a 1% ou soro fisiológico com conservante	No local da injeção, a dor foi mais branda com lidocaína tamponada. No local da inserção, a dor foi menos intensa nos dois grupos tratados com lidocaína, em comparação com soro fisiológico

Vale ressaltar que os efeitos tóxicos evidenciados nos recém-nascidos estavam associados à exposição a volumes grandes de álcool benzílico, inclusive em soluções de irrigação e reposição de líquidos em volumes expressivos. Quantidades pequenas de álcool benzílico (p. ex., quantidades presentes nos fármacos) são seguras nos recém-nascidos. Desse modo, embora a farmacopeia americana tenha rotulado água e soro fisiológico bacteriostáticos para uso injetável como "não utilizáveis em recém-nascidos", a Food and Drug Administration (FDA) evitou incluir especificamente fármacos parenterais que contenham álcool benzílico (p. ex., frascos com múltiplas doses de fármacos).

Também é importante ressaltar que as soluções que contêm conservantes não devem ser injetadas por via intratecal. As injeções intratecais de álcool benzílico foram associadas a reações neurológicas adversas, inclusive dor, paraparesia, fibrose de cauda equina, desmielinização medular e até mortes causadas por paradas cardiorrespiratórias.

Estudos realizados em animais demonstraram que o álcool benzílico causa efeitos tóxicos quando é ingerido ou inalado em doses altas, ou injetado dentro dos olhos.

RESUMO E CONCEITOS FUNDAMENTAIS

É do conhecimento geral que álcool benzílico tem propriedades anestésicas intrínsecas e é seguro para injeção intradérmica em adultos. Estudos demonstraram definitivamente (nível de evidência = 1; força da recomendação = A) que a toxina botulínica reconstituída com soro fisiológico acrescido de álcool benzílico causa menos desconforto depois da injeção que a toxina reconstituída com soro fisiológico puro. Essa observação foi reproduzida em vários ERCs, sem qualquer evidência de alto nível que a invalide.

Estudos também demonstraram que a pré-infiltração da pele com soro fisiológico acrescido de álcool benzílico atenua o desconforto subsequente associado à cateterização IV na mesma área anatômica. A injeção intradérmica de soro fisiológico com conservante causa desconforto mínimo, é menos dolorosa do que a injeção de lidocaína com epinefrina e é comparável à injeção de solução salina tamponada. A intensidade e duração do efeito analgésico conseguido com a injeção de soro fisiológico acrescido de conservante são menores que as obtidas com misturas contendo lidocaína.

As injeções intradérmicas de soro fisiológico acrescido de conservante são seguras nos adultos, mas soluções salinas contendo álcool benzílico devem ser administradas com parcimônia em recém-nascidos e bebês e não devem ser ingeridas, inaladas, aplicadas nos olhos ou injetadas no sistema nervoso central. Embora bebês possam ser tratados sem riscos com fármacos que contenham quantidades pequenas de álcool benzílico, a exposição de bebês a volumes grandes de soro fisiológico acrescido desse conservante pode causar dispneia, "síndrome de respiração agônica" e intoxicação fatal.

LEITURA ADICIONAL

Alam, M., Bolotin, D., Carruthers, J., Hexsel, D., Lawrence, N., Minkis, K., et al. (2015). Consensus statement regarding storage and reuse of previously reconstituted neuromod-ulators. *Dermatologic Surgery, 41*(3), 321–326. doi:10.1097/DSS.0000000000000303.

Alam, M., Dover, J. S., & Arndt, K. A. (2002). Pain associated with injection of botulinum A exotoxin reconstituted using isotonic sodium chloride with and without preservative: a double-blind, randomized controlled trial. *Archives of Dermatology, 138*(4), 510–514. doi:10.1001/archderm.138.4.510.

Allen, S. B., & Goldenberg, N. A. (2012). Pain difference associated with injection of abobotulinumtoxinA reconstituted with preserved saline and preservative-free saline: a prospective, randomized, side-by-side, double-blind study. *Dermatologic Surgery, 38*(6), 867–870. doi:10.1111/j.1524-4725.2011.02284.x.

Amado, A., & Jacob, S. E. (2007). Letter: benzyl alcohol preserved saline used to dilute injectables poses a risk of contact dermatitis in fragrance-sensitive patients. *Dermatologic Surgery, 33*(11), 1396–1397. doi:10.1111/j.1524-4725.2007.33300.x.

Arctander, S. (1969). *Perfume and Flavor Chemicals (Aroma Chemicals)*. Allured Publishing Corporation. Retrieved from https://www.worldcat.org/title/perfume-and-flavor-chemicals-aroma-chemicals/oclc/30512. Accessed April 15, 2021.

Barrett, S. L., Maxka, J., Mieras, J. N., & Cooper, K. E. (2011). Reducing the pain of local 1% lidocaine infiltration with a preceding bacteriostatic saline injection: a double-blind prospective trial. *Journal of the American Podiatric Medical Association, 101*(3), 223–230. doi:10.7547/1010223.

Bartfield, J. M., Jandreau, S. W., & Raccio-Robak, N. (1998). Randomized trial of diphenhydramine versus benzyl alcohol with epinephrine as an alternative to lidocaine local anesthesia. *Annals of Emergency Medicine, 32*(6), 650–654. doi:10.1016/S0196-0644(98)70062-9.

Benda, G. I., Hiller, J. L., & Reynolds, J. W. (1986). Benzyl alcohol toxicity: impact on neurologic handicaps among surviving very low birth weight infants. *Pediatrics, 77*(4), 507–512. Retrieved from https://pubmed.ncbi.nlm.nih.gov/2421231/. Accessed April 15, 2021.

Berlin, J., McCarver, D. G., Notterman, D. A., Ward, R. M., Weismann, D. N., Wilson, G. S., et al. (1997). "Inactive" ingredients in pharmaceutical products: Update (subject review). *Pediatrics, 99*(2), 268–278. doi:10.1542/peds.99.2.268.

Brown, D. (2004). Local anesthesia for vein cannulation: a comparison of two solutions. *Journal of Infusion Nursing, 27*(2), 85–88. doi:10.1097/00129804-200403000-00004.

Carruthers, A., & Carruthers, J. (1997). Botox concerns. *Dermatologic Surgery, 23*(4), 308–309. doi:10.1111/j.1524-4725.1997.tb00053.x.

Chow, E. T., Avolio, A. M., Lee, A., & Nixon, R. (2013). Frequency of positive patch test reactions to preservatives: The Australian experience. *The Australasian Journal of Dermatology, 54*(1), 31–35. doi:10.1111/j.1440-0960.2012.00958.x.

Deguzman, Z. C., O'Mara, S. K., Sulo, S., Haines, T., Blackburn, L., & Corazza, J. (2012). Bacteriostatic normal saline compared with buffered 1% lidocaine when injected intradermally as a local anesthetic to reduce pain during intravenous catheter insertion. *Journal of Perianesthesia Nursing, 27*(6), 399–407. doi:10.1016/j.jopan.2012.08.005.

Fein, J. A., Boardman, C. R., Stevenson, S., & Selbst, S. M. (1998). Saline with benzyl alcohol as intradermal anesthesia for intravenous line placement in children. *Pediatric Emergency Care, 14*(2), 119–122. doi:10.1097/00006565-199804000-00008.

Food and Drug Administration. (1989). Parenteral drug products containing benzyl or other antimicrobial preservatives: withdrawal of notice of intent. *Federal Register, 54*, 49772.

Ganter-Ritz, V., Speroni, K. G., & Atherton, M. (2012). A randomized double-blind study comparing intradermal anesthetic tolerability, efficacy, and cost-effectiveness of lidocaine, buffered lidocaine, and bacteriostatic normal saline for peripheral intravenous insertion. *Journal of Infusion Nursing, 35*(2), 93–99. doi:10.1097/NAN.0b013e31824241cc.

Hetherington, N. J. & Dooley, M. J. (2000). Potential for patient harm from intrathecal administration of preserved solutions. *Medical Journal of Australia, 173*(3), 141–143. doi:10.5694/j.1326-5377.2000.tb125570.x.

Kwiat, D. M., Bersani, T. A., & Bersani, A. (2004). Increased patient comfort utilizing botulinum toxin type A reconstituted with preserved versus nonpreserved saline. *Ophthalmic Plastic Reconstructive Surgery, 20*(3), 186–189. doi:10.1097/01.IOP.0000129012.09632.49.

Liu, A., Carruthers, A., Cohen, J. L., Coleman, W. P., III, Dover, J. S., Hanke, C. W., et al. (2012). Recommendations and current practices for the reconstitution and storage of botulinum toxin type A. *Journal of American Academy of Dermatology, 67*(3), 373–378. doi:10.1016/j.jaad.2011.10.008.

McNelis, K. (1998). Intradermal bacteriostatic 0.9% sodium chloride containing the preservative benzyl alcohol compared with intradermal lidocaine hydrochloride 1% for attenuation of intravenous cannulation pain. *AANA Journal, 66*(6), 583–585. Retrieved from https://pubmed.ncbi.nlm.nih.gov/10488265/. Accessed April 15, 2021.

Messinger, Y. H., Maxa, K. L., Hennen, E. M., Gossai, N. P., & Hoff, D. S. (2020). Intrathecal methotrexate containing the preservative benzyl alcohol erroneously administered in pediatric leukemia patients: Clinical course and preventive process. *Journal of Pediatric Pharmacology and Therapeutics, 25*(4), 328–331. doi:10.5863/1551-6776-25.4.328.

Minogue, S. C. & Sun, D. A. (2005). Bacteriostatic saline containing benzyl alcohol decreases the pain associated with the injection of propofol. *Anesthesia Analgesia, 100*(3), 683–686. doi:10.1213/01.ANE.0000148617.98716.EB.

Moore, D. G. (1985). Saline with benzyl alcohol prevents pain of needle insertion: True but dangerous. *Anesthesia Analgesia, 64*(5), 559. doi:10.1213/00000539-198505000-00024.

Nuttall, G. A., Barnett, M. R., Smith, R. L., Blue, T. K., Clark, K. R., & Payton, B. W. (1993). Establishing intravenous access: A study of local anesthetic efficacy. *Anesthesia Analgesia, 77*(5), 950–953. doi:10.1213/00000539-199311000-00014.

Sarifakioglu, N., & Sarifakioglu, E. (2005). Evaluating effects of preservative-containing saline solution on pain perception during botulinum toxin type-A injections at different locations: A prospective, single-blinded, randomized controlled trial. *Aesthetic Plastic Surgery, 29*(2), 113–115. doi:10.1007/s00266-004-0062-0.

Schnuch, A., Lessmann, H., Geier, J., & Uter, W. (2011). Contact allergy to preservatives. Analysis of IVDK data 1996–2009. *The British Journal of Dermatology, 164*(6), 1316–1325. doi:10.1111/j.1365-2133.2011.10253.x.

Schnuch, A., Uter, W., Geier, J., Lessmann, H., & Frosch, P. J. (2007). Sensitization to 26 fragrances to be labelled according to current European regulation: Results of the IVDK and review of the literature. *Contact Dermatitis. 57*(1), 1–10. doi:10.1111/j.1600-0536.2007.01088.x.

Scognamiglio, J., Jones, L., Vitale, D., Letizia, C. S., & Api, A. M. (2012). Fragrance material review on benzyl alcohol. *Food and Chemical Toxicology, 50*(Suppl. 2), S140–S160. doi:10.1016/j.fct.2011.10.013.

Thomas, D. V. (1984). Saline with benzyl alcohol prevents pain of needle insertion. *Anesthesia Analgesia, 63*(9), 883. doi:10.1213/00000539-198409000-00024.

Tyler, I. (1984). The relative pain inflicted by techniques used for insertion of needles. *Anesthesia Analgesia, 63*(3), 373–374. Retrieved from https://pubmed.ncbi.nlm.nih.gov/6703360/. Accessed April 15, 2021.

Van Laborde, S., Dover, J. S., Moore, M., Stewart, B., Arndt, K. A., & Alam, M. (2003). Reduction in injection pain with botulinum toxin type B further diluted using saline with preservative: A double-blind, randomized controlled trial. *Journal of American Academy of Dermatology, 48*(6), 875–877. doi:10.1067/mjd.2003.487.

Nijssen, L. M., Insscher, C. A., & J. J. H. drs (Eds.). (1963–2009). *VCF (Volatile Compounds in Food): Database, Version 11.1.1 (1963–2009)*. Zeist, The Netherlands: TNO Quality of Life.

Wightman, M. A., & Vaughan, R. W. (1976). Comparison of compounds used for intradermal anesthesia. *Anesthesiology, 45*(6), 687–689. doi:10.1097/00000542-197612000-00024.

Williams, J., & Howe, N. (1994). Benzyl alcohol attenuates the pain of lidocaine injections and prolongs anesthesia. *The Journal of Dermatologic Surgery and Oncology, 20*(11), 730–733. doi:10.1111/j.1524-4725.1994.tb03194.x.

Wilson, L., & Martin, S. (1999). Benzyl alcohol as an alternative local anesthetic. *Annals of Emergency Medicine, 33*(5), 495–499. doi:10.1016/S0196-0644(99)70335-5.

Zaiac, M., Aguilera, S. B., Zaulyanov-Scanlan, L., Caperton, C., & Chimento, S. (2012). Virtually painless local anesthesia: diluted lidocaine proves to be superior to buffered lidocaine for subcutaneous infiltration. *Journal of Drugs in Dermatology, 11*(10), e39–e42. Retrieved from https://pubmed.ncbi.nlm.nih.gov/23134997/. Accessed April 15, 2021.

Zidan, A., Hussaini, S., Gibson, S., Brooks, G., & Mejico, L. (2020). Onabotulinumtoxin Type A reconstitution with preserved versus preservative-free saline in chronic migraine (B-RECON). A randomised, double-blind trial. *International Journal of Clinical Practice, 74*(9), e13522. doi:10.1111/ijcp.13522.

Tratamento de Linhas Glabelares com Neuromoduladores

Catherine M. DiGiorgio e Naissan O. Wesley

RESUMO E CARACTERÍSTICAS PRINCIPAIS

- A toxina botulínica tipo A (BoNT-A) **para tratamento de** rugas glabelares foi aprovada para uso cosmético pela Food and Drug Administration (FDA) em 2002, mas é usada para essa finalidade desde o início da década de 1990
- A injeção de toxina botulínica no complexo glabelar (músculos corrugador do supercílio e prócero) e na parte lateral da sobrancelha pode reduzir as rugas glabelares e da região inferior da fronte e obter um *lifting* de sobrancelha
- Atualmente, há quatro tipos de produtos injetáveis à base de BoNT-A aprovados pela FDA especificamente para o

tratamento de rugas glabelares, incluindo Botox®, Dysport®, Xeomin® e Jeuveau® em doses de 20, 50, 20 e 20 U, respectivamente
- À medida que a popularidade do tratamento de rugas glabelares com toxina botulínica aumenta, novas formulações de BoNT-A estão sendo estudadas para a indicação de tratamento de rugas glabelares
- Pode haver necessidade de variação da dose para obter uma correção ótima e doses mais altas podem ser necessárias em homens e em pacientes com músculos glabelares mais fortes.

INTRODUÇÃO

A toxina botulínica tipo A (BoNT-A) é útil para muitas aplicações, mas seu uso mais popular ocorre no tratamento de rugas glabelares. Em 1979, a FDA concedeu uma aprovação limitada para estudos de BoNT-A para estrabismo. Em 1985, ela foi usada para blefaroespasmo e, em 1987, a Dra. Jean Carruthers observou que pacientes que tinham recebido tratamento com toxina botulínica para blefaroespasmo também exibiram melhora de rugas glabelares dinâmicas. Os primeiros relatos publicados do uso da toxina botulínica no tratamento facial foram feitos por Carruthers e Carruthers e por Borodic no início da década de 1990. Contudo, somente em 2002 a BoNT-A recebeu sua primeira aprovação para uso cosmético, especificamente para o tratamento de rugas glabelares.

O uso de BoNT-A no tratamento de rugas glabelares revolucionou o campo da Dermatologia Cosmética e Cirurgia Plástica. Vários estudos multicêntricos, randomizados, duplos-cegos e controlados com placebo demonstraram sua eficácia. Essa é a primeira técnica não cirúrgica eficaz para *lifting* de sobrancelha e tratamento de rugas. Carruthers et al. demonstraram, em 2010, que uma injeção de BoNT-A na glabela melhora tanto as rugas glabelares dinâmicas quanto as observadas em repouso. Em 2015, Carruthers et al. apresentaram dados demonstrando

que pacientes tratados repetidamente com BoNT-A a longo prazo (três ciclos de tratamento em intervalos de 4 meses) apresentam melhora progressiva das linhas glabelares estáticas.

ANATOMIA

O complexo glabelar é composto pelos dois músculos corrugadores do supercílio e pelo músculo prócero, que se contraem para, em conjunto, tracionar a sobrancelha em direção medial e inferior (Figura 15.1). Os músculos corrugadores do supercílio consistem em dois conjuntos de fibras musculares em orientação horizontal, situados abaixo da região medial da sobrancelha até a linha médio-pupilar. Em alguns pacientes, os corrugadores se estendem além da linha médio-pupilar. (Esses músculos podem ser visualizados em contração máxima ao "franzir a testa" ou ao pedir que o paciente "se concentre em alguma coisa" ou "aproxime as sobrancelhas".) O prócero é um músculo de orientação vertical situado entre as sobrancelhas. O músculo frontal tem orientação vertical na fronte; o ventre medial se interpõe ao complexo glabelar, enquanto a porção lateral é entremeada com a parte lateral do músculo orbicular do olho. Sua principal função é a elevação da sobrancelha. O orbicular do olho é um músculo circular delgado ao redor dos olhos, situado acima da porção lateral do corrugador

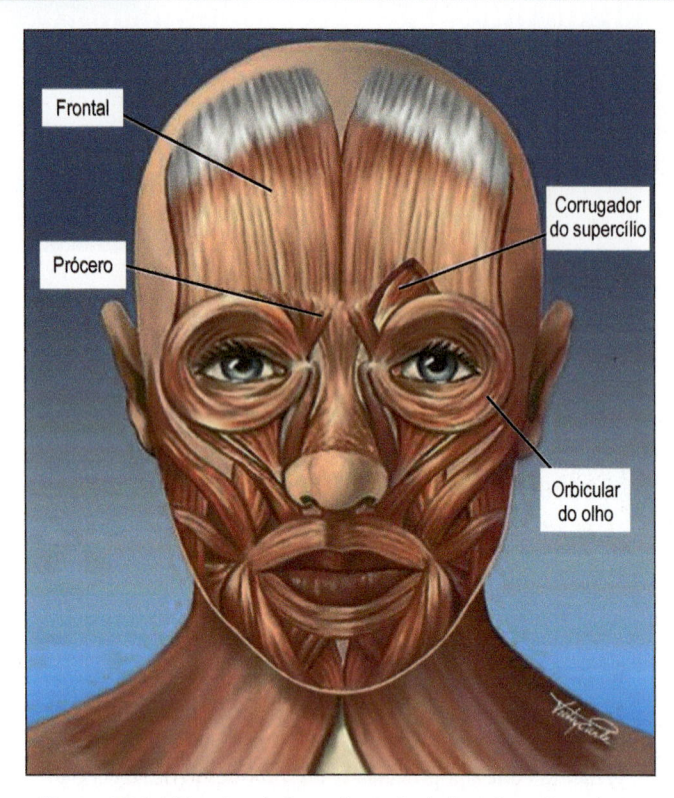

Figura 15.1 Músculos da face. *Cortesia de Dra. Jean Carruthers.*

do supercílio. A porção lateral do orbicular do olho abaixo da cauda da sobrancelha é um potente depressor da sobrancelha. O músculo levantador da pálpebra está abaixo do orbicular do olho, sob a margem da órbita óssea, e sua função é a abertura da pálpebra. As rugas tipicamente são perpendiculares à orientação das fibras musculares; portanto, a contração dos músculos glabelares geralmente produz linhas de orientação vertical entre as sobrancelhas.

TÉCNICA DE INJEÇÃO (VÍDEOS 15.1 A a C "TOXINA BOTULÍNICA NA GLABELA")

▶ Vídeos 15.1 A a C

Na glabela, tipicamente há cinco locais de injeção: um na parte medial de cada corrugador, um na parte lateral de cada corrugador (1 cm acima da margem da órbita na linha médio-pupilar) e uma única injeção no prócero (Figura 15.2). Em alguns pacientes com músculos corrugadores particularmente longos

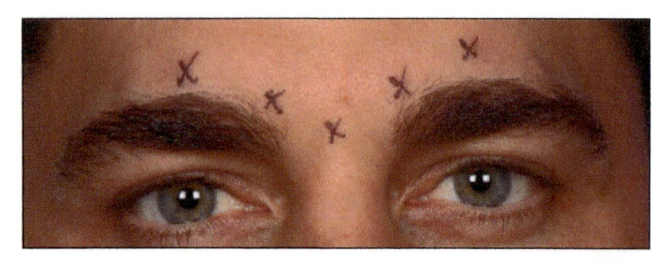

Figura 15.2 Cinco locais de injeção para toxina botulínica na glabela: um na parte medial de cada corrugador, um na parte lateral de cada corrugador (1 cm acima da margem da órbita na linha médio-pupilar) e uma única injeção no prócero.

ou mais fortes, uma injeção adicional pode ser aplicada na metade da distância entre os pontos de injeção medial e lateral no corrugador. Em pacientes que desejam mais movimento do complexo glabelar após a injeção, pode ser preferível usar três locais de injeção, excluindo as injeções na parte lateral dos corrugadores, ou manter os cinco locais de injeção com uma redução da dose. Seringas de insulina ou seringas de 1 mℓ com agulhas de calibre 30 a 32G costumam ser usadas para a injeção. Assista ao vídeo "Toxina botulínica na glabela" para uma ilustração mais detalhada da técnica de injeção.

> **Dica 1:** Diretamente de frente para o paciente, inicialmente, peça que ele olhe para um ponto na linha média em seu rosto e, então, peça para franzir a testa (ou "franzir a testa como se estivesse se concentrando") para que você veja os músculos corrugadores do supercílio e prócero em contração e visualize a linha médio-pupilar. Alguns profissionais podem preferir marcar os locais de injeção na pele do paciente antes da injeção real. Para garantir a precisão, apoie o polegar da mão que não realiza a injeção sobre a margem superior da órbita e faça o paciente contrair o músculo enquanto segura o corrugador entre o polegar e o indicador. Isso permite o isolamento definitivo do músculo e previne a injeção acidental abaixo da margem infraorbital, o que pode aumentar o risco de ptose palpebral. Além disso, é possível estabilizar a mão que realiza a injeção, apoiando-se os dedos laterais ou a mão na face do paciente.

> **Dica 2:** A injeção de toxina botulínica nos músculos corrugadores do supercílio e prócero não somente reduz as rugas glabelares, mas também reduz as existentes na metade inferior da fronte por difusão para a metade inferior do ventre medial do músculo frontal.

> **Dica 3:** Para obter um *lifting* de sobrancelha adicional, uma injeção de 3 a 5 U pode ser administrada na região lateral de cada sobrancelha (diretamente abaixo da cauda da sobrancelha pilosa) para relaxar a porção depressora do orbicular do olho. Por ser um músculo circular, a porção superolateral do orbicular do olho atua como um depressor da sobrancelha durante a contração; portanto, o relaxamento desse músculo (além do relaxamento dos músculos depressores do complexo glabelar) produz um *lifting* de sobrancelha.

Mesmo sem a injeção na parte lateral da sobrancelha, uma injeção de 20 a 40 U de BoNT-A nos músculos glabelares por si só provoca a elevação da sobrancelha. Isso é decorrente do relaxamento das ações depressoras dos músculos corrugadores e prócero, além da inativação das fibras musculares mediais do frontal, com um aumento resultante do tônus muscular das fibras laterais e superiores do frontal. Estudos de Huang et al. constataram que a elevação da sobrancelha em geral varia de 1 a 3 mm.

POSOLOGIA

Botox® (Toxina Onabotulínica A) (Figura 15.3)

Usando diluições padrão de um frasco-ampola de 100 U de Botox® (Allergan Inc., Irvine, CA) em 2,5 mℓ de solução salina a 0,9%, uma única injeção de 0,1 mℓ rende 4 U. Em mulheres,

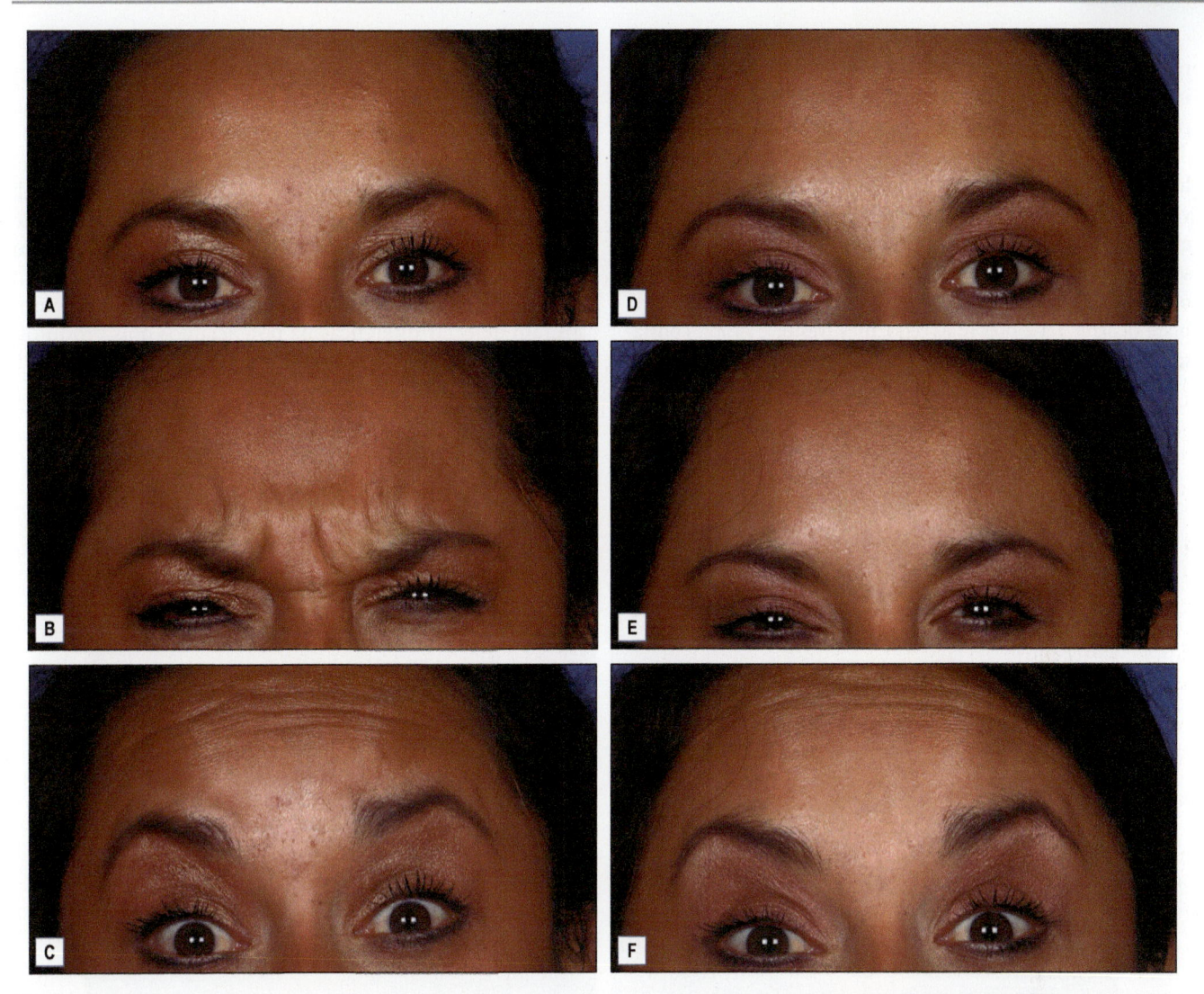

Figura 15.3 A. Pré-injeção de toxina onabotulínica A, relaxada. **B.** Pré-toxina onabotulínica A em contração glabelar máxima. **C.** Pré-toxina onabotulínica A em contração frontal máxima. **D.** Uma semana após uma injeção de 20 U de toxina onabotulínica A na glabela, relaxada. **E.** Uma semana após uma injeção de 20 U de toxina onabotulínica A na glabela em contração glabelar máxima. **F.** Uma semana após uma injeção de 20 U de toxina onabotulínica A na glabela em contração frontal máxima.

20 a 24 U de Botox® costumam ser introduzidos em cinco pontos de injeção no complexo glabelar; mais 3 U podem ser injetadas na porção lateral de cada sobrancelha para obter um *lifting* de sobrancelha. Em homens, 20 a 40 U ou mais podem ser injetadas no complexo glabelar, dependendo da força da contração muscular. Em um estudo de Carruthers et al., doses de 40, 60 e 80 U foram constantemente mais eficazes que a dose de 20 U para redução de linhas glabelares em homens.

O início da resposta tipicamente ocorre entre 1 e 14 dias e os resultados duram de 3 a 4 meses. Em um estudo de Beer et al. com 45 pacientes que receberam uma injeção de 20 U na glabela, quase metade dos pacientes apresentou o início da resposta no dia 1, com 100% até o dia 14. Uma metanálise de Glogau et al. avaliou a duração da eficácia em resultados combinados de quatro estudos pivotais globais de fase 3 sobre o tratamento de linhas glabelares com Botox® e demonstrou que, em 523 participantes, o tratamento com uma dose de 20 U resultou na manutenção do benefício clínico por 4 meses em mais da metade dos pacientes com resposta.

Dysport® (Toxina Abobotulínica A)

Dysport® (Galderma, Fort Worth, TX) é um complexo de toxina-hemaglutinina botulínica tipo A. Em um estudo randomizado, duplo-cego, controlado por placebo, sobre Dysport® conduzido por Monheit et al. para determinar a dose ideal no tratamento de linhas glabelares, foi determinada uma dose ótima de 50 U. Flynn constatou que, para o Botox®, os intervalos para retratamento glabelar correspondem a cada 3 a 4 meses. Um estudo comparativo de Botox® e Dysport® por Lowe et al. demonstrou que a proporção de pacientes com recidiva na semana 16 correspondeu a 23% no grupo de Botox® em comparação a 40% no grupo de Dysport®.

Para tratamento de linhas glabelares, Dysport® é embalado em um frasco de 300 U. O fabricante recomenda a reconstituição com 2,5 mℓ ou 1,5 mℓ de solução salina a 0,9% para produzir uma solução de 10 U por 0,08 mℓ com 2,5 mℓ ou uma solução de 10 U por 0,05 mℓ com 1,5 mℓ. O fabricante recomenda a administração intramuscular de 50 U em cinco alíquotas iguais de 10 U cada para obter o efeito clínico.

Estudos clínicos de Trindade et al. sugerem que possa ocorrer maior dispersão ou difusão de Dysport® a partir do local de injeção em comparação ao Botox®, especialmente quando aplicado em uma dose apropriada para eficácia. Contudo, estudos de Kranz et al. sugerem que, em doses iguais por unidade, não há diferença nas características de difusão ou dispersão. Provavelmente, a dispersão aumenta de acordo com o aumento da dose em termos de unidades. Uma vez que muitas unidades de Dysport® são necessárias para um efeito clínico semelhante ao do Botox®, o efeito de dispersão pode ser maior. O início de ação de Dysport® pode ocorrer 1 a 2 dias mais cedo, mas Nestor e Ablon constataram que os dois produtos apresentam eficácia semelhante.

Xeomin® (Toxina Incobotulínica A – Figura 15.4)

Xeomin® (Merz Pharmaceuticals GmbH, Frankfurt, Alemanha) é uma BoNT-A aprovada isenta de complexos proteicos que naturalmente encapsulam a porção ativa de 150 kDa molécula de toxina botulínica A. Como Botox®, Xeomin® está disponível em frascos-ampolas de 50 e 100 U. Estudos de Dressler et al. mostraram que a potência de Xeomin® e Botox® é equivalente e a conversão das doses pode ser realizada em uma proporção de 1:1. Quando Botox® e Xeomin® foram comparados em um ensaio de liberação de lote, as análises estatísticas não conseguiram detectar diferenças na potência dos dois produtos. Sattler et al. demonstraram que Xeomin® não é inferior a Botox®

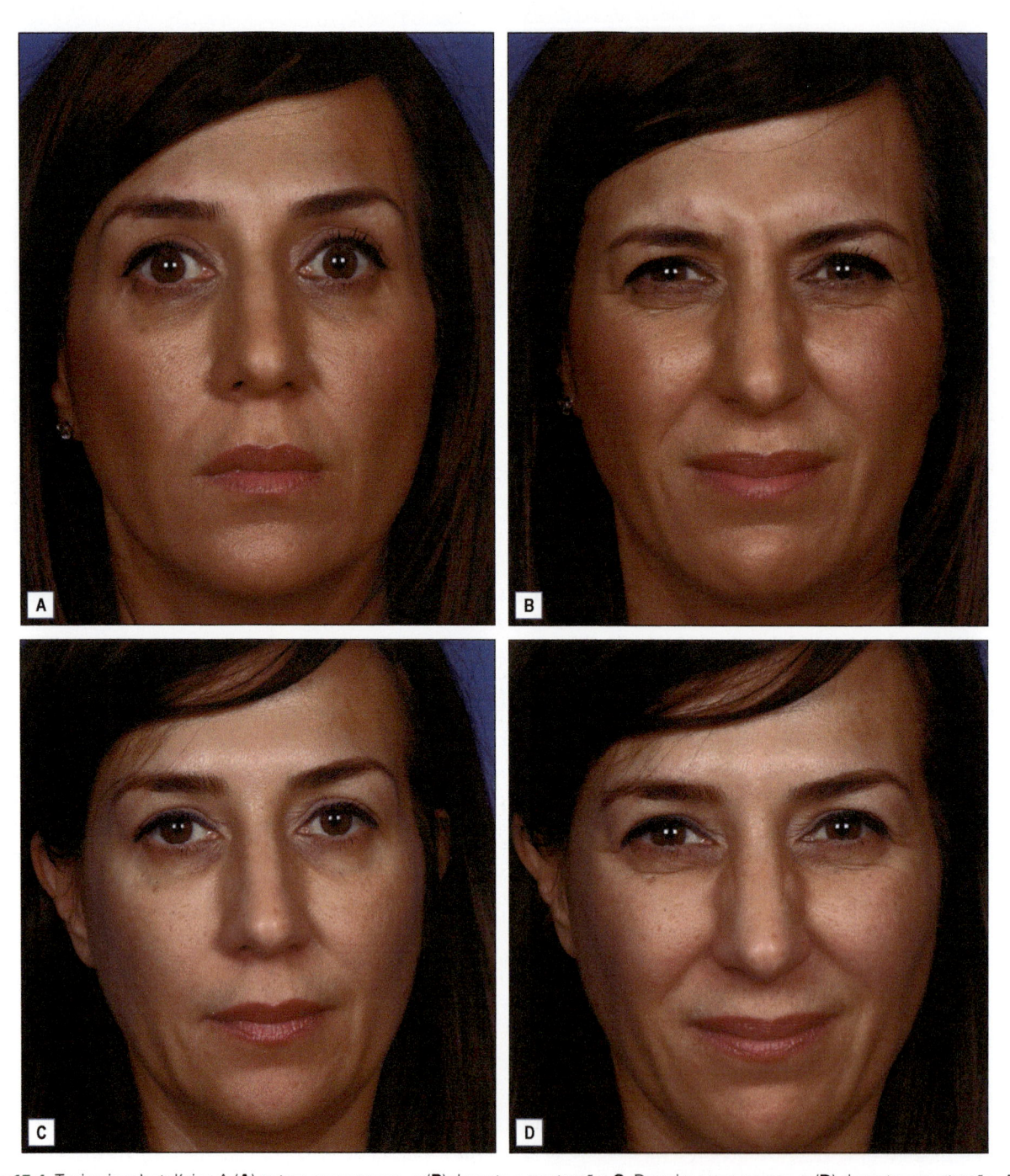

Figura 15.4 Toxina incobotulínica A (**A**) antes: em repouso, e (**B**) durante a contração. **C.** Depois: em repouso, e (**D**) durante a contração. *Reproduzida, com autorização, de Medicis Pharmaceutical Corporation. ©2012 Medicis Pharmaceutical Corporation. Todos os direitos reservados.*

no tratamento de rugas glabelares com uma dose de 24 U de qualquer um dos produtos administrada de modo aleatório em 381 pacientes.

Algumas controvérsias relativas à equivalência de toxina onabotulínica A e toxina incobotulínica A surgiram com a publicação de um estudo randomizado, duplo-cego, multicêntrico de Moers-Carpi et al. para avaliar a eficácia de 20 U de toxina onabotulínica A (n = 112) no tratamento de linhas glabelares em comparação a 30 U de toxina incobotulínica A (n = 112). O estudo sugeriu que 20 U de toxina onabotulínica A seriam tão efetivas quanto 30 U de toxina incobotulínica A para reduzir a intensidade das linhas glabelares 28 dias após a injeção; também demonstrou tendência a favor da toxina onabotulínica A nos dias 84, 98 e 112. Hunt e Clarke realizaram outros ensaios de potência, comparando a potência de um frasco-ampola de 100 U de Xeomin® com Botox®, por meio de injeção intraperitoneal em camundongos e registro da mortalidade percentual entre as diluições; a potência registrada para Xeomin® foi substancialmente menor do que a de Botox®. Esse estudo sugeriu que, nas mesmas diluições, podem ser necessárias doses discretamente mais altas de Xeomin® em comparação a Botox® para obter o mesmo efeito.

Contudo, Kane et al. publicaram um estudo randomizado, duplo-cego, de 250 pacientes que, novamente, demonstrou a equivalência clínica de Xeomin® e Botox® no tratamento de rugas glabelares com 20 U após 1 mês; além disso, também foram observados perfis de eficácia e tolerabilidade semelhantes durante os 4 meses após o tratamento. Para muitos, esse estudo bem desenhado reafirmou a equivalência de Xeomin® e Botox® e a posologia é considerada intercambiável.

Jeuveau® (Toxina Prabotulínica A)

Jeuveau® (Evolus Inc., Newport Beach, CA), uma toxina botulínica tipo A de 900 kDa, é a mais nova marca de toxina botulínica A a ser aprovada pela FDA para uso cosmético no tratamento de rugas glabelares. No estudo inicial, Won et al. publicaram um estudo multicêntrico, randomizado, duplo-cego, controlado por ativo de 268 pacientes, comparando BoNT-A DWP450 (Daewong Pharmaceutical, Seul, Coreia do Sul) a Botox® no tratamento de linhas glabelares. O estudo não mostrou diferença significativa entre as toxinas ao longo de 16 semanas. A formulação de Daewong foi alterada após seu licenciamento para a Evolus Inc. e é diferente da formulação original da Coreia do Sul, porque é desidratada a vácuo e utiliza uma fonte diferente do componente albumina sérica humana (HSA) como excipiente (0,5 mg de HSA e 0,9 mg de NaCl por frasco-ampola de 100 U). Um estudo multicêntrico, randomizado, duplo-cego, controlado por placebo realizado em 2019 por Rzany et al. comparou essa nova formulação de toxina prabotulínica A e toxina onabotulínica A no tratamento de rugas glabelares. Um total de 540 participantes receberam um único tratamento com 20 U de toxina prabotulínica A (n = 245), 20 U de toxina onabotulínica A (n = 246) ou placebo (n = 49), que foi seguido por seis visitas ao centro durante 150 dias. Os autores concluíram que o tratamento com toxina prabotulínica A foi seguro, eficaz e não inferior à toxina onabotulínica A para o tratamento de linhas glabelares moderadas a intensas.

Myobloc® (Toxina Rimabotulínica B)

Ao contrário de Botox®, Dysport®, Xeomin® e Jeuveau®, que são derivados de cepas do tipo A da toxina botulínica, Myobloc® (Soltice Neurosciences, South San Francisco, CA) é derivado da toxina botulínica tipo B. toxina rimabotulínica B produz a clivagem da sinaptobrevina (ou proteína de membrana associada à vesícula sináptica [VAMP]) em vez da proteína associada ao sinaptossoma de 25 kDa (SNAP-25) do complexo de proteínas solúveis de associação ao fator de fusão sensível a N-etilmaleimida (SNARE) para impedir a liberação de acetilcolina e a consequente contração muscular. Em uma dose de 2.500 U, Alster e Lupton mostraram que Myobloc® é eficaz no tratamento de rugas glabelares, em particular naquelas que exibem um efeito clínico reduzido ou desprezível com BoNT-A. Contudo, a duração do efeito foi mais curta (2 a 3 meses). Atualmente, Myobloc® é aprovado pela FDA apenas para distonia cervical (Tabela 15.1 e Figura 15.5).

Tabela 15.1 Dose ideal para injeção glabelar de toxina botulínica em mulheres por marca nos EUA.

Tipo	Unidades (U)*
Botox® (Allergan)†	20
Dysport® (Galderma)†	50
Xeomin® (Merz Pharmaceuticals)†	20
Jeuveau® (Evolus Inc)†	20
Myobloc® (Soltice Neurosciences)	2.500

*As doses são baseadas em estudos publicados com a diluição padrão do produto recomendada pelo fabricante.
†Botox®, Dysport®, Xeomin® e Jeuveau® são as únicas formas de toxina botulínica atualmente aprovadas pela FDA para injeção glabelar (ver Figura 15.4).

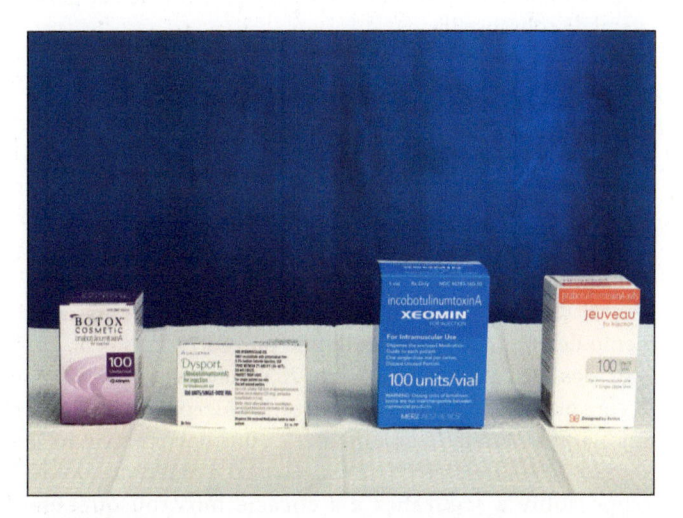

Figura 15.5 As quatro marcas de toxina botulínica tipo A aprovadas pela Food and Drug Administration (FDA) para tratamento de rugas glabelares. Da esquerda para a direita: toxina incobotulínica A (Xeomin®, Merz Pharmaceuticals GmbH), toxina abobotulínica A (Dysport®, Galderma), toxina onabotulínica A (Botox®, Allergan) e toxina prabotulínica A (Jeuveau®, Evolus, Inc.).

NOVAS NEUROTOXINAS BOTULÍNICAS

Garcia-Murray et al. publicaram um estudo de doses progressivas sequenciais, aberto, de fase 1/2 em 48 pacientes com uma nova BoNT-A injetável, RT002 (Revance Therapeutics Inc., Newark, Califórnia, USA). O estudo demonstrou a segurança e eficácia da nova toxina, agora conhecida como toxina daxibotulínica A, com uma duração de ação prolongada. Foi constado que RT002 foi bem tolerada e altamente eficaz, com uma duração de 7 meses em média. A duração prolongada dessa nova toxina é intrigante, mas estudos adicionais são justificados porque esse estudo apresentava limitações, incluindo o desenho aberto e um número modesto de participantes.

Em dados de dois estudos clínicos multicêntricos, randomizado, duplos-cegos, controlados por placebo, de fase 3 sobre a toxina daxibotulínica A, entre 609 participantes incluídos (405 com DAXI, com 204 placebo), 92% concluíram. Toxina daxibotulínica A a 40 U foi significativamente mais eficaz do que placebo na redução da intensidade das linhas glabelares e manteve a intensidade linhas glabelares ausentes ou de intensidade leve por um período mediano de 24 semanas.

CONSIDERAÇÕES ESPECIAIS

Homens

Um estudo de Carruthers e Carruthers em 2005 concluiu que os homens com frequência requerem uma dose mais alta de toxina botulínica no complexo glabelar. Geralmente, os homens preferem um aspecto mais reto da sobrancelha, em vez de uma sobrancelha arqueada. A técnica de *lifting* de sobrancelha é útil em homens com uma leve ptose palpebral na avaliação basal; entretanto, em homens mais jovens, o *lifting* de sobrancelha pode produzir um aspecto mais feminilizado. Em homens que não precisam de uma elevação da sobrancelha, para manter um aspecto mais reto e menos arqueado, em geral, injetamos 3 U na junção dos músculos temporal, frontal e orbicular do olho em cada lado, aproximadamente 1 a 1,5 cm acima da parte lateral da sobrancelha.

POSSÍVEIS EVENTOS ADVERSOS

Os eventos adversos decorrentes da injeção de toxina botulínica na glabela mais comuns são leves e incluem dor temporária nos locais de injeção, edema, contusão, cefaleia, ptose da sobrancelha e ptose da pálpebra superior.

Em um estudo multicêntrico, duplo-cego, randomizado, controlado por placebo sobre a segurança de BoNT-A no tratamento de linhas glabelares realizado por Carruthers et al. em 2002, dos 264 pacientes estudados (203 tratados com BoNT-A, 61 com placebo), 5,4% dos pacientes tratados com toxina botulínica apresentaram blefaroptose leve, que desapareceu até o dia 120. O segundo estudo multicêntrico e randomizado do grupo sobre a segurança e a eficácia mostrou que, em 273 pacientes (202 tratados com BoNT-A, 71 com placebo), o evento adverso mais comum foi cefaleia (11%) e a incidência de blefaroptose correspondeu a 1% no grupo de toxina botulínica. A incidência de blefaroptose diminuiu com tratamentos subsequentes em um estudo de acompanhamento de 1 ano dos dois estudos anteriores, no qual a toxina botulínica foi administrada para rugas glabelares no dia 1 e, então, em dois tratamentos subsequentes com um intervalo de 4 meses.

Uma metanálise de Brin et al. sobre a segurança e a tolerabilidade da toxina onabotulínica A em estudos clínicos globais com 1.678 participantes demonstrou que os únicos eventos adversos do tratamento glabelar com essa toxina foram distúrbios sensoriais da pálpebra (2,5%) e ptose palpebral (1,8%). Os dois eventos adversos diminuíram com ciclos de tratamento subsequentes. Curiosamente, acne, prurido no local de injeção, herpes oral, erupção cutânea, infecção das vias respiratórias inferiores, cárie dentária e dor ocular foram significativamente mais comuns nos controles por placebo do que nos pacientes tratados com toxina onabotulínica A.

> **Dica 4:** A ptose palpebral é causada pela difusão da toxina botulínica para o músculo levantador da pálpebra, tipicamente a partir do ponto de injeção no corrugador do supercílio na linha médio-pupilar. Segurar o músculo durante a injeção, realizada 1 cm acima da margem da órbita enquanto o polegar da mão que não realiza a injeção descansa sobre a margem superior da órbita, ajuda a evitar essa possível complicação.
>
> Uma injeção mais superficial na porção mais lateral do músculo corrugador, em comparação à porção medial do corrugador, também pode ser benéfica em vista da pouca profundidade do músculo nesse local (além de evitar a injeção no levantador da pálpebra e o risco de ptose palpebral).

A ptose palpebral induzida por toxina botulínica pode se manifestar dentro de 48 horas ou tardiamente, até 1 semana após a injeção, e pode durar semanas. Vartanian e Dayan descobriram que a resolução costuma ocorrer dentro de 2 a 6 semanas.

Apraclonidina 0,5% (Iopidine®, Alcon Labs, Fort Worth, TX), nafazolina 0,1% (Naphcon-A®, Alcon Labs) e fenilefrina 2,5% (Mydfrin®, Alcon Labs) são colírios oftálmicos à base de agonistas alfa-adrenérgicos que podem ser usados para corrigir a ptose palpebral resultante de uma injeção de toxina botulínica. O efeito agonista alfa-adrenérgicos estimula o músculo de Müller, ajudando a elevar a pálpebra ptótica. A dose típica corresponde a 2 gotas, 2 a 3 vezes/dia, até a resolução da ptose. O cloridrato de oximetazolona 0,1% (Upneeq®, RVL Pharmaceuticals Inc., Nova Jersey, EUA) é um novo e potente agonista alfa-adrenérgico que também demonstrou a correção de ptose palpebral por meio da contração do músculo de Müller. A posologia corresponde a uma gota por olho por via, com duração dos efeitos de até 6 horas. Ainda são necessários estudos de segurança e eficácia a longo prazo para avaliar melhor essa solução oftálmica para o tratamento da ptose palpebral adquirida.

CONCLUSÃO

A injeção de toxina botulínica na glabela representa um tratamento seguro e comprovado para rugas glabelares e, também, pode promover a elevação da sobrancelha. A satisfação dos pacientes com o tratamento com BoNT-A é constantemente elevada e uma revisão de resultados relatados pelos pacientes, conduzida por Fagien e Carruthers, indicou melhora significativa, demonstrando que o tratamento melhorou expressivamente a autopercepção dos pacientes e reduziu a idade percebida em relação à idade real em aproximadamente 5 anos. Além disso, um estudo de Hexsel et al. sugeriu que o tratamento pode melhorar sintomas de depressão em pacientes com transtorno depressivo maior. Em vista dos diversos benefícios do tratamento da glabela com toxina botulínica, não é de se admirar que a popularidade do procedimento continue a aumentar.

LEITURA ADICIONAL

Alster, T. S., & Lupton, J. R. (2003). Botulinum toxin type B for dynamic glabellar rhytides refractory to botulinum toxin type A. *Dermatologic Surgery, 29*(5), 516–518.

Beer, K. R., Boyd, C., Patel, R. K., Bowen, B., James, S. P., & Brin, M. F. (2011). Rapid onset of response and patient-reported outcomes after onabotulinumtoxina treatment of moderate-to-severe glabellar lines. *Journal of Drugs in Dermatology, 10*(1), 39–44.

Beer, K. R., Shamban, A. T., Avelar, R. L., Gross, J. E., & Jonker, A. (2019). Efficacy and safety of prabotulinumtoxinA for the treatment of glabellar lines in adult subjects. *Dermatologic Surgery, 45*(11), 1381–1393.

Bertucci, V., Solish, N., Kaufman-Janette, J., Yoelin, S., Shamban, A., Schlessinger, J., et al. (2020). DaxibotulinumtoxinA for injection has a prolonged duration of response in the treatment of glabellar lines: Pooled data from two multicenter, randomized, double-blind, placebo-controlled, phase 3 studies (SAKURA 1 and SAKURA 2). *Journal of the American Academy of Dermatology, 82*(4), 838–845.

Borodic, G. E. (1992). Botulinum A toxin for (expressionistic) ptosis overcorrection after frontalis sling. *Ophthalmic Plastic and Reconstructive Surgery, 8*(2), 137–142.

Brin, M. F., Boodhoo, T. I., Pogoda, J. M., James, L. M., Demos, G., Terashima, Y., et al. (2009). Safety and tolerability of onabotulinumtoxinA in the treatment of facial lines: A meta-analysis of individual patient data from global clinical registration studies in 1678 participants. *Journal of the American Academy of Dermatology, 61*(6), 961–970.e1–11.

Carli, L., Montecucco, C., & Rossetto, O. (2009). Assay of diffusion of different botulinum neurotoxin type a formulations injected in the mouse leg. *Muscle Nerve, 40*(3), 374–380.

Carruthers, J. D., & Carruthers, J. A. (1992). Treatment of glabellar frown lines with C. botulinum-A exotoxin. *The Journal of Dermatologic Surgery and Oncology, 18*(1), 17–21.

Carruthers, A., & Carruthers, J. (2005). Prospective, double-blind, randomized, parallel-group, dose-ranging study of botulinum toxin type A in men with glabellar rhytids. *Dermatologic Surgery, 31*(10), 1297–1303.

Carruthers, A., Carruthers, J. D., Fagien, S., et al. (2015). *Repeated onabotulinumtoxinA treatment for static glabellar lines over three treatment cycles.* Chicago, IL: American Society for Dermatologic Surgery Annual Meeting.

Carruthers, A., Carruthers, J., Lei, X., Pogoda, J. M., Eadie, N., & Brin, M. F. (2010). OnabotulinumtoxinA treatment of mild glabellar lines in repose. *Dermatologic Surgery, 36*(Suppl. 4), 2168–2171.

Carruthers, A., Carruthers, J., Lowe, N. J., Menter, A., Gibson, J., Nordquist, M., et al. (2004). One-year, randomized, multicenter, two-period study of the safety and efficacy of repeated treatments with botulinum toxin type A in patients with glabellar lines. *Journal of Clinical Research, 7*, 1–20.

Carruthers, J. A., Lowe, N. J., Menter, M. A., Gibson, J., Nordquist, M., Mordaunt, J., et al. (2002). A multicenter, double-blind, randomized, placebo-controlled study of the efficacy and safety of botulinum toxin type A in the treatment of glabellar lines. *Journal of the American Academy of Dermatology, 46*(6), 840–849.

Carruthers, J. D., Lowe, N. J., Menter, M. A., Gibson, J., Eadie, N., & Botox Glabellar Lines II Study Group. (2003). Double-blind, placebo-controlled study of the safety and efficacy of botulinum toxin type A for patients with glabellar lines. *Plastic and Reconstructive Surgery, 112*(4), 1089–1098.

Dressler, D., Mander, G., & Fink, K. (2012). Measuring the potency labelling of onabotulinumtoxinA (Botox®) and incobotulinumtoxinA (Xeomin®) in an LD50 assay. *Journal of Neural Transmission, 119*(1), 13–15.

Dysport® (package insert).

Fagien, S., & Carruthers, J. D. (2008). A comprehensive review of patient-reported satisfaction with botulinum toxin type A for aesthetic procedures. *Plastic and Reconstructive Surgery, 122*(6), 1915–1925.

Flynn, T. C. (2010). Botulinum toxin: Examining duration of effect in facial aesthetic applications. *American Journal of Clinical Dermatology, 11*(3), 183–199.

Garcia-Muray, E., Villasenor, M. L., Acevedo, B., Luna, S., Lee, J., Waugh, J. M., et al. (2015). Safety and efficacy of RT002, an injectable botulinum toxin type A, for treating glabellar lines: Results of a phase 1/2, open-label, sequential dose-escalation study. *Dermatologic Surgery, 41*, S47–S55.

Glogau, R., Kane, M., Beddingfield, F., Somogyi, C., Lei, X., Caulkins, C., et al. (2012). OnabotulinumtoxinA: A meta-analysis of duration of effect in the treatment of glabellar lines. *Dermatologic Surgery, 38*(11), 1794–1803.

Hexsel, D., Brum, C., Siega, C., Schilling-Souza, J., Dal'Forno, T., Heckmann, M., et al. (2013). Evaluation of self-esteem and depression symptoms in depressed and nondepressed subjects treated with onabotulinumtoxinA for glabella lines. *Dermatologic Surgery, 39*, 1088–1096.

Huang, W., Rogachefsky, A. S., & Foster, J. A. (2000). Browlift with botulinum toxin. *Dermatologic Surgery, 26*(1), 55–60.

Hunt, T., & Clarke, K. (2009). Potency evaluation of a formulated drug product containing 150-kd botulinum neurotoxin type A. *Clinical Neuropharmacology, 32*(1), 28–31.

Kane, M. A., Gold, M. H., Coleman, W. P., III, Jones, D. H., Tanghetti, E. A., Alster, T. S., et al. (2015). A randomized, double-blind trial to investigate the equivalence of incobotulinumtoxinA and onabotulinumtoxinA for glabellar frown lines. *Dermatologic Surgery, 41*, 1310–1319.

Kranz, G., Haubenberger, D., Voller, B., Posch, M., Schnider, P., Auff, E., et al. (2009). Respective potencies of Botox and Dysport in a human skin model: A randomized, double-blind study. *Movement Disorders, 24*(2), 231–236.

Lee, H. J., Lee, K. W., Tansatit, T., & Kim, H. J. (2020). Three-dimensional territory and depth of the corrugator supercilii: Application to botulinum neurotoxin injection. *Clinical Anatomy, 33*(5), 795–803.

Lowe, P., Patnaik, R., & Lowe, N. (2006). Comparison of two formulations of botulinum toxin type A for the treatment of glabellar lines: A double-blind, randomized study. *Journal of the American Academy of Dermatology, 55*(6), 975–980.

Moers-Carpi, M., Dirschka, T., Feller-Heppt, G., Hilton, S., Hoffmann, K., Philipp-Dormston, W. G., et al. A randomized, double-blind comparison of 20 units of onabotulinumtoxinA (20 units) with 30 units of incobotulinumtoxinA for glabellar lines. *Journal of Cosmetic & Laser Therapy, 14*(6), 296–303.

Monheit, G., Carruthers, A., Brandt, F., & Rand, R. (2007). A randomized, double-blind, placebo-controlled study of botulinum toxin type A for the treatment of glabellar lines: Determination of optimal dose. *Dermatologic Surgery, 33*(1 Spec No.), S51–S59.

Nestor, M. S., & Ablon, G. R. (2011). Comparing the clinical attributes of abobotulinumtoxina and onabotulinumtoxina utilizing a novel contralateral frontalis model and the frontalis activity measurement standard. *Journal of Drugs in Dermatology, 10*(10), 1148–1157.

Rzany, B. J., Ascher, B., Avelar, R. L., Bergdahl, J., Bertucci, V., Bodokh, I., et al. (2020). A multicenter, randomized, double-blind, placebo-controlled, single-dose, phase III, non-inferiority study comparing prabotulinumtoxina and OnabotulinumtoxinA for the treatment of moderate to severe glabellar lines in adult patients. *Aesthetic Surgery Journal, 40*(4), 413–429.

Sattler, G., Callander, M. J., Grablowitz, D., Walker, T., Bee, E. K., Rzany, B., et al. (2010). Noninferiority of incobotulinumtoxinA, free from complexing proteins compared with another botulinum toxin type A in the treatment of glabellar frown lines. *Dermatologic Surgery, 36*(Suppl. 4), 2146–2154.

Slonim, C., Foster, S., Jaros, M., Kannar, S., Korenfeld, M., Smyth-Medina, R., et al. (2020). Association of oxymetazolone hydrochloride, 0.1%, solution administration with visual field in acquired ptosis: A pooled analysis of 2 randomized clinical trials. *JAMA Opthalmology, 138*(11), 1168–1175.

Trindade de Almeida, A. R., Marques, E., de Almeida, J., Cunha, T., & Boraso, R. (2007). Pilot study comparing the diffusion of two formulations of botulinum toxin type A in patients with forehead hyperhidrosis. *Dermatologic Surgery, 33*(1 Spec No.), S37–S43.

Vartanian, A. J., & Dayan, S. H. (2005). Complications of botulinum toxin A use in facial rejuvenation. *Facial Plastic Surgery Clinics of North America, 13*(1), 1–10.

Won, C. H., Kim, H. K., Kim, B. J., Kang, H., Hong, J. P., Lee, S. Y., et al. (2015). Comparative trial of a novel botulinum neurotoxin type A versus onabotulinumtoxinA in the treatment of glabellar lines: A multicenter, randomized, double-blind, active-controlled study. *International Journal of Dermatology, 54*(2), 227–234.

16

Tratamento do Músculo Frontal e das Linhas Horizontais da Fronte com Neuromoduladores

Sara Hogan, Ada Regina Trindade de Almeida e Jean Carruthers

RESUMO E CARACTERÍSTICAS PRINCIPAIS

- As propriedades do músculo frontal (força, altura e comprimento) influenciam o tratamento com neuromoduladores
- Ao realizar o tratamento do músculo frontal com neuromoduladores, deve-se priorizar a altura da sobrancelha em vez de sua forma

- Mapas de grade para injeção de neuromoduladores, que fornecem um "guia" para o tratamento de todos os pacientes, devem ser evitados na prática clínica de rotina.

INTRODUÇÃO

A sobrancelha, definida aqui como a intersecção entre a fronte e as pálpebras superiores, é o centro da expressão facial. O músculo frontal, o único levantador da sobrancelha, une-se aos corrugadores, prócero e outros depressores do supercílio para produzir movimentos que atuam como importantes sinais sociais e emocionais. Darwin chegou a escrever em 1872 sobre o "ômega melancólico" entre as sobrancelhas como um sinal de depressão. As sobrancelhas e sua posição, determinada, em grande parte, pelo movimento do músculo frontal, somente são percebidas por outras pessoas a uma distância física considerável, mas também são essenciais para o reconhecimento de um indivíduo. As linhas horizontais formadas pela contração do frontal costumam representar uma preocupação importante entre os pacientes da Medicina Estética. O tratamento das linhas horizontais da testa com a toxina botulínica A, embora aparentemente simples, na verdade, requer que o profissional equilibre durante a injeção os objetivos conflitantes de redução das linhas e a manutenção da posição da sobrancelha e um resultado de aspecto "natural". Isso é ainda mais importante no contexto da pandemia de covid-19 e aumento da utilização de coberturas faciais, que renovaram a atenção para a expressão da fronte e das sobrancelhas. Além disso, pesquisas recentes atualizaram nossos conhecimentos sobre a estrutura, os padrões e o movimento do músculo frontal. Este capítulo examina essas informações e enfoca a otimização do tratamento com neuromoduladores e os resultados.

ANATOMIA

> **Dica 1:** O auxílio mnemônico **FAC** (**f**orça, **a**ltura, **c**omprimento) é útil ao considerar as propriedades musculares que influenciam o tratamento do músculo frontal com neuromoduladores (Figura 16.1 A a E).

A altura da fronte, medida da linha de inserção do couro cabeludo até o topo da sobrancelha, apresenta diferenças consideráveis de uma pessoa para outra, mas corresponde em média a 5 cm nas mulheres e 6 cm nos homens. Algumas vezes, os indivíduos apresentam uma altura muito pequena na fronte, que exige a modificação do tratamento com neuromoduladores. Com sua orientação vertical, o músculo frontal é entrelaçado inferiormente com o corrugador do supercílio e o orbicular do olho. Superiormente, ele é envolvido pela aponeurose epicrânica ("gálea aponeurótica"). O frontal é caracterizado tanto como um músculo distinto quanto como parte do músculo digástrico occipitofrontal, que recobre a calvária e contém uma conexão central com a gálea. Embora geralmente seja considerado que o músculo frontal exibe a forma de um leque, isso varia de modo considerável entre os indivíduos. Essa variação corresponde à formação de linhas com a contração muscular, que variam de única e profunda a numerosas e finas. Em termos histológicos, as rugas horizontais da fronte correspondem a um adelgaçamento da epiderme, assim como uma diminuição da expressão de elastina e colágeno VII na "base" da ruga, as medidas de profundidade variam de 0,0399 a 0,0758 mm. Em casos nos quais a injeção de toxina botulínica tipo A não é suficiente para abordar as linhas horizontais da fronte em razão da intensidade da profundidade ou posição baixa, um preenchedor de tecidos moles pode ser indicado.

> **Dica 2:** Tenha cuidado em indivíduos com linhas horizontais na fronte de profundidade moderada a intensa em repouso. Eles desenvolveram essas linhas para compensar uma ptose palpebral ou da sobrancelha.

Padrões de contração do músculo frontal

A contração do músculo frontal é transmitida para a derme por feixes fibrosos curtos chamados retináculo da pele, resultando

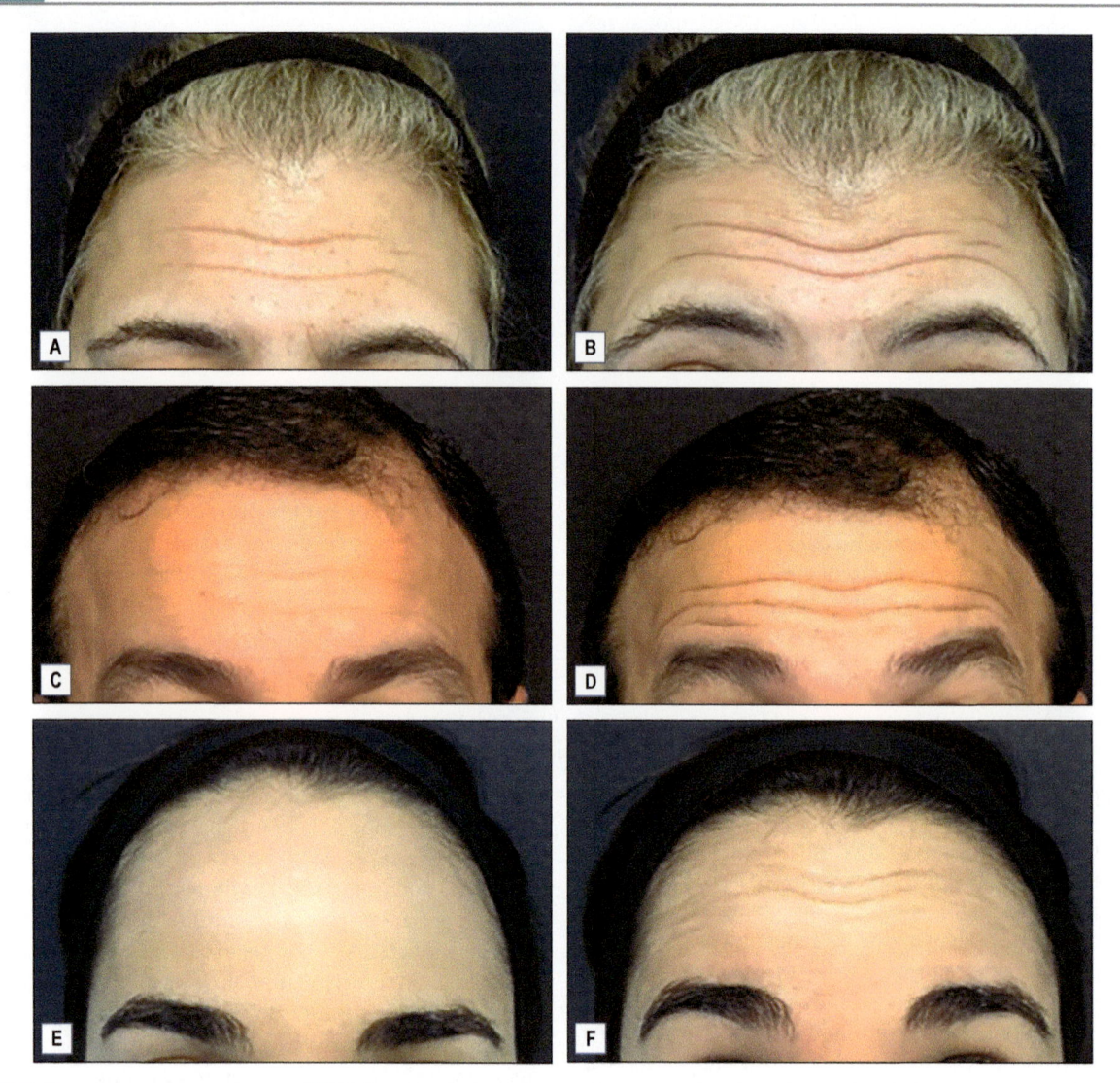

Figura 16.1 Força, altura e comprimento (FAC) do músculo frontal na avaliação estética do paciente. **A** e **B**. Paciente do sexo feminino com forte contração muscular, pouca altura da fronte e movimento bidirecional do músculo frontal com rebaixamento da linha de inserção frontal do couro cabeludo (indicado pela pequena depressão anterior à linha frontal do couro cabeludo). **C** e **D**. Paciente do sexo masculino com forte contração muscular, altura da fronte média e movimento unidirecional principalmente das fibras inferiores do frontal, sem alteração associada da posição da linha frontal do couro cabeludo. **E** e **F**. Paciente do sexo feminino com contração muscular mais fraca, grande altura da fronte e movimento primário unidirecional principalmente das fibras superiores do músculo frontal.

na formação das linhas horizontais. A transmissão da força muscular é influenciada pela espessura dos compartimentos adiposos subcutâneos superficiais da fronte, definidos recentemente por Cotofona et al. O músculo frontal é o único levantador da sobrancelha. Em alguns indivíduos, o movimento da fronte pode ser bidirecional, no qual a pele na parte superior da fronte apresenta movimento em direção caudal e a pele na parte inferior se move na direção cranial, convergindo na segunda linha horizontal da fronte. Essa linha foi denominada "linha de convergência" ou "linha C" em uma publicação recente (Figura 16.1 A e B). Em pacientes com movimento bidirecional do músculo frontal, os neuromoduladores devem ser evitados abaixo da linha C para minimizar o risco de ptose da sobrancelha.

A configuração exata das linhas horizontais da fronte varia conforme o arranjo das fibras musculares e a força da contração muscular. Por exemplo, alguns indivíduos exibem uma sobreposição considerável das fibras do frontal na linha média,

enquanto outros apresentam uma linha média fibrosa com poucas ou nenhuma fibra muscular, o que pode produzir linhas retas ou onduladas na fronte. Nos últimos anos, foi definida uma nova série de correlações anatômicas entre os padrões das fibras do músculo frontal e as linhas horizontais associadas na fronte (Figura 16.2).

> **Dica 3:** Em qualquer paciente com linhas horizontais profundas na fronte, considere a possibilidade de tratar inicialmente apenas os depressores da sobrancelha. Reavalie o paciente em 2 semanas para tratamento do frontal.

Posição da sobrancelha

> **Dica 4:** Ao realizar o tratamento do músculo frontal com neuromoduladores, deve-se priorizar a altura da sobrancelha em vez da forma da sobrancelha.

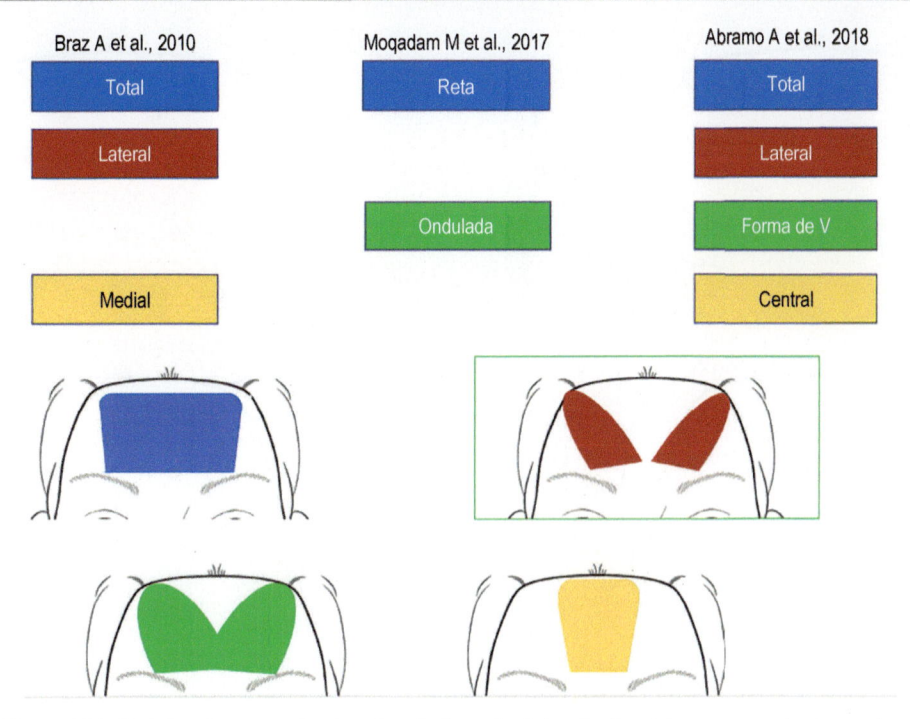

Figura 16.2 Padrões de contração do músculo frontal e linhas horizontais correspondentes na fronte.

Vídeo 16.1

A posição da sobrancelha depende da dinâmica entre o músculo frontal e os depressores da sobrancelha – prócero, corrugador do supercílio e depressor do supercílio (Vídeo 16.1). Muitas vezes, deve-se chegar a um meio-termo entre o tratamento das linhas horizontais e a manutenção da altura da sobrancelha. A recomendação dos autores consiste no tratamento conjunto dos depressores da sobrancelha ao mesmo tempo que o músculo frontal, ou, então, tratar primeiro os depressores da sobrancelha e reavaliar o paciente 2 semanas mais tarde para tratamento do músculo frontal.

Técnica de injeção

> **Dica 5:** Os mapas de grade para injeção de neuromoduladores, que fornecem um "guia" para tratamento de todos os pacientes, devem ser evitados na prática clínica de rotina. Mais precisamente, seu uso é indicado em estudos clínicos padronizados.

A toxina onabotulínica A (OnaBoNT-A; Botox®/Vistabel, Allergan Inc., Irvine, CA) é a única formulação de toxina botulínica A atualmente aprovada para fins cosméticos pela Food and Drug Administration (FDA) para injeção em linhas horizontais da fronte. O padrão de injeção específico encaminhado à FDA para aprovação corresponde a 20 U administradas em

Vídeo 16.2

cinco pontos (dois pontos na região superior da fronte e três pontos na linha média da fronte) na forma de um "M". Entretanto, na prática clínica podem ser usados mais locais de injeção, se necessário (Figura 16.3 A a D e Vídeo 16.2).

O padrão ideal para injeção da toxina botulínica tipo A no músculo frontal deve levar em conta não apenas a contração do músculo frontal e os padrões de linhas horizontais da fronte, mas também a idade do paciente e a altura basal da sobrancelha.

Vários padrões de injeção de toxina botulínica tipo A para linhas horizontais da fronte são descritos na literatura (ver Leitura Adicional). Injeções muito mediais podem causar uma expressão perplexa, injeções muito baixas e muito laterais podem produzir uma expressão de surpresa e injeções aplicadas de modo uniforme pela fronte podem resultar em um aspecto imóvel, excessivamente liso ou "congelado".

> **Dica 6:** A fotografia antes e após o tratamento com neuromoduladores é essencial para uma avaliação objetiva das alterações na posição da sobrancelha (Figura 16.4 A e B).

Posologia

> **Dica 7:** O objetivo do tratamento é determinar que proporção do músculo frontal deve ser visada, deixando uma quantidade de músculo não tratado suficiente para o paciente elevar as sobrancelhas.

As diretrizes de consenso iniciais sobre a posologia da toxina botulínica tipo A para linhas horizontais da fronte recomendavam de 10 a 20 U para mulheres e de 20 a 30 U para homens. Um estudo sobre o tratamento padronizado da fronte com cinco pontos de injeção na glabela e doses de 10 a 40 U de Botox® constatou que a elevação de toda a extensão da sobrancelha ocorria com a utilização de 20 U ou mais. A difusão do neuromodulador para as fibras mediais do músculo frontal que estão entremeadas aos músculos corrugadores também causou uma ação compensatória exagerada das fibras laterais do músculo frontal, provocando a elevação da sobrancelha. Esse achado é atribuído à "lei do ramo facial frontal de Hering", em que uma paralisia central do músculo frontal produz a elevação da porção lateral da sobrancelha em decorrência da inervação igual das fibras musculares.

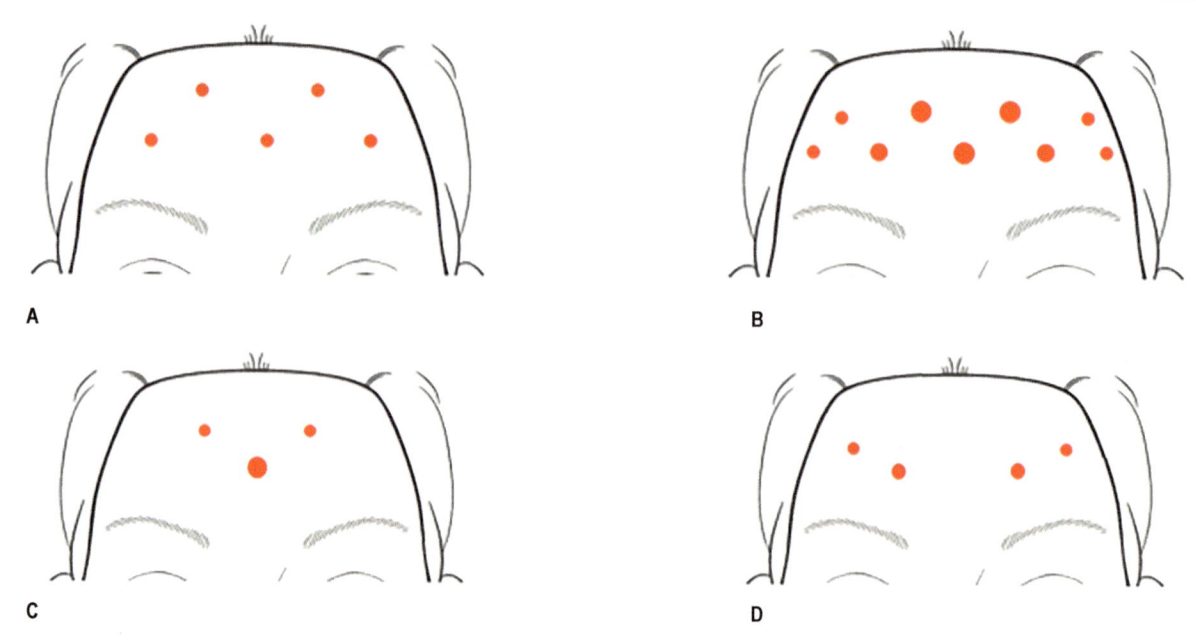

Figura 16.3 Padrões de injeção de neuromoduladores para tratamento de linhas horizontais da fronte (da esquerda para direita, de cima para baixo). **A.** Forma de M. **B.** Forma de duplo M. **C.** Forma de V. **D.** Apenas lateral.

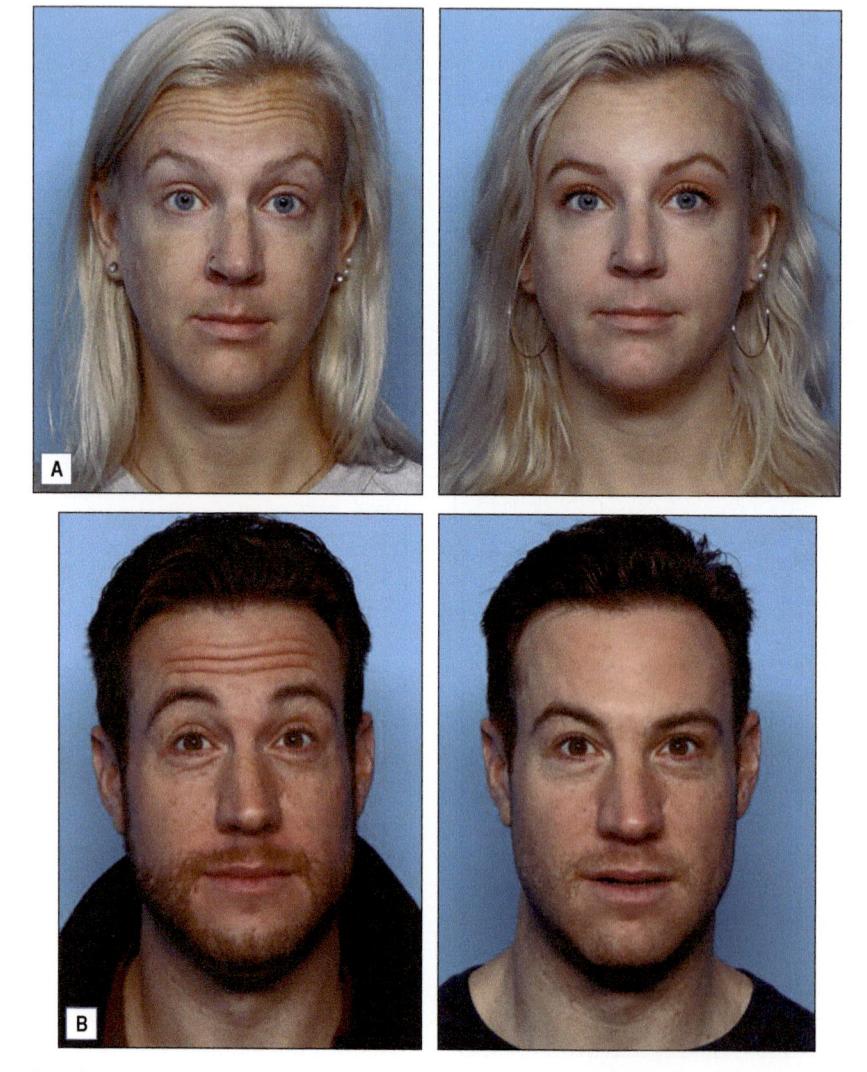

Figura 16.4 Fotografia pré e pós-tratamento com neuromoduladores de (**A**) uma paciente do sexo feminino e (**B**) um paciente do sexo masculino.

Os últimos anos, porém, vêm revelando uma tendência de diminuição da dose no músculo frontal. As diretrizes de consenso de 2016 recomendam de 8 a 25 U no tratamento de linhas horizontais da fronte. Os autores tipicamente começam com uma dose de 5 a 10 U para mulheres e 10 a 20 U para homens e, então, reavaliam o paciente no acompanhamento de 2 semanas antes de um tratamento adicional com toxina botulínica tipo A.

Profundidade da injeção

A profundidade em que o neuromodulador é aplicado não afeta a aparência da fronte. Em um estudo realizado com divisão da fronte em metades, que comparou a difusão da toxina onabotulínica A com a toxina abobotulínica A (AboBoNT-A; Dysport®/Ipsen Limited, Slough, Berkshire, Reino Unido), as injeções foram aplicadas em pontos intradérmicos ou intramusculares. Embora a área de difusão observada na fronte fosse maior no lado tratado com toxina abobotulínica A, o halo não foi afetado com a injeção intramuscular ou intradérmica. Um estudo com divisão da fronte em metades sobre a injeção de toxina abobotulínica A no plano supraperiosteal, profundamente ao músculo frontal, em comparação à injeção na camada adiposa superficial acima do músculo frontal, também não encontrou uma diferença estatística na intensidade das linhas horizontais da fronte em repouso. Outro estudo em pacientes que receberam toxina prabotulínica A por injeção intradérmica ou intramuscular constatou que a injeção intradérmica não produziu uma alteração significativa na posição da sobrancelha.

Resultados adversos

Como ocorre em qualquer procedimento estético, a injeção de neuromoduladores no músculo frontal não é isenta de possíveis riscos ou efeitos adversos. A difusão acidental de BoNT-A para o músculo levantador da pálpebra superior ou o peso excessivo do músculo frontal pode provocar ptose palpebral ou da sobrancelha, respectivamente. O risco de ptose da sobrancelha aumenta com a injeção direta na primeira ruga horizontal acima da sobrancelha. Por isso, é recomendável que todas as injeções sejam posicionadas 1 a 2 cm acima da margem da órbita.

A hiperelevação das fibras laterais do frontal após uma injeção de neuromodulador pode produzir uma sobrancelha de "Spock" ou sinal de "Mefisto" (Figura 16.5). Esse efeito é evitado

observando se as fibras do músculo frontal circundam a linha de fusão frontotemporal, pois isso pode prever o desenvolvimento de hiperelevação da porção lateral do músculo.

CONSIDERAÇÕES ESPECIAIS

Diferenças de gênero

A sobrancelha masculina tende a ser mais baixa, linearmente horizontal, estendendo-se inferiormente abaixo da margem superior da órbita, com um arqueamento mínimo da sobrancelha como resultado. A sobrancelha feminina, em contraste, tende a ser mais alta e mais arqueada, atingindo o pico na margem lateral da córnea. Apesar das diferenças entre as sobrancelhas masculina e feminina, nem sempre uma dose mais elevada de toxina botulínica tipo A é necessária para os homens. Em um estudo em homens tratados com 20 U de toxina onabotulínica A em comparação a placebo no fronte, as linhas estáticas e dinâmicas melhoraram em pelo menos 1 grau após o tratamento, um resultado mantido até o dia 180 pós-tratamento.

Pacientes transgêneros ou de gênero não binário

A forma da sobrancelha é uma parte importante da expressão de gênero. Tradicionalmente, acreditava-se que a feminilização da sobrancelha correspondia a uma sobrancelha de arco elevado e a masculinização a uma sobrancelha aplainada. Na verdade, porém, há muitas mulheres que preferem uma sobrancelha plana e homens que preferem uma sobrancelha arqueada. Pacientes transgêneros e de gênero não binário podem desejar uma sobrancelha plana ou arqueada, dependendo de sua expressão de gênero ou preferência. Uma abordagem delicada e apropriada consiste em perguntar ao indivíduo qual é sua preferência em relação à forma da sobrancelha antes do tratamento.

Diferenças étnicas

No passado, eram descritos formatos étnicos "típicos" de sobrancelhas. Contudo, a internacionalização atual dos ideais de beleza é tão grande que o formato da sobrancelha passou a ser uma preferência mais individual do que cultural.

CONCLUSÃO

Há um interesse cada vez maior na expressão da fronte e sobrancelha no período de covid-19 e coberturas faciais. Isso é acompanhado por uma recente compreensão do músculo frontal e seus padrões de contração. O tratamento das linhas horizontais da fronte com neuromoduladores não é um procedimento novo. Ele requer um equilíbrio entre a redução das linhas e a altura da sobrancelha, e requer uma abordagem individualizada. É incrivelmente importante perguntar quais são os objetivos estéticos dos pacientes antes do tratamento.

LEITURA ADICIONAL

Técnicas de Injeção Frontal

V-Shaped technique. Ascher, B., Talarico, S., Cassuto, D., Escobar, S., Hexsel, D., Jaén, P., et al. (2010). International consensus recommendations on the aesthetic usage of

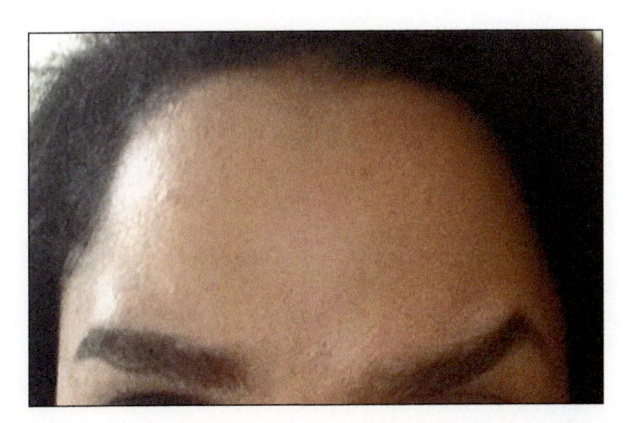

Figura 16.5 Hiperelevação da sobrancelha esquerda ou sinal de "Mefisto" após tratamento com toxina abobotulínica A na parte medial do músculo frontal.

botulinum toxin type A (Speywood Unit)—part I: Upper facial wrinkles. *Journal of the European Academy of Dermatology and Venereology, 24*(11), 1278–1284.

Microbotox technique. Wu, W. T. L. (2015). Microbotox of the lower face and neck: Evolution of a personal technique and its clinical effects. *Plastic and Reconstructive Surgery, 136*(Suppl. 5), 92S–100S.

Safe Zone technique. Ahn, B. K., Kim, Y. S., Kim, H. J., Rho, N. K., & Kim, H. S. (2013). Consensus re-commendations on the aesthetic usage of botulinum toxin type A in Asians. *Dermatologic Surgery, 39*(12), 1843–1860.

Modified Safe Zone technique. Zhang, X., Cai, L., Yang, M., Li, F., & Han, X. (2020). Botulinum toxin to treat horizontal forehead lines: A refined injection pattern accommodating the lower frontalis. *Aesthetic Surgery Journal, 40*(6), 668–678.

Microdroplet technique. Steinsapir, K. D., Rootman, D., Wulc, A., & Hwang, C. (2015). Cosmetic microdroplet botulinum toxin A forehead lift: A new treatment paradigm. *Ophthalmic Plastic and Reconstructive Surgery, 31*, 263–268.

One21 technique. de Sanctis Pecora C. (2020). One21: A novel, customizable injection protocol for treatment of the forehead with IncobotulinumtoxinA. *Clinical, Cosmetic and Investigational Dermatology, 13*, 127–136.

Outras Leituras

Abramo, A. C., Do Amaral, T. P., Lessio, B. P., & De Lima, G. A. (2016). Anatomy of forehead, glabellar, nasal and orbital muscles, and their correlation with distinctive patterns of skin lines on the upper third of the face: Reviewing concepts. *Aesthetic Plastic Surgery, 40*, 962–971.

Abramo, A. C. (2018). Muscle insertion and strength of the muscle contraction as guidelines to enhance duration of the botulinum toxin effect in the upper face. *Aesthetic Plastic Surgery, 42*(5), 1379–1387.

Ahn, B. K., Kim, Y. S., Kim, H. J., Rho, N. K., & Kim, H. S. (2013). Consensus recommendations on the aesthetic usage of botulinum toxin type A in Asians. *Dermatologic Surgery, 39*(12), 1843–1860.

Ascher, B., Talarico, S., Cassuto, D., Escobar, S., Hexsel, D., Jaén, P., et al. (2010). International consensus recommendations on the aesthetic usage of botulinum toxin type A (Speywood Unit) part I: Upper facial wrinkles. *Journal of the European Academy of Dermatology and Venereology, 24*(11), 1278–1284.

Braz, A. V., & Sakuma, T. H. (2010). Patterns of contraction of the frontalis muscle: A pilot study. *Surgical Cosmetic Dermatology, 2*(3), 191–194.

Carruthers, A., Carruthers, J. (2007). Eyebrow height after botulinum toxin type A to the glabella. *Dermatologic Surgery, 33*(1 Spec No.), S26–S31.

Carruthers, A., Carruthers, J., & Cohen, J. (2003). A prospective, double-blind, randomized, parallel- group, dose-ranging study of botulinum toxin type A in female subjects with horizontal forehead rhytides. *Dermatology Surgery, 29*, 461–467.

Carruthers, J., Fagien, S., Matarasso, S. L., & Botox Consensus Group. (2004). Consensus recommendations on the use of botulinum toxin type A in facial aesthetics. *Plastic and Reconstructive Surgery, 114*(Suppl. 6), 1S–22S.

Cotofana, S., Freytag, D. L., Frank, K., Sattler, S., Landau, M., Pavicic, T., et al. (2020). The bidirectional movement of the frontalis muscle: Introducing the line of convergence and its potential clinical relevance. *Plastic and Reconstructive Surgery, 145*(5), 1155–1162.

Cotofana, S., Mian, A., Sykes, J. M., Redka-Swoboda, W., Ladinger, A., Pavicic, T., et al. (2017). An update on the anatomy of the forehead compartments. *Plastic and Reconstructive Surgery, 139*(4), 864e–872e.

Darwin, C. (1965). *The expression of the emotions in man and animals* (pp. 176–177, 179, 195). University of Chicago Press.

Davidovic, K., Melnikov, D. V., Frank, K., Gavril, D., Green, J. B., Freytag, D. L., et al. (2020). To click or not to click—the importance of understanding the layers of the forehead when injecting neuromodulators—a clinical, prospective, interventional, split-face study. *Journal of Cosmetic Dermatology, 20*(5), 1385–1392.

de Almeida, A. R. T, Marques, E., de Almeida, J., Cunha, T., & Boraso, R. (2007). Pilot study comparing the diffusion of two formulations of botulinum toxin type A in patients with forehead hyperhidrosis. *Dermatologic Surgery, 33*, S37–S43.

de Sanctis Pecora, C. (2020). One21: A novel, customizable injection protocol for treatment of the forehead with IncobotulinumtoxinA. *Clinical, Cosmetic and Investigational Dermatology, 13*, 127–136.

El-Domyati, M., Medhat, W., Abdel-Wahab, H. M., Moftah, N. H., Nasif, G. A., & Hosam, W. (2014). Forehead wrinkles: A histological and immunohistochemical evaluation. *Journal of Cosmetic Dermatology, 13*, 188–194.

Frank, K., Freytag, D. L., Schenck, T. L., Green, J. B., Trovato, A., Barade, H., et al. (2019). Relationship between forehead motion and the shape of forehead lines—A 3D skin displacement vector analysis. *Journal of Cosmetic Dermatology, 18*, 1224–1229.

Keaney, T. C., Cavallini, M., Leys, C., Rossi, A., Drinkwater, A., & Manson Brown, S. (2020). Efficacy, patient-reported outcomes, and safety in male subjects treated with OnabotulinumtoxinA for improvement of moderate to severe horizontal forehead lines. *Dermatologic Surgery, 46*(2), 229–239.

Kim, Y. J., Lim, O. K., & Choi, W. J. (2020). Are there differences between intradermal and intramuscular injections of botulinum toxin on the forehead? *Dermatologic Surgery, 46*(12), e126–e131.

Monheit, G. (2015). Neurotoxins: Current concepts in cosmetic use on the face and neck—Upper face (glabella, forehead, and crow's feet). *Plastic and Reconstructive Surgery, 136*(Suppl. 5), 72S–75S.

Moqadam, M., Frank, K., & Handayan, C. (2017). Understanding the shape and strength of the forehead lines. *Journal of Cosmetic Dermatology, 16*(5), 611–617.

Prevot, M., Thomet, C., Cornette de Saint-Cyr, B., Marchac, A., & Delay, E. (2017). Le rajeunissement du front [Forehead rejuvenation]. *Annales de Chirurgie Plastique et Esthetique, 62*(5), 406–423.

Sadr, J., Jarudi, I., & Sinha, P. (2003). The role of eyebrows in face recognition. *Perception, 32*, 285–293.

Sedgh, J. (2018). The aesthetics of the upper face and brow: Male and female differences. *Facial Plastic Surgery, 34*(2), 114–118.

Steinsapir, K. D., Rootman, D., Wulc, A., & Hwang, C. (2015). Cosmetic microdroplet botulinum toxin A forehead lift: A new treatment paradigm. *Ophthalmic Plastic and Reconstructive Surgery, 31*(4), 263–268.

Sundaram, H., Signorini, M., Liew, S., Trindade de Almeida, A. R., Wu, Y., Vieira Braz, A., et al. (2016). Global aesthetics consensus: Botulinum toxin type A–Evidence-based review, emerging concepts, and consensus recommendations for aesthetic use, including updates on complications. *Plastic and Reconstructive Surgery, 137*(3), 518e–529e.

Sykes, J. M., Cotofana, S., Trevidic, P., Solish, N., Carruthers, J., Carruthers, A., et al. (2015). Upper face: Clinical anatomy and regional approaches with injectable fillers. *Plastic and Reconstructive Surgery, 136*(Suppl. 5), 204S–218S.

Warren, R. J. Forehead rejuvenation. In Plastic Surgery: Volume 2: Aesthetic Surgery. 4th edition (pp. 273–287). 2018, Elsevier Inc. NY, NY.

Wu, W. T. L. (2015). Microbotox of the lower face and neck: Evolution of a personal technique and its clinical effects. *Plastic and Reconstructive Surgery, 136*(Suppl. 5), 92S–100S.

Zhang, X., Cai, L., Yang, M., Li, F., & Han, X. (2020). Botulinum toxin to treat horizontal forehead lines: A refined injection pattern accommodating the lower frontalis. *Aesthetic Surgery Journal, 40*(6), 668–678.

17

Modelagem da Sobrancelha e da Porção Superior da Face (Abertura Palpebral) com Neuromoduladores

Greg J. Goodman, Aakriti Gupta e Peter P. Callan

REGIÃO PERIORBITAL

Introdução

Os olhos e a área periorbital constituem uma região complexa, composta de muitas partes que contribuem para a atratividade dos traços faciais.

Uma parte dessa área é a sobrancelha. A sobrancelha é a porta de entrada para a área dos olhos, dominando a porção superior da face. É uma característica de beleza fundamental que dá origem a toda uma indústria voltada para as sobrancelhas. Entretanto, é difícil compreender como a sobrancelha adquiriu um papel tão proeminente em nossa avaliação da aparência.

Espectro de gênero da sobrancelha

Parte da resposta pode estar em sua função no dimorfismo sexual. Embora as sobrancelhas femininas possam assumir diversos formatos, em geral, ela pode ser contrastada com o padrão mais plano da sobrancelha masculina.

A sobrancelha feminina pode apresentar várias formas e algumas não são tão ideais:

- Sobrancelhas triangulares, excessivamente arqueadas, horizontais ou descendentes geralmente representam formatos menos desejáveis para mulheres.

Embora a moda possa determinar em parte o tipo de sobrancelha mais favorável, seja raspada, tatuada ou cheia, a forma preferida da sobrancelha representa um exercício relativamente matemático, como boa parte da beleza.

Beleza masculina e feminina, forma e preenchimento das sobrancelhas

Em mulheres, idealmente, a sobrancelha deve começar na parte interna no olho, mais alinhada com a raiz do nariz, e subir em linha reta em um ângulo de aproximadamente 20°, do início ao ápice. O ápice deve estar localizado cerca de 2/3 ao longo da sobrancelha, em um ponto imediatamente exterior à parte externa da íris. Um método usado para definir esse ponto com precisão razoável para modelagem da sobrancelha consiste em traçar uma linha passando pela íris, do ponto lateral da narina até a sobrancelha, para definir seu ponto mais alto. A extremidade da sobrancelha deve estar situada em uma linha semelhante, da narina até o canto externo do olho e terminando na sobrancelha, supondo que as narinas tenham uma largura padrão (Vídeo 17.1).

▶ Vídeo 17.1

Na borda medial da sobrancelha, linhas pela contração crônica da fronte podem fazer a pessoa parecer apreensiva, irritada, tensa e preocupada, e produzir uma expressão grave à face. Isso ocorre pela ação de três fatores principais. Estes são, em ordem de importância: tensão, queda da sobrancelha com o aumento da idade e hábitos desenvolvidos na mímica durante a fala.

A tensão ou ansiedade pode fazer com que muitas pessoas constantemente preocupadas apresentem uma sobrancelha de aspecto continuamente contraído. Mesmo que não sejam tensas por natureza, elas transmitem essa emoção aos outros. O contágio emocional é um fenômeno pelo qual uma pessoa de aspecto tenso, irritado e preocupado, com a testa contraída em seu estado natural, comunica essa emoção a outros, que têm maior probabilidade de contrair a testa para ela em resposta, tornando a interação potencialmente problemática. O oposto também é verdadeiro e a remoção desse aspecto pesado tranquiliza o paciente, fazendo com que se sinta mais feliz de um modo geral e tornando a interação com os outros possivelmente mais agradável.

A parte lateral da sobrancelha exibe emoções como surpresa, interesse ou satisfação.

A natureza sutil das expressões criadas pela movimentação da parte lateral da sobrancelha, em especial em uma única sobrancelha, pode demonstrar interesse no que outra pessoa está dizendo ou uma descrença. A elevação de uma ou das duas sobrancelhas na fala cotidiana pode ser habitual e desconcertante ou surgir apenas para destacar pontos importantes.

Em razão da importância que as sobrancelhas expressam na comunicação não verbal (Figura 17.1), temos grande responsabilidade de alterar sua função com neuromoduladores e sua posição com preenchedores e dispositivos de base energética (do inglês *energy-based devices*). O "congelamento" do complexo da sobrancelha pode não ser vantajoso para os pacientes.

A posição e a forma das sobrancelhas e pálpebras, incluindo a região periorbital, são determinadas por cinco fatores principais, dos quais quatro podem ser afetados por uma combinação de herança genética, impacto ambiental e movimento voluntário e involuntário.

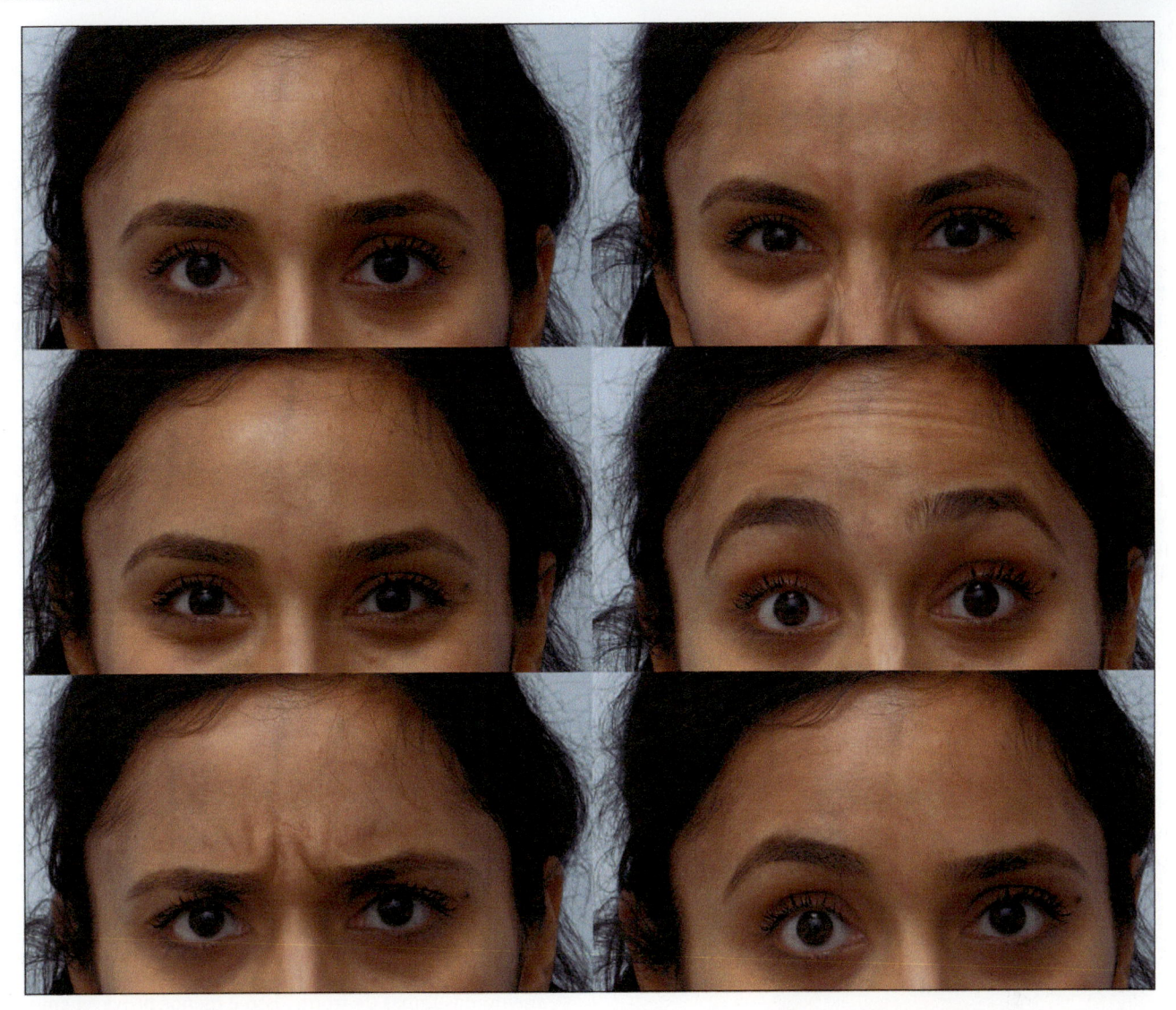

Figura 17.1 Expressões não verbais de interesse neutro, raiva, alegria, surpresa, medo e incerteza ou descrença, ilustradas por alterações na sobrancelha e musculatura vizinha.

Os **músculos** que afetam a forma e a posição da sobrancelha e da pálpebra são o frontal, o orbicular do olho, o corrugador, o prócero, o abaixador do supercílio, o levantador da pálpebra superior, o músculo tarsal superior (músculo de Müller) e os retratores da pálpebra inferior. O conhecimento das inserções e ações desses músculos é importante para o profissional durante a injeção de neurotoxina botulínica. Outro fator que afeta a forma e a posição da sobrancelha consiste no **volume** e na **morfologia** dos tecidos subjacentes, incluindo os ossos. O **tônus ou a resistência** dos tecidos é extremamente importante, assim como a **área ou extensão** de pele. Todos esses aspectos podem ser afetados não apenas por fatores genéticos e ambientais, incluindo trauma, mas também por intervenções cirúrgicas e não cirúrgicas. Por fim, a **gravidade** é uma força contra a qual todos os fatores mencionados devem atuar. Desequilíbrios surgem quando observamos esses fatores em conjunto. Por exemplo, uma sobrancelha medial elevada normalmente é um sinal de envelhecimento e costuma ser causada por uma tentativa do músculo frontal de elevar toda a sobrancelha para afastar sua porção lateral ptótica da pálpebra superior.

PONTOS-CHAVE

1. Existem muitos atributos emocionais na estrutura das sobrancelhas
2. Mesmo em uma posição estática, as sobrancelhas ainda podem indicar atributos emocionais. Sobrancelhas planas podem comunicar uma aparência melancólica ou cansada; um arco elevado, surpresa, enquanto uma posição descendente da sobrancelha pode transmitir preocupação intensa
3. Podemos alterar negativamente os atributos emocionais da sobrancelha de forma significativa, deixando-a mais plana ou prejudicando a expressão de raiva, interesse, descrença e dúvida ao induzir uma face monótona e inexpressiva.

Intervenções terapêuticas injetáveis não cirúrgicas

Toxina botulínica

As intervenções não cirúrgicas podem afetar os músculos (neurotoxinas e preenchedores), o volume (preenchedores), a resistência da pele e tecidos (preenchedores e aparelhos como *laser*, ultrassom e radiofrequência) e a área ou extensão (ao afetar a contração muscular com neurotoxina ou obter a retração dos tecidos com aparelhos).

A toxina botulínica constitui o tratamento mais previsível, seguro e não invasivo para a porção superior da face. A sobrancelha é um ponto central dos efeitos desse agente. O conhecimento da musculatura periorbital é essencial para otimizar o tratamento (Figura 17.2).

O tratamento com esse agente, para afetar a posição da sobrancelha, depende de muitos fatores, incluindo idade, gênero, posição inicial da sobrancelha, dermatocalasia na pálpebra superior e desejo de correção ou apenas estabilização da sobrancelha.

O efeito da toxina botulínica é matemático. A injeção de neurotoxina nos músculos provoca um enfraquecimento gradual, levando-os à paralisia completa, alterando o equilíbrio da contração em favor dos músculos que estão menos ou não afetados, do tônus natural do tecido e da ação da gravidade. Isso pode ser compreendido com facilidade no caso de músculos que sejam antagonistas diretos, mas há outras duas circunstâncias que são menos aparentes.

A primeira é observada quando não há um antagonista aparente e ocorre um relaxamento puro, como no músculo corrugador ou em fibras isoladas do orbicular, de modo que a posição final após a injeção é mais dependente do tônus tissular e da gravidade.

A segunda ocorre em esfíncteres. Os músculos que agem como esfíncter, como o orbicular do olho, puxam tudo o que estiver ligado a eles para o centro da forma que definem. Portanto, um músculo orbicular do olho com função normal puxa toda a sobrancelha para baixo na direção do olho, auxiliado medialmente por sua porção espessa (abaixador do supercílio) e, em menor grau, pelos músculos corrugador do supercílio e prócero. Essa ação depressora é antagonizada pelo músculo frontal. O que acontece se o esfíncter estiver parcialmente enfraquecido? O esfíncter não consegue se fechar de modo adequado naquela área, produzindo um "escape" naquela parte do esfíncter. Por exemplo, um "escape" superolateral no esfíncter pode permitir uma elevação mais adequada da cauda da sobrancelha pelo músculo frontal que não enfrenta oposição (Figura 17.3).

Contudo, essa teórica "elevação lateral da sobrancelha" pode ser impedida. Em pacientes mais jovens com um bom tônus tissular e sobrancelha bem-posicionada em repouso sem muita necessidade de uso, e com a pele e o tecido subcutâneo adequadamente fixados ao músculo, a sobrancelha pode levantar. No entanto, em pacientes mais velhos que dependem do músculo frontal para levantar a sobrancelha e a pálpebra com excesso de pele e tecido subcutâneo sobre o campo visual, ou que têm um braço de alavanca longo, o frontal pode já não estar sofrendo oposição por conta do relaxamento do músculo orbicular e a contração máxima do frontal não provocará alteração.

Na maioria das vezes, a toxina botulínica é usada para intensificar a elevação lateral das sobrancelhas, ao mesmo tempo mantendo ou abaixando a posição medial da sobrancelha.

Exemplos de casos

Caso 1

Um paciente jovem, com posição da sobrancelha adequada, deseja tratar apenas as linhas da glabela e da fronte (Figura 17.4 A a C).

Nesse caso, a sobrancelha deve ser discutida, já que o tratamento das linhas da glabela e da fronte pode envolver alterações do formato da sobrancelha.

Essas alterações podem incluir:

a. Ptose não intencional da sobrancelha resultante do tratamento das linhas da fronte. Isso é menos provável em um paciente jovem com posição estável da sobrancelha. Contudo, o tratamento excessivo da fronte pode produzir uma sensação de peso, pois a paresia do músculo frontal pode provocar um aspecto de peso mesmo na ausência de uma alteração objetiva. (Um padrão de administração típico é mostrado na Figura 17.4 B.)

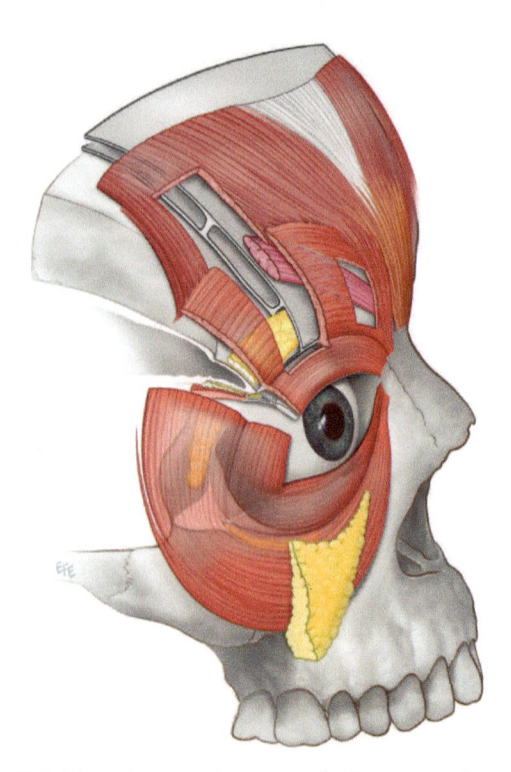

Figura 17.2 Músculos que afetam as pálpebras e as sobrancelhas. Também são mostrados os coxins adiposos retro-orbicular (ROOF) e suborbicular (SOOF), o coxim adiposo malar e a gordura pré-aponeurótica.

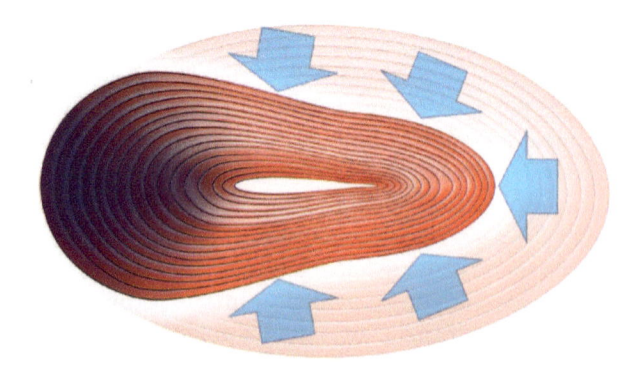

Figura 17.3 A neurotoxina no esfíncter provoca um escape naquela parte do esfíncter. Observe que isso ocorre em três dimensões; portanto, além de impedir o fechamento do esfíncter, isso também permite que ocorra uma protuberância deste em direção anterior ou descendente (em razão do efeito da gravidade ou da pressão infraorbital).

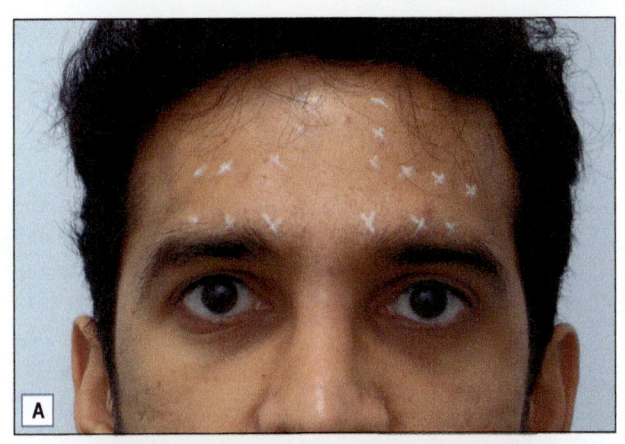

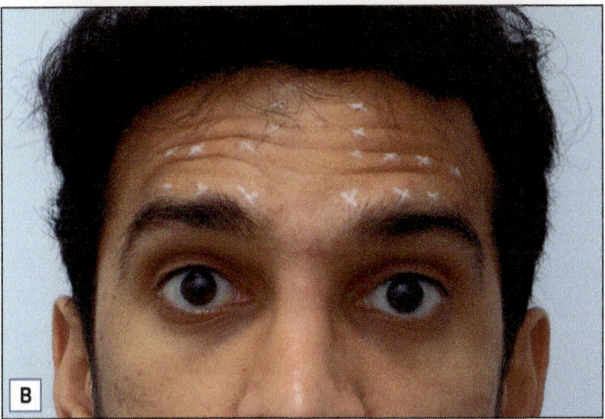

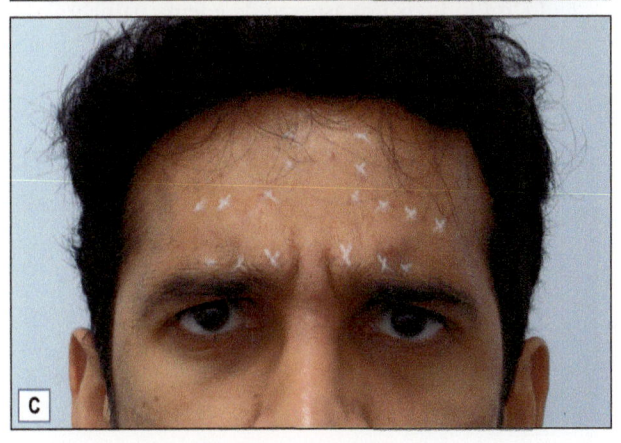

Figura 17.4 Injeção de neuromoduladores em um paciente para linhas da fronte e glabela. Grande parte da atividade muscular do frontal ocorre na parte inferior da fronte. Plano de injeção na fronte para linhas glabelares e proteção da posição das sobrancelhas em repouso (**A**), com injeção em um paciente com linhas da fronte em posição baixa utilizando o padrão na fronte (**B**) e ilustrando o posicionamento dos pontos de injeção para o músculo corrugador do supercílio logo acima da sobrancelha (**C**).

b. Padrões terapêuticos inadequados, especialmente no tratamento da glabela, podem produzir uma alteração da sobrancelha com aspecto de Mefistófeles ou Spock, que consiste em uma depressão medial da sobrancelha com elevação lateral extrema. Isso tem um contexto histórico. Quando a toxina botulínica estava sendo investigada para uso na glabela nas décadas de 1980 e 1990, havia preocupação com a frequência de ptose palpebral decorrente de seu uso. Acreditava-se que era importante elevar a altura das

injeções acima da sobrancelha. Foi sugerida a injeção 1 cm acima da sobrancelha medialmente, no ápice do músculo corrugador do supercílio, e também 1 cm abaixo da sobrancelha em um ponto mais lateral no corpo e na cauda do corrugador. Isso era aconselhado para reduzir a frequência de ptose palpebral. Infelizmente, esse padrão tinha o efeito de causar injeção na parte medial do músculo frontal e paresia, uma vez que ele era o principal músculo visado. As injeções apresentavam difusão e exerciam impacto no corrugador, mas não de modo tão dirigido. As injeções realizadas desse modo (Vídeo 17.2) tendiam  ▶ Vídeo 17.2 a abaixar a porção medial da sobrancelha por conta de seu efeito sobre o músculo frontal e do processo de recrutamento muscular e elevação da parte lateral da sobrancelha, induzindo o aspecto diabólico de Mefistófeles mesmo em repouso, mas especialmente durante a tentativa de elevar a sobrancelha. Esse problema pode ser evitado com a diminuição da altura dos pontos de injeção (Figura 17.4 C), mas isso deve ser realizado com cuidado e levando em conta a anatomia do corrugador. O músculo corrugador do supercílio tem origem na extremidade medial do arco do supercílio no osso frontal e em fibras do músculo orbicular do olho, e insere-se em múltiplas lâminas na pele logo acima da sobrancelha. Suas inserções são visíveis como pequenas depressões. Para tratar esse músculo com toxina botulínica, deve ser feita uma injeção mais profunda usando uma dose mais alta no ápice do corrugador na borda medial da sobrancelha, onde o músculo tem origem no osso, movendo-se gradualmente em direção lateral e mais superficial, usando uma dose mais baixa, na direção das inserções cutâneas. Com esses cuidados, a injeção em um ponto baixo na sobrancelha afetará o músculo corrugador do supercílio do modo correto ao longo de sua extensão, enfraquecendo o músculo isoladamente e poupando a porção medial do músculo frontal, sem o risco de uma injeção inadvertida no levantador da pálpebra e de ptose palpebral.

Caso 2

Em uma mulher mais velha com sobrancelhas assimétricas ou múltiplos padrões de linhas na fronte, é imperativo pesquisar a causa dessa assimetria antes de iniciar o tratamento. Uma ptose incipiente pode estar presente com uma elevação mais acentuada ou assimétrica da sobrancelha, acompanhada pela formação de rugas na fronte e, muitas vezes, uma prega palpebral alta. O exame deve incluir uma avaliação comparativa da abertura palpebral sugestiva de queda da pálpebra superior ou a presença ou ausência de uma deformidade em *A-frame*, que consiste em maior exposição da pálpebra superior na presença de deiscência da aponeurose do levantador em suas inserções distais. Esse padrão em *A-frame* pode ser preenchido, mas requer uma habilidade considerável (Figura 17.5). Uma paciente que depende da fronte para ação de elevação na presença de uma deiscência do músculo levantador da pálpebra não deve receber injeções na fronte, pois depende dessa estrutura para compensar uma ptose palpebral progressiva (Figura 17.5 e Vídeo 17.2).

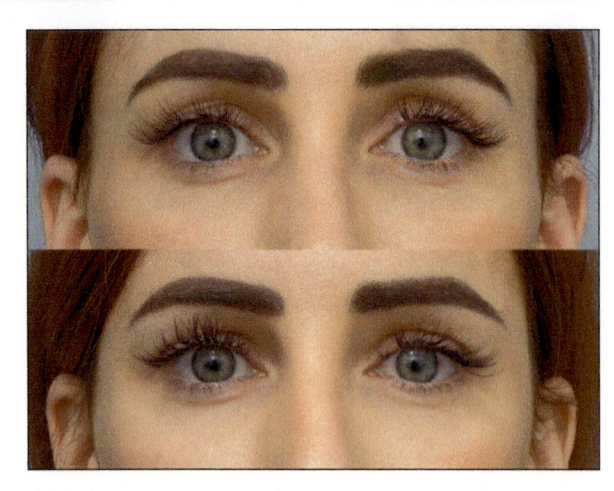

Figura 17.5 Deformidade em *A-frame* da pálpebra superior, produzindo um afundamento na pálpebra superior. Após tratamento com preenchedor, na fotografia inferior.

Preenchedores de tecido

O preenchedor melhora a forma e pode também aumentar a resistência tissular. A injeção de uma quantidade de preenchedor pode melhorar a firmeza dos tecidos periorbitais. Isso pode fazer com que os músculos atuem, ao mesmo tempo diminuindo o colapso e o enrugamento dos tecidos vizinhos. Essa propriedade pode ser usada com muita eficiência para diminuir o efeito de enrugamento indesejável da pele, enquanto permite sua contração normal.

A forma assumida pelo preenchedor nem sempre é tão previsível quanto se supõe. Embora a dureza e a coesividade do gel possam ser qualidades *in vitro* úteis que devem ser conhecidas, o comportamento *in vivo* depende muito do tecido no qual ele é injetado e o modo como esse preenchedor é limitado pelos tecidos. Na maioria das vezes, "o que você vê, é o que você consegue com o preenchedor" é uma propriedade útil desse tratamento.

Os conceitos de *lifting* ou "pontos de adesão" são anunciados, às vezes, como propriedades dos preenchedores. Sem dúvida, o aumento do volume em algumas áreas acentua a curvatura dos tecidos sobrejacentes, incluindo a pele, o que muitas vezes é chamado "efeito em alça de balde". Em termos matemáticos, a maior distância que a pele precisa percorrer produz uma elevação mínima, exceto com a injeção de volumes muito grandes, o que geralmente só acontece durante o preenchimento de concavidades, e esse efeito é neutralizado quando passamos de côncavo para convexo. Além disso, quanto mais superficial for o local de aplicação do preenchedor de tecido, maior será o efeito da gravidade sobre o braço de alavanca do tecido e do preenchedor contido, podendo causar seu afundamento. Quanto mais profunda for a aplicação do preenchedor, menor será a ocorrência desse efeito no braço de alavanca em razão da resistência oferecida pela inserção do tecido no periósteo.

Na região da pálpebra e sobrancelha, essa proporção é aparente quando há um aumento da largura da sobrancelha com a adição de um preenchedor lateralmente, trazendo a parte lateral da sobrancelha para cima e, desse modo, endireitando sua curvatura. Isso amplia a largura (ou o comprimento) ao intensificar a representação da sobrancelha no plano coronal.

Os preenchedores de tecido, geralmente ácido hialurônico (AH), podem ser injetados para alterar a sobrancelha e as estruturas de suporte de várias maneiras.

1. A sobrancelha tem um volume tridimensional. Esse volume é especialmente evidente na região lateral, em que a convexidade idealmente se manifesta nas mulheres como um leve reflexo mais ou menos centralizado sob os pelos da sobrancelha, mas originado delicadamente em um ponto cerca de 0,5 a 1 cm acima da sobrancelha e afunilando-se de forma gradual, atingindo o pico no arco da sobrancelha. Profissionais especialistas em beleza sugerem que a região logo abaixo do ápice da sobrancelha seja realçada com maquiagem para simular um efeito luminoso. Se esse volume estiver ausente em decorrência de idade ou genética, os tecidos podem não ter suporte suficiente para manter a forma ou posição da sobrancelha. Isso pode ser tratado pela injeção de preenchedor por cânula ou agulha em um plano profundo no ápice da sobrancelha, a aproximadamente 2/3 da extensão da sobrancelha e alinhado com o limite lateral da íris do olho. Deve-se prestar atenção para garantir que o realce (ápice do preenchedor) fique situado sob a porção lateral da sobrancelha (Figura 17.6). Alguns autores sugerem uma abordagem de múltiplas camadas, superficiais e mais profundas, embora o excesso de preenchimento superficial possa aumentar o peso e abaixar a sobrancelha, como já mencionado, ou induzir um aspecto de edema palpebral. Um preenchedor de G-prime moderado é considerado melhor para essa aplicação.

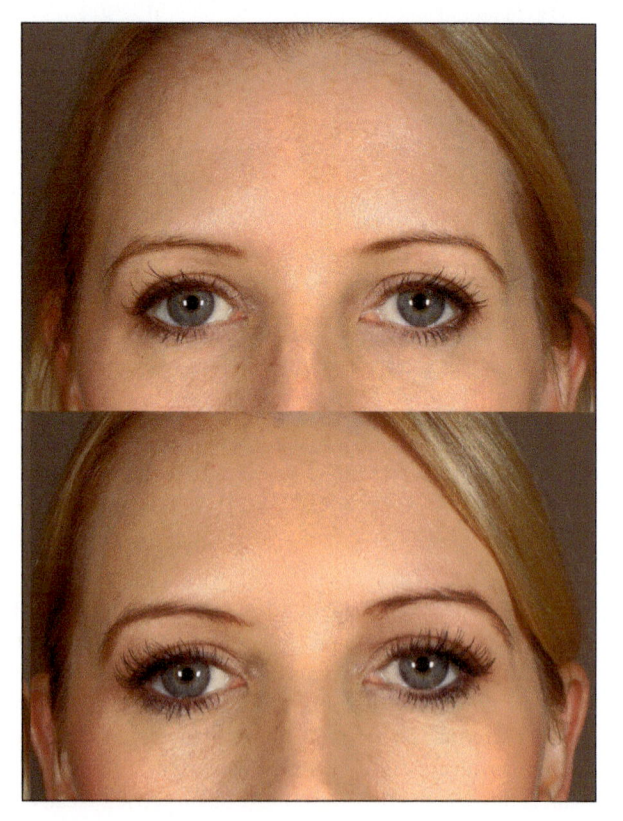

Figura 17.6 Posição da sobrancelha antes e depois da injeção de preenchedor nas têmporas, na fronte e na sobrancelha.

A convexidade da sobrancelha começa a cerca de 1/3 da extensão da sobrancelha, em um alinhamento aproximado com o limbo medial da íris. No terço medial, há uma concavidade. Essa região não deve receber injeções de preenchedor como rotina (exceto se uma deformidade em *A-frame* exigir uma injeção).

2. A maioria das autoridades acredita que neuromoduladores devem ser usados em conjunto com os preenchedores para realmente alterar a posição da sobrancelha. As fibras laterais superiores do músculo orbicular do olho devem ser tratadas com neuromoduladores cerca de 2 semanas antes dos preenchedores ou imediatamente após a implantação do preenchedor. A injeção de neuromoduladores imediatamente antes dos preenchedores pode impelir acidentalmente os neuromoduladores para músculos não desejáveis.

3. A fotografia é essencial.

O efeito exibido por toxinas e preenchedores só pode ser visualizado com uma fotografia perfeita.

As toxinas e os preenchedores representam uma enorme parte da Medicina Estética e merecem a melhor fotografia para demonstrar os resultados. Convencer os pacientes de que houve algum resultado, se não puderem observá-lo por si só, não é uma boa prática da Medicina.

PONTOS-CHAVE

1. A elevação das sobrancelhas por cirurgia e uso de fios pode ser usada para elevá-las em casos de ptose verdadeira da sobrancelha
2. Dispositivos de base energética também são úteis para elevar as sobrancelhas
3. A toxina botulínica é especialmente útil na sobrancelha e ao seu redor por conta da facilidade de administração, precisão do uso e ausência de reações adversas graves. Contudo, o uso incorreto desse agente é responsável por muitas alterações indesejáveis na forma da sobrancelha
4. Os preenchedores de tecido podem ser usados para repor uma depleção do volume da sobrancelha decorrente do envelhecimento ou das estruturas vizinhas de suporte da fronte e têmporas
5. Os preenchedores de tecido frequentemente são usados em combinação com a toxina botulínica para otimizar a aparência e a posição da sobrancelha
6. A fotografia inadequada constitui uma prática médica inadequada.

ABERTURA PALPEBRAL

Definição e introdução

A abertura palpebral consiste na proporção do olho que é aparente como resultado da anatomia óssea orbital do entorno, volume orbital interno, integridade das pálpebras e seu sistema muscular e de suporte dos ligamentos do tarso. Ela é influenciada pela quantidade relativa de tecidos moles, adiposos e cutâneos periorbitais associados.

Os olhos atraem mais nossa atenção visual durante uma conversa ou a uma distância mais próxima. Olhar uma pessoa nos olhos é considerado cordial e intenso em muitas culturas, o que ressalta a importância dos olhos em um contexto social.

A abertura palpebral, emoldurada pelas pálpebras superior e inferior, constitui uma região de grande importância funcional, assim como cosmética.

A. Problemas da pálpebra superior

Ptose palpebral

Tratamento cirúrgico da ptose palpebral. Embora geralmente a cirurgia seja necessária para problemas mais significativos da região palpebral, este capítulo enfoca o uso de neuromoduladores e preenchedores de tecido como estratégias de manejo alternativas (Figura 17.7).

Neuromoduladores

Prevenção da ptose palpebral em injeções de neuromoduladores. O desenvolvimento de ptose palpebral com injeções de toxina botulínica durante o tratamento de linhas da glabela e da fronte pode ser prevenido por uma técnica de injeção cuidadosa, descrita anteriormente, durante a injeção no complexo do músculo corrugador.

Correção da ptose palpebral com injeção de neuromodulador. A ptose palpebral secundária a injeções de toxina botulínica pode persistir por toda a duração do efeito do tratamento, mas geralmente desaparece dentro de 3 a 4 semanas.

As opções para manejo de uma ptose da pálpebra superior secundária a injeções de toxina botulínica incluem:

A) Colírio de apraclonidina (0,5%): 1 a 2 gotas 3 vezes/dia. A apraclonidina é um agonista α_2-adrenérgico usado para controle de glaucoma. Nesse contexto, seu uso provoca a contração do músculo de Müller (músculo tarsal superior)

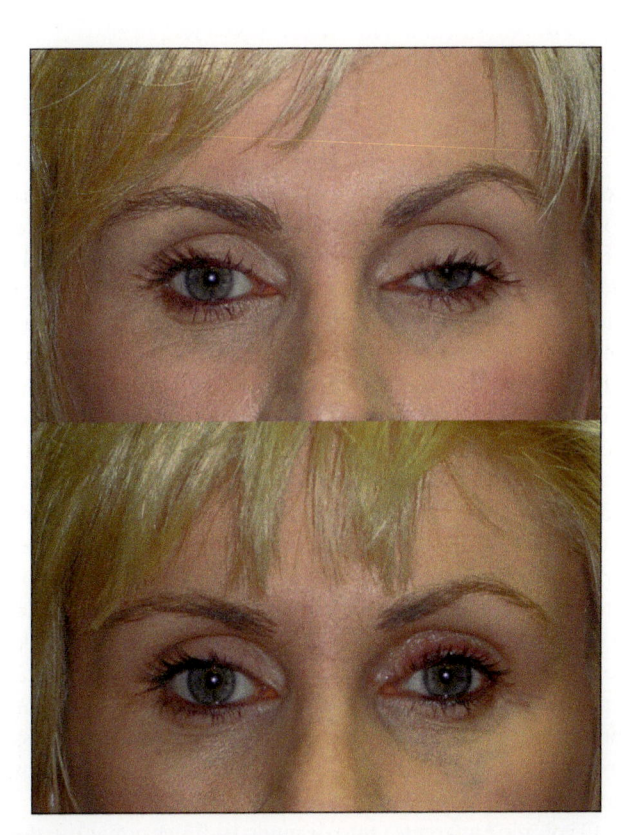

Figura 17.7 A ptose unilateral à esquerda causa uma elevação reflexa da sobrancelha no mesmo lado. Após a correção cirúrgica da ptose, a sobrancelha volta a uma posição mais normal (embora, muitas vezes, não completamente).

e pode provocar uma elevação da pálpebra superior de 1 a 2 mm. A oximetazolina foi aprovada recentemente pela FDA para uso em ptose palpebral.

B) Injeções de toxina botulínica: BoNT-A pode ser injetada no plano subdérmico, nas extremidades medial e lateral da pálpebra superior, imediatamente acima da linha dos cílios. Tipicamente, é necessária 0,5 a 1 U para corrigir a ptose palpebral. O objetivo é reduzir a força do músculo orbicular do olho e reduzir a oposição às ações dos músculos tarsal superior e levantador da pálpebra.

C) Brometo de piridostigmina oral, 60 mg 3 a 4 vezes/dia: esse é um agente anticolinesterase que inibe a decomposição da acetilcolina, consequentemente superando, em parte, a ação da toxina botulínica na junção neuromuscular. Os possíveis efeitos adversos incluem visão borrada, náuseas, vômito, diarreia e sialorreia.

Lagoftalmo

Neuromoduladores. Lagoftalmo, definido como a incapacidade de fechar completamente a pálpebra, pode ser o resultado de uma paralisia facial periférica. Nesse contexto, a toxina botulínica pode ser eficaz para induzir uma ptose protetora com o objetivo de reduzir complicações na córnea decorrentes da exposição da superfície ocular. O objetivo é atingir o músculo levantador da pálpebra superior. Uma técnica relatada envolve a injeção de 7,5 U de BoNT-A na pálpebra superior, adjacente ao ponto médio da margem superior da órbita. A agulha é colocada até penetrar no septo orbital e a BoNT-A é injetada em um ponto adjacente ao músculo levantador da pálpebra superior.

B. Problemas da pálpebra inferior

Ectrópio

Preenchedores de tecido. Embora o ectrópio palpebral com frequência seja tratado cirurgicamente, preenchedores de AH podem oferecer uma alternativa e evitar os possíveis riscos da cirurgia palpebral. O uso de preenchedores de tecido foi relatado tanto para correção de ectrópio involucional quanto cicatricial. O ectrópio involucional constitui a forma mais comum e é caracterizado por frouxidão horizontal da pálpebra, resultante de uma degeneração relacionada à idade dos tendões cantais medial e lateral. O ectrópio cicatricial é decorrente da cicatrização da pálpebra inferior secundária a uma lesão traumática ou ulcerações. Injeções seriadas de pequenas doses de 0,3 a 0,4 mℓ de AH na pálpebra inferior podem corrigir o ectrópio de modo eficaz, permitindo o tratamento gradual até o grau de correção desejado. O AH deve ser injetado nas porções lateral e medial da pálpebra inferior, abaixo da margem ciliar. O plano de injeção desejado está abaixo do músculo orbicular do olho. Embora, em geral, esta seja considerada uma solução a curto prazo, existem algumas evidências de que o estiramento mecânico do tecido palpebral pelo preenchedor de AH possa promover neocolagênese e subsequentemente induzir uma correção do ectrópio em prazo mais longo.

O volume é aparente tanto de modo tridimensional, quando a proeminência do arco zigomático se torna mais saliente, quanto bidimensional com um aumento da largura (e, algumas vezes, da altura ou profundidade). A projeção da proeminência

zigomática é importante para fornecer sustentação à pálpebra inferior e a ausência de projeção nessa área e na face média é chamada "vetor negativo". Pacientes com vetor negativo e tônus inadequado na pálpebra inferior apresentam grande propensão ao ectrópio da pálpebra inferior após manobras cirúrgicas ou se houver paralisia do músculo orbicular do olho (Figura 17.8).

O tônus palpebral inadequado observado no processo do envelhecimento pode contraindicar o uso de neuromoduladores nessa região, o que poderia enfraquecer o suporte proporcionado pelo músculo orbicular do olho enfraquecendo ainda mais a sustentação da pálpebra inferior (Vídeo 17.3).

▶ Vídeo 17.3

Hipertrofia pré-tarsal do músculo orbicular do olho

Neuromoduladores. A toxina botulínica também pode ser eficaz no manejo de pregas infraorbitais e para ampliar a abertura dos olhos. Isso é particularmente útil em pacientes que apresentam uma abertura palpebral estreita, que é acentuada ao sorrir, e desejam melhorar o "olhar espremido". Em algumas ocasiões, esse é um problema unilateral e produz uma assimetria palpebral importante que pode ser corrigida com BoNT-A.

As pregas infraorbitais, em geral, são decorrentes de um estado hiperfuncional da porção pré-tarsal do músculo orbicular do olho. Quando esse músculo é contraído durante o sorriso, a abertura palpebral é estreitada e uma saliência pode ser observada na pálpebra inferior (Figura 17.9 e Vídeos 17.4 A e B).

▶ Vídeos 17.4 A e B

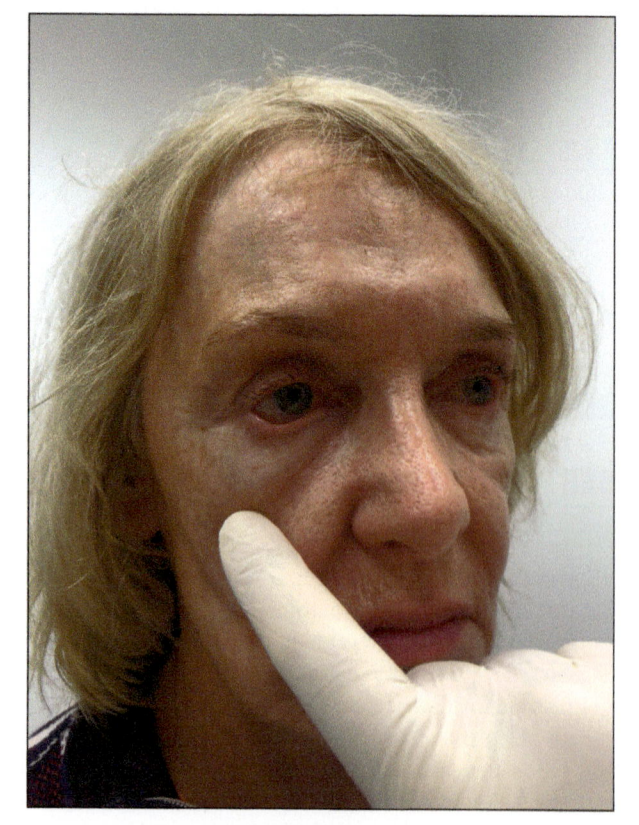

Figura 17.8 Paciente com tônus palpebral inadequado, que seria uma candidata desfavorável para neuromoduladores periorbitais.

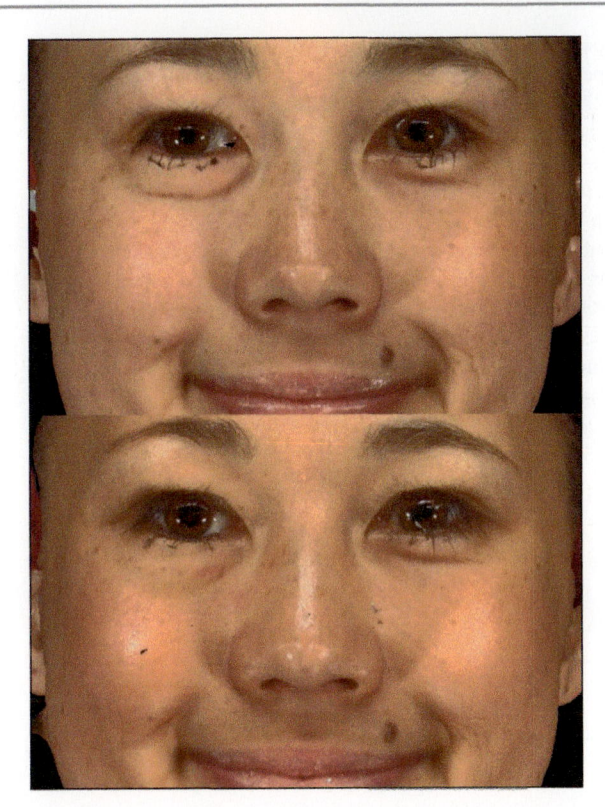

Figura 17.9 Fibras hipertróficas do músculo orbicular do olho na pálpebra inferior direita, provocando volume excessivo acima e abaixo das fibras. A aplicação precisa de neurotoxina relaxa essas fibras.

A injeção subdérmica de toxina botulínica na pálpebra inferior, combinada com o tratamento de rugas orbitais laterais, é eficaz para ampliar o olho. A região pré-tarsal do músculo orbicular do olho é tratada com uma injeção subdérmica de 1 a 2 U aplicada na pálpebra inferior na linha médio-pupilar, 3 mm abaixo da margem ciliar (ver Vídeos 17.4 A e B). O tratamento da área de "pés de galinha" com aproximadamente 12 U de BoNT-A pode ampliar ainda mais a abertura palpebral vertical. Foi demonstrado que essa combinação pode produzir um aumento aproximado de 2 mm na abertura palpebral vertical na linha médio-pupilar em repouso e cerca de 3 mm com um sorriso total.

> ## PONTOS-CHAVE
>
> 1. A ptose palpebral pode ser evitada com uma técnica de injeção cuidadosa durante o tratamento do complexo glabelar e da fronte
> 2. A toxina botulínica pode ser usada para induzir uma ptose protetora no tratamento de lagoftalmo
> 3. O AH pode representar uma alternativa à cirurgia para correção de ectrópio leve
> 4. A toxina botulínica pode ser usada para ampliação da abertura palpebral e manejo de pregas infraorbitais.

CONCLUSÃO

As alternativas não cirúrgicas relativas à sobrancelha e à abertura palpebral podem ter efeitos benéficos ou nocivos, dependendo do plano de tratamento desenvolvido e da habilidade do profissional. Contudo, deve-se considerar paralelamente a apreciação da beleza, a importância da função e adequação para a idade e um profundo conhecimento da anatomia facial. Os aspectos indesejados tão comuns e que revelam sobrancelhas "congeladas" e não naturais, ptose da pálpebra e sobrancelha, e piora do ectrópio podem ser evitados, enquanto os efeitos benéficos desses agentes para melhorar a estrutura, a estabilidade e a função da sobrancelha e auxiliar nas anormalidades da abertura palpebral estão ao nosso alcance.

LEITURA ADICIONAL

Alam, M., Barrett, K. C., Hodapp, R. M., & Arndt, K. A. (2008). Botulinum toxin and the facial feedback hypothesis: Can looking better make you feel happier? *Journal of the American Academy of Dermatology, 58*(6), 1061–1072. doi:10.1016/j.jaad.2007.10.649.

Carruthers, J. A., Lowe, N. J., Menter, M. A., Gibson, J., Nordquist, M., Mordaunt, J., et al. (2002). A multicenter, double-blind, randomized, placebo-controlled study of the efficacy and safety of botulinum toxin type A in the treatment of glabellar lines. *Journal of the American Academy of Dermatology, 46*(6), 840–849. doi:10.1067/mjd. 2002.121356.

Carruthers, J. D., Fagien, S., Joseph, J. H., Humphrey, S. D., Biesman, B. S., Gallagher, C. J., et al. (2020). DaxibotulinumtoxinA for injection for the treatment of glabellar lines: Results from each of two multicenter, randomized, double-blind, placebo-controlled, phase 3 studies (SAKURA 1 and SAKURA 2). *Plastic and Reconstructive Surgery, 145*(1), 45–58. doi:10.1097/PRS.0000000000006327.

Carruthers, J. D., Glogau, R. G., & Blitzer, A. (2008). Advances in facial rejuvenation: Botulinum toxin type A, hyaluronic acid dermal fillers, and combination therapies—consensus recommendations. *Plastic and Reconstructive Surgery, 121*(Suppl. 5), 5S–30S.

de Almeida, A. R., da Costa Marques, E. R., Banegas, R., & Kadunc, B. V. (2012). Glabellar contraction patterns: A tool to optimize botulinum toxin treatment. *Dermatologic Surgery, 38*(9), 1506–1515. doi:10.1111/j.1524-4725. 2012.02505.x.

de Maio, M., Swift, A., Signorini, M., & Fagien, S. (2017). Facial assessment and injection guide for botulinum toxin and injectable hyaluronic acid fillers: Focus on the upper Face. *Plastic and Reconstructive Surgery, 140*(2), 265e–2676e.

Fagien, S. (2004). Temporary management of upper lid ptosis, lid malposition, and eyelid fissure asymmetry with botulinum toxin type A. *Plastic and Reconstructive Surgery, 114*(7), 1892–1902.

Flynn, T. C. (2003). Periocular botulinum toxin. *Clinics in Dermatology, 21*(6), 498–504.

Flynn, T. C., Carruthers, J. A., & Carruthers, J. A. (2001). Botulinum-A toxin treatment of the lower eyelid improves infraorbital rhytides and widens the eye. *Dermatologic Surgery, 27*(8), 703–708.

Karami, M., Taheri, A., & Mansoori, P. (2007). Treatment of botulinum toxin-induced eyelid ptosis with anticholinesterases. *Dermatologic Surgery, 33*(11), 1392–1394; discussion 1394–1395.

Liew S., Nguyen D.Q.A. Nonsurgical Volumetric Upper Periorbital Rejuvenation: A Plastic Surgeon's Perspective. Aesth Plast Surg. 2011;35:319–325. https://doi. org/10.1007/s00266-010-9609-4.

Mitchell, D. A., Lyons, A. B., & Moy, R. L. (2018). Correction of cicatricial and involutional lower eyelid ectropion with hyaluronic acid. *JAAD Case Reports, 4*(7), 628–630.

Morris, R. (2008). *Makeup the ultimate guide* (pp. 24–25). Arena Books, an imprint of Pub Allen and Unwin. Crows nest NSW, Austalia. ISBN 978 1 74175 226 7.

Morris, R. (2010). *Express makeup* (pp. 64–75). Arena Books, an imprint of Pub Allen and Unwin. Crows nest NSW Australia. ISBN 978 1 74237 339 3.

Namba, S., Matsui, H., & Zloteanu, M. (2021). Distinct temporal features of genuine and deliberate facial expressions of surprise. *Scientific Reports, 11*(1), 3362. doi:10.1038/s41598-021-83077-4.

Raspaldo, H., Gassia, V., Niforos, F. R., & Michaud, T. (2012). Global, 3-dimensional approach to natural rejuvenation: part 1—recommendations for volume restoration and the periocular area. *Journal of Cosmetic Dermatology, 11*(4), 279–289. doi:10.1111/jocd.12003.

Sundaram, H., & Kiripolsky, M. (2013). Nonsurgical rejuvenation of the upper eyelid and brow. *Clinics in Plastic Surgery, 40*(1), 55–76. doi:10.1016/j.cps.2012.08.009.

Yu, J. T. S., Peng, L., & Ataullah, S. (2017). Chronic eyelid edema following periocular hyaluronic acid filler treatment. *Ophthalmic Plastic and Reconstructive Surgery, 33*(6), e139–e140. doi:10.1097/IOP.0000000000000871.

Yücel, O. E., & Artürk, N. (2012). Botulinum toxin-A-induced protective ptosis in the treatment of lagophthalmos associated with facial paralysis. *Ophthalmic Plastic & Reconstructive Surgery, 28*(4), 256–260.

18

Tratamento de "Pés de Galinha"

Aditi A. Sharma, Brian Biesman e Jeffrey S. Dover

RESUMO E CARACTERÍSTICAS PRINCIPAIS

- O tratamento de "pés de galinha" com toxina botulínica é seguro e eficaz
- A avaliação pré-operatória da região periocular, incluindo a análise de rugas dinâmicas e estáticas, frouxidão da pálpebra inferior e ptose da pálpebra superior, pode melhorar a precisão e a segurança dos tratamentos
- O estiramento da pele e uma boa iluminação podem ajudar a evitar injeções nos vasos superficiais para diminuir o risco de equimose

- Injeções superficiais na derme, combinadas com trocas frequentes de agulhas e uso de agulhas muito pequenas, podem reduzir o desconforto das injeções, equimoses e/ou dispersão para o músculo elevador do lábio nas proximidades
- Procedimentos não invasivos auxiliares na região periocular, incluindo *resurfacing* a *laser*, tratamentos vasculares e de pigmentação por *laser*, e aumento de tecido mole, podem ser combinados com injeções para "pés de galinha" para um rejuvenescimento periorbital mais completo.

INTRODUÇÃO

Com frequência, os pacientes desejam um rejuvenescimento estético da região periocular. Alterações relacionadas à idade do crânio e tecidos moles da face, combinadas ao fotodano da pele periorbital suprajacente, com o tempo podem provocar ptose da sobrancelha, queda das pálpebras superiores e rugas nos cantos laterais dos olhos, ou "pés de galinha", com resultado de aspecto triste ou cansado. Na verdade, a região periocular geralmente é um franco indicador da idade de um indivíduo, com o desenvolvimento precoce de "pés de galinha" no processo de envelhecimento, em geral por volta da terceira e quarta décadas de vida. Os olhos agem como um componente fundamental do reconhecimento facial e são considerados um marcador de atratividade física e beleza. Integrando os conceitos de simetria facial, dimorfismo sexual e diversidade étnica, em conjunto com uma compreensão global da anatomia e estética da região periocular, o clínico pode obter um rejuvenescimento facial efetivo.

O resultado geral pode emergir de um algoritmo de tratamento abrangente, incluindo cuidados tópicos para a pele, injeção de toxina botulínica, aumento de tecido mole, *skin tightening* e rejuvenescimento e *resurfacing* cutâneos. Neste capítulo, vamos dar foco nas indicações e diretrizes terapêuticas da toxina botulínica na região periocular.

ANATOMIA DAS RUGAS ORBITAIS LATERAIS OU "PÉS DE GALINHA"

A compreensão meticulosa da anatomia funcional da região periocular deve anteceder o tratamento. A pele da pálpebra é elástica e está entre as mais delgadas do organismo, essencialmente sem um tecido adiposo subcutâneo subjacente. Os "pés de galinha" são rugas finas ou grossas originadas no canto lateral do olho e projetadas para fora, geralmente em uma distribuição em leque parcial ou total. Mais proeminentes durante os chamados estados "dinâmicos" observados ao sorrir ou apertar os olhos, os "pés de galinha" podem ser percebidos em repouso, a postura "estática", em alguns pacientes. Muitos fatores contribuem para o desenvolvimento dos "pés de galinha", incluindo exposição solar, tabagismo, ausência de gordura subcutânea e pele redundante.

Além disso, as rugas surgem no contexto de contrações musculares hipercinéticas do orbicular do olho, um músculo de forma elíptica que atua no fechamento das pálpebras e na proteção do bulbo do olho, agindo como o esfíncter do olho. O músculo orbicular do olho é um músculo grande, composto de fibras estriadas concêntricas que circundam a margem da órbita em uma orientação predominantemente vertical no ângulo lateral. O orbicular do olho tem três partes distintas: as porções pré-tarsal, pré-septal e orbital constituem os principais componentes. A parte lacrimal (profunda) representa um pequeno ramo, mas não é um componente principal do músculo. A porção lacrimal do músculo segue em um plano profundo até o saco lacrimal e insere-se nas lâminas tarsais das pálpebras superior e inferior. A contração dessa parte do músculo traciona as pálpebras contra o bulbo do olho e comprime o saco lacrimal, consequentemente auxiliando no fluxo de lágrimas. A parte pré-septal do músculo orbicular do olho divide-se medialmente em uma cabeça profunda e uma cabeça superficial. A cabeça profunda do músculo insere-se na fáscia ao redor do saco lacrimal, assim como na crista lacrimal posterior, enquanto a cabeça superficial do músculo tem sua inserção no ramo anterior do ligamento cantal medial. Lateralmente, a parte pré-septal do músculo orbicular do olho insere-se no tubérculo orbital lateral de Whitnall, que está situado profundamente à rafe palpebral lateral.

A porção pré-tarsal do músculo orbicular do olho também apresenta uma divisão medial em uma cabeça profunda e uma cabeça superficial. A cabeça profunda do músculo insere-se atrás da crista lacrimal posterior e no tendão cantal medial, enquanto a cabeça superficial do músculo é inserida na crista lacrimal anterior. A cabeça profunda ou posterior da porção pré-tarsal do músculo orbicular do olho também é conhecida como músculo de Horner. Lateralmente, o músculo é inserido no tendão cantal lateral. As porções pré-tarsais superior e inferior do músculo orbicular do olho são cobertas pelos respectivos tarsos das pálpebras superior e inferior. O músculo é aderido firmemente ao tarso subjacente.

As porções pré-tarsal e pré-septal constituem os componentes mais internos e seguem para a pálpebra superficialmente ao septo, da bifurcação do ligamento palpebral medial até a rafe palpebral lateral. A contração dessas porções do orbicular do olho produz um fechamento involuntário menos forçado da pálpebra, como ocorre ao piscar. A porção orbital representa a região mais externa do músculo acima da órbita óssea, com origem no processo nasal do osso frontal, processo frontal da maxila e ligamento palpebral medial. Essa parte do músculo mescla-se com a musculatura ao redor, exibindo interdigitações na parte superior com o músculo frontal, músculo corrugador do supercílio, músculos abaixadores do supercílio e prócero e, em suas margens inferiores, com os músculos elevadores do lábio superior e asa nasal, elevador do lábio superior e zigomático menor e maior (Figura 18.1). Ao promover o fechamento forçado do olho e depressão da sobrancelha, essa porção externa do músculo traciona a pele acima e contribui mais para a formação de rugas orbitais laterais. A parte externa do músculo

orbicular tipicamente é tratada com toxina botulínica, embora a porção pré-septal do orbicular do olho também possa ser tratada em algumas situações.

O músculo orbicular do olho pode contribuir para as linhas de "pés de galinha" (LPG). Entretanto, nem todas as LPG são causadas apenas pelo músculo orbicular. As rugas que ocorrem ao sorrir representam a atividade do músculo zigomático; rugas que ocorrem quando os pacientes forçam o fechamento dos olhos como se outra pessoa estivesse prestes a acertá-los com um jato de água, ocorrem como resultado da contração do músculo orbicular. É importante observar que rugas identificadas como "pés de galinha" e que, na verdade, sejam decorrentes da contração do zigomático não devem ser tratadas com neuromoduladores. Os músculos zigomáticos maior e menor também podem contribuir para rugas periorbitais inferiores, porque a contração desse músculo eleva a pele em direção superior até a região periocular. O zigomático maior tem origem em um plano mais profundo do que o músculo orbicular do olho no osso zigomático, em um ponto imediatamente anterior à linha de sutura zigomaticotemporal, e segue um trajeto diagonal onde se insere no modíolo, elevando o canto da boca. O músculo zigomático menor segue do osso zigomático até sua inserção no lábio superior, onde causa elevação ascendente e lateral da comissura dos lábios.

Kane et al. descrevem quatro padrões de rugas do ângulo lateral do olho que refletem os padrões de contração muscular: (1) rugas da pálpebra superior até a parte superior da bochecha com distribuição em leque total, (2) rugas da pálpebra inferior/parte superior da bochecha, (3) rugas da pele da pálpebra superior que descem até o canto lateral e (4) uma zona central de rugas apenas no canto lateral (Figura 18.2). Embora os pontos de injeção padrão possam ser úteis para iniciantes na aplicação de injeções, o tratamento deve ser individualizado para levar em conta essa diversidade nas rugas do canto lateral. Alguns pacientes podem exibir diferenças na distribuição e no tamanho das rugas do ângulo lateral entre os lados direito e esquerdo.

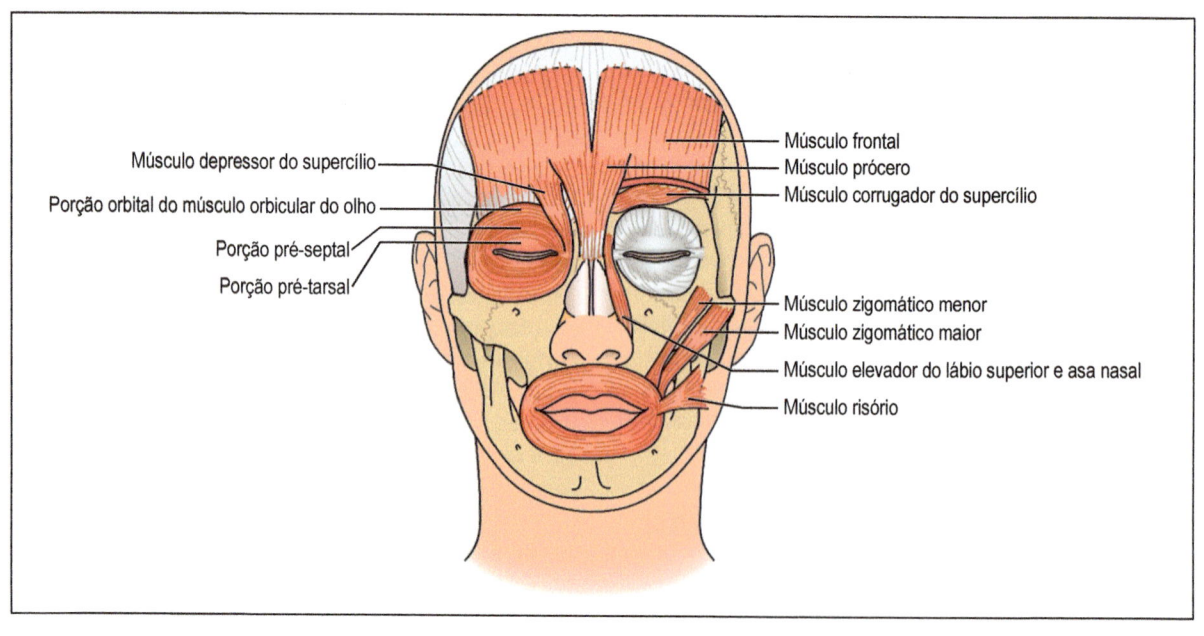

Figura 18.1 Músculos da expressão facial.

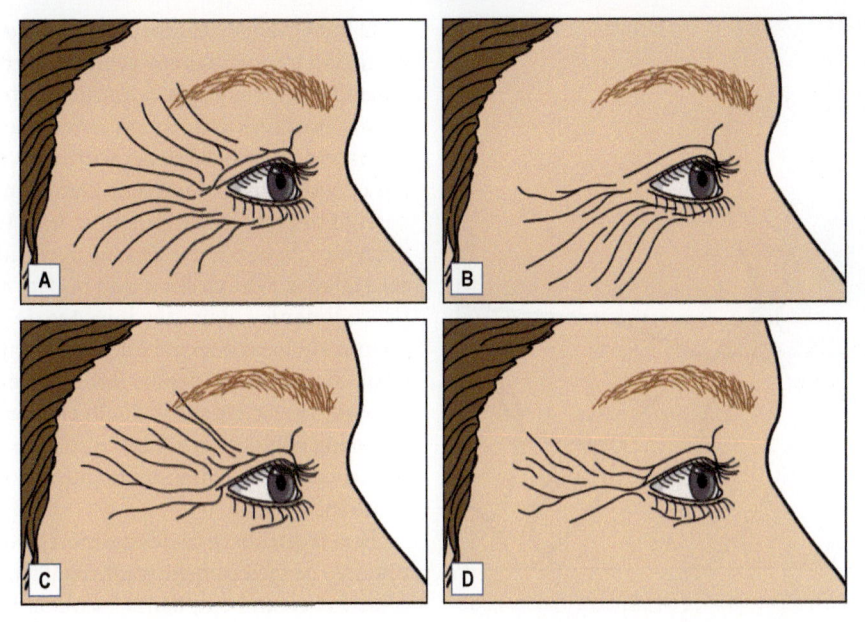

Figura 18.2 A a **D.** Vários padrões típicos de "pés de galinha", descritos por Kane et al.

Em geral, as rugas do canto lateral são classificadas como estáticas, dinâmicas ou uma combinação das duas. O desenvolvimento das rugas dinâmicas é secundário a contrações musculares repetidas e desaparecem durante o relaxamento; por isso, são passíveis de melhorar de modo mais imediato com o tratamento de toxina botulínica. As rugas estáticas, que estão presentes na ausência de contração muscular, podem ser tratadas de modo mais adequado com preenchedores de tecido moles ou procedimentos de *resurfacing* e serão abordadas mais adiante neste capítulo. Como alternativa, os tratamentos contínuos e repetidos com toxina botulínica ao longo dos anos podem suavizar o surgimento das rugas estáticas, porque a redução de rugas dinâmicas coincidentes reduz a incidência de microtraumas repetidos no colágeno e na elastina subjacentes. Os tratamentos com toxina botulínica também podem prevenir a extensão ou o aprofundamento das rugas estáticas por um mecanismo semelhante.

OLHO JOVEM

Os olhos são cruciais na comunicação não verbal e o contato ocular é considerado um aspecto inato da interação e expressão humanas. Autenticidade, sinceridade e um sorriso genuíno podem ser transmitidos por modificações mínimas da posição do olho e contração dos músculos oculares. Embora diversos atributos contribuam para uma unidade ocular jovem, que transmite felicidade e relaxamento, a manutenção do volume na área que circunda o olho representa um componente central. A sobrancelha deve ser cheia, com volume suficiente para mantê-la elevada e distante da margem da órbita óssea. Lateralmente, o complexo olho-pálpebra deve ser delineado por uma região temporal plena e convexa. A área da pálpebra superior abaixo da sobrancelha deve ser cheia em vez de exibir um recesso profundo e, idealmente, deve haver apenas alguns milímetros da pálpebra superior visíveis. Também existem diferentes morfologias das pálpebras superiores.

Alguns indivíduos apresentam uma pálpebra superior escavada, que pode ser percebida como jovem e bonita. Esse é um grupo minoritário, mas, mesmo assim, importante. Uma inclinação superolateral sutil, mas bem definida, das pálpebras é associada à beleza. Uma sombra que deve ser proeminente consiste no sulco palpebral acima da linha dos cílios na pálpebra superior e, em um olho atraente, ela seguirá de modo quase paralelo à linha dos cílios. Começando na inserção tarsal, a pálpebra inferior flui em uma convexidade suave por todo o trajeto até a prega nasolabial e região bucal. Em um rosto jovem, não existe um desnível abrupto ou limite entre a pálpebra inferior e a bochecha. Um único reflexo luminoso deve ser evidente na bochecha e outro na parte lateral da sobrancelha. Embora uma depressão nasojugal discreta a leve seja apropriada, uma perda excessiva de volume não deve ser aparente.

OLHO ENVELHECIDO

O processo de envelhecimento na região periocular é caracterizado pela perda de volume, com os olhos parecendo côncavos ou afundados, cercados por sombras e/ou semicírculos escuros abaixo dos olhos. Os pacientes podem se queixar de uma aparência cansada, triste ou desnutrida. A perda de volume e a frouxidão da pele, além do enfraquecimento do músculo frontal, podem acentuar a concavidade do sulco superior e podem fazer as pálpebras parecerem mais ptóticas. Do mesmo modo, a perda de volume provoca a queda da pálpebra superior, que produz pregas de pele redundante e sombras no sulco palpebral superior. Como já mencionado, rugas do canto lateral e atrofia lateral associada também podem se desenvolver como parte do processo de envelhecimento. Na pálpebra inferior, a perda do volume orbital cria uma "concavidade" ou depressão que separa a pálpebra inferior da bochecha. O *snap test* constitui uma medida da avaliação da flacidez da pele da pálpebra inferior (Figura 18.3).

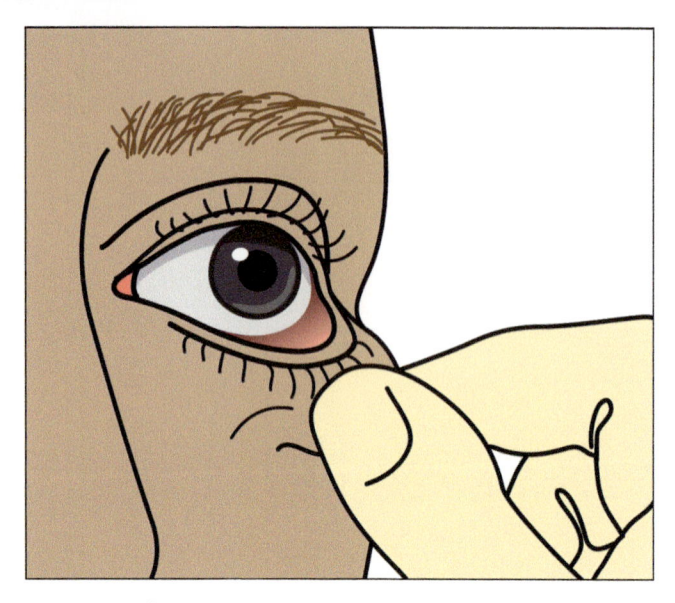

Figura 18.3 O *snap test* para medir a flacidez da pálpebra inferior pode ser realizado puxando-se a pálpebra inferior para baixo e para fora, e, depois, soltando-a para permitir que a pálpebra volte na direção do olho.

AVALIAÇÃO PRÉ-TRATAMENTO

Uma história médica e cirúrgica detalhada é obtida antes da injeção de toxina botulínica. Elementos específicos da história que podem causar uma modificação da técnica incluem cirurgia facial prévia, blefaroplastia, *lifting* da sobrancelha ou facial, bem como injeção anterior de preenchedores de tecido mole ou toxina botulínica. Na consulta inicial, é realizada uma avaliação completa do complexo periorbital, incluindo sobrancelhas, pálpebras, glabela, fronte e canto lateral dos olhos (Vídeo 18.1). Para avaliar os resultados pós-operatórios de modo objetivo, qualquer assimetria preexistente deve ser documentada com fotografia antes do tratamento. Os pacientes também devem ser informados dessas assimetrias, como ptose da sobrancelha, ptose da pálpebra superior, proeminência do bulbo do olho por exoftalmia ou hipoplasia orbital, variação do eixo ou inclinação intercantal, posição da pálpebra inferior, visibilidade da esclera ou diferenças na proeminência malar.

▶ **Vídeo 18.1**

Condições oculares preexistentes, como lacrimejamento persistente ou intermitente, olhos secos ou cirurgia prévia assistida por *laser* local ou LASIK de *keratomileusis*, podem estar associadas a um maior risco de olhos secos após o tratamento com toxina botulínica. Uma vez que os pacientes podem não relatar espontaneamente o uso de medicamentos vendidos sem prescrição, o questionamento específico sobre o uso de colírios para olhos secos pode ser informativo. Se houver uma preocupação relativa à possibilidade de haver menor produção de lágrimas antes do tratamento, uma coloração com fluoresceína pode ser realizada, se desejado; contudo, isso raramente é necessário. Tratamentos ao redor do olho podem ser modificados no contexto de condições sistêmicas com manifestações oculares, incluindo doença de Graves ou síndrome de Sjögren. A tireoidite de Hashimoto causa sintomas oculares em apenas 5% dos casos ou menos.

O fotoenvelhecimento, incluindo discromia e lesão actínica, da região periorbital em geral é observado adequadamente antes do tratamento. Antes de iniciar o tratamento estético com toxina botulínica, pode ser interessante conversar com os pacientes sobre modalidades associadas, como *resurfacing*, *lasers* para pigmentação e *lasers* vasculares, que podem ser úteis para corrigir um fotoenvelhecimento desse tipo. Isso tranquiliza os pacientes de que todas as suas necessidades estéticas podem ser tratadas e deixa claro que podem ser necessários outros procedimentos além das injeções de toxina para melhorar queixas cutâneas diferentes de linhas e rugas finas. O adiamento dessa discussão até depois das injeções de toxina pode fazer com que os pacientes concluam erroneamente que as injeções de toxina não obtiveram um resultado satisfatório total e que o médico estaria tentando melhorar com outras técnicas esse efeito incompleto.

Para reduzir o risco de equimose, recomendamos a descontinuação de medicamentos anticoagulantes clinicamente desnecessários e, também, daqueles que interferem com a função plaquetária, incluindo ácido acetilsalicílico, e suplementos como alho, óleo de peixe e vitamina E, por 2 semanas antes das injeções.

A avaliação das rugas do canto lateral deve ser realizada em repouso e enquanto o paciente realiza contrações musculares orientadas, como sorrir ou apertar os olhos. Como mencionado, rugas dinâmicas e estáticas podem ser observadas, sendo que as últimas podem responder em menor grau ao tratamento com toxina botulínica. A presença de rugas horizontais na fronte pode indicar uma resposta compensatória a uma ptose da sobrancelha, em que a contração do músculo frontal permite a elevação da sobrancelha. Além da posição da sobrancelha, sua forma também deve ser considerada porque ela pode ser modificada por injeções de toxina ao longo da região lateral superior da sobrancelha. Embora possa haver interferência de diferenças individuais e étnicas, as sobrancelhas femininas em geral devem ser altas e levemente arqueadas, enquanto o ideal masculino geralmente consiste em uma sobrancelha mais baixa e reta, perpendicular ao nariz. Uma ptose palpebral pré-tratamento deve ser documentada para que não surja uma preocupação subsequente de que a ptose tenha sido induzida pelas injeções de toxina e para que as injeções de toxina possam ser posicionadas de maneira a não exacerbar o quadro de base. Em geral, a pálpebra superior normal em adultos está situada 1,5 mm abaixo do limbo superior da córnea.

TRATAMENTO

O tratamento de "pés de galinha" com toxina botulínica foi aprovado pela Food and Drug Administration (FDA) para toxina onabotulínica A e toxina abobotulínica A. Esse é um procedimento muito eficaz e frequentemente solicitado. Durante a realização das injeções na região periocular, o paciente tipicamente permanece sentado em posição ereta ou levemente reclinada. Embora alguns médicos possam achar mais natural ficar em pé no mesmo lado da região tratada, outros podem preferir ficar no lado oposto, de modo que a ponta da agulha fique afastada do olho; outros, ainda, podem ficar de frente para o paciente. Para minimizar o risco de equimoses, as injeções são aplicadas como uma pápula superficial na derme, em vez de profundamente no músculo (Figura 18.4). A limpeza da pele com álcool antes do tratamento, além de uma boa iluminação e do estiramento da pele, pode ajudar a identificar quaisquer vasos superficiais ao longo da área de tratamento (Figura 18.5). As injeções devem ser realizadas de forma lenta e meticulosa, com trocas frequentes de agulha (exceto quando uma seringa de insulina for usada) para prevenir que ela se torne romba. A mão tipicamente é escorada para evitar movimentos não intencionais para os lados ou aplicação mais profunda, que podem predispor a trauma e equimose. A ponta da agulha deve ser direcionada de modo a minimizar o risco de perfuração acidental do bulbo do olho. Alguns profissionais preferem inserir a cabeça da agulha verticalmente, enquanto outros inserem a agulha pela lateral, em um plano quase tangencial à pele, às vezes levantando a pele com os dedos (Vídeo 18.2).

▶ **Vídeo 18.2**

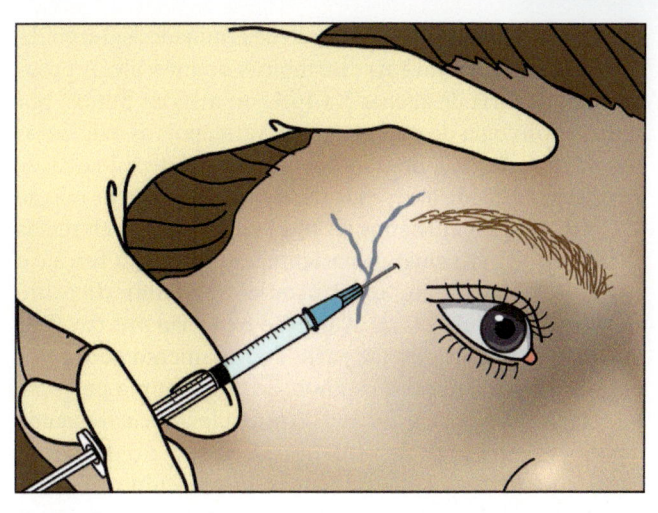

Figura 18.5 O estiramento da pele e a iluminação lateral podem ajudar a identificar e, então, evitar os vasos sanguíneos durante a injeção de toxina botulínica.

Em pacientes propensos a apresentar dor clinicamente significativa com injeções faciais, o uso de agulhas de calibre 32G pode minimizar esse desconforto. De acordo com um estudo de Alam et al., injeções faciais de neurotoxina em solução salina, com agulhas de calibre 30G, foram associadas à maior incidência de dor clinicamente significativa do que agulhas de calibre 32G.

Injeções verticais estão associadas a um risco um pouco maior de aplicação mais profunda que o desejado e injeções laterais passam por maior extensão de derme, consequentemente apresentando maior probabilidade de perfuração de um pequeno vaso sanguíneo. Em geral, injeções superficiais de no máximo 2 a 3 mm de profundidade minimizam o risco de dispersão ou injeção direta nos músculos elevadores do lábio próximos, incluindo os músculos zigomáticos menor e maior. Volumes menores podem ajudar na precisão e prevenção de migração, mas, por outro lado, soluções mais diluídas podem permitir maior raio de ação e reduzir o número de injeções necessárias. Um estudo conduzido por Carruthers et al. avaliou se uma diferença de cinco vezes na concentração de toxina botulínica solução produziria uma diferença no efeito clínico ou na duração. Vinte pacientes foram incluídos em dois centros e tratados com uma única injeção de 5 U de toxina botulínica na região lateral da órbita. Um lado foi tratado com a concentração mais diluída (5 U em 0,25 mℓ) e o outro lado foi tratado com uma forma mais concentrada (5 U em 0,05 mℓ). O lado da injeção mais concentrada apresentou um efeito discretamente maior na redução de rugas; contudo, não foi observada uma diferença estatisticamente significativa entre os dois lados.

Atualmente, o padrão de cuidados permite o uso da toxina botulínica mais de 24 horas após a reconstituição e o uso em mais de um paciente por frasco-ampola. A declaração de consenso mais recente de uma força-tarefa de especialistas sugere que a toxina botulínica pode ser refrigerada durante pelo menos 4 semanas antes da injeção sem um risco significativo de contaminação ou diminuição da eficácia e, também, pode ser usada para tratar múltiplos pacientes.

No tratamento padrão de rugas periorbitais, o tamanho do músculo orbicular do olho é avaliado enquanto o paciente contrai o orbicular isoladamente do zigomático. A dose total

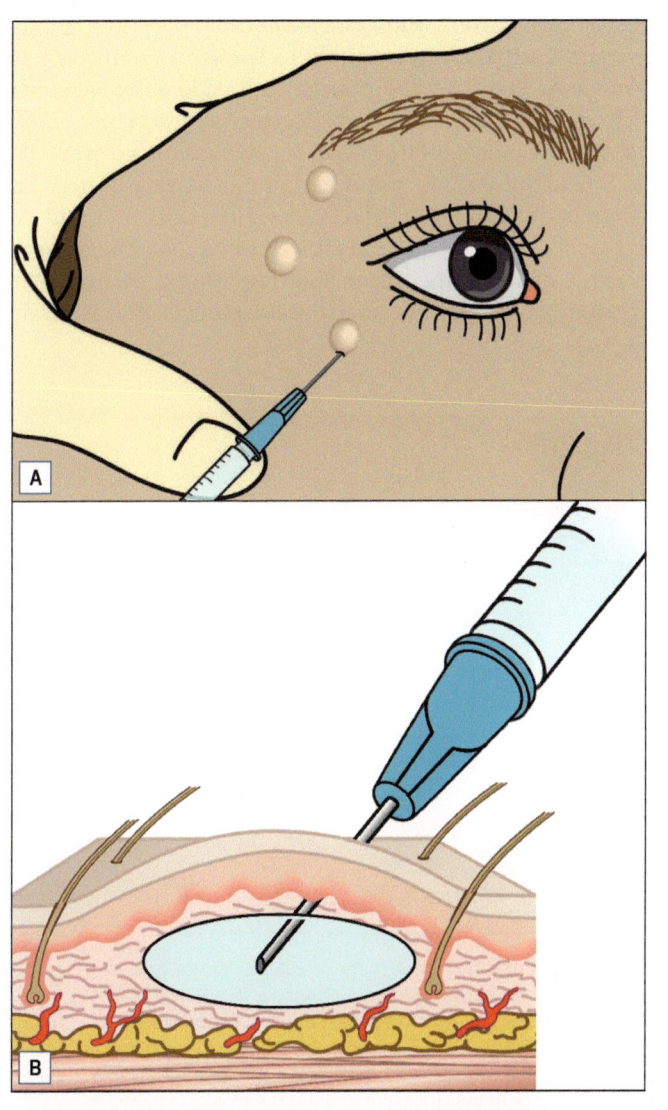

Figura 18.4 A. Pápulas formadas pela injeção ilustrando a técnica de injeção superficial da toxina botulínica ao redor da região periocular. **B.** Aplicação da toxina botulínica na derme em vez do músculo subjacente ou nível do periósteo.

e o número de pontos de injeção são determinados em seguida, com base no tamanho e na distribuição do músculo. A posologia típica varia de apenas 5 a 10 U ou mais de Botox® por lado. A posologia de outras toxinas varia, pois as exigências posológicas de cada neuromodulador são determinadas de

▶ **Vídeo 18.3**

modo independente. A dose e o padrão de injeção são ajustados levando em conta a preferência individual do paciente, assim como a força e o tamanho do músculo orbicular do olho (Vídeo 18.3). A injeção na região pré-tarsal do músculo orbicular não faz parte do tratamento padrão de rugas do canto lateral dos olhos. Se houver uma projeção substancial da porção pré-tarsal do músculo orbicular quando o paciente sorri, pode ser vantajoso injetar 1 a 2 U de Botox® precisamente nessa proeminência do músculo orbicular. Isso pode ser efetuado com um único ponto de injeção em posição central ou com 1 injeção lateral e outra medial. Embora isso possa reduzir a saliência do músculo orbicular, também pode provocar um movimento descendente da pálpebra inferior. Isso pode ser interpretado de forma favorável, mas alguns pacientes não gostam desse traço estético. Essa técnica deve ser discutida em detalhes com o paciente antes de sua utilização.

Estudos iniciais sugeriram que 6 a 18 U de toxina onabotulínica A (Botox®) deveriam ser injetados por lado como 3 a 4 injeções ao longo de um arco de 90 a 180°, em intervalos de 1 a 1,5 cm. Contudo, com base em um estudo de fase 2 que comparou 12 a 24 U, os participantes respondem melhor a 24 U. A eficácia e a segurança do tratamento de "pés de galinha" moderados a intensos com toxina onabotulínica A foram avaliadas em dois estudos randomizados e controlados de fase 3,

que consistiram em 1.362 pacientes. A dose de 24 U foi usada e dois padrões de injeção foram empregados, com três locais de injeção por lado na região lateral do músculo orbicular do olho (Figura 18.6). As injeções foram efetuadas com a ponta do bisel da agulha voltada para cima e orientada para longe do olho. Cada injeção tinha um volume de 0,1 mℓ e continha 4 U de toxina onabotulínica A, para uma dose total de 24 U. As taxas de resposta das LPG foram significativamente maiores com toxina onabotulínica A em comparação ao placebo no dia 30 (P < 0,001). É interessante observar que edema palpebral foi o único evento adverso relatado em mais de 1% dos pacientes que receberam toxina onabotulínica A e ocorreu com mais frequência com toxina onabotulínica A que com placebo.

Com relação à toxina abobotulínica A (Dysport®), Ascher et al. avaliaram a eficácia e a segurança de injeções de 15, 30 e 45 U por lado no tratamento de "pés de galinha". Na 4ª semana, as taxas de resposta com sorriso máximo corresponderam a 42% no grupo de 15 U, 60% no grupo de 30 U e 57% no grupo de 45 U, com resposta definida como melhora de pelo menos um grau na intensidade dos "pés de galinha" em relação ao estado basal nos dois lados. Essa melhora das rugas foi mantida por até 8 semanas no grupo de 15 U e até 12 semanas nos grupos de 30 e 45 U. Embora não tenha sido observada uma diferença estatisticamente significativa na eficácia na comparação entre os grupos de 30 e 45 U, um paciente no grupo de 45 U desenvolveu ptose palpebral, que foi resolvida até o dia 31. Além disso, não foram observadas diferenças no perfil de segurança entre as doses testadas. Esse estudo também documentou uma tendência de melhor resposta em participantes de 50 anos ou menos em comparação a participantes acima de 50 anos.

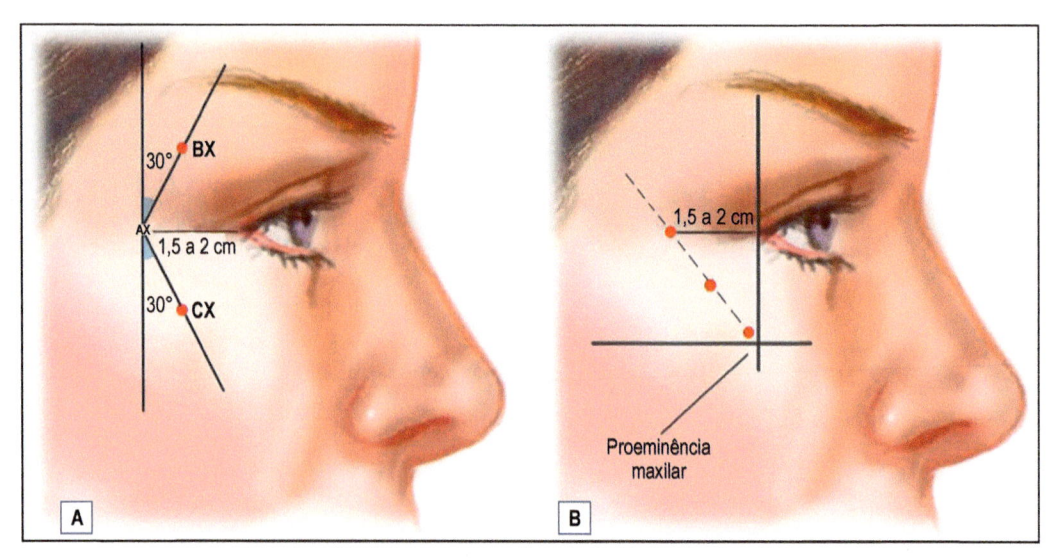

Figura 18.6 Padrão de injeção e modificação permitida para o tratamento de "pés de galinha". **A.** A primeira injeção foi realizada no músculo orbicular do olho, no nível do canto lateral, em uma distância de no mínimo 1,5 a 2 cm do canto lateral em direção à têmpora e imediatamente à margem lateral da órbita na têmpora (marcada como AX). A segunda injeção foi aplicada 1 a 1,5 cm acima do primeiro local de injeção em um ângulo aproximado de 30° medialmente (marcada como BX). A terceira injeção foi aplicada 1 a 1,5 cm abaixo do primeiro local de injeção em um ângulo aproximado de 30° medialmente (marcada como CX). **B.** O padrão de injeção modificado para linhas de "pés de galinha", usado quando as linhas estão abaixo do canto lateral. A primeira injeção é efetuada da mesma maneira descrita para o ponto AX. O ponto de injeção anteroinferior deve ser lateral a uma linha traçada verticalmente a partir do canto lateral, superior à proeminência maxilar. Um terceiro ponto de injeção deve ser posicionado no ponto médio ao longo de uma linha que conecta os pontos de injeção superoposterior e anteroinferior. (Reproduzida, com autorização, de Carruthers, A., Bruce, S., Cox, S. E., Kane, M. A., Lee, E., & Gallagher, C. J. [2016]. OnabotulinumtoxinA for treatment of moderate to severe crow's feet lines: A review. *Aesthetic Surgery Journal*, 36[5], 591 a 597.)

A toxina incobotulínica A (Xeomin®), aprovada pela FDA em 2011 para o tratamento de linhas glabelares, distonia cervical e blefarospasmo, é diferenciada da toxina onabotulínica A (Botox®) com base na ausência de complexos de proteínas na primeira. Em um estudo randomizado, duplo-cego, em uma hemiface de Prager et al. em 21 pacientes, comparando 12 U de toxina incobotulínica A (Xeomin®) e 12 U de toxina onabotulínica A (Botox®) no tratamento de "pés de galinha", não foi observada diferença estatisticamente significativa nas taxas de resposta durante um período de estudo de 4 meses. Em 1 mês, uma taxa de resposta de 95% foi observada no lado tratado com toxina incobotulínica A (Xeomin®) em comparação a uma taxa de resposta de 90% no lado tratado com toxina onabotulínica A (Botox®), com resposta definida como melhora de pelo menos um ponto na Escala de Rugas Faciais. Lee et al. conduziram um estudo maior, randomizado, duplo-cego, em uma hemiface, em que 56 pacientes foram tratados para rugas perioculares. Toxina onabotulínica A (7,5 U) foi injetada em um lado e toxina incobotulínica A (7,5 U) foi injetada no outro. A eficácia e a segurança de toxina incobotulínica A não foram inferiores à toxina onabotulínica A até 16 semanas após a injeção.

Em geral, doses menores podem ser suficientes para mulheres com movimento mínimo das rugas do canto lateral, enquanto alguns homens, pacientes com músculos mais fortes ou com rostos maiores podem precisar de doses cumulativas mais altas. Em pacientes com globo ocular protuberante, a diminuição da dose pode reduzir o risco de ectrópio ou fechamento palpebral incompleto. Durante a injeção em "pés de galinha" mais baixos na região malar, em especial aqueles que se fundem a rugas diagonais das porções média e lateral das bochechas, deve-se ter um cuidado extremo porque uma injeção direta ou a difusão para os músculos zigomáticos maior e menor podem causar paralisia facial ipsilateral e ptose do lábio. Para prevenir essas complicações, injeções abaixo do nível do arco zigomático superior devem ser evitadas. Mais uma vez, explicar aos pacientes por que as injeções de toxina não podem ser aplicadas com segurança nas rugas infraorbitais mais inferiores pode reduzir seu desapontamento quando estas persistirem após o tratamento.

> **Dica 1:** Se houver necessidade de mais de 12 a 14 U de toxina onabotulínica A (ou dose equivalente de outra toxina botulínica A) por lado para tratamento de "pés de galinha", pode ser prudente administrar a quantidade restante 1 a 2 semanas mais tarde para evitar o risco de eventos adversos e também para individualizar e otimizar o efeito.

> **Dica 2:** Pacientes que estejam recebendo injeções de toxina na região dos "pés de galinha" pela primeira vez podem não responder tão bem quanto esperam por vários motivos. Esse local parece ser mais dependente do operador e do paciente que os locais tradicionais na fronte e glabela. Os pacientes devem ser assegurados de que será realizada outra tentativa de tratamento, se desejarem. O tratamento repetido com uma dose discretamente maior e injeção em mais de um ponto na área do canto lateral pode melhorar a resposta.

> **Dica 3:** As diferentes formulações de toxina botulínica A (ona, abo, daxi e inco) não parecem apresentar diferença significativa em termos de segurança, eficácia ou longevidade de ação no tratamento de "pés de galinha". As diferenças relatadas provavelmente são mais decorrentes de diferenças na dose, diluição e técnica do operador que diferenças subjacentes entre os medicamentos.

> **Dica 4:** Uma abordagem aos "pés de galinha" para iniciantes inclui três injeções de 3 a 4 U cada de toxina onabotulínica A, ou 10 a 12 U de toxina abobotulínica A, em um arranjo em arco centrado ao redor de um ponto localizado lateralmente a 1,5 cm do canto lateral, separadas por 1 a 1,5 cm.

TRATAMENTOS AUXILIARES

Embora as injeções de toxina botulínica sejam muito eficazes para redução da aparência de rugas dinâmicas do ângulo lateral, pacientes que apresentam um envelhecimento facial avançado, incluindo rugas estáticas, fotodano, flacidez da pele e perda de volume, podem ter benefícios com modalidades terapêuticas auxiliares. Vários procedimentos não invasivos, incluindo aumento de tecido mole, *resurfacing* por *laser* e *skin tightening*, podem ser usados para otimizar os resultados estéticos e aumentar a satisfação dos pacientes. Por outro lado, os resultados de alguns desses procedimentos são potencializados com o tratamento complementar com toxina botulínica, e sinergias de efeitos são possíveis.

Por exemplo, foi demonstrado que o tratamento prévio da região periorbital com toxina botulínica impede a recorrência e a intensidade de rugas dinâmicas após *resurfacing* por *laser*. Em um estudo prospectivo, randomizado, controlado por placebo de Yamauchi et al., 33 pacientes receberam 18 U de toxina onabotulínica A (Botox®) ou solução salina na região periorbital, seguidas 2 a 6 semanas mais tarde por *resurfacing* com Er:YAG. Os pacientes que receberam toxina onabotulínica A (Botox®) demonstraram uma redução mais significativa das rugas periorbitais, assim como alterações de textura e pigmentação. Em um estudo de Zimbler et al., 10 pacientes foram pré-tratados em um lado do rosto com toxina onabotulínica A (Botox®) 1 semana antes do *resurfacing* por *laser* e a melhora mais pronunciada nas rugas faciais foi observada na região dos "pés de galinha" que tinha sido previamente tratada com toxina onabotulínica A (Botox®). Idealmente, o pré-tratamento dos pacientes com toxina botulínica seguido pela repetição do tratamento mais adiante no período pós-operatório poderia ampliar e prolongar os efeitos estéticos do *resurfacing* por *laser*. Do mesmo modo, os efeitos dos tratamentos de aumento de tecido mole na região periorbital podem durar mais quando a atividade muscular é inibida pela toxina botulínica. Depressões periorbitais proeminentes podem desaparecer após reposição de volume com preenchedores de ácido hialurônico, contribuindo assim para o rejuvenescimento facial global e os efeitos benéficos da redução de rugas induzida por injeções de toxina (Figura 18.7). Uma vez que as áreas de perda de volume geralmente se desenvolvem em regiões com maior movimento, uma estratégia abrangente que combine o aumento de tecido mole e denervação química pode otimizar os resultados para os pacientes.

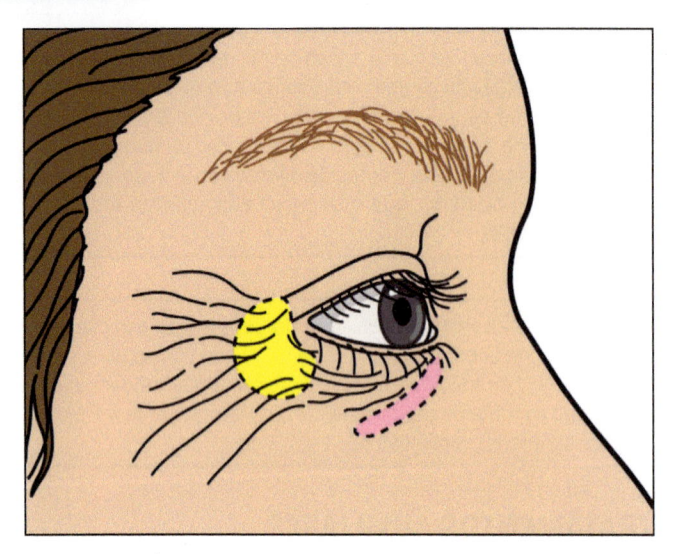

Figura 18.7 Áreas de perda de volume ou depressão nas regiões infraorbital (prega lacrimal e prega nasojugal) e do canto lateral, que podem ser passíveis de tratamento com aumento de tecido mole.

ESTUDO DE CASO 1

Um paciente de 50 anos com rugas estáticas e dinâmicas amplas, que se estendem do canto lateral em direção inferior pela bochecha. O que fazer?

É necessário ter cuidado com injeções na borda inferior dessas rugas. Injeções abaixo do nível do arco zigomático superior, em geral, devem ser evitadas. Pode ocorrer um abaixamento lateral do lábio superior se a toxina botulínica se difundir ou for injetada diretamente nos músculos zigomático maior, zigomático menor, levantador do lábio superior e da asa do nariz ou levantador do lábio superior. Portanto, o paciente deve ser informado que a erradicação de todas as rugas não é possível sem um risco de ptose labial. Além disso, no momento da consulta, o paciente deve ser informado sobre outras modalidades terapêuticas, incluindo *lasers*, que podem ajudar no caso de rugas estáticas e extensas para potencializar os efeitos da toxina botulínica.

ESTUDO DE CASO 2

Uma paciente retorna 2 semanas após ter recebido injeções de toxina onabotulínica A (Botox®) para "pés de galinha", com 12 U injetadas em cada lado. Ela relata melhora mínima das rugas dinâmicas. Como orientar essa paciente?

Esse caso destaca a importância de um exame de acompanhamento de pacientes submetidos a injeções de toxina botulínica. Existem alguns motivos pelos quais as injeções podem não ter efeito em alguns pacientes. Uma possibilidade é que, embora 12 U por lado geralmente seja suficiente para enfraquecer os vincos dinâmicos em mulheres, uma dose mais alta possa ser necessária nessa paciente. Ou, ainda, a localização das injeções na região periocular pode ser o problema. Tipicamente, as injeções são aplicadas a 1,5 cm do canto lateral ou em 1 cm lateral à margem da órbita óssea, mas outros locais de injeção podem ser necessários para obter resultados em alguns pacientes. Injeções em localização muito lateral podem não atingir o músculo visado. O retratamento pode ser considerado nessa paciente.

ESTUDO DE CASO 3

Uma paciente saudável de 51 anos procura você para tratar "pés de galinha" com toxina botulínica. Ela conta que desenvolve equimoses com facilidade e está tomando 81 mg de ácido acetilsalicílico diariamente por conta própria por motivos profiláticos.

Nunca apresse um tratamento estético! Recomende que a paciente interrompa o uso de ácido acetilsalicílico por 2 semanas e retorne para o tratamento depois disso. Não use uma agulha maior do que calibre 30, troque a agulha pelo menos uma vez por lado, ilumine bem a região e observe com atenção a presença de vasos na área de tratamento. Além disso, realize a injeção de modo muito lento e superficial, com o bisel voltado para cima e a seringa mantida em um ângulo oblíquo, e aplique pressão sobre os locais de injeção por no mínimo 5 minutos após as injeções.

COMPLICAÇÕES

Embora complicações secundárias às injeções de toxina botulínica na região periocular possam ocorrer, elas geralmente são leves, autolimitadas e apresentam resolução rápida. Mesmo com a rara ocorrência de ptose palpebral ou da sobrancelha, em geral, isso produz apenas uma deficiência temporária na função anatômica, que tende a voltar ao estado basal em questão de semanas, muito antes do fim do período de longevidade de 3 meses das injeções de toxina. Como ocorre com todas as injeções cutâneas, o primeiro efeito adverso das injeções de toxina é a dor da injeção no momento da administração. O desconforto causado pela injeção pode ser atenuado pelo uso de agulhas muito pequenas, injeção lenta, aplicação de fricção suave ou movimentos com os dedos na pele próxima pelo profissional injetor, uso de gelo pré-injeção e preparações anestésicas tópicas, aplicação de ar frio por meio de equipamentos durante o procedimento e reconstituição da toxina em solução salina preservada em vez de não preservada.

Equimoses podem surgir durante e após as injeções e sua ocorrência foi relatada em até 25% dos pacientes que recebem injeções para "pés de galinha". Embora isso não seja surpreendente, em vista da característica delgada da pele periorbital, várias estratégias podem ser usadas para reduzir o risco de equimoses. A remoção completa de toda a maquiagem, lavando-se o rosto e, então, usando algodão com álcool, pode ajudar a identificar e evitar os vasos. Do mesmo modo, o estiramento da pele e uma boa iluminação, a injeção superficial no plano dérmico inserindo apenas a ponta da agulha e o uso de uma agulha de calibre 31 ou 32 também podem reduzir a probabilidade de equimose. Se ocorrer sangramento com a injeção, uma pressão firme deve ser aplicada imediatamente por até 5 minutos para diminuir o risco de equimoses.

> **Dica 5:** Para minimizar equimoses ou desconforto excessivo em pacientes suscetíveis, considere a troca frequente de agulha (após 3 a 4 injeções) e o uso de agulhas muito pequenas (calibre 32 ou até mesmo 33).

Dica 6: Injeções mais profundas do que uma pápula dérmica superficial têm maior probabilidade de causar equimose e não são necessárias para obter o efeito.

Dica 7: A remoção da maquiagem ao redor da região lateral do olho e área infraorbital com vários lenços embebidos em álcool melhora muito a visualização de vasos azulados finos que, consequentemente, podem ser evitados durante a injeção.

Dica 8: Estique a pele lateralmente e use uma boa iluminação para visualizar melhor pequenos vasos.

Dica 9: Uma injeção muito lenta, enquanto a agulha é mantida estável de encontro ao paciente, provavelmente reduz o risco de equimose e desconforto.

Dica 10: Quando ocorrer uma equimose, o tratamento com *pulsed-dye laser, pulsed green light laser* de 532 nm ou luz intensa pulsada em fluências que não acarretem equimose costuma acelerar dramaticamente a resolução. Os melhores resultados são obtidos quando os tratamentos são realizados 24 a 48 horas após as injeções. Contudo, se uma equimose for observada logo após a injeção, o tratamento imediato com frequência é útil.

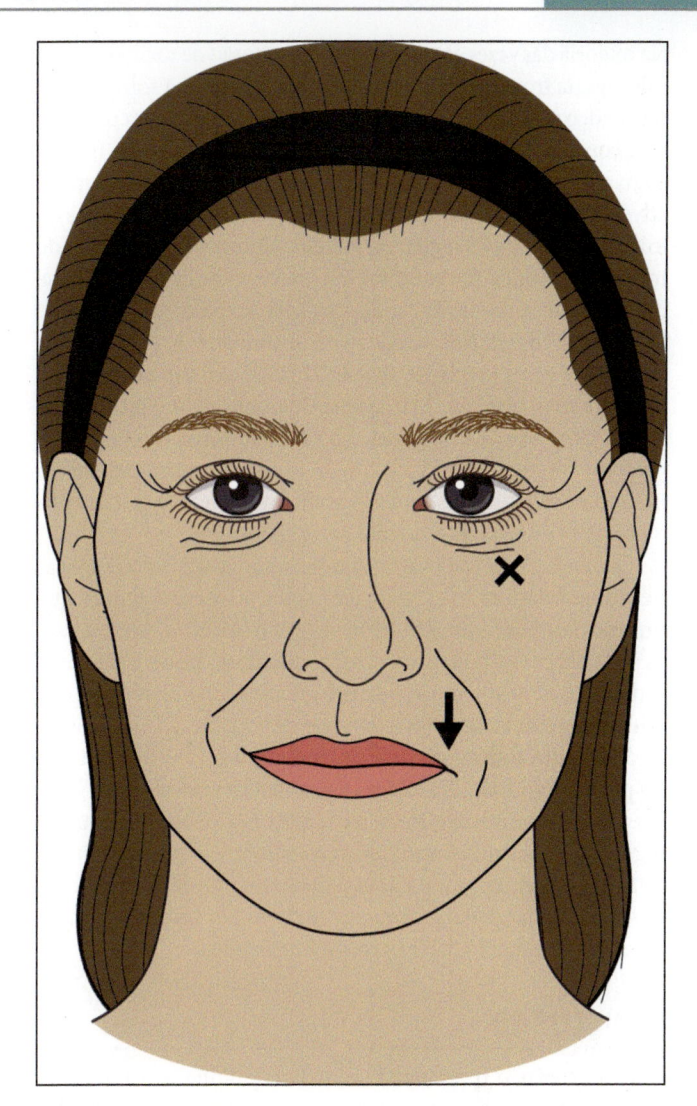

Figura 18.8 Ptose do lábio superior secundária à injeção direta ou difusão da toxina botulínica para os músculo zigomático maior, zigomático menor, elevador do lábio superior e da asa nasal ou elevador do lábio superior.

Embora rara, a ptose labial pode ocorrer após injeções de toxina botulínica para "pés de galinha" (Figura 18.8). Isso pode ser o resultado de injeção intramuscular direta ou difusão da toxina para os músculos zigomático maior, zigomático menor, elevador do lábio superior e da asa nasal ou elevador do lábio superior, que incluem fibras que se mesclam com o músculo orbicular do olho. Foi estimado que a ptose labial ocorre em bem menos que 1% dos pacientes tratados e é caracterizada pela incapacidade de elevar o ângulo da boca. Pacientes submetidos à cirurgia facial antes do tratamento podem apresentar maior risco de injeção acidental ou difusão para os elevadores do lábio em razão do realinhamento aberrante das fibras musculares ou planos de dissecção. Embora não exista um tratamento para essa complicação, a função muscular deve estar normalizada até 6 semanas após a injeção, muito antes da recorrência das rugas periorbitais. Contudo, se a injeção for aplicada em um ponto muito inferior ou profundo e boa parte da toxina for injetada no músculo zigomático maior, os efeitos nocivos podem durar até 4 meses.

Alguns pacientes também descrevem um acúmulo de pele ou uma nova prega abaixo do olho ou ao longo da proeminência malar, perceptível após a eliminação das rugas inferiores do ângulo lateral. Acredita-se que isso seja secundário à contração do músculo zigomático e subsequente elevação da bochecha para a região infraorbital/nasojugal atualmente plana. Essa diferença pós-tratamento nos contornos pode ser relativamente mais proeminente ao sorrir, produzindo um aspecto de "prateleira". Parece ser mais comum em mulheres jovens com o arco zigomático ou a proeminência malar mais salientes. Deve-se ter cuidado, omitindo o ponto de injeção inferior ou considerando-se doses menores nesse subgrupo de pacientes.

Em raras ocasiões, pode ocorrer ptose palpebral como resultado da migração da toxina para o músculo elevador da pálpebra superior, que atua para elevar a pálpebra superior. Felizmente, essa complicação pode ser tratada com colírios alfa-adrenérgicos como Iopidine® (apraclonidina 0,5% ou 1%) ou, de preferência, colírio oftálmico de oximetazolina 0,1% (Upneeq®). Esses alfa-agonistas estimulam a contração do músculo de Müller (tarsal superior), um elevador da pálpebra secundário, mas potente, produzindo uma elevação clinicamente expressiva da pálpebra superior. Uma a duas gotas, 3 vezes/dia, podem ser usadas até a resolução da ptose. Em nossa experiência, a oximetazolina é claramente o agente preferido por ser um alfa-agonista mais potente, o que é traduzido como melhor eficácia, além de proporcionar uma duração do efeito de no mínimo 6 h. Não há sequelas a longo prazo decorrentes de seu uso. É importante reconhecer que a ptose palpebral e, com mais frequência, a ptose da sobrancelha podem ser secundárias ao enfraquecimento não intencional do músculo frontal, que já não consegue compensar o abaixamento da pálpebra ou sobrancelha.

Na maioria das vezes, isso é secundário à difusão de toxina quando injeções na fronte são realizadas muito próximas à sobrancelha ou em decorrência de injeções na região periocular. Para prevenir essa complicação, as injeções devem ser realizadas pelo menos 1 cm acima da sobrancelha. Além disso, os pacientes devem ser advertidos a não realizar massagens vigorosas após injeções de toxina botulínica na região periocular. Algumas formulações de toxina botulínica A, como toxina abobotulínica A, podem se difundir até uma distância discretamente maior do ponto de injeção em diluições equivalentes por unidade de potência. Se usadas, pode ser prudente aplicar a injeção em um ponto ligeiramente mais alto que 1 cm acima do ponto médio da sobrancelha. Além disso, é importante observar que uma tumefação da pálpebra inferior é observada com mais frequência quando doses mais altas são administradas lateralmente e/ou no tratamento da parte pré-tarsal do músculo orbicular.

Com relação ao tratamento combinado, o usuário pode aplicar neuromoduladores na região periorbital ao mesmo tempo que um procedimento de *skin tightening* não invasivo. Além disso, as injeções periorbitais de neuromoduladores podem ser realizadas simultaneamente a tratamentos vasculares com *laser* para eritema difuso, tratamento com *laser* de veias azuis infraorbitais e tratamento focal com *lasers Q-switched* de nanossegundos ou picossegundos. Não está recomendada a realização de injeções de neuromoduladores na região periorbital ou outras regiões, ao mesmo tempo que procedimentos que aumentem o fluxo sanguíneo para a área de tratamento de forma acentuada, como cirurgia, *resurfacing* cutâneo por *laser* ablativo ou fracionado ablativo, RF microagulhamento etc.

CONCLUSÃO

Em conclusão, o tratamento de "pés de galinha" com injeções de toxina botulínica é seguro e efetivo. A seleção adequada dos pacientes e a avaliação pré-operatória aumentam a probabilidade de um resultado ótimo. Atualmente, a técnica de injeção é bem definida e algumas variações são possíveis conforme a anatomia funcional do paciente e a preferência do profissional. Os eventos adversos são raros e, sem exceção, autolimitados com resolução espontânea. Resultados raros como ptose palpebral e olho seco, ou um olho excessivamente arredondado, em geral melhoram dentro de semanas a meses. As injeções de toxina botulínica nos "pés de galinha" são realizadas como rotina em conjunto com outras modalidades, como tratamento por *laser* ou luz de alterações da pigmentação induzidas pelo sol, *resurfacing* por *laser* e preenchedores de ácido hialurônico, para um rejuvenescimento mais completo do espaço periocular.

LEITURA ADICIONAL

Alam, M., Bolotin, D., Carruthers, J., Hexsel, D., Lawrence, N., Minkis, K., et al. (2015). Consensus statement regarding storage and reuse of previously reconstituted neuromodulators. *Dermatologic Surgery, 41*(3), 321–326.

Alam, M., Geisler, A., Sadhwani, D., Goyal, A., Poon, E., & Nodzenski, M. (2015, November) Effect of needle size on pain perception in patients treated with botulinum toxin type A injections: A randomized clinical trial. *JAMA Dermatology, 151*(11), 1194–1199.

Alam, M., Dover, J. S., Klein, A. W., & Arndt, K. A. (2002). Botulinum A exotoxin for hyperfunctional facial lines. Where not to inject. *Archives of Dermatology, 138*, 1180–1185.

Ascher, B., Rzany, B. J., & Grover, R. (2009). Efficacy and safety of botulinum toxin A in the treatment of lateral crow's feet: Double-blind, placebo-controlled, dose-ranging study. *Dermatologic Surgery, 35*(10), 1478–1486.

Carruthers, A., Bogle, M., Carruthers, J. D., Dover, J. S., Arndt, K. A., Hsu, T. S., et al. (2007). A randomized, evaluator-blinded, two-center study of the safety and effect of volume on the diffusion and efficacy of botulinum toxin type A in the treatment of lateral orbital rhytides. *Dermatologic Surgery, 33*(5), 567–571.

Carruthers, A., Bruce, S., Cox, S. E., Kane, M. A., Lee, E., & Gallagher, C. J. (2016). OnabotulinumtoxinA for the treatment of moderate to severe crow's feet lines: A review. *Aesthetic Surgery Journal, 36*(6), 591–597.

Carruthers, A., Bruce, S., De Coninck, A., Connolly, S., Cox, S. E., & Davis, P. G. (2014). Efficacy and safety of onabotulinumtoxinA for the treatment of crow's feet lines: A multicenter, randomized, controlled trial. *Dermatologic Surgery, 40*(11), 1181–1190.

Kane, M. A. (2003). Classification of crow's feet patterns among Caucasian women: The key to individualizing treatment. *Plastic and Reconstructive Surgery, 112*, S33–S39.

Lee, J. H., Park, J. H., Lee, S. K., Han, K. H., Kim, S. D., Yoon, C. S., et al. (2014). Efficacy and safety of incobotulinum toxin A in periocular rhytides and masseteric hypertrophy: Side-by-side comparison with onabotulinum toxin A. *Journal of Dermatological Treatment, 25*(4), 326–330.

Moers-Carpi, M., Carruthers, J., Fagien, S., Lupo, M., Delmar, H., Jones, D., et al. (2015). Efficacy and safety of onabotulinumtoxinA for treating crow's feet lines alone or in combination with glabellar lines: A multicenter, randomized, controlled trial. *Dermatologic Surgery, 41*(1), 102–112.

Prager, W., Wissmuller, E., & Kollhorst, B. (2010). Comparison of two botulinum toxin type A preparations for treating crow's feet: A split-face, double-blind, proof-of-concept study. *Dermatologic Surgery, 36*, 2155–2160.

Yamauchi, P. S., Lask, G., & Lowe, N. J. (2004). Botulinum toxin type A gives adjunctive benefit to periorbital laser resurfacing. *Journal of Cosmetic and Laser Therapy, 6*(3), 145–148.

Zimbler, M. S., Holds, J. B., Kokoska, M. S., Glaser, D. A., Prendiville, S., Hollenbeak, C. S., et al. (2001). Effect of botulinum toxin pretreatment on laser resurfacing results: A prospective, randomized, blinded trial. *Archives of Facial Plastic Surgery, 3*(3), 165–169.

19

Tratamento da Região Infraorbital/Pálpebras Superiores e Inferiores com Neuromoduladores

Lauren Meshkov Bonati e Steven Fagien

RESUMO E CARACTERÍSTICAS PRINCIPAIS

- A toxina botulínica é um tratamento comum para rugas periorbitais. Resultados estéticos excelentes e a prevenção de eventos adversos dependem de um profundo conhecimento da anatomia periocular, alterações relacionadas à idade e técnica especializada. A toxina botulínica também pode ser usada para ptose, má posição e assimetria da pálpebra por meio da administração proposital e da injeção precisa. A toxina botulínica periorbital é especialmente útil em combinação com outros tratamentos cosméticos, como agentes tópicos, preenchedores, *lasers* e cirurgia, para obter uma melhora global da harmonia e equilíbrio faciais.

INTRODUÇÃO

O aspecto da região periorbital representa o pilar fundamental da atratividade facial, um importante fator nas interações sociais e interpessoais. Sendo considerados a "janela da alma", os olhos podem expressar uma variedade de emoções e constituem um dos traços faciais mais fascinantes.

O uso da toxina botulínica (BoNT) na região periocular tem uma longa história. Na verdade, os benefícios cosméticos da toxina foram observados pela primeira vez em pacientes tratados por estrabismo e blefarospasmo. Desde então, ela é usada terapeuticamente na pálpebra para o tratamento de inúmeras outras condições blefaroespásticas e doenças sistêmicas que afetam a área periorbital, como paralisias faciais e retração labial na oftalmopatia tireoidiana. Desde então, BoNT tornou-se uma parte importante do arsenal para aprimoramento estético ou funcional da área periorbital, isoladamente ou em combinação com outras modalidades de rejuvenescimento.

As pálpebras superiores e inferiores contêm a pele mais fina do corpo humano. Também fornecem uma musculatura funcional que é essencial para a proteção ocular. Desse modo, o tratamento da região periorbital com BoNT requer uma compreensão profunda da anatomia e do processo de envelhecimento. A seleção adequada de pacientes e uma atenção cuidadosa ao tratamento individualizado otimizam ainda mais os resultados.

ANATOMIA DO OLHO

O conhecimento completo das alterações dinâmicas e volumétricas relacionadas à idade na face é essencial para profissionais que realizam injeções de BoNT no tratamento da região periorbital. Uma compreensão mais detalhada da função e da interação entre os diversos grupos musculares faciais e os tecidos moles circundantes é decisivo para garantir resultados de sucesso. Embora a anatomia facial global sempre deva ser considerada em qualquer tratamento cosmético, este capítulo enfoca apenas a anatomia do olho relevante ao uso de BoNT nas pálpebras superiores e inferiores (Figura 19.1).

A região periorbital superior estende-se da margem palpebral até a sobrancelha superiormente, com o sulco palpebral superior (associado à prega cutânea da pálpebra superior) localizado no sentido do comprimento entre o canto medial do olho e a margem lateral da órbita. Sua localização é

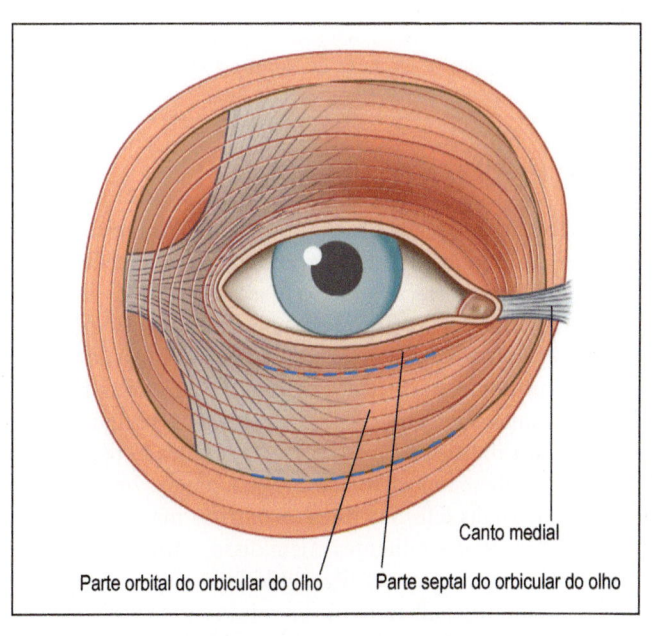

Figura 19.1 Anatomia periorbital.

aproximadamente 7 a 12 mm superior à margem palpebral e depende de influências étnicas, de gênero e familiares. A região periorbital inferior estende-se da margem da pálpebra inferior até abaixo da margem inferior da órbita chegando até a bochecha. Na juventude, o sulco palpebral inferior (prega da pálpebra inferior) está localizado a 3 a 5 mm da margem da pálpebra inferior.

O orbicular do olho é o músculo de tipo esfíncter, que engloba toda a região periorbital, estendendo-se de desde a região acima da sobrancelha e margem superior da órbita até a parte inferior da bochecha inferiormente, passando pelo canto medial do olho e ponte do nariz medialmente e além da margem lateral da órbita, lateralmente. A função do complexo do músculo orbicular varia dependendo do segmento específico em questão e sua denervação. Ele constitui um feixe muscular amplo e concêntrico que abrange o componente palpebral, podendo ser subsequentemente dividido em segmentos regionais das pálpebras superiores e inferiores e nas porções pré-tarsal e pré-septal. O músculo orbicular do olho é responsável pela ação de piscar, pelo fechamento delicado da pálpebra, pela posição do componente orbital e pelo tônus palpebral geral. Também é responsável pelo fechamento mais forte da pálpebra e pela produção de rugas no canto lateral do olho e na pálpebra inferior.

Superiormente, o orbicular do olho apresenta interdigitações com outros músculos superficiais da expressão facial, incluindo os músculos frontal, corrugador e depressor do supercílio. Lateralmente, exibe uma localização proximal à fáscia sobrejacente dos músculos temporais e dos músculos do complexo do quadrado inferior do lábio superior e zigomático. Inferiormente, o orbicular do olho se estende junto à bochecha e é considerado como parte do sistema musculoaponeurótico superficial (SMAS), que transforma o movimento muscular em movimento da pele. Na junção da pálpebra inferior com a bochecha, o músculo orbicular do olho forma uma inserção direta na margem da órbita na junção das porções palpebral e orbital.

> **Dica 1:** A chave para resultados favoráveis constantes é uma compreensão profunda da anatomia funcional em relação ao volume e à natureza tridimensional da face.

ENVELHECIMENTO PERIORBITAL

O envelhecimento facial é mais proeminente na região média da face e nas regiões periorbitais por conta de alterações dinâmicas e volumétricas. Alterações ósseas e atrofia dos tecidos moles subcutâneos provocam uma perda do suporte cutâneo, causando frouxidão dos músculos em decorrência da menor sustentação dos ligamentos de retenção. A pele, que no passado foi relativamente espessa, lisa e jovem, torna-se fina, áspera e seca, com pigmentação irregular e textura heterogênea. Quando a pele se reposiciona sobre esse cenário de mudança na face, as rugas e linhas finas tornam-se mais estáticas e, portanto, mais proeminentes. Além disso, o turgor do tecido mole jovem, que antes resistia à atividade muscular, agora é vítima da dominância muscular, levando a uma variedade de alterações periorbitais.

A pele da pálpebra é vulnerável a alterações relacionadas à idade, pois é a mais fina do corpo (< 1 mm) e conta com uma gordura subcutânea subjacente escassa ou inexistente. Com o tempo, as pálpebras delicadas tornam-se propensas a um maior adelgaçamento e estiramento por fricções muito vigorosas (hábitos) ou procedimentos (cirurgia ou preenchedores) para rejuvenescimento da região. A pálpebra inferior também está sujeita à redistribuição de gordura, frouxidão e enfraquecimento do tecido conjuntivo. A transição normalmente suave da pálpebra inferior para a bochecha torna-se mais proeminente, com inchaço, olheiras ou dermatocalasia abaixo dos olhos. A frouxidão, atrofia e pseudo-herniação na região orbital dão a impressão de um olho afundado e rugas radiais aparecem na superfície lateral da órbita.

AVALIAÇÃO E SELEÇÃO DOS PACIENTES

O sucesso no uso de BoNT na região periorbital exige uma grande atenção às variações anatômicas e aos objetivos individuais. Portanto, uma avaliação abrangente de cada paciente é obrigatória e deve incluir história médica e estética minuciosa, incluindo uma história de procedimentos oftalmológicos para rejuvenescimento anteriores, cirurgias ou outras condições oculares que possam influenciar os planos terapêuticos, como sintomas de olho seco.

A comunicação entre o paciente e o médico gera confiança e garante que as expectativas não estejam fora do alcance de resultados realistas. Desse modo, a consulta pré-tratamento deve abordar a natureza temporária das injeções de BoNT, a necessidade de retoques frequentes, efeitos colaterais comuns relacionados à injeção e possíveis complicações. O consentimento livre e esclarecido é essencial.

O grau das rugas em um paciente e sua possível resposta ao tratamento podem ser avaliados pela escala de fotoenvelhecimento de Glogau (Tabela 19.1). A qualidade da pele e o tônus muscular e dos ligamentos em geral ao redor do olho também orientam o tratamento. Por exemplo, pacientes com excesso de pele acima do olho, coxins adiposos proeminentes na pálpebra inferior, herniação da gordura septal ou frouxidão ligamentosa

Tabela 19.1 Intensidade das rugas e requisitos de rejuvenescimento.

Grupo de intensidade*	Descrição	Modalidades de rejuvenescimento
II	Moderada; rugas em movimento	Responde bem à BoNT isolada
III	Avançada; rugas em repouso	BoNT mais correção adicional, como tratamentos para aumento de tecido mole
IV	Intensa; rugas	BoNT mais *resurfacing* cutâneo profundo para melhora máxima dos resultados

BoNT: toxina botulínica.
*Com base na classificação de fotoenvelhecimento de Glogau.

intensa e elastose (identificadas por *snap test* positivo) podem precisar de procedimentos de rejuvenescimento adicionais, como *laser*, terapias baseadas em luz ou até mesmo cirurgia. Todos os achados, incluindo qualquer sinal de ptose ou assimetria, devem ser registrados e discutidos com os pacientes. Fotografias digitais padronizadas devem ser realizadas antes e depois de qualquer tratamento. As fotografias devem mostrar a face em repouso e na contração máxima dos músculos para documentar alterações em atividade.

> **Dica 2:** A avaliação do tônus da pálpebra inferior pode ser facilitada pela realização de *snap test* para determinar se o tônus muscular e ligamentoso da pálpebra é suficiente para a aplicação de injeções de BoNT em determinadas regiões (principalmente a pálpebra inferior). Uma cirurgia prévia também pode influenciar esse aspecto. Um tempo de retração/recuperação da pele maior que 3 segundos pode indicar um risco de edema para o paciente após injeções de BoNT, em particular ao considerar tratamentos da pálpebra inferior.

> **Dica 3:** A avaliação estética deve examinar a expressão facial em repouso e em atividade para determinar a amplitude de movimento dos músculos envolvidos e detectar assimetrias.

CONTRAINDICAÇÕES

Nem todas as pessoas são candidatas ao tratamento com BoNT na região periorbital. Além das contraindicações gerais (Boxe 19.1), condições preexistentes que podem ser agravadas por BoNT incluem paresia da região facial média, olhos secos sintomáticos, condições distróficas musculares estáveis ou progressivas que causem blefaroptose e comprometimento prévio da função do músculo orbicular do olho. A cautela deve prevalecer em pacientes com história, ou complicações, de blefaroplastia prévia na pálpebra inferior. As injeções de BoNT devem ser evitadas ou a dose deve ser ajustada para indivíduos com síndrome do olho seco significativa ou frouxidão da pálpebra inferior por conta do risco de exposição da esclera.

INDICAÇÕES E TÉCNICAS

Foram desenvolvidas recomendações em um Consenso para BoNT em relação à posologia e técnicas em todas as regiões da face. Contudo, o tratamento deve ser individualizado de acordo com o tamanho dos músculos de cada paciente, função e resultado desejado.

Foi demonstrado que a reconstituição de BoNT com solução salina com preservativo é menos dolorosa que a reconstituição com solução salina sem preservativo. As diretrizes do Consenso relatam uma variedade de diluições (1 a 4 ml/frasco-ampola) que dependem da área que receberá a injeção e da preferência do médico. Do mesmo modo, a escolha da seringa e agulha depende do profissional responsável pela injeção. Os autores usam uma diluição de 4 U/0,1 ml ou uma diluição de 2 U/0,1 ml em uma seringa de insulina descartável de 1 ml com uma agulha de calibre 30 a 32G para injeções na área periorbital. Contudo, o mais importante não é a diluição exata, e sim a precisão da aplicação e a compreensão dos volumes necessários para administrar essa dose tão precisa.

Nas pálpebras superior e inferior, a posição exata das injeções e doses conservadoras são cruciais para evitar complicações. A anestesia tópica aplicada por 15 a 20 minutos ou o uso de compressas de gelo antes do tratamento da pálpebra inferior podem reduzir a dor relacionada à injeção. Ao tratar a pálpebra inferior, a agulha deve ser mantida em um plano tangencial ao globo ocular, com a mão não dominante estabilizando a cabeça do paciente (Vídeo 19.1). Isso impedirá um movimento súbito ou não intencional da cabeça que poderia provocar uma lesão direta do olho.

▶ Vídeo 19.1

> **Dica 4:** Uma seringa de insulina BD Ultra-Fine II de calibre 31G e 3/10 ml facilita as injeções perioculares de BoNT-A, permitindo a administração precisa de pequenas doses e prevenindo qualquer perda de BoNT-A no canhão da agulha. Como alternativa, uma seringa de 1 ml com uma agulha de calibre 32G pode ser suficiente.

HIPERTROFIA DO MÚSCULO ORBICULAR, RUGAS INFRAORBITAIS E ABERTURA DO OLHO

As rugas infraorbitais que se irradiam abaixo dos olhos na direção da bochecha têm origem na contração concêntrica do músculo orbicular do olho ao redor das linhas. Além disso, a hipertrofia da porção pré-tarsal do orbicular do olho contribui para a percepção de bolsas ou saliências na pálpebra inferior, também conhecidas como "bananinhas". Isso também cria um estreitamento da abertura palpebral, especialmente quando o paciente sorri.

Uma série de estudos conduzidos por Flynn e Carruthers mostrou que 2 U de BoNT com aplicação subdérmica na pálpebra inferior na linha médio-pupilar, 3 mm abaixo da margem dos cílios (Figura 19.2), podem relaxar e nivelar a porção pré-tarsal do músculo orbicular, melhorando a aparência

---

Boxe 19.1 Contraindicações e precauções no tratamento periocular com toxina botulínica.

Contraindicações	Precauções
• Infecção ativa ou condições inflamatórias da pele nos locais de injeção	• Elastose grave (risco de exposição da esclera)
• História de distúrbios neuromusculares	• Condições preexistentes que possam ser agravadas pelo tratamento (p. ex., paresia da face média, olhos secos sintomáticos)
• Uso de aminoglicosídios ou outros medicamentos que atuem na junção neuromuscular	• História de blefaroplastia na pálpebra inferior
• Gravidez ou lactação	• Transtorno dismórfico corporal
	• Condições distróficas musculares estáveis ou progressivas que causem blefaroptose
	• Comprometimento prévio da função do músculo orbicular do olho

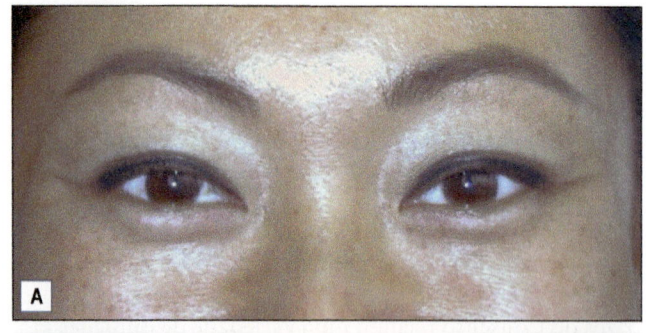

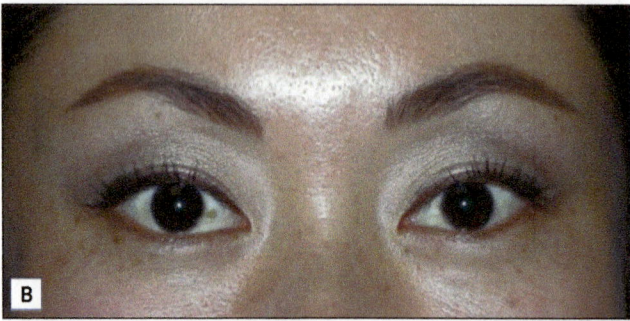

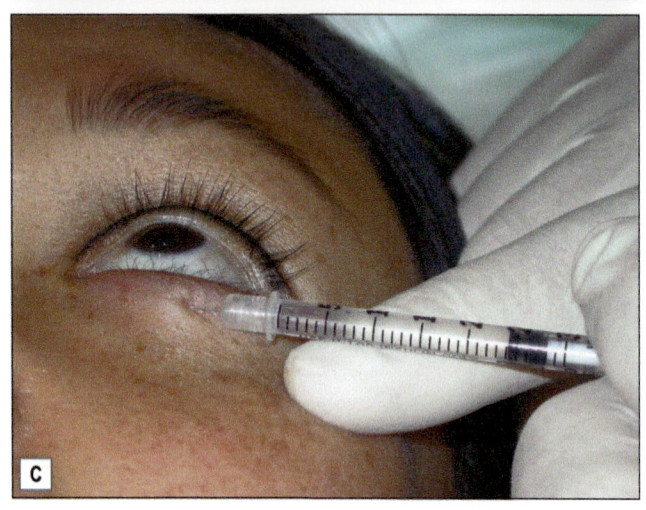

Figura 19.2 Nivelamento da hipertrofia do músculo orbicular do olho e aumento da abertura palpebral após 2 U de BoNT-A na linha médio-pupilar, 3 mm abaixo da margem dos cílios: (**A**) antes, (**B**) depois e (**C**) técnica de injeção.

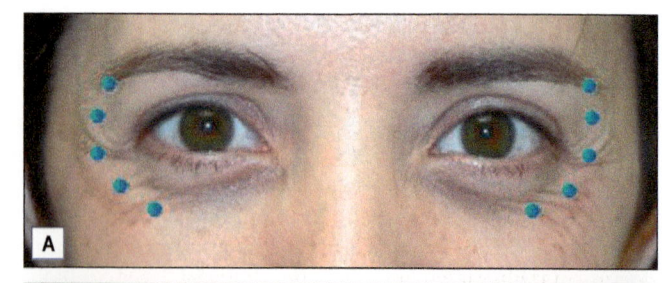

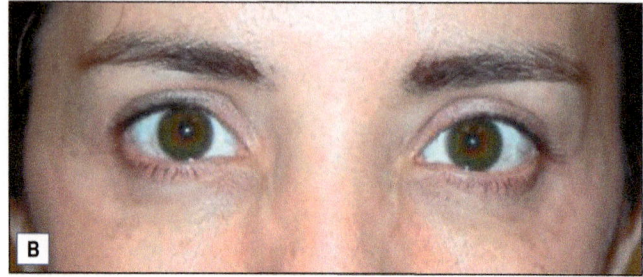

Figura 19.3 Melhora das rugas e ampliação da abertura palpebral: (**A**) antes e (**B**) depois de 2 U de BoNT-A abaixo do olho e 12 U nas rugas do canto lateral.

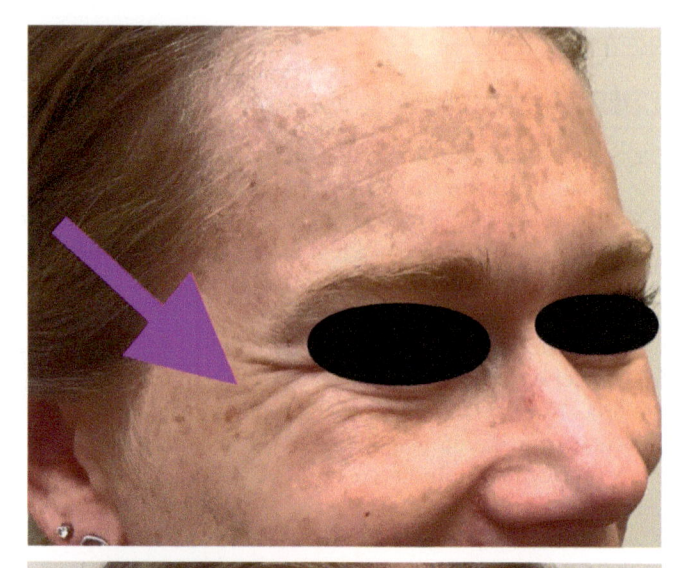

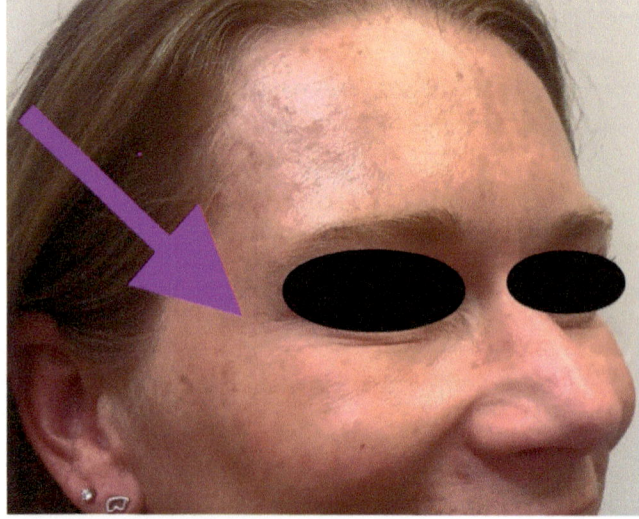

Figura 19.4 Linhas dinâmicas no canto lateral antes e após o tratamento com 10 U de BoNT-A por lado.

da pálpebra inferior. As injeções na pálpebra inferior tipicamente são realizadas com o tratamento concomitante das rugas do canto lateral (ou seja, três injeções de 4 U cada, totalizando 12 U). Isso pode produzir aumentos de aproximadamente 2 a 3 mm na abertura palpebral vertical em repouso e no sorriso total, respectivamente, fornecendo um aspecto mais arredondado à pálpebra inferior e uma redução, e até mesmo a eliminação completa, de "pés de galinha" (Figuras 19.3 a 19.5). A análise subsequente de Flynn e Carruthers demonstrou uma resposta evidente à dose quando a pálpebra inferior foi tratada isoladamente. Contudo, doses mais altas provocaram um aumento dos efeitos colaterais e não ampliaram adicionalmente o tamanho da abertura palpebral. Portanto, os autores recomendam uma abordagem conservadora com a menor dose (1 a 2 U em dois locais) na pálpebra inferior, com repetição do tratamento após 2 a 4 semanas se houver necessidade.

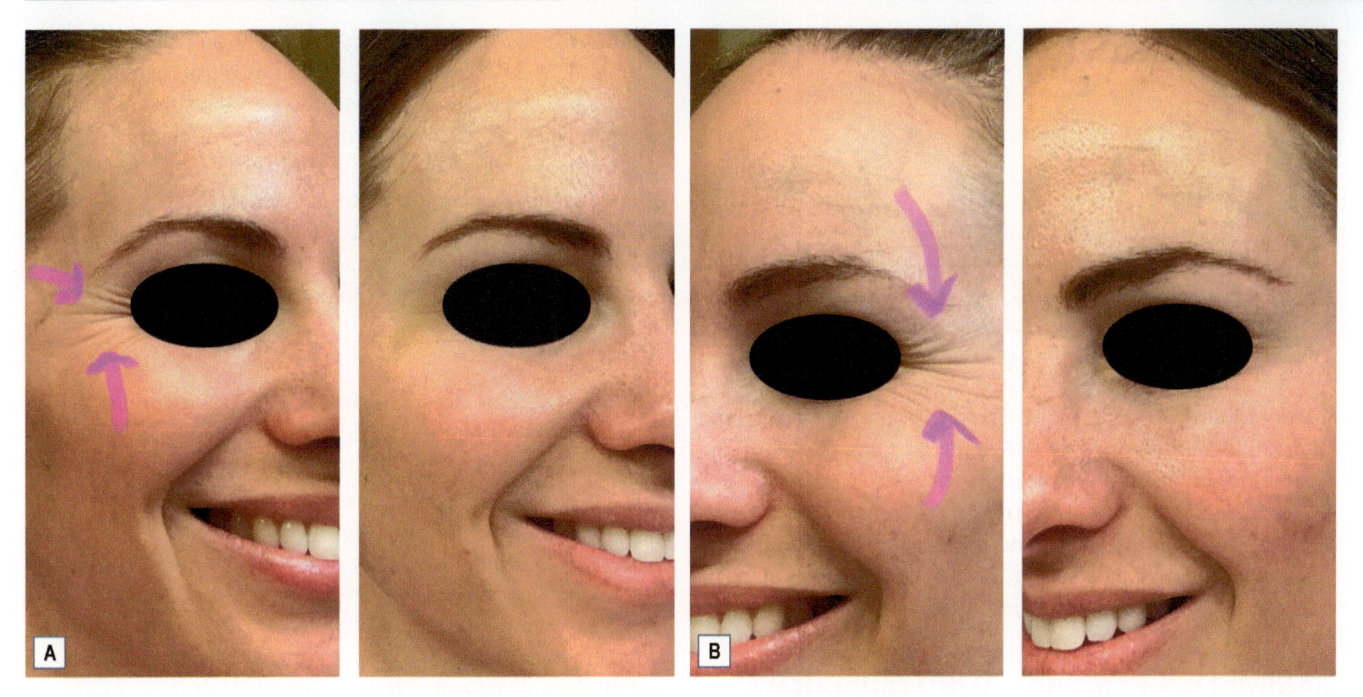

Figura 19.5 Linhas dinâmicas no canto lateral antes e após o tratamento com 8 U de BoNT-A. **A.** Rugas do lado direito. **B.** Rugas do lado esquerdo.

ESTUDO DE CASO 1 (ver Figura 19.2)

Uma mulher filipino-canadense saudável de 32 anos compareceu com uma queixa de "bolsa" abaixo dos olhos quando sorria. Ela solicitou um olhar de aspecto mais ocidental e redução da bolsa. A Figura 19.2 A demonstra uma hipertrofia do músculo orbicular do olho. O *snap test* demonstrou excelente elasticidade que, associada ao tônus e textura jovens da pele, indicava que a paciente seria uma candidata adequada para tratamento infraorbital com BoNT-A. Para obter maior abertura e nivelamento do orbicular do olho hipertrófico (ver Figura 19.2 B), 2 U de BoNT-A foram injetadas na linha médio-pupilar, 4 mm abaixo da margem palpebral bilateralmente (ver Figura 19.2 C).

PTOSE PALPEBRAL, MÁ POSIÇÃO E ASSIMETRIA

BoNT constitui um tratamento eficaz para manejo temporário de ptose da pálpebra superior leve a moderada, má posição e assimetria da fenda palpebral. A pesquisa de Fagien indica que a posição correta, posologia e seleção cuidadosa dos pacientes determinam a previsibilidade da resposta. A má posição da pálpebra de qualquer etiologia tipicamente é tratada por correção cirúrgica da causa subjacente, com opções não cirúrgicas para ptose da pálpebra superior limitadas a colírios oftálmicos tópicos adrenérgicos. Uma injeção subdérmica de BoNT em baixa dose (0,5 a 1,5 U) nas extremidades medial e lateral da região pré-tarsal do músculo orbicular do olho, logo acima da linha dos cílios (Figuras 19.6 e 19.7), permite a atividade sem oposição do músculo levantador da pálpebra e do músculo de Müller e um retorno à simetria.

Do mesmo modo, a assimetria e má posição da pálpebra inferior (como retração, ectrópio e entrópio) historicamente são tratadas por intervenção cirúrgica para esticar ou diminuir

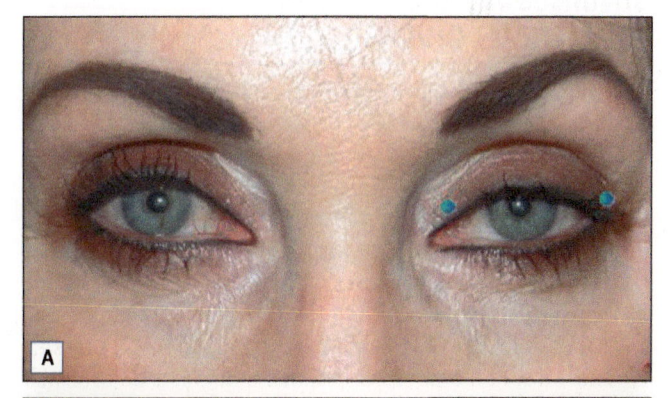

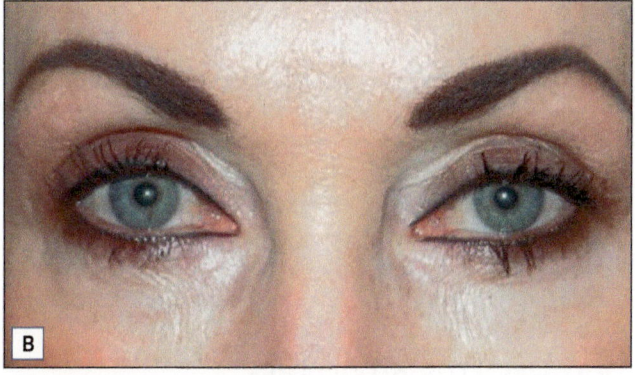

Figura 19.6 Ptose da pálpebra superior: (**A**) antes e (**B**) depois do tratamento nas extremidades medial e lateral da região pré-tarsal (locais de injeção marcados pelos pontos azuis).

o comprimento horizontal da pálpebra inferior com o objetivo de obter simetria com o lado contralateral. A má posição e a simetria podem ser restauradas na pálpebra inferior pelo enfraquecimento dos levantadores da pálpebra inferior no lado oposto a retrações da pálpebra inferior com duas injeções de BoNT: uma aplicada na extremidade lateral da pálpebra

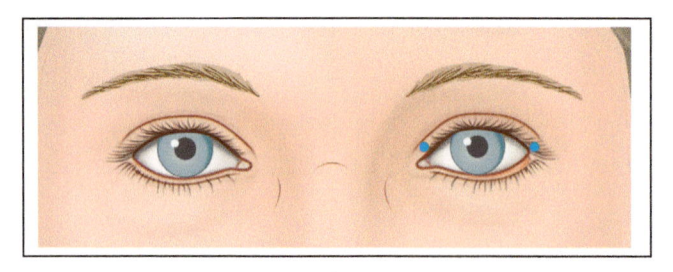

Figura 19.7 Padrão de injeção para correção de ptose da pálpebra superior (locais de injeção marcados pelos pontos azuis).

inferior e outra na porção média da região pré-tarsal da pálpebra inferior, localizada aproximadamente na metade da pupila, induzindo um efeito de retração semelhante.

As doses nas pálpebras superior e inferior variam de 0,5 a 1,5 U por local de injeção, com doses mais altas reservadas para casos de hipertrofia da pálpebra inferior e ptose grave ou para alterar a posição da parte inferior do olho.

ASSIMETRIA PERIORBITAL/DO MÚSCULO ORBICULAR E DA FENDA PALPEBRAL, SINCINESIA E DISTÚRBIOS ESPÁSTICOS DIVERSOS

É comum que os pacientes apresentem uma atividade assimétrica na região palpebral periorbital. Como resultado, muitas vezes os pacientes observam em fotografias (mas não necessariamente no espelho) que um olho é sempre menor quando estão sorrindo e preferem o aspecto do "olho maior". Do mesmo modo, após distúrbios de paralisia da face, como um estado pós-paralisia de Bell, os pacientes desenvolvem sincinesia, em que a disparidade da fenda orbital é mais notável durante movimentos orais como ao falar ou comer. O tratamento dessas entidades segue a mesma filosofia ou conceito de enfraquecimento do tônus do orbicular do olho no "olho menor" (ver Figura 19.6).

OUTROS EFEITOS PERIORBITAIS

Um subgrupo de pacientes com ptose da sobrancelha significativa associada à retração da pálpebra superior percebe um "relaxamento" da posição da pálpebra superior durante o tratamento de linhas do canto lateral (LCL/"pés de galinha"). Isso é realizado com a intenção de corrigir uma ptose da sobrancelha com denervação completa da porção orbital lateral do músculo orbicular do olho.

TRATAMENTOS AUXILIARES PARA A PÁLPEBRA

Existem vários tratamentos destinados a melhorar a aparência do olho que podem ser usados em combinação com BoNT para obter um efeito sinérgico, buscando não apenas a melhora de rugas, mas também de pigmentação, textura, cicatrizes e frouxidão.

Agentes tópicos

O tratamento tópico da pele ao redor dos olhos começa com a fotoproteção, tanto comportamental quanto tópica, assim como a educação dos pacientes em relação ao risco da radiação ultravioleta (UV). Foi demonstrado que o uso regular de retinoides tópicos durante um período de vários meses melhora a textura da pele, discromia e rugas finas. Emolientes à base de alfa-hidroxi ácido (AHA), como ácido láctico e ácido glicólico, auxiliam no rejuvenescimento da pele ao diminuir a adesão celular nas camadas superiores da epiderme, melhorando o processo de esfoliação. Contudo, foi observado que as preparações vendidas sem prescrição podem exibir eficácia mínima.

Cirurgia

Quando usada no contexto cirúrgico ou pós-cirúrgico, BoNT pode facilitar a manipulação dos tecidos, a ocultação da incisão cirúrgica e reduzir a tensão exercida em uma ferida. Essas ações promovem melhor cicatrização, com menor formação de cicatriz e um resultado estético superior da cirurgia. O pré-tratamento das rugas do canto lateral antes de uma blefaroplastia das pálpebras superiores e inferiores, por exemplo, pode permitir que o cirurgião mantenha a linha de incisão dentro dos limites da margem da órbita óssea e permita uma estimativa mais exata da quantidade de pele que deve ser ressecada durante a cirurgia. Após um reparo de ectrópio da pálpebra inferior e "olho arredondado" (blefaroplastia reparatória), as fibras laterais do músculo orbicular do olho tracionam ativamente o lado medial da incisão cirúrgica, provocando deiscência do reparo temporal do tarso distal ao tendão cantal lateral. O pré-tratamento com BoNT pode reduzir essas forças no orbicular que podem se contrapor à tentativa de correção cirúrgica. Fagien e Brandt recomendam a injeção de BoNT durante a realização de procedimentos de elevação do canto lateral, como um retalho tarsal lateral ou uma suspensão do retináculo lateral, já que a BoNT reduz a função do músculo orbicular e protege a segurança da reconstrução do canto lateral. BoNT também pode ser usada no contexto pós-operatório após a correção cirúrgica de mau posicionamento da pálpebra.

Terapias à base de *laser* e luz

O *resurfacing* ablativo e não ablativo é usado para fotoenvelhecimento e cicatrizes e pode ser empregado na área periorbital com pouco risco de linhas de demarcação. Além dos *lasers*, radiofrequência não ablativa, dispositivos de ultrassom focado e luz intensa pulsada (LIP) podem ser usados para o tratamento não invasivo de rugas periorbitais. Contudo, a reutilização habitual dos músculos periorbitais criará novamente pregas e rugas, que podem ser mais espessas e mais perceptíveis que antes do tratamento.

O tratamento combinado com injeções de BoNT antes ou imediatamente após o *resurfacing* visa tanto aos efeitos do fotodano quanto à musculatura subjacente. Isso exerce um efeito sinérgico, eliminando a contribuição dinâmica para as rugas por um período longo o suficiente para obter uma erradicação mais permanente de rugas na pele recém-remodelada. Injeções regulares a cada 3 a 6 meses proporcionarão resultados contínuos.

Aumento de tecido mole

BoNT associada ao aumento de tecido mole representa comprovadamente uma combinação ideal. Os preenchedores constituem um tratamento excelente para a correção de vincos profundos e rugas estáticas que não possam ser atenuadas por BoNT isoladamente, enquanto também atuam na correção da perda de volume do complexo periorbital que ocorre como parte do processo de envelhecimento. Idealmente, as injeções de BoNT antecedem o aumento de tecido mole com preenchedor em aproximadamente 1 a 2 semanas para reduzir o componente dinâmico da formação de rugas, prevenir a distorção do preenchedor e prolongar os efeitos benéficos do aumento de tecido. Como alternativa, esses tratamentos podem ser realizados simultaneamente, com eficácia comparável.

Bimatoprosta

Em 2001, a Food and Drug Administration (FDA) aprovou a bimatoprosta, um análogo da prostaglandina, para uso em glaucoma para redução da pressão intraocular elevada. Os relatos de "efeitos colaterais" benéficos incluíam aumento do comprimento, abundância e intensidade da coloração dos cílios. Esse achado levou à avaliação clínica e eventual aprovação de Latisse® (Allergan Inc., Irvine, CA) para hipotricose. A bimatoprosta é segura e eficaz para melhorar a aparência dos cílios com um nível considerável de satisfação dos pacientes. Os pacientes devem ser orientados de que o tratamento diário é necessário para manter os resultados.

EVENTOS ADVERSOS

Hematoma e equimose são as reações nos locais de injeção mais comuns com BoNT na região periorbital. O risco de equimose pode ser reduzido com injeções superficiais, gelo pós-procedimento e *Arnica montana* sublingual imediatamente depois e, em seguida, 3 a 4 vezes/dia durante 2 a 3 dias.

Complicações na pálpebra inferior

Podem ocorrer efeitos adversos mais graves, em geral decorrentes de uma posologia ou técnica de injeção inadequadas (Tabela 19.2). Alguns pacientes descrevem uma sensação temporária de aumento de volume na pálpebra inferior após o tratamento. Em raros casos, mas particularmente em pacientes com

Tabela 19.2 Complicações relacionadas à injeção.

Causa	Complicação
Tratamento da porção pré-tarsal do músculo orbicular na pálpebra inferior em pacientes com elastose e retração intensas	Ectrópio, exposição da esclera; acentuação da queda ou das rugas na pálpebra inferior; herniação de gordura na pálpebra inferior
Difusão de toxina para trás do septo orbital	Ptose palpebral
Injeções próximas à tróclea nas pálpebras superior e inferior	Diplopia
Paralisia do músculo orbicular do olho	Epífora; ectrópio

flacidez excessiva na pálpebra inferior, isso pode ser manifestar como um edema que é pior pela manhã. Acredita-se que esse efeito seja o resultado da inatividade do músculo orbicular do olho, que auxilia na drenagem linfática.

Complicações raras na região periocular incluem flacidez da pálpebra inferior, exposição da esclera (do inglês *scleral show*), epífora, ectrópio, diplopia, olho seco, fechamento palpebral incompleto e ptose. Goldman relatou um caso de formação de bolsa proeminente depois que 2 U foram injetadas 2 a 3 mm abaixo da margem ciliar na linha médio-pupilar e 10 U (injeção única) foram aplicadas na região média do canto lateral. Somente no acompanhamento o paciente admitiu ter realizado previamente, 8 anos antes, um *lifting* facial, *lifting* da fronte e blefaroplastia da pálpebra inferior, que produziram uma distorção anatômica e, como consequência, uma complicação inesperada. Esse cenário de caso destaca a importância da história pré-tratamento e exame físico da estrutura e função da pálpebra inferior antes do tratamento mesmo com doses pequenas de BoNT. A seleção cuidadosa dos pacientes e a atenção às características anatômicas da região periorbital ajudarão a evitar a maior parte desses efeitos colaterais, que desaparecem com o tempo em razão do efeito temporário da BoNT.

Complicações na pálpebra superior

As complicações na pálpebra superior também podem ser evitadas com experiência, técnica de injeção e posicionamento cuidadosos. Um lagoftalmo leve pode ser induzido na pálpebra superior por doses maiores que as necessárias e, em geral, pode ser evitado com doses inferiores a 1,5 U. Portanto, é melhor começar com uma abordagem conservadora e progredir lentamente até a dose mais efetiva.

Complicações na região lateral da pálpebra

A administração de injeções laterais à margem da órbita, usando uma concentração mais alta e menor volume, pode ajudar a evitar a difusão da toxina para os músculos extraoculares vizinhos. Evitar a região pré-tarsal e permanecer dentro da região pré-septal lateral no tratamento de rugas da pálpebra inferior melhoram o resultado estético e diminuem a probabilidade de efeitos adversos funcionais e mau posicionamento.

CONCLUSÃO

O objetivo do rejuvenescimento da região infraorbital do olho envolve a abordagem de linhas finas e rugas e a restauração da harmonia e equilíbrio que possam ter sido perdidos no processo de envelhecimento. As injeções de BoNT podem atingir esse objetivo, isoladamente ou em combinação com outros procedimentos cosméticos ou aplicações ao redor dos olhos, com algumas advertências. O médico que realiza a injeção deve ter um conhecimento profundo da anatomia funcional e da interação entre os músculos da expressão facial. Uma triagem cuidadosa dos pacientes, com exame e história detalhados, deve ocorrer antes de qualquer tratamento. Muitos dos eventos adversos mais graves podem ser atribuídos a injeções mal posicionadas, técnica insatisfatória ou seleção inadequada dos pacientes.

LEITURA ADICIONAL

Balikian, R. V., & Zimbler, M. S. (2007). Primary and adjunctive uses of botulinum toxin type A in the periorbital region. *Otolaryngologic Clinics of North America, 40*(2), 291–303.

Carruthers, J., & Carruthers, A. (2005). Adjunctive botulinum toxin type A: Fillers and light-based therapies. *International Ophthalmology Clinics, 45*(3), 143–151.

Carruthers, J., Fagien, S., Matarasso, S. L., & Botox Consensus Group. (2004). Consensus recommendations on the use of botulinum toxin type a in facial aesthetics. *Plastic and Reconstructive Surgery, 114*(Suppl. 6), 1S–22S.

Cohen J. L. (2010). Enhancing the growth of natural eyelashes: The mechanism of bimatoprost-induced eyelash growth. *Dermatologic Surgery, 36*(9), 1361–1371.

Erickson, B. P., Lee, W. W., Cohen, J., & Grunebaum, L. D. (2015). The role of neurotoxins in the periorbital and midfacial areas. *Facial Plastic Surgery Clinics of North America, 23* (2), 243–255.

Fagien, S. (2003). Botulinum toxin type A for facial aesthetic enhancement: Role in facial shaping. *Plastic and Reconstructive Surgery, 112*(Suppl. 5), S6–S18.

Fagien, S. (2004). Temporary management of upper lid ptosis, lid malposition, and eyelid fissure asymmetry with botulinum toxin type A. *Plastic and Reconstructive Surgery, 114*(7), 1892–1902.

Fagien, S., & Brandt, F. S. (2001). Primary and adjunctive use of botulinum toxin type A (Botox) in facial aesthetic surgery: Beyond the glabella. *Clinics in Plastic Surgery, 28*(1), 127–148.

Fagien, S., & Raspaldo, H. (2007). Facial rejuvenation with botulinum neurotoxin: An anatomical and experiential perspective. *Journal of Cosmetic and Laser Therapy, 9*(Suppl. 1), 23–31.

Fagien, S., Walt, J. G., Carruthers, J., Cox, S. E., Wirta, D., Weng, E., et al. (2013). Patient-reported outcomes of bimatoprost for eyelash growth: Results from a randomized, double-masked, vehicle-controlled, parallel-group study. *Aesthetic Surgery Journal, 33*(6), 789–798.

Flynn T. C. (2003). Periocular botulinum toxin. *Clinics in Dermatology, 21*(6), 498–504.

Flynn, T. C., Carruthers, J. A., & Carruthers, J. A. (2001). Botulinum-A toxin treatment of the lower eyelid improves infraorbital rhytides and widens the eye. *Dermatologic Surgery, 27*(8), 703–708.

Flynn, T. C., Carruthers, J. A., Carruthers, J. A., & Clark, R. E., II. (2003). Botulinum A toxin (BOTOX) in the lower eyelid: Dose-finding study. *Dermatologic Surgery, 29*(9), 943–951.

Glaser, D. A., & Patel, U. (2010). Enhancing the eyes: use of minimally invasive techniques for periorbital rejuvenation. *Journal of Drugs in Dermatology, 9*, S118–S128.

Glavas, I. P., & Purewal, B. K. (2007). Noninvasive techniques in periorbital rejuvenation. *Facial Plastic Surgery, 23*(3), 162–167.

Glogau R. G. (1996). Aesthetic and anatomic analysis of the aging skin. *Seminars in Cutaneous Medicine and Surgery, 15*(3), 134–138.

Goldman M. P. (2003). Festoon formation after infraorbital botulinum A toxin: A case report. *Dermatologic Surgery, 29*(5), 560–561.

Harris, P. A., & Mendelson, B. C. (2007). Eyelid and mid-cheek anatomy. In S. Fagien (Ed.), *Putterman's Cosmetic Ocuplasticsurgery* (4th ed., pp. 45–63). Philadelphia, PA: WB Saunders.

Matarasso, S. L., & Matarasso, A. (2003). "M" marks the spot: Update on treatment guidelines for botulinum toxin type A for the periocular area. *Plastic and Reconstructive Surgery, 112*(5), 1470–1472.

Pao, K. Y., & Mancini, R. (2014). Nonsurgical periocular rejuvenation: Advanced cosmetic uses of neuromodulators and fillers. *Current Opinion in Ophthalmology, 25*(5), 461–469.

Smith, S., Fagien, S., Whitcup, S. M., Ledon, F., Somogyi, C., Weng, E., et al. (2012). Eyelash growth in subjects treated with bimatoprost: A multicenter, randomized, double-masked, vehicle-controlled, parallel-group study. *Journal of the American Academy of Dermatology, 66*(5), 801–806.

20

Tratamento do Terço Médio com Toxina Botulínica

Renata Sitonio, André Vieira Braz e Ada Regina Trindade de Almeida

INTRODUÇÃO

O terço médio é a área da face que fica entre a glabela e a região subnasal. Ela apresenta uma anatomia muscular complexa, exigindo um conhecimento anatômico pleno e uma técnica de injeção precisa. Os pequenos músculos dessa área são importantes para a interação social, pois estão envolvidos em funções cruciais que expressam as emoções. Estes incluem a porção orbital do músculo orbicular do olho e os músculos zigomático maior (ZM) e menor, elevador do lábio superior e da asa nasal (ELSAN), elevador do lábio superior (ELS), nasal, depressor do septo nasal (DSN), risório e bucinador, que são funcionalmente integrados pelo sistema aponeurótico muscular superficial (SMAS) (Figura 20.1).

Embora a combinação de toxina botulínica e preenchedores proporcione os melhores resultados e maior satisfação dos pacientes, os neuromoduladores isolados podem ser uma ferramenta útil nessa região. Deve-se prestar atenção à correspondência das unidades de toxina onabotulínica A, toxina incobotulínica A, toxina abobotulínica A e toxina prabotulínica A (ver Capítulo 11 e Tabela 20.1).

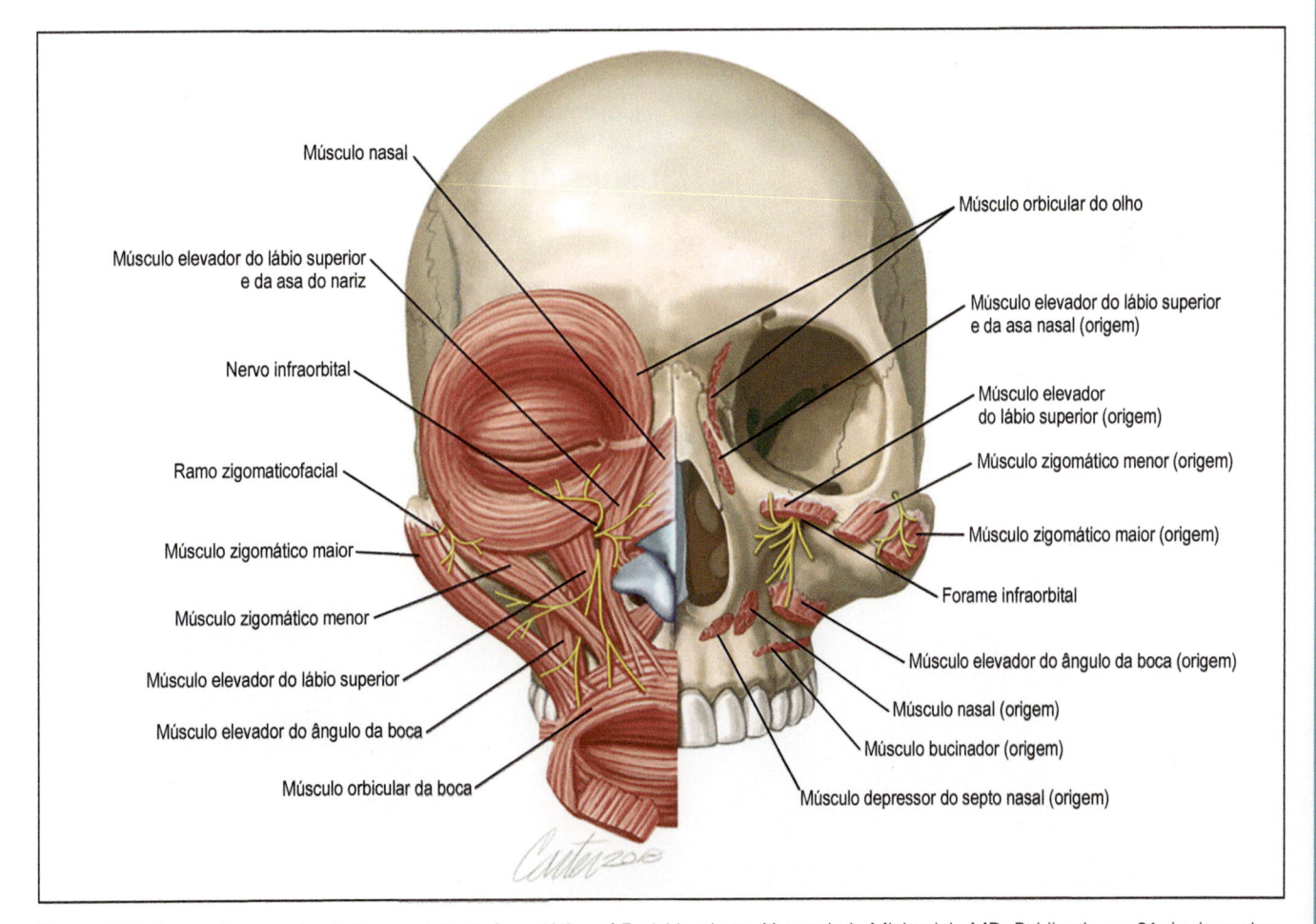

Figura 20.1 Anatomia muscular do terço médio da face. (Atlas of Facial Implants. Yaremchuk, Michael J., MD. Publicado em 31 de dezembro, 2019. © 2020.)

Tabela 20.1 Indicações e doses de toxina botulínica na face média.

Músculo	Indicação	Dose inicial (U) de toxina onabotulínica A/toxina incobotulínica A/toxina prabotulínica A por lado	Dose inicial (s.U) de toxina abobotulínica A por lado
Nasal	Linhas de coelho	2 a 8	5 a 20
Elevador do lábio superior e da asa nasal	Sorriso gengival anterior Terço médio no sulco nasolabial	1 a 3	2,5 a 7,5
Complexo zigomático (zigomático maior e menor)	Assimetria facial Sorriso gengival posterior	1 a 4	2,5 a 10
Ponta do nariz	Abaixamento da ponta do nariz	2 a 4	5 a 10
Rosácea	Rubor e eritema	15	37

"LINHAS DE COELHO" (do inglês *Bunny Lines*)

As "linhas de coelho" são rugas produzidas nas paredes laterais do nariz que se irradiam a partir da região do canto medial dos olhos e seguem em direção inferomedial em cada lado do nariz. São produzidas basicamente pela contração das fibras superiores do músculo nasal (parte transversa), mas pode haver uma ação acessória do ELSAN, porção inferomedial do orbicular do olho e fibras laterais superficiais do prócero.

As linhas de coelho aparecem quando o paciente sorri, fala ou franze a testa, mas também podem se tornar proeminentes após o tratamento de linhas glabelares ou "pés de galinha" com neuromoduladores sem um bloqueio concomitante do músculo nasal.

Locais de injeção e posologia

Quando o nasal é o único músculo responsável pelas rugas, injeções intradérmicas posicionadas em um ponto alto na parede lateral do nariz e medial ao sulco nasolabial (para evitar fraqueza acidental do ELSAN) apresentam bons resultados. Se o músculo prócero ou orbicular do olho desempenhar um papel na formação das "linhas de coelho", esse músculo deve

ser tratado. Foram relatadas doses posológicas de 2 a 8 U para toxina onabotulínica A em cada lado ou 10 a 20 U para toxina abobotulínica A. A Figura 20.2 mostra o local da injeção e uma paciente antes e depois do tratamento das "linhas de coelho". Ver Vídeo 20.1.

▶ Vídeo 20.1

Efeitos adversos

Uma fraqueza nas proximidades do ELSAN pode provocar uma queda central do lábio durante o sorriso. Esse efeito adverso pode ser evitado mantendo os locais de injeção superficiais e distantes do sulco nasolabial. A fraqueza do músculo orbicular do olho pode provocar ptose da pálpebra inferior/ectrópio ou aumento da exposição da esclera medial.

SORRISO GENGIVAL

O "sorriso gengival" é caracterizado pela exposição excessiva das gengivas. O músculo ELSAN tem origem na parte medial da maxila antes da bifurcação e tem inserção na porção medial do músculo orbicular da boca e na asa nasal. Sua contração atua junto com o ELS e ASN para levantar a região central do

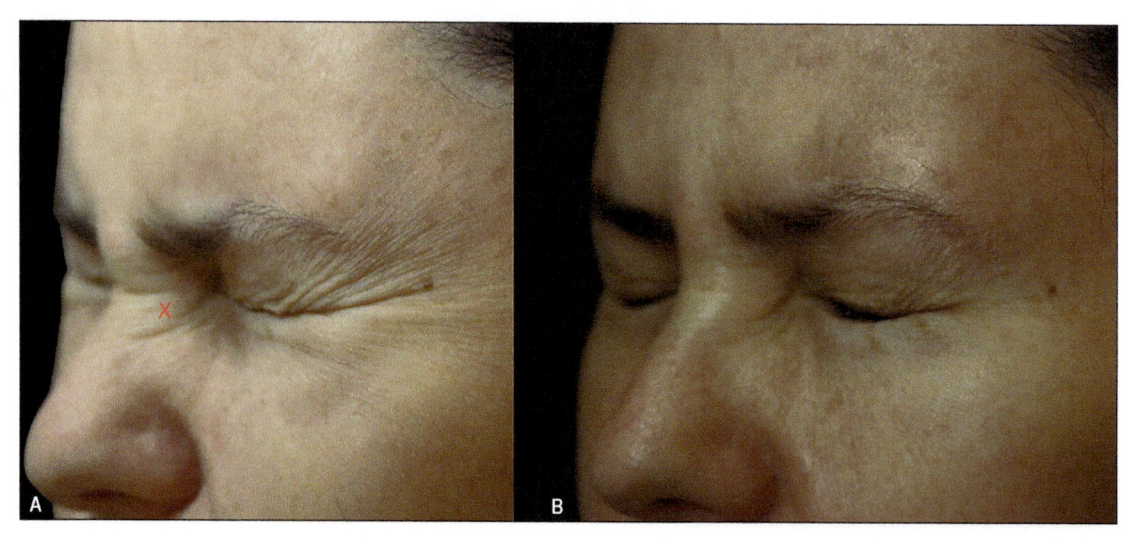

Figura 20.2 A e **B.** Apresentam o local de injeção e a paciente antes e depois do tratamento de "linhas de coelho". A injeção foi realizada na parte transversa do músculo nasal.

lábio superior. A hiperatividade desses músculos pode provocar uma elevação excessiva do lábio superior ao sorrir, revelando as gengivas superiores.

O tratamento desse músculo também pode ser usado para atenuar o sulco nasolabial (SNL) mediais em pacientes com etiologia muscular primária (pacientes jovens com SNL leve a moderada). Nessa última indicação, é importante lembrar que o alongamento do lábio ocorre de maneira concomitante; portanto, é prudente não usar neuromoduladores para esse fim em pacientes sem sorriso gengival.

A visibilidade da gengiva posterior é causada pela hipercontração do ZM. Nesse caso, o tratamento do sorriso gengival deve abordar o ponto de convergência dos músculos ELSAN, ELS e ZM, lateralmente à superfície lateral da base da asa do nariz. Isso alonga o lábio superior para reduzir a exposição total dos dentes incisivos e da gengiva superior.

Locais de injeção e posologia

O ELSAN deve receber uma injeção na abertura piriforme/triângulo apical do lábio superior, 1 cm acima da extensão lateral da asa. Quando a gengiva posterior for visível, um ponto mais lateral deve ser tratado, onde ocorre a convergência dos músculos ELSAN, ELS e ZM. O DSN pode ser tratado, já que tem um papel na exposição da gengiva anterior. As doses podem variar de 1 a 3 U de toxina botulínica tipo A (BoNT-A) por ponto por lado. A Figura 20.3 mostra uma paciente antes e depois da injeção de toxina botulínica no ELSAN. Ver Vídeo 20.2.

 ▶ **Vídeo 20.2**

Efeitos adversos

Essa técnica deve ser usada com cautela para correção da linha labiomentual uma vez que pacientes que não apresentem um sorriso gengival associado podem exibir um alongamento inaceitável ou rebaixamento da região central ao lábio superior ao sorrir. A injeção ou a difusão da toxina inferior ou superficialmente pode atingir as fibras superiores do músculo orbicular da boca, provocando uma disfunção do esfíncter oral.

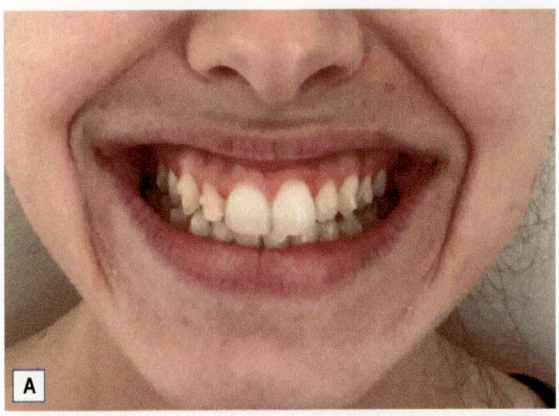

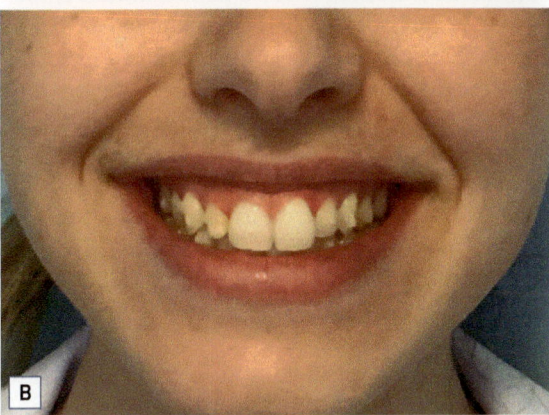

Figura 20.3 A. Antes. **B.** Duas semanas depois do tratamento de sorriso gengival com injeção de 1 U de toxina onabotulínica A por lado no músculo elevador do lábio superior e da asa do nariz (ELSAN).

COMPLEXO ZIGOMÁTICO

O complexo zigomático é composto pelos músculos zigomáticos maior (ZM) e menor (Figura 20.4). O ZM tem origem em um ponto lateral no arco zigomático, profundamente ao músculo orbicular do olho, e insere-se no modíolo. Portanto, ele traciona a extremidade lateral da comissura dos lábios em direção superolateral e amplia a abertura oral. O movimento

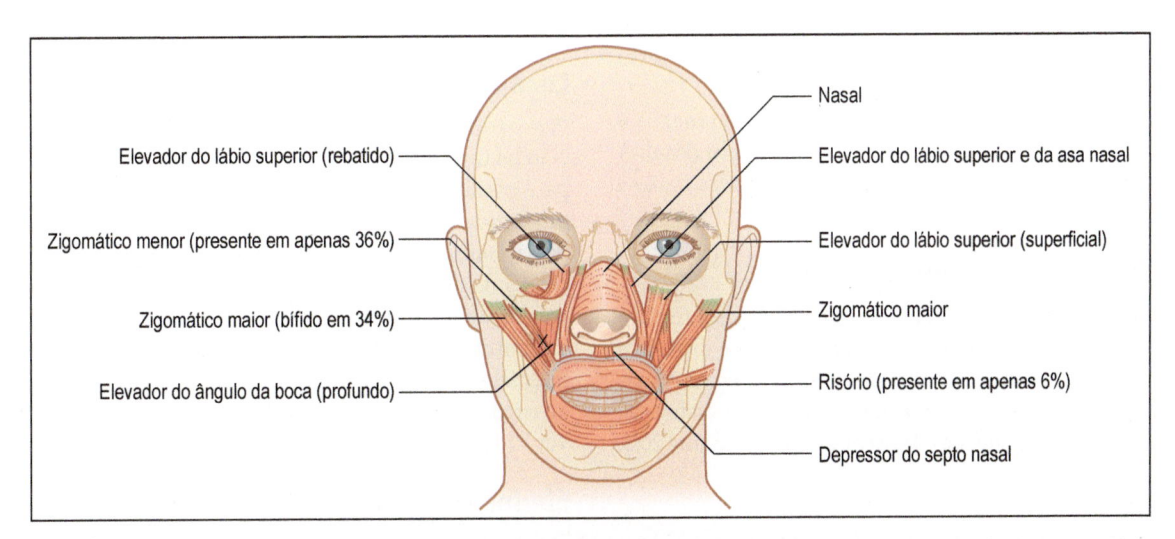

Figura 20.4 Desenho anatômico com identificação da musculatura da face média. O "X" indica o local de injeção para o zigomático menor, na intersecção entre uma linha horizontal passando pela base da asa do nariz e uma linha que conecta o ângulo lateral à comissura dos lábios ipsilateral. A intersecção dessas duas linhas na parte média da bochecha representa o local de injeção desejado.

simétrico desse músculo é percebido como um sorriso, enquanto o movimento unilateral pode dar a impressão de "escárnio". Além disso, a conexão dérmica desse músculo pelo SMAS pode contribuir para a formação de "covinhas".

O zigomático menor tem origem no zigoma medialmente ao ZM e insere-se nas fibras superiores do músculo orbicular da boca. O zigomático menor apresenta inserções dérmicas por meio do SMAS, que podem contribuir para o terço médio do SNL. Esse músculo pode estar ausente em alguns pacientes.

Locais de injeção e posologia

A principal indicação para o tratamento desses músculos é a restauração da simetria facial e a demonstração emocional desejada das expressões faciais. No tratamento da assimetria, a causa deve ser considerada com cuidado ao formular um plano corretivo. No caso de assimetria hiperdinâmica (hiperatividade muscular), o lado hiperativo deve ser abordado para atenuar seu movimento e tornar-se mais semelhante ao lado normoativo contralateral. No caso de uma assimetria hipodinâmica ou adinâmica (um lado apresenta movimento menor ou ausente, como ocorre na paralisia de Bell, paralisia do nervo facial ou secção cirúrgica de músculos), o lado normoativo pode receber uma injeção para que se movimente menos, promovendo assim a simetria.

Independentemente da indicação, o complexo zigomático pode ser abordado do seguinte modo: deve-se traçar uma linha que conecta o canto lateral dos olhos à comissura dos lábios e uma linha horizontal passando pela base da columela. A intersecção dessas duas linhas na região média da bochecha representa o local de injeção desejado (ver Figura 20.4). Deve-se começar com baixas doses (1 a 2 U de toxina incobotulínica A ou toxina onabotulínica A), com acompanhamento após 2 semanas para uma nova injeção, se necessário.

PONTA DO NARIZ

Com a idade, a ponta do nariz tende a inclinar-se, em parte em razão da gravidade e do envelhecimento, mas também por causa da ação hipercinética do músculo DSN. O rebaixamento da ponta do nariz é mais perceptível ao sorrir, mas também pode ser observado em repouso e é exacerbado por um excesso de cartilagem nasal.

O músculo DSN tem origem na fossa incisiva da maxila e insere-se no septo nasal e na parte alar do músculo nasal. A contração do músculo traciona a ponta do nariz para baixo e distende as narinas.

Locais de injeção e posologia

Os melhores resultados são obtidos quando o principal motivo para o rebaixamento da ponta do nariz é uma ptose dinâmica (ao sorrir) e musculatura hipercinética ou hipertrófica. Aproximadamente 2 a 4 U de BoNT-A devem ser injetadas medialmente na base da columela. O ponto de injeção é mostrado na Figura 20.5.

Efeitos adversos

- Uma vez que essa injeção pode alongar o lábio superior, o profissional deve evitá-la em pacientes com um lábio superior já longo

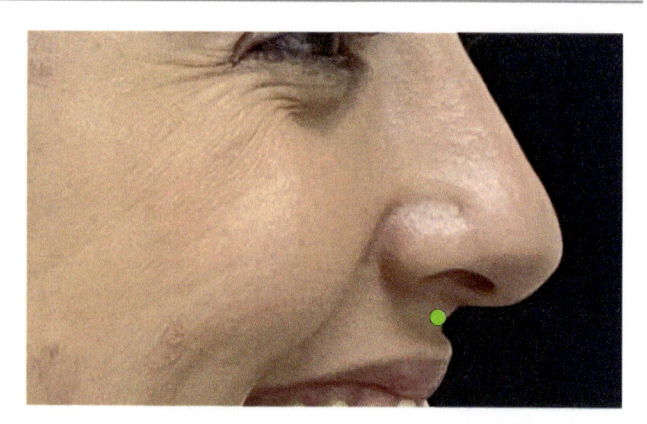

Figura 20.5 Local da injeção para tratamento do rebaixamento da ponta do nariz ao sorrir.

- A difusão da toxina para os músculos ELS e orbicular da boca promove o alongamento inestético do lábio superior, nivelamento do filtro e incompetência do esfíncter labial
- Pacientes com uma longa distância entre a borda vermelha e a columela podem apresentar resultados não estéticos quando o músculo DSN é tratado
- O efeito desejado pode não ser obtido em pacientes com perda de volume no complexo maxilar.

ROSÁCEA

Rosácea é uma doença inflamatória crônica cujo mecanismo de ação ainda não foi totalmente elucidado. Duas características da rosácea são o rubor e o eritema na face, que podem ser resistentes ao tratamento tópico. Foi demonstrado que injeções intradérmicas de BoNT-A diminuem o índice de eritema em pacientes com rosácea eritemato-telangiectásica durante pelo menos 8 semanas.

A acetilcolina e o peptídio intestinal vasoativo desempenham papéis importantes como mediadores da vasodilatação e rubor. BoNT-A inibe a liberação dessas moléculas das vesículas pré-sinápticas, contribuindo assim para o controle do eritema e inibição da degranulação de mastócitos e, consequentemente, diminuindo a inflamação.

Locais de injeção e posologia

Para o tratamento da rosácea, as injeções devem ser intradérmicas. Não há um consenso em relação à dose e à diluição de BoNT-A para essa indicação. Kim et al. investigaram a eficácia e a segurança da toxina prabotulínica A diluída e injetada nas bochechas de pacientes com rosácea, com boa resposta e ausência de efeitos colaterais significativos. A toxina foi diluída com solução salina até uma concentração de 1 U por 0,1 mℓ, com injeção de 0,05 mℓ em cada ponto (30 pontos) em intervalos de 1 cm em uma área de 5 cm de largura e 6 cm de comprimento na bochecha (Figura 20.6). Ver Vídeo 20.3.

▶ **Vídeo 20.3**

Efeitos adversos

Os efeitos adversos são mínimos com a técnica intradérmica se a diluição da dose for respeitada, como pouca dor e eritema pós-tratamento.

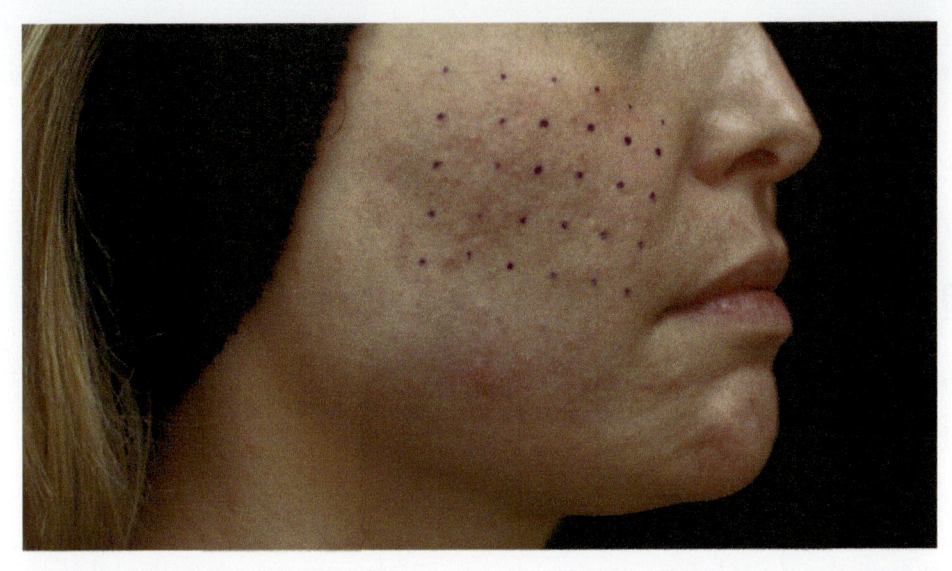

Figura 20.6 Rosácea: marcação com padrão de grade (injeções intradérmicas). Os pontos estão em uma área que mede 5 cm de largura e 6 cm de comprimento, com 1 cm de intervalo.

CONCLUSÃO

O terço médio da face é uma região anatomicamente complexa com músculos menores e associados de maneira mais íntima do que na porção superior da face. Além de seu papel na patogênese das rugas, esses músculos do terço médio têm funções importantes na manifestação de emoções e na comunicação interpessoal. Injeções intradérmicas de neuromoduladores são usadas com sucesso para o tratamento da rosácea.

LEITURA ADICIONAL

Ascher, B., Talarico, S., Cassuto, D., Escobar, S., Hexsel, D., Jaén, P., et al. (2010). International consensus recommendations on the aesthetic usage of botulinum toxin type A (Speywood unit)—part II: Wrinkles on the middle and lower face, neck and chest. *Journal of the European Academy of Dermatology and Venereology, 24*(11), 1285–1295.

Braz, A. V., & Sakuma, T. (2020). *Dermal fillers: Facial anatomy and injection techniques.* Georg Thieme Verlag.

Carruthers, J., & Carruthers, A. (2004). Botulinum toxin A in the mid and lower face and neck. *Dermatologic Clinics, 22*(2), 151–158.

Choi, J. E., Werbel, T., Wang, Z., Wu, C. C., Yaksh, T. L., & Di Nardo, A. (2019). Botulinum toxin blocks mast cells and prevents rosacea like inflammation. *Journal of Dermatological Science, 93*(1), 58–64.

de Maio, M., DeBoulle, K., Braz, A., Rohrich, R. J., & Alliance for the Future of Aesthetics Consensus Committee. (2017). Facial assessment and injection guide for botulinum toxin and injectable hyaluronic acid fillers: Focus on the midface. *Plastic and Reconstructive Surgery, 140*(4), 540e–550e.

D'Souza, A., & Ng, C. L. (2020). Applied anatomy for botulinum toxin injection in cosmetic interventions. *Current Otorhinolaryngology Reports, 8,* 336–343.

Goldstein, S. A., & Goldstein, S. M. (2006). Anatomic and aesthetic considerations in midfacial rejuvenation. *Facial Plastic Surgery, 22*(2), 105–111.

Hur, M.-S. (2017). Anatomical relationships of the procerus with the nasal ala and the nasal muscles: Transverse part of the nasalis and levator labii superioris alaeque nasi. *Surgical and Radiologic Anatomy: SRA, 39*(8), 865–869.

Kim, M. J., Kim, J. H., Cheon, H. I., Hur, M. S., Han, S. H., Lee, Y. W., et al. Assessment of skin physiology change and safety after intradermal injections with botulinum toxin: A randomized, double-blind, placebo-controlled, split-face pilot study in Rosacea patients with facial erythema. *Dermatologic Surgery, 45*(9), 1155–1162.

Schavelzon, D., Blugerman, G., Wexler, G., & Martinez, L. (2016, March 9). Botulinum toxin in the nasal area. In N. Serdev (Ed.), *Miniinvasive techniques in rhinoplasty.* IntechOpen. doi:10.5772/62070. Retrieved from https://www.intechopen.com/books/miniinvasive-techniques-in-rhinoplasty/botulinum-toxin-in-the-nasal-area.

Snider, C. C., Amalfi, A. N., Hutchinson, L. E., & Sommer, N. Z. (2017). New insights into the anatomy of the midface musculature and its implications on the nasolabial fold. *Aesthetic Plastic Surgery, 41*(5), 1083–1090.

Toffola, E. D., Furini, F., Redaelli, C., Prestifilippo, E., & Bejor, M. (2010). Evaluation and treatment of synkinesis with botulinum toxin following facial nerve palsy. *Disability and Rehabilitation, 32*(17), 1414–1418.

21

Tratamento dos Músculos Orbicular da Boca, Mentual e Abaixador do Ângulo da Boca com Neuromoduladores

Kerry Heitmiller, Nazanin Saedi, Brooke C. Sikora e Woffles Wu

RESUMO E CARACTERÍSTICAS PRINCIPAIS

- O envelhecimento da porção inferior da face é caracterizado por rugas periorais, afinamento dos lábios, desenvolvimento de linhas de marionete profundas, comissuras orais e irregularidade do queixo
- Embora seu uso na porção inferior da face atualmente ainda não seja aprovado (do inglês *off-label*), a toxina botulínica tipo A vem sendo usada com sucesso para rejuvenescimento da porção inferior da face
- O tratamento da porção inferior da face voltado para os músculos orbicular da boca, mentual e abaixador do ângulo da boca com neuromoduladores constitui um procedimento efetivo, não invasivo e cada vez mais popular, com um perfil de baixo risco

- É importante perguntar sobre hábitos e profissões relevantes (p. ex., músicos, cantores, oradores públicos frequentes) antes do tratamento da porção inferior da face com neuromoduladores, já que o tratamento pode afetar a função do lábio
- Uma técnica de injeção apropriada é fundamental para otimizar os resultados terapêuticos e evitar efeitos adversos decorrentes de uma paralisia indesejável das estruturas adjacentes
- A toxina botulínica tipo A promove melhora significativa como monoterapia e pode intensificar os resultados estéticos quando usada em combinação com outros tratamentos, incluindo preenchedores de tecidos moles e/ou dispositivos à base de luz, *laser* e energia.

INTRODUÇÃO

A face sofre mudanças notáveis com a idade, que produzem características específicas do envelhecimento das porções superior, média e inferior. A remodelação óssea, perda de volume, deterioração da qualidade e enchimento da pele, deslocamento inferior da gordura e enfraquecimento de ligamentos de retenção contribuem para as manifestações progressivas do envelhecimento na região perioral, linha da mandíbula e queixo. Os lábios ficam finos, a comissura dos lábios volta-se para baixo, formando linhas de marionete mais profundas, e o queixo desenvolve um aspecto irregular por conta da atividade repetitiva do músculo mentual e perda da gordura subcutânea subjacente (Figura 21.1 A e B). Portanto, o rejuvenescimento da porção inferior da face envolve o controle da hiperatividade muscular e a restauração da perda de volume. A toxina botulínica tipo A ajuda a controlar a hiperatividade muscular e foi demonstrado que rejuvenesce com sucesso a aparência da porção inferior da face no envelhecimento, melhorando o aspecto de rugas periorais, irregularidade do queixo, linhas de marionete e da comissura dos lábios. Além de reduzir a hiperatividade muscular, a toxina botulínica também pode contribuir para o rejuvenescimento da porção inferior da face por meio da neocolagênese dérmica, já que estudos demonstraram

um aumento dos níveis de peptídios carboxiterminais pró-colágeno tipo 1 nos fibroblastos dérmicos, suprarregulação do colágeno tipo 1 e redução da produção de metaloproteinases da matriz após a injeção de toxina botulínica. Atualmente, existem quatro formulações de toxina botulínica tipo A disponíveis e aprovadas pela Food and Drug Administration (FDA), incluindo toxina onabotulínica A, toxina abobotulínica A, toxina incobotulínica A e toxina prabotulínica A. A toxina daxibotulínica A é uma formulação de toxina botulínica tipo A mais nova em desenvolvimento clínico para indicações estéticas e terapêuticas, que se mostrou segura e eficaz no tratamento de linhas glabelares moderadas a intensas em estudos de fase 3 (SAKURA 1, SAKURA 2, SAKURA 3). Entre as formulações disponíveis no momento, a toxina onabotulínica A é a mais estudada, embora todas as formulações pareçam ser igualmente eficazes e seguras quando usadas em indicações estéticas. A injeção de toxina botulínica tipo A notavelmente representa um dos procedimentos estéticos mais comuns realizados nos EUA. De acordo com um levantamento sobre procedimentos dermatológicos da American Society of Dermatologic Surgery de 2019, o número de tratamentos com toxina botulínica tipo A aumentou em 60% desde 2012, com 2,3 milhões de procedimentos realizados em 2019. Embora atualmente a toxina onabotulínica A seja aprovada pela FDA apenas para indicações estéticas na parte superior da face

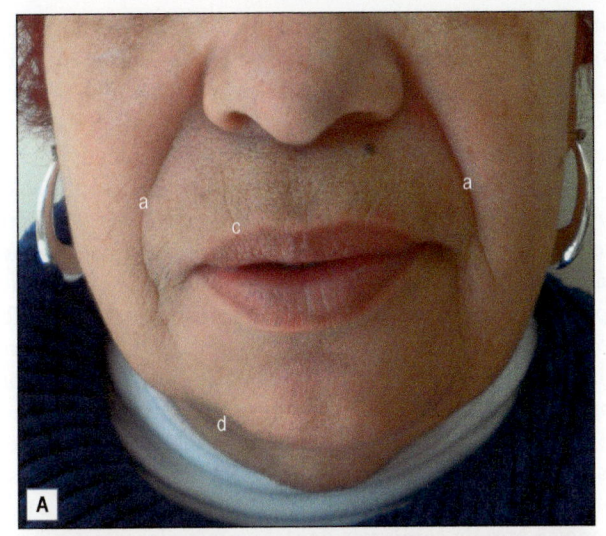

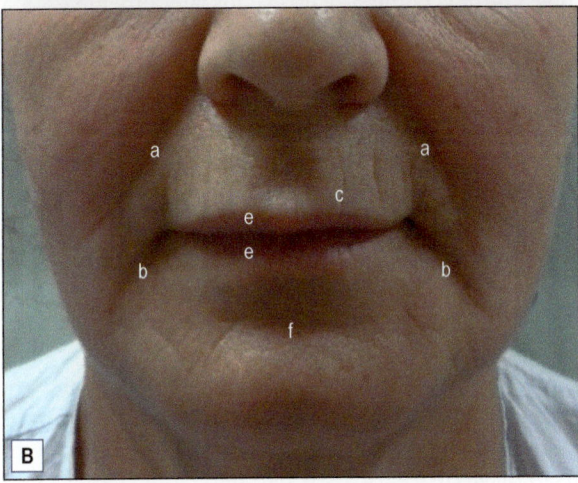

Figura 21.1 Algumas características do envelhecimento na região perioral e do queixo: *a*, proeminência dos sulcos nasolabiais; *b*, linha de marionete; *c*, rugas periorais radiais; *d*, sulco na região pré-mandibular; *e*, atrofia do vermelhão dos lábios; *f*, proeminência do sulco labiomentual. **A.** *a, c, d.* **B.** *a, b, c, e, f.*

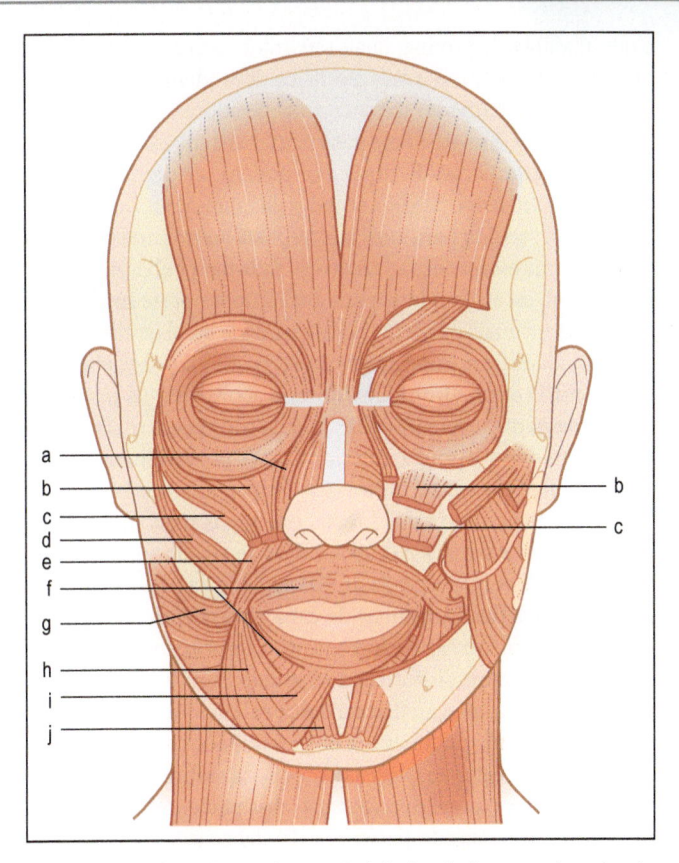

Figura 21.2 Musculatura da porção inferior da face: *a*, elevador do lábio superior e da asa nasal; *b*, elevador do lábio superior; *c*, zigomático menor; *d*, zigomático maior; *e*, elevador do ângulo da boca; *f*, orbicular da boca; *g*, risório; *h*, depressor do ângulo oral (DAO); *i*, abaixador do lábio inferior; *j*, mentual.

(ou seja, linhas glabelares/"pés de galinha"/linhas horizontais da fronte), ela vem sendo usada com sucesso fora das indicações aprovadas na porção inferior da face em estudos limitados e na prática clínica. Além disso, e o mais importante, o tratamento com toxina botulínica tipo A promove melhora nos resultados relatados pelos pacientes, com efeitos positivos na percepção de juventude, atratividade, humor e autoconfiança. O tratamento com neuromoduladores em monoterapia para a porção inferior da face oferece muitos benefícios, incluindo a natureza não invasiva do procedimento, eficácia notável e um perfil de baixo risco. Contudo, a compreensão da anatomia da porção inferior da face, a posologia adequada e uma técnica de injeção apropriada são fundamentais para prevenir efeitos adversos comuns que podem ocorrer após o tratamento. Este capítulo discute o tratamento dos músculos orbicular da boca,

mentual e depressor do ângulo oral (DAO) com neuromoduladores (Figura 21.2), enfocando as dificuldades comuns e as recomendações para otimizar os resultados (Vídeos 21.1 a 21.3).

▶ **Vídeos 21.1 a 21.3**

AVALIAÇÃO DOS PACIENTES

O rejuvenescimento da porção inferior da face com neuromoduladores começa com uma avaliação minuciosa dos pacientes. Em primeiro lugar, é importante identificar a autopercepção do paciente e os objetivos do tratamento. Isso é crucial para desenvolver uma abordagem terapêutica individualizada, otimizando a satisfação do paciente com o tratamento e estabelecendo expectativas realistas. Uma história médica pregressa detalhada, incluindo procedimentos estéticos anteriores, deve ser obtida e qualquer contraindicação ao tratamento (p. ex., uma história de miastenia *gravis*) deve ser identificada. Os pacientes devem ser inquiridos sobre hábitos ou profissões relevantes (ou seja, cantores, músicos, oradores) que seriam afetados de modo negativo após o enfraquecimento de determinados músculos da porção inferior da face pelos neuromoduladores. Recomenda-se que o tratamento com neuromoduladores dos músculos DAO e orbicular da boca seja evitado em músicos que tocam instrumentos de sopro, cantores e oradores frequentes, pois o enfraquecimento desses músculos pode afetar a função dos lábios. Durante a avaliação física do paciente, uma avaliação facial abrangente deve ser realizada em repouso e com a movimentação. Qualquer assimetria em repouso ou durante o movimento deve ser documentada e explicada ao paciente. É importante entender e avaliar os padrões musculares e o modo como todos os aspectos da porção inferior da face se movem em conjunto, o que ajudará a determinar quais músculos ou grupos musculares devem ser tratados. A avaliação física deve identificar os alvos ideais para o tratamento com neuromoduladores, determinando a localização e a intensidade das rugas. Existem escalas de classificação e graduação de rugas que podem ser úteis durante a avaliação física como medida objetiva da intensidade basal, assim como uma medida para avaliar a resposta ao tratamento. Essas incluem uma escala de graduação validada para linhas de marionete e uma escala validada para avaliação da parte inferior da face. A determinação objetiva da intensidade basal também pode ajudar a identificar os pacientes que teriam maior benefício no tratamento com neuromoduladores e aconselhar os pacientes adequadamente. Pacientes mais jovens com rugas mais leves e menos intensas na porção inferior da face provavelmente terão maior benefício na monoterapia com neuromoduladores. Contudo, pacientes mais idosos, com rugas mais intensas na porção inferior da face e outros sinais de envelhecimento (ou seja, perda de volume, perda de elasticidade da pele), provavelmente se beneficiariam mais de uma abordagem combinada utilizando neuromoduladores junto com preenchedores de tecidos moles e/ou dispositivos à base de *laser*, luz ou energia. Portanto, uma avaliação física médica minuciosa é crucial para fornecer o melhor tratamento e obter resultados estéticos ideais, estabelecer expectativas realistas adequadas sobre o tratamento e obter o maior nível de satisfação dos pacientes. Após uma avaliação minuciosa do paciente e da elaboração de um plano de tratamento com neuromoduladores, deve ser obtido o consentimento livre e esclarecido, incluindo uma explicação detalhada das expectativas, dos benefícios e de possíveis eventos adversos associados ao tratamento. Idealmente, os pacientes devem ser aconselhados a evitar o uso de agentes que aumentem o tempo de sangramento 1 semana antes do tratamento, incluindo agentes não esteroidais e suplementos vendidos sem prescrição (p. ex., óleo de peixe, vitamina E) para diminuir o risco de equimoses pós-procedimento. Fotografias de base devem ser obtidas antes do tratamento e, subsequentemente, após cada tratamento para monitorar a resposta terapêutica.

> **Dica 1:** Pergunte sempre sobre profissões e passatempos relevantes (ou seja, músicos, cantores, oradores) durante a avaliação dos pacientes antes do tratamento da porção inferior da face com neuromodulador, já que o tratamento dos músculos DAO e orbicular da boca pode afetar a função dos lábios.

ORBICULAR DA BOCA

O orbicular da boca é um músculo circular que envolve a abertura oral, de modo circunferencial, atuando para abrir e fechar a boca e contribuindo para a protrusão dos lábios para frente. A contração hiperdinâmica repetitiva desse músculo ao longo do tempo contribui para o desenvolvimento de rugas periorais verticais ou radiais. Essas rugas costumam ser chamadas "códigos de barra". Contudo, a genética, o fotodano e os movimentos repetitivos do músculo (p. ex., tocar um instrumento musical de sopro) podem ser fatores para seu desenvolvimento. Além disso, alterações associadas ao envelhecimento, incluindo perda de volume dos tecidos moles, atrofia labial e reabsorção subjacente do osso mandibular, influenciam o desenvolvimento e a

intensidade das rugas periorais. Os lábios constituem uma porção central da região inferior da face e afetam de modo significativo o modo como a aparência dessa região é percebida. Portanto, muitas vezes, os pacientes buscam tratamento dessas rugas periorais para obter uma aparência mais jovem e rejuvenescida. Embora seu uso seja considerado não aprovado para essa indicação, a toxina botulínica tipo A demonstrou atenuação e melhora significativas do aspecto de rugas periorais finas. Além disso, o tratamento com a toxina botulínica tipo A ajuda a produzir uma discreta eversão da borda vermelha do lábio superior (o chamado *lip flip*) (Figura 21.3 A). As diretrizes atuais recomendam 2 a 4 pontos de injeção para o lábio superior (1 a 2 locais para cada metade do lábio) e 2 pontos de injeção no lábio inferior (1 local para cada metade do lábio). As injeções devem ser superficiais e simétricas, localizadas a cerca de 1 mm da borda vermelha superior ou inferior, a pelo menos 5 mm da comissura dos lábios lateralmente e a 5 mm do filtro/arco de cupido medialmente (Figura 21.3 A e Vídeos 21.1 e 21.2).

Um total de 4 a 6 unidades (U) de toxina onabotulínica A é recomendado, com 0,5 a 1 U por local de injeção. Entretanto, Cohen et al. realizaram um estudo de determinação da dose de toxina onabotulínica A para linhas periorais usando uma dose total de 7,5 U ou 12 U e observaram que a dose de 7,5 U foi segura e eficaz na redução da aparência das linhas periorais por até 16 semanas. Embora 12 U fossem igualmente eficazes e seguras, possivelmente com efeitos mais duradouros (ou seja, até 20 semanas), os autores argumentaram que a dose de 7,5 U pode ser mais favorável por conta da eficácia essencialmente equivalente com menor risco teórico de eventos adversos associados à superdosagem ou difusão da toxina para alvos não desejados. Doses equivalentes podem ser usadas para toxina incobotulínica A. São recomendadas doses totais de 10 a 30 U de toxina abobotulínica A divididas em 4 a 6 pontos de injeção ao longo dos lábios superior e inferior. Em geral, o padrão de recrutamento dos pacientes, a massa muscular e a intensidade das rugas devem orientar quaisquer ajustes posológicos. Os autores deste capítulo tipicamente utilizam 4 pontos de injeção no lábio superior e 2 pontos de injeção no lábio inferior, com uma dose total de aproximadamente 4 a 6 U de toxina onabotulínica A (Figura 21.3 A). O tratamento de rugas periorais com neuromoduladores efetivamente melhora sua aparência e costuma ser bem tolerado, com baixo risco de eventos adversos. Contudo, uma técnica de injeção inadequada e superdosagem podem produzir resultados desfavoráveis. O modíolo, localizado próximo ao ângulo da boca, é o ponto de inserção de muitos músculos faciais, incluindo o zigomático maior, risório, elevador do ângulo da boca, orbicular da boca, DAO e depressor do lábio inferior (DLI). Injeções aplicadas em um ponto lateral demais, perto da comissura dos lábios, podem provocar uma difusão indesejável para o modíolo e causar o comprometimento da função labial, rebaixamento dos ângulos da boca, dificuldade para comer ou beber e sialorreia. Do mesmo modo, uma superdosagem pode provocar fraqueza ou incompetência dos músculos orais, dificultando a fala, alimentação, contração dos lábios ou ingestão de líquidos. Porém, mesmo com doses adequadas, os pacientes podem perceber alguma dificuldade na propriocepção labial que tipicamente é resolvida em alguns dias. Injeções aplicadas em um ponto muito medial ao longo do lábio superior podem provocar achatamento do arco de cupido e da crista filtral, criando um aspecto desestruturado indesejável no lábio superior. Além disso, quaisquer diferenças na profundidade ou posição da injeção podem causar assimetria facial. Mesmo com a utilização de uma técnica de injeção e posologia adequadas, a melhora estética de rugas periorais pode ser apenas leve, em especial em indivíduos com rugas mais profundas. É importante que os pacientes sejam orientados sobre esses possíveis eventos adversos e expectativas adequadas devem ser estabelecidas com base na intensidade basal das rugas. A otimização dos resultados do tratamento do músculo orbicular da boca com neuromoduladores para rugas periorais pode ser obtida com uma técnica

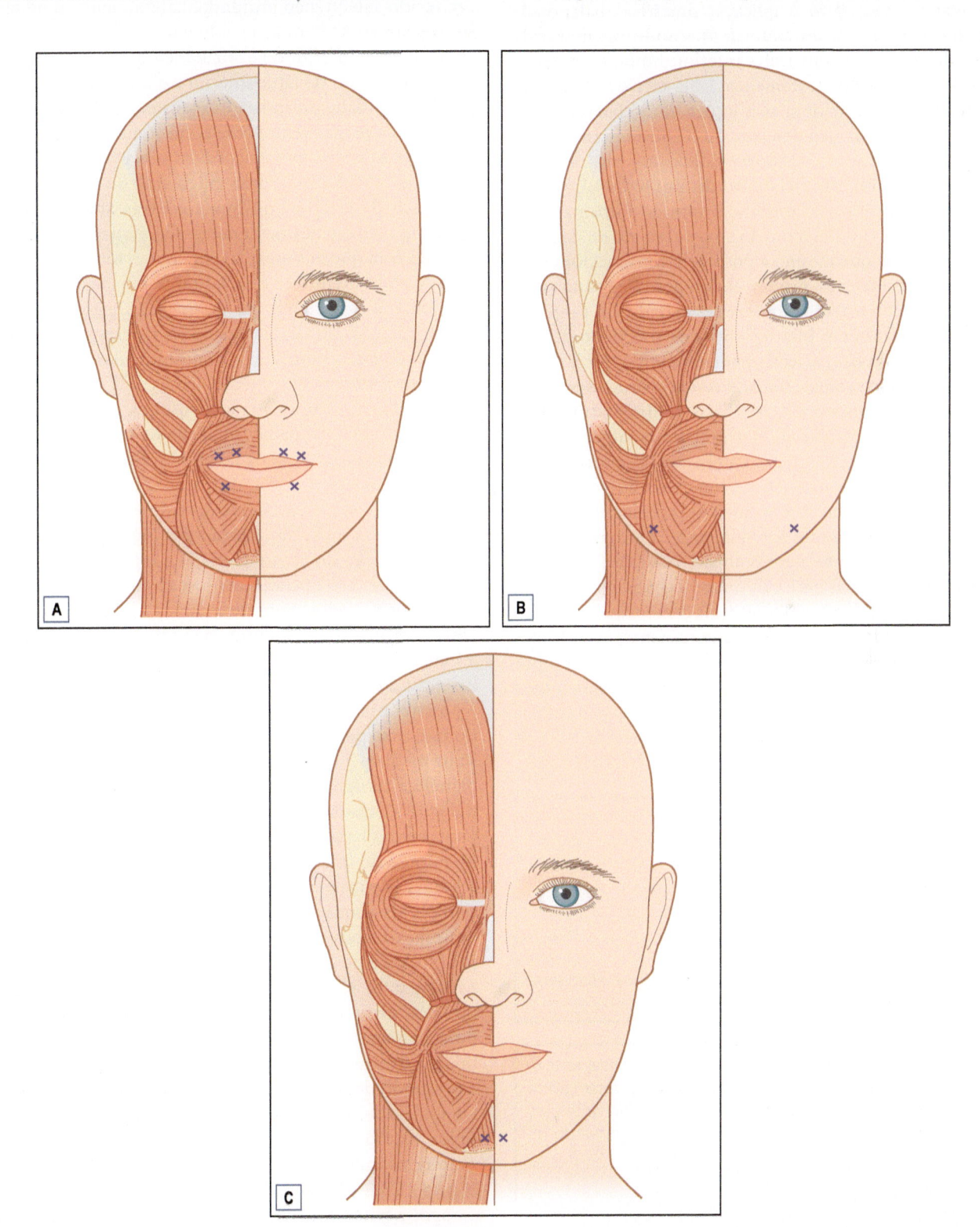

Figura 21.3 Pontos de injeção de toxina botulínica (BoNT): (**A**) músculo orbicular da boca; (**B**) músculo mentual; (**C**) depressor do ângulo oral.

de injeção adequada, posologia correta e considerações da intensidade das rugas. A utilização de doses conservadoras de toxina botulínica na extremidade inferior da faixa posológica recomendada, mesmo com o risco de dosagem insuficiente, é favorável para evitar efeitos adversos indesejáveis, incluindo incompetência oral e disfunção labial. Os pacientes podem ser acompanhados na clínica em 2 semanas para reavaliação e injeções de retoque podem ser realizadas nesse momento, se necessário. A aplicação simétrica e balanceada das injeções com doses equivalentes ao longo da borda vermelha dos lábios superior e inferior diminui o risco de assimetria facial pós-tratamento. Uma técnica de injeção adequada, sem posicionar as injeções muito lateralmente, evita uma paralisia não desejada ou o enfraquecimento de estruturas próximas, incluindo o modíolo ou o músculo DLI, produzindo assimetria facial e/ou disfunção labial. A aplicação das injeções a no mínimo 5 mm do filtro na linha média previne o nivelamento do arco de cupido ou da crista filtral. Uma vez que mesmo a posologia conservadora com uma técnica adequada produz algum grau de fraqueza da abertura oral, o tratamento deve ser evitado em cantores, músicos que toquem instrumentos de sopro e oradores frequentes, pois esses pacientes podem ficar insatisfeitos com o tratamento em razão de sua interferência com esses passatempos e/ou profissões. Além disso, a administração do tratamento apropriado, de acordo com os objetivos dos pacientes, e a avaliação dos pacientes antes do procedimento são igualmente importantes. Cohen et al. descrevem dois tipos de pacientes que apresentam rugas periorais: um com linhas dinâmicas durante o movimento e outro com linhas durante o movimento e em repouso. Pacientes que apresentam apenas linhas periorais dinâmicas podem obter um benefício significativo na monoterapia com toxina botulínica tipo A. Contudo, é improvável que pacientes com linhas periorais estáticas e dinâmicas apresentem resultados ótimos com a toxina botulínica tipo A isolada. Esses pacientes provavelmente terão mais benefícios com uma abordagem combinada, incluindo neuromoduladores com preenchedores de tecidos moles e/ou dispositivos à base de luz, *laser* ou energia.

Dica 2: É importante usar uma posologia conservadora ao tratar o músculo orbicular da boca, pois a superdosagem pode provocar fraqueza ou incompetência dos músculos orais, dificultando a fala, alimentação, contração dos lábios ou ingestão de líquidos. Mesmo com doses adequadas, alguns pacientes podem perceber uma dificuldade temporária na propriocepção labial e devem ser adequadamente orientados antes do tratamento. As diretrizes atuais recomendam um total de 4 a 6 U de toxina onabotulínica A por tratamento.

Dica 3: No tratamento do músculo orbicular da boca, as injeções devem ser superficiais e simétricas. Além disso, as injeções não devem ser posicionadas muito lateralmente para evitar uma paralisia indesejável ou o enfraquecimento do modíolo ou do músculo DLI, provocando assimetria facial e/ou disfunção labial. A aplicação das injeções a pelo menos 5 mm do filtro na linha média previne o nivelamento do arco de cupido ou crista filtral.

MENTUAL

O mentual é um músculo plano com fibras que seguem em direção vertical de sua origem superior profunda na mandíbula até sua inserção cutânea inferior superficial na parte medial do queixo. Suas fibras são orientadas para baixo medialmente, criando um triângulo central em forma de V com o músculo contralateral, abaixo do qual se encontra um tecido subcutâneo profundo. Lateralmente, o mentual se conecta ao ALI em cada lado e suas fibras mesclam-se com a porção inferior do orbicular da boca. O mentual é o principal eversor do lábio inferior e eleva a pele do queixo. A hiperatividade do músculo mentual pode exacerbar a presença da prega mentoniana e, em conjunto com a perda do colágeno dérmico e da gordura subcutânea no mento, provocar a formação de uma indentação ou de um aspecto de "casca de laranja" no queixo. Essas alterações com frequência são esteticamente desagradáveis para os pacientes, fazendo com que busquem tratamento. A toxina botulínica tipo A pode melhorar efetivamente o aspecto da prega mentoniana e da indentação no queixo. De acordo com as recomendações do Global Aesthetics Consensus Group, as injeções devem ser profundas e intramusculares, usando um total de 1 a 4 pontos de injeção. Doses de 2 a 3 U de toxina onabotulínica A (ou toxina incobotulínica A) por local de injeção são recomendadas, totalizando 4 a 10 U de toxina onabotulínica A (ou toxina incobotulínica A). Como alternativa, um total de 5 a 25 U de toxina abobotulínica A pode ser usado. Qualquer ajuste da dose deve ser efetuado com base na massa muscular, função dos músculos adjacentes, grau e duração do efeito desejado e intensidade da ruga. Tipicamente, 1 a 2 pontos de injeção costumam ser recomendados e usados na prática clínica (ver Figura 21.3 B). Uma injeção deve ser aplicada na linha média, cerca de 0,5 a 1 cm acima do ponto mais inferior do mento no ponto de inserção dos dois ventres na mandíbula; como alternativa, é possível usar dois pontos de injeção, um em cada ventre do músculo, permanecendo no plano inferior e próximo à linha média para evitar a difusão para o DLI. Contudo, um painel de consenso mais recente sobre o uso de neuromoduladores demonstrou opiniões diferentes entre os participantes em relação à profundidade da injeção e ao número de pontos de injeção durante o tratamento do músculo mentual. Alguns participantes do painel realizavam injeções superficiais, enquanto outros utilizavam um total de 4 pontos de injeção, com os dois 2 pontos de injeção inferiores profundos e os 2 pontos superiores superficiais. Outros participantes acreditavam que injeções pareadas poderiam provocar disfunção labial e assimetria com mais frequência, pois as agulhas poderiam não estar no mesmo nível em cada injeção. Por isso, preconizavam um único *bolus* retrógrado e profundo de toxina descendo até o osso na linha média. Os autores deste capítulo têm obtido mais sucesso com uma única injeção na linha média, na superfície mais inferior do mento, usando 2 a 5 U de toxina onabotulínica A (ver Figura 21.3 B e Vídeos 21.1 e 21.2).

Após o tratamento, uma massagem no queixo pode ajudar na difusão da toxina para todo o músculo mentual. O risco de eventos adversos após o tratamento do mentual com neuromoduladores é baixo. Contudo, uma técnica de injeção inadequada e a difusão da toxina para alvos não pretendidos podem produzir resultados indesejáveis. Por conta da proximidade do músculo orbicular da boca superiormente e DLI lateral e superficialmente ao mentual, esses músculos correm o risco de paralisia com a localização incorreta dos pontos de injeção durante o tratamento do mentual com toxina botulínica. Injeções muito superficiais e laterais podem causar paralisia do DLI, criando um sorriso assimétrico. Injeções muito superiores, próximas à prega mentoniana, podem promover a difusão da toxina para o orbicular da boca e disfunção labial. Além disso, um relato de caso recente de Yu et al. descreveu a protuberância paradoxal do mento 2 dias após o tratamento do músculo mentual com toxina botulínica em uma mulher de 26 anos. A suspeita é que a protuberância fosse secundária a uma técnica de injeção inadequada com desequilíbrio no relaxamento do músculo mentual e difusão heterogênea da toxina. Injeções suplementares da toxina foram realizadas no músculo hiperativo remanescente e a protuberância desapareceu. É importante que esses possíveis eventos adversos sejam discutidos com os pacientes antes do tratamento, já que podem causar mais incômodo do que o motivo do tratamento. Para otimizar os resultados estéticos e minimizar o risco de eventos adversos, a técnica de injeção adequada é fundamental. Para profissionais que preconizam que as injeções devem ser profundas e aplicadas centralmente no ponto do mento para evitar o DLI mais superficial e lateral, deve-se lembrar que a difusão da toxina tem uma relação direta com o tamanho do *bolus* injetado. Uma única dose em *bolus* de 0,2 mℓ (8 U, supondo uma diluição de 2,5 mℓ de solução salina para 100 U de toxina onabotulínica A) apresenta um raio de difusão de até 2,3 cm a partir do ponto de injeção. Isso tem o potencial de invadir a musculatura adjacente. *Bolus* menores que 0,05 mℓ ou até 0,1 mℓ, administrados em 4 pontos diferentes, conseguem obter melhor distribuição da toxina no interior do músculo com menor risco de difusão lateral ou superior para os músculos DLI e orbicular da boca, respectivamente. Portanto, o ponto de injeção mais superior deve estar localizado no mínimo 1 cm inferiormente à prega mentoniana.

Quantidades iguais de toxina devem ser depositadas em cada lado para criar uma paralisia equilibrada do músculo mentual. Além disso, o aumento da diluição da toxina para permitir maior difusão ou um aumento do número de pontos de injeção podem ajudar a prevenir uma protuberância lateral das áreas não afetadas do músculo, em especial em indivíduos com queixos de maior tamanho. A massagem pós-injeção também pode ajudar na difusão da toxina para a totalidade do músculo mentual, prevenindo uma protuberância assimétrica. O tratamento combinado com preenchedores de tecidos moles pode promover resultados estéticos superiores em pacientes com evidência de perda de volume além da hiperatividade do músculo mentual. Idealmente, esses pacientes serão identificados durante a avaliação inicial e orientados corretamente sobre as expectativas com o tratamento.

> **Dica 4:** Para otimizar os resultados do tratamento do músculo mentual com neuromoduladores e a difusão não intencional para estruturas adjacentes, *bolus* menores de 0,05 mℓ ou 0,1 mℓ, administrados em 4 pontos diferentes, podem promover melhor distribuição da toxina no músculo com menor risco de difusão lateral ou superior para os músculos DLI e orbicular da boca, respectivamente. O ponto de injeção mais superior deve estar em um local no mínimo 1 cm inferior à prega mentoniana. Após o tratamento, a massagem do queixo pode ajudar na difusão da toxina para todo o músculo mentual com o objetivo de prevenir uma protuberância assimétrica.

DEPRESSOR DO ÂNGULO ORAL

O DAO é um músculo de formato triangular com uma base larga e profunda em sua origem mandibular em cada lado da face. Ele segue um trajeto vertical a partir da mandíbula até sua inserção superficial no modíolo, próximo ao ângulo da boca. A metade anterior do músculo está situada diretamente acima sobre o DLI, que tem um formato mais retangular (ver Figura 21.2). Os movimentos do DAO expressam tristeza, ressentimento, desagrado ou insatisfação. O DAO traciona os ângulos da boca inferiormente em oposição aos músculos zigomáticos maior e menor. A hiperatividade do DAO puxa a comissura dos lábios em uma direção inferior, causando um rebaixamento dos ângulos da boca e contribuindo para o desenvolvimento das linhas de marionete ou sulcos melomentais. Quando os ângulos laterais da boca permanecem em um ângulo descendente permanente, criam uma expressão carrancuda e desagradável, produzindo um aspecto de cansaço e idade avançada. Em pacientes mais jovens, a hiperatividade do DAO muitas vezes é o principal fator que contribui para o rebaixamento dos ângulos da boca. Contudo, pacientes mais velhos com frequência apresentam um rebaixamento da comissura dos lábios secundário à hiperatividade dos músculos DAO em combinação com alterações associadas ao envelhecimento, incluindo sulcos mais profundos na comissura dos lábios e linhas de marionete mais proeminentes. Geralmente, os pacientes procuram o tratamento das linhas de marionete para conseguir uma aparência mais agradável, jovem e rejuvenescida.

O tratamento dos músculos DAO com toxina botulínica tipo A demonstrou uma atenuação da hiperatividade muscular e melhora do aspecto das linhas de marionete, produzindo uma aparência mais jovem e vibrante. A toxina botulínica enfraquece o DAO para redefinir o equilíbrio muscular entre os músculos DAO e zigomáticos e levar os ângulos da boca de volta à posição horizontal. Para tratamento do DAO, são recomendados 1 a 2 pontos de injeção em cada lado usando um total de 2 a 4 U de toxina onabotulínica A (ou toxina incobotulínica A) por lado, embora 1 ponto de injeção por lado seja usado com mais frequência. O uso de doses equivalentes de toxina abobotulínica A é recomendado: 5 a 25 U no total, divididas em 1 a 2 pontos de injeção por lado. As injeções devem ser intramusculares, aplicadas ao longo da margem da mandíbula, anteriormente à borda anterior do músculo masseter e 1 cm lateral à comissura dos lábios. A localização na margem da mandíbula, ou em sua proximidade, evita a difusão superior da toxina para o DLI, situado muito próximo (ver Figura 21.3 C e Vídeo 21.3). Uma técnica usada com frequência pelos autores deste capítulo consiste em traçar o sulco nasolabial descendo até a mandíbula e, em seguida, percorrer um trecho da largura de um dedo posteriormente até o local de injeção desejado. Pode-se pedir que os pacientes tracionem os ângulos da boca para baixo antes da injeção para ajudar a localizar o DAO. Embora a maioria das recomendações posológicas atuais seja referente à toxina onabotulínica A, doses equivalentes de toxina incobotulínica A e toxina abobotulínica A parecem ser igualmente eficazes. Um estudo randomizado recente, em hemiface, de Fabi et al. avaliou a eficácia e a segurança da toxina abobotulínica A em comparação à toxina onabotulínica A para tratamento de sulcos labiomentual em 20 pacientes. Cada paciente recebeu de modo aleatório uma injeção intramuscular de 10 U de toxina abobotulínica A em um DAO, enquanto o lado contralateral foi tratado com 4 U de toxina onabotulínica A (os autores empregaram uma razão de conversão de 2,5 U de toxina abobotulínica A por 1 U de toxina onabotulínica A). Os dois lados exibiram melhora após o tratamento, sem diferenças estatisticamente significativas identificadas entre as duas toxinas.

A maioria dos efeitos adversos associados ao tratamento dos músculos DAO com neuromoduladores é o resultado de uma técnica de injeção inadequada, com mau posicionamento dos pontos de injeção. No tratamento do DAO, se as injeções forem muito mediais, a difusão da toxina pode afetar o modíolo, em particular o DLI, produzindo um achatamento do contorno do lábio inferior quando a boca tenta pronunciar um "O" ou sorrir, assim como assimetria facial (Figura 21.4). Se as injeções forem aplicadas em um ponto muito superior, distante da margem da mandíbula, pode ocorrer uma paralisia do orbicular da boca, comprometendo a função de esfíncter do músculo e causando dificuldades na fonação e sucção. Esse é um evento adverso especialmente problemático em músicos que tocam instrumentos de sopro e cantores; por isso, deve-se ter um cuidado especial ao tratar esses pacientes.

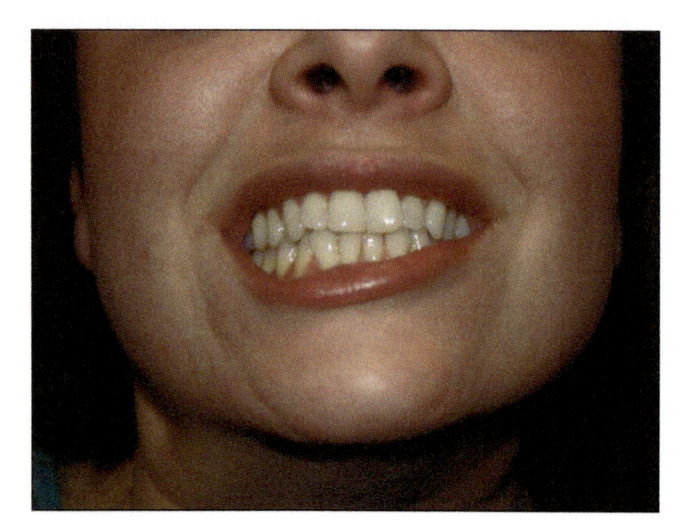

Figura 21.4 Complicação de uma injeção no músculo depressor do ângulo oral (DAO) em posição muito medial, afetando o abaixador do lábio inferior.

Os resultados estéticos do tratamento do DAO com neuromoduladores para melhorar a aparência das linhas de marionete podem ser otimizados com uma técnica de injeção e posologia apropriadas, usando um tratamento combinado quando necessário. A garantia de que os locais de injeção sejam posicionados inferiormente ao longo da margem da mandíbula e pelo menos 1 cm lateralmente à comissura dos lábios ajuda a evitar a difusão da toxina para os músculos orbicular da boca e DLI, prevenindo uma incompetência oral e assimetria facial indesejáveis. Além disso, a identificação dos pacientes que terão benefícios com neuromodulador em monoterapia *versus* aqueles que provavelmente se beneficiariam mais de um tratamento combinado é importante para obter resultados ótimos. Pacientes com linhas de marionete mais intensas e comissuras dos lábios mais profundas podem observar apenas melhoras leves com a toxina botulínica isolada. Foi demonstrado que uma abordagem combinada com preenchedores de tecidos moles produz um resultado estético ainda melhor para esses pacientes e que o uso da toxina botulínica em conjunto com agentes para preenchimento prolonga a durabilidade do preenchedor dérmico.

> **Dica 5:** Ao tratar o músculo DAO com neuromoduladores, mantenha os locais de injeção em posição inferior ao longo da margem da mandíbula e pelo menos 1 cm laterais à comissura dos lábios para evitar a difusão da toxina para os músculos orbicular da boca e DLI. Uma técnica fácil que pode ser usada na clínica consiste em traçar o sulco nasolabial para baixo até a mandíbula e, então, seguir em direção posterior na largura de um dedo até o local de injeção desejado.

CONCLUSÃO

O tratamento da porção inferior da face com neuromoduladores, incluindo os músculos orbicular da boca, mentual e DAO, representa um procedimento eficaz, não invasivo e cada vez mais popular, com um perfil de baixo risco. Embora seu uso atualmente não tenha indicação aprovada para os músculos do terço inferior da face, a toxina botulínica tipo A é usada com sucesso para rejuvenescimento da porção inferior da face. A seleção cuidadosa dos pacientes, o uso de técnica de injeção adequada e a posologia apropriada são fundamentais para obter resultados ótimos no tratamento da porção inferior da face com neuromoduladores. A toxina botulínica tipo A produz uma melhora significativa como monoterapia e pode intensificar ainda mais os resultados cosméticos quando usada em combinação com outros tratamentos, incluindo preenchedores de tecido mole e/ou dispositivos à base de luz, *laser* e energia.

LEITURA ADICIONAL

ASDS survey on dermatologic procedures: Report of 2019 procedures. 2019. Retrieved from https://www.asds.net/portals/0/PDF/procedures-survey-results-infographic-2019.pdf. Accessed date February 26, 2021.

Bae, G. Y., Na, J.-I., Park, K.-C., & Cho, S. B. (2020). Nonsurgical correction of drooping mouth corners using monophasic hyaluronic acid and incobotulinumtoxinA. *Journal of Cosmetic Dermatology, 19*, 338–345.

Beer, K. R., Julius, H., Dunn, M., & Wilson, F. (2014). Remodeling of periorbital, temporal, glabellar, and crow's feet areas with hyaluronic acid and botulinum toxin. *Journal of Cosmetic Dermatology, 13,* 143–150.

Carruthers, J., & Carruthers, A. (2003). Aesthetic botulinum A toxin in the mid and lower face and neck. *Dermatologic Surgery, 29,* 468–476.

Carruthers, A., Carruthers, J., Hardas, B., Kaur, M., Goertelmeyer, R., Jones, D., et al. (2008). A validated grading scale for marionette lines. *Dermatologic Surgery, 34,* S167–S172.

Carruthers, A., Carruthers, J., Monheit, G. D., Davis, P. G., & Tardie, G. (2010). Multicenter, randomized, parallel-group study of the safety and effectiveness of onabotulinumtoxinA and hyaluronic acid dermal fillers (24-mg/ml smooth, cohesive gel) alone and in combination for lower facial rejuvenation. *Dermatologic Surgery, 36*(Suppl. 4), 2121–2134.

Carruthers, J., Carruthers, A., Monheit, G. D., & Davis, P. G. (2010). Multicenter, randomized, parallel-group study of onabotulinumtoxinA and hyaluronic acid dermal fillers (24-mg/ml smooth, cohesive gel) alone and in combination for lower facial rejuvenation: satisfaction and patient-reported outcomes. *Dermatologic Surgery, 36*(Suppl. 4), 2135–2145.

Carruthers, J., & Carruthers, A. (2016). A multimodal approach to rejuvenation of the lower face. *Dermatologic Surgery, 42,* S89–S93.

Carruthers, J. D., Fagien, S., Joseph, J. H., Humphrey, S. D., Biesman, B. S., Gallagher, C. J., et al. (2020). DaxibotulinumtoxinA in the treatment of glabellar lines: results from each of two multicenter, randomized, double-blind, placebo-controlled phase 3 studies (SAKURA 1 and SAKURA 2). *Plastic and Reconstructive Surgery, 145,* 45–58.

Carruthers, J., Fournier, N., Kerscher, M., Ruiz-Avila, J., Trindade de Almeida, A. R., & Kaeuper, G. (2013). The convergence of medicine and neurotoxins: a focus on botulinum toxin type A and its application in aesthetic medicine – a global, evidence-based botulinum toxin consensus education initiative. Part II: Incorporating botulinum toxin into aesthetic clinical practice. *Dermatologic Surgery, 39,* 510–525.

Choi, Y.-J., Kim, J.-S., Gil, Y.-C., Phetudom, T., Kim, H.-J., Tansatit, T., et al. (2014). Anatomical considerations regarding the location and boundary of the depressor anguli oris muscle with reference to botulinum toxin injection. *Plastic and Reconstructive Surgery, 134,* 917–921.

Cohen, J. L., Dayan, S. H., Cox, S. E., Yalamanchili, R., & Tardie, G. (2012). OnabotulinumtoxinA dose-ranging study for hyperdynamic perioral lines. *Dermatologic Surgery, 38,* 1497–1505.

Cohen, J. L., Thomas, J., Paradkar, D., Rotunda, A., Walker, P. S., Beddingfield, F. C., et al. (2014). An interrater and intrarater reliability study of 3 photographic scales for the classification of perioral aesthetic features. *Dermatologic Surgery, 40,* 663–670.

Cuerda-Galindo, E., Palomar-Gallego, M. A., & Linares-Garcíavaldecasas, R. (2015). Are combined same-day treatments the future for photorejuvenation? Review of the literature on combined treatments with lasers, intense pulsed light, radiofrequency, botulinum toxin, and fillers for rejuvenation. *Journal of Cosmetic Laser Therapy, 17,* 49–54.

Custis, T., Beynet, D., Carranza D, Greco J, Lask, G. P., & Kim, J. (2010). Comparison of treatment of melomental fold rhytides with cross-linked hyaluronic acid combined with onabotulinumtoxina and cross-linked hyaluronic acid alone. *Dermatologic Surgery, 36,* 1852–1858.

de Maio, M., Wu, W. T. L., Goodman, G. J., & Monheit, G. (2017). Facial assessment and injection guide for botulinum toxin and injectable hyaluronic acid fillers: Focus on the lower face. *Plastic and Reconstructive Surgery, 140,* 393e–404e.

Dubina, M., Tung, R., Bolotin, D., Mahoney, A. M., Tayebi, B., Sato, M., et al. (2013). Treatment of forehead/glabellar rhytide complex with combination botulinum toxin A and hyaluronic acid versus botulinum toxin A injection alone: A split-face, rater-blinded, randomized control trial. *Journal of Cosmetic Dermatology, 12,* 261–266.

Fabi, S. G. (2015). Randomized split-face study to assess the efficacy and safety of abobotulinumtoxinA versus onabotulinumtoxinA in the treatment of melomental folds (depressor anguli oris). *Dermatologic Surgery, 41,* 1323–1342.

Fabi, S. G., Cohen, J. L., Green, L. J., Dhawan, S., Kontis, T. C., Baumann, L., et al. (2021). DaxibotulinumtoxinA for injection for the treatment of glabellar lines: Efficacy results from SAKURA 3, a large, open-label, phase 3 safety study. *Dermatologic Surgery, 47*(1), 48–54.

Friedmann, D. P., Fabi, S. G., & Goldman, M. (2014). Combination of intense pulsed light, Sculptra, and Ultherapy for the treatment of the aging face. *Journal of Cosmetic Dermatology, 13,* 109–118.

Green, J. B., Mariwalla, K., Coleman, K., Ablon, G., Weinkle, S. H., Gallagher, C. J., et al. (2021). A large, open-label, phase 3 safety study of daxibotulinumtoxinA for injection in glabellar lines: A focus on safety from the SAKURA 3 study. *Dermatologic Surgery, 47*(1), 42–46.

Goldman, A., & Wollina, U. (2010). Elevation of the corner of the mouth using botulinum toxin type A. *Journal of Cutaneous and Aesthetic Surgery, 3,* 145–150.

Kaminer, M. S., Cox, S. E., Fagien, S., Kaufman, J., Lupo, M. P., & Shamban, A. (2020). Re-examining the optimal use of neuromodulators and the changing landscape: A consensus panel update. *Journal of Drugs in Dermatology, 19*(4 Suppl. 1), s5–s15.

Narins, R. S., Carruthers, K., Flynn, T. C., Geister, T. L., Görtelmeyer, R., Hardas, B., et al. (2012). Validated assessment scales for the lower face. *Dermatologic Surgery, 38,* 333–342.

Oh, S. H., Lee, Y., Seo, Y. J., Lee, J. H., Yang, J. D., Chung, H. Y., et al. (2012). The Potential effect of botulinum toxin type a on dermal fibroblasts: An Invitro study. *Dermatologic Surgery, 38,* 1689–1694.

Pavicic, T., Few, J. W., & Huber-Vorländer, J. (2013). A novel, multistep, combination facial rejuvenation procedure for treatment of the whole face with incobotulinumtoxinA, and two dermal fillers—calcium hydroxylapatite and a monophasic, polydensified hyaluronic acid filler. *Journal of Drugs in Dermatology, 12,* 978–984.

Qian, W., Zhang, Y. K., Lv, W., Hou, Y., Cao, Q., & Fan, J. F. (2016). Application of local injection of botulinum toxin A in cosmetic patients with congenital drooping mouth corner. *Aesthetic Plastic Surgery, 40,* 926–930.

Small, R. (2012). *Dermal filler procedures.* New York: Wolters Kluwer Health.

Sundaram, H., Liew, S., Signorini, M., Braz, A. V., Fagien, S., Swift, A., et al. (2016). Global aesthetics consensus: hyaluronic acid fillers and botulinum toxin type A – recommendations for combined treatment and optimizing outcomes in diverse patient populations. *Plastic and Reconstructive Surgery, 137,* 1410–1423.

Trevidic, P., Sykes, J., & Criollo-Lamilla, G. (2015). Anatomy of the lower face and botulinum toxin injections. *Plastic and Reconstructive Surgery, 136,* 84S–91S.

Wang, J., & Rieder, E. A. (2019). A systematic review of patient-reported outcomes for cosmetic indications of botulinum toxin treatment. *Dermatologic Surgery, 45,* 668–688.

Wu, D. C., Fabi, S. G., & Goldman, M. P. (2015). Neurotoxins: current concepts in cosmetic use on the face and neck – lower face. *Plastic and Reconstructive Surgery, 136,* 76S–79S.

Yu, N., Liu, Y., Chen, C., Dong, R., Yang, E., & Wang, X. (2020). Paradoxical bulging of mentalis after botulinum toxin type A injection. *Journal of Cosmetic Dermatology, 19,* 1290–1293.

22

Platisma, *Lifting* de Nefertiti e Outros

Katherine Given, Sonya Abdulla e Suzanne Kilmer

RESUMO E CARACTERÍSTICAS PRINCIPAIS

- O envelhecimento da porção inferior da face e do pescoço é caracterizado por vários aspectos, incluindo a perda do contorno mandibular, formação de bandas verticais, formação de linhas horizontais, discromia e queixas relativas à textura, redundância de tecido e perda de elasticidade. O envelhecimento no pescoço representa uma preocupação crescente entre os pacientes e tornou-se tão incômodo quanto as linhas do canto lateral do olho
- O papel do músculo platisma no envelhecimento da porção inferior da face é mais complexo do que se imaginava anteriormente, pois ele apresenta interdigitações com muitos outros grupos musculares. Seu papel como depressor contribui de modo significativo para a evolução do triângulo invertido, um paradigma central associado ao envelhecimento da face
- As bordas anterior e posterior do platisma, que se tornam mais proeminentes quando envelhecemos em decorrência da atrofia cutânea e lipoatrofia, criam bandas verticais, enquanto a contração repetitiva do platisma, que traciona a pele do pescoço medialmente, cria linhas perpendiculares em relação às fibras musculares verticais, ou seja, linhas horizontais no pescoço
- Uma queixa emergente entre os pacientes consiste em sulcos horizontais proeminentes no pescoço, causados ou exacerbados pelo comportamento postural repetitivo de olhar para baixo para um telefone celular ("pescoço tecnológico")
- O uso de neuromoduladores na porção inferior da face pode restaurar o contorno, suavizar linhas, reduzir a formação de bandas e até mesmo tratar irregularidades da textura. Desse modo, o uso de neuromoduladores tornou-se um pilar fundamental do tratamento do terço inferior da face e do pescoço
- O reconhecimento dos resultados estéticos globais levou os especialistas a recomendar o uso de neuromoduladores para a porção inferior da face e pescoço como parte de um plano de tratamento multimodal que inclui outras estratégias terapêuticas minimamente invasivas, como preenchimento dérmico, criolipólise, injeções de desoxicolato de sódio, *laser* e dispositivos à base de energia.

INTRODUÇÃO

Quando envelhecemos, a mudança no aspecto da face e do pescoço é incômoda para muitos pacientes. As características do envelhecimento nessas regiões são multifatoriais e dinâmicas, envolvendo alterações da pele e tecidos moles subjacentes, ossos, músculo e tecido adiposo. A exposição crônica à luz ultravioleta (UV) contribui para a atrofia da pele e alterações de textura, e induz alterações vasculares e pigmentares. A pele torna-se flácida e redundante por conta da depleção de colágeno e elastina (também induzida, em parte, pela radiação UV). O triângulo da juventude da face fica invertido ao longo do tempo, quando o vetor descendente da gravidade exacerba as alterações na linha da mandíbula e no pescoço (Figura 22.1). As proeminências ósseas, que fornecem a sustentação estrutural, sofrem atrofia e o alongamento dos ligamentos da porção inferior da face permite o deslocamento inferior dos compartimentos de gordura faciais, produzindo flacidez da pele, acúmulo e/ou redistribuição da gordura submental e perda da definição do contorno e linha mandibular. Especificamente no pescoço, a hipertrofia muscular e o aumento do tônus em repouso do platisma, associados a contrações musculares persistentes, causam linhas horizontais, ou formação de rugas, no tegumento sobrejacente. A atrofia dérmica e subcutânea destaca ainda mais a hipertrofia e a separação do platisma, em particular durante o movimento, que se apresenta com bandas verticais proeminentes (Figura 22.2).

Conforme nossa compreensão sobre os fatores que contribuem para o envelhecimento da porção inferior da face e do pescoço evoluiu, um número crescente de estratégias terapêuticas não invasivas começou a emergir. Uma abordagem multimodal individualizada é recomendada e pode incluir neuromoduladores, preenchedores dérmicos, criolipólise, injeções de desoxicolato de sódio, *laser* e dispositivos à base de energia, entre outros. Neste capítulo, enfocaremos o papel dos neuromoduladores para retardar e controlar as alterações relacionadas ao envelhecimento no pescoço e na porção inferior da face.

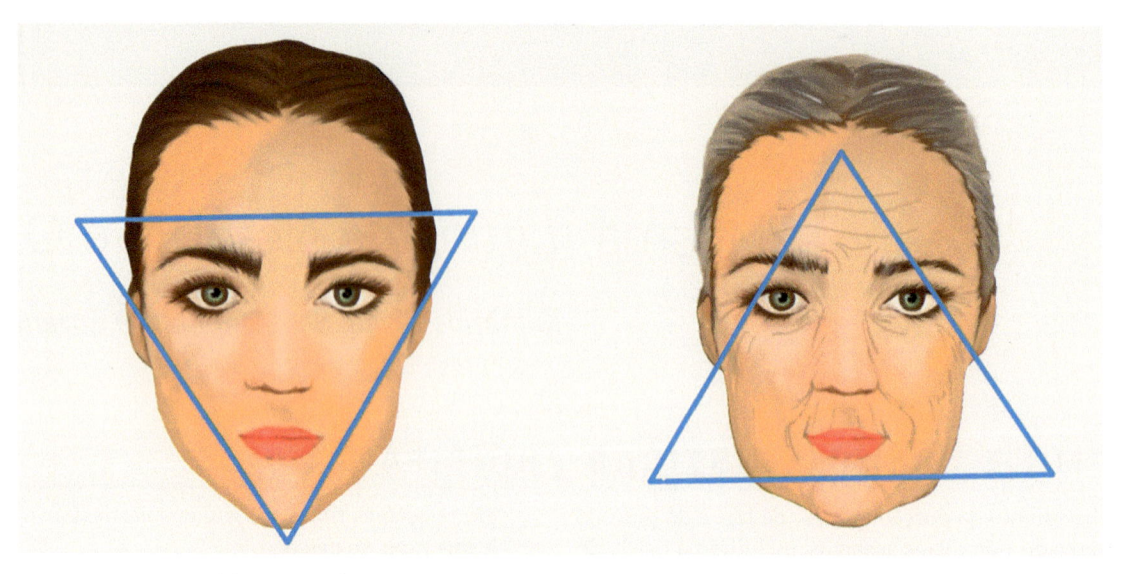

Figura 22.1 O triângulo da juventude facial e sua inversão com o tempo.

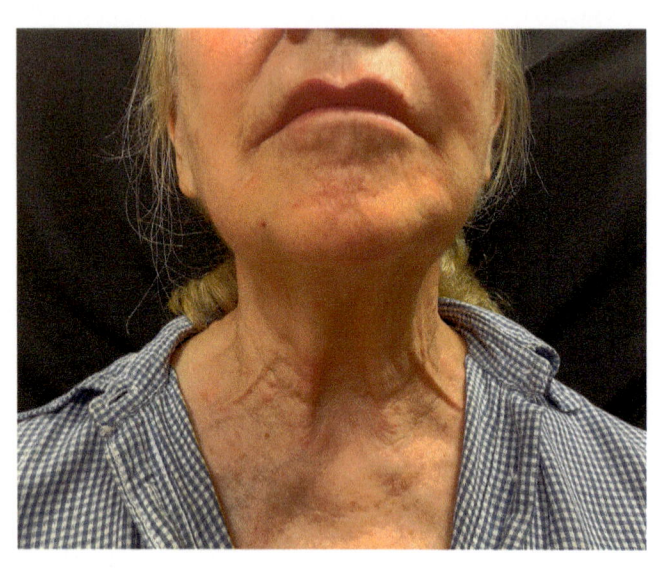

Figura 22.2 Bandas do platisma destacadas pela atrofia dérmica e subcutânea progressivas.

ANATOMIA

O platisma é constituído por dois componentes musculares largos e planos que cobrem as superfícies anterior e lateral do pescoço e proporcionam uma contribuição muscular essencial para a estrutura e função dessa região anatômica. Esse músculo tem origem inferiormente na superfície anterior do tórax, inserindo-se na fáscia superficial dos músculos peitoral e deltoide. Em seguida, sobe em um trajeto superomedial, com uma inserção parcial na face inferior do periósteo da mandíbula, enquanto as demais fibras continuam em direção superior. Algumas de suas fibras inserem-se então no modíolo, enquanto a porção remanescente do platisma funde-se, em seu ponto mais cranial, ao sistema musculoaponeurótico subcutâneo (SMAS). O componente facial do platisma, muitas vezes referido como platisma superior, é descrito em três partes: (1) parte mandibular, inserida na margem inferior da mandíbula e na pele e plano subcutâneo da porção inferior da face, com interdigitação de algumas fibras com os músculos depressor do ângulo oral (DAO) e mentual; (2) parte labial, que segue um trajeto profundo em relação ao DAO, projeta interdigitações e funde-se aos músculos orbicular da boca, risório, depressor do lábio inferior (DLI) e mentual e, em alguns casos, ocupa o espaço entre o DLI e o DAO; (3) parte modiolar, que inclui todas as demais fibras do platisma superior situadas posterior e lateralmente ao DAO (Figura 22.3). Devido a essas inserções complexas e variadas em ossos e músculos da porção inferior da face, o platisma funciona como um importante depressor, tracionando a comissura dos lábios e as bochechas bilateralmente para baixo e exacerbando linhas de marionete e linhas na região lateral da bochecha.

Na região do pescoço, a contração do platisma provoca a compressão da pele sobrejacente semelhante um acordeão comprimido. A repetição desse movimento provoca o desenvolvimento de rugas horizontais no pescoço, também chamadas de linha de colar, que são perpendiculares à direção das fibras musculares subjacentes de orientação vertical. Essas rugas horizontais são estáticas e dinâmicas, de modo que podem ser vistas durante a contração muscular e em repouso. As bordas anterior e posterior do platisma, que se tornam mais visíveis com a atrofia da pele e tecido subcutâneo quando envelhecemos, são responsáveis pela formação de bandas verticais. Embora as bandas verticais geralmente se contraiam e sejam mais proeminentes com a atividade do pescoço, também podem ser vistas em repouso devido ao aumento do tônus muscular em repouso.

Toxina botulínica

A toxina botulínica tipo A (BoNT-A) é particularmente útil como modalidade terapêutica para tratar de bandas verticais anteriores, suavizar linhas horizontais do pescoço, melhorar ou restaurar a definição da linha da mandíbula e em queixas relacionadas à textura. A aplicação de neurotoxina na porção inferior da face com a finalidade de definir o contorno foi relatada pela primeira vez em 1999 por Matarasso et al. Mais tarde, Brandt e Bellman mostraram que regimes de alta dose

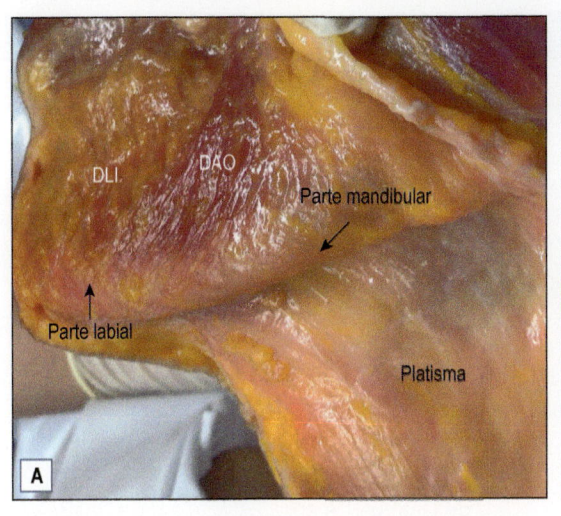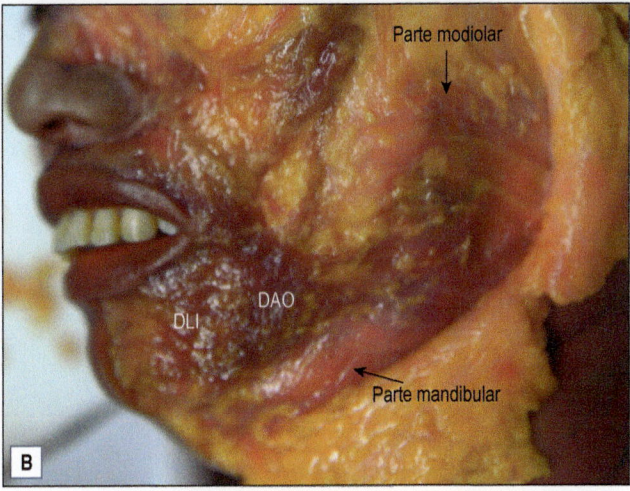

Figura 22.3 Dissecção cadavérica dos componentes faciais do músculo platisma, demonstrando (**A** e **B**) parte mandibular, (**A**) parte labial e (**B**) parte modiolar. *DAO*, músculo depressor do ângulo oral; *DLI*, músculo depressor do lábio inferior.

de toxina onabotulínica A firmavam a pele e valorizavam o contorno da linha mandibular e do ângulo cervicomentual, melhoravam a flacidez e tratavam as bandas e linhas do pescoço. Entretanto, as altas doses (até 200 U) necessárias para eficácia levaram a uma maior incidência de eventos adversos, incluindo dificuldade para deglutir, fraqueza do pescoço, sorriso assimétrico, disfonia ou dificuldade para respirar, que poderia acarretar risco à vida. Esses efeitos indesejáveis são decorrentes da difusão da toxina para músculos subjacentes, como o esternocleidomastóideo. Apesar dos excelentes resultados observados com essa técnica, após discussões em várias reuniões de consenso, os especialistas recomendaram uma redução dramática da dose total injetada por sessão, em geral, no máximo 50 U de toxina onabotulínica A. Em 2007, Levy introduziu o *lifting* de Nefertiti, um regime de menor dose que enfocava a redefinição da linha da mandíbula, em que os indivíduos recebiam as injeções horizontalmente ao longo da margem lateral de cada mandíbula e na porção superior das bandas posteriores do platisma. Como resultado, a maioria dos casos do Dr. Levy demonstrou uma melhora visível da tração descendente sobre a face exercida pelo platisma, redefinindo com sucesso o contorno da linha da mandíbula, e uma elevação bilateral da comissura dos lábios.

Seleção dos pacientes

A avaliação e seleção adequadas dos pacientes é importante para otimizar os resultados do tratamento da porção inferior da face e do pescoço com neuromoduladores. Os candidatos ideais incluem aqueles com hiperatividade do platisma que apresentam ligamentos de retenção intactos, elasticidade cutânea adequada e descida mínima do tecido adiposo submental. Por outro lado, pacientes que sejam candidatos cirúrgicos para ritidectomia, platismoplastia ou lipoaspiração tendem a apresentar resultados que não são ideais no tratamento com um neuromodulador.

Clinicamente, podemos prever quem pode exibir uma resposta pedindo que os pacientes façam caretas, contraiam a testa ou apertem os dentes e observando os movimentos de seus músculos individuais durante essas manobras. Se bandas platismais forem bem evidentes, o profissional pode ter a tranquilidade de que conseguirá atingir o tecido subjacente com eficiência.

TÉCNICAS DE TRATAMENTO

Após a remoção da maquiagem e limpeza da pele com antissépticos tópicos, um creme anestésico tópico e/ou gelo podem ser aplicados para conforto do paciente e mantidos no local por até 30 minutos.

Embora a reconstituição da neurotoxina possa variar, tipicamente recomendamos a diluição de um frasco-ampola de 100 U (Botox®/Xeomin®) em 2 mℓ de solução salina preservada, em uma concentração final de 50 U/mℓ. A toxina abobotulínica A (AboBoNT-A), que requer 2,5 vezes o número de unidades da toxina onabotulínica A (OnaBoNT-A), é diluída de modo comparável, portanto, o volume de injeção é o mesmo independentemente do produto usado.

VARIAÇÕES TÉCNICAS PARA O TRATAMENTO DA PORÇÃO INFERIOR DA FACE E PLATISMA COM NEUROMODULADORES

Várias técnicas foram descritas para abordar as bandas platismais e melhorar o contorno da mandíbula. Embora uma abordagem única não tenha sido adotada de modo uniforme, muitas vezes os profissionais utilizam uma modalidade híbrida nas injeções para abordar melhor as necessidades anatômicas de cada paciente. Essas técnicas incluem injeções para bandas platismais, linhas horizontais no pescoço, técnica de banda cervical, *lifting* de Nefertiti, técnica de injeção única, abordagem do platisma superior e técnica de microbotox. Elas estão resumidas na Tabela 22.1 e serão descritas com mais detalhes nas próximas seções. Além disso, os Vídeos 22.1 e 22.2 suplementares trazem uma demonstração de algumas dessas técnicas.

▶ Vídeo 22.1

Tabela 22.1 Resumo das técnicas de neuromoduladores para a porção inferior da face e platisma.

Técnica	Indicação	Resultado clínico	Dose[a]	Dose máxima[a]
Linhas horizontais no pescoço	Linhas transversais do pescoço	Atenuação de linhas transversais do pescoço	1 a 2 U de OnaBoNT-A por injeção Intervalo de 2 a 3 cm ao longo de cada linha horizontal	
Técnica de banda cervical	Perda de definição do ângulo cervicomental, bandas platismais observadas em visão anterior	Melhora do contorno submental e da região anterior do pescoço	1 a 3 U de OnaBoNT-A por injeção 3 a 6 injeções por banda	12 U de OnaBoNT-A/ banda 60 U de OnaBoNT-A como dose total/ sessão
Técnica de único ponto de injeção (J. Carruthers)	Bandas platismais posteriores	Melhora do contorno da região posterior do pescoço	20 a 30 U de OnaBoNT-A por banda/lado	40 a 60 U de OnaBoNT-A como dose total/sessão
Abordagem do platisma superior (Almeida)	Perda de definição do contorno mandibular, aspecto de casca de laranja no queixo, bandas platismais anteriores proximais	Melhora do contorno mandibular e da região anterior do pescoço	2 U de OnaBoNT-A por injeção 7 locais de injeção	14 U de OnaBoNT-A por dose/lado
***Lifting* cervical de Nefertiti (Levy)**	Perda de definição do contorno mandibular posterior	Melhora do contorno mandibular posterior	2 a 2,5 U de OnaBoNT-A por injeção	20 U de OnaBoNT-A por dose/lado
Técnica de microbotox (Wu)	Perda de definição do contorno mandibular, textura da pele com aspecto de papel crepom	Melhora do contorno mandibular, leve efeito de *lifting* da porção inferior da face, suavização da textura da pele	100 U de OnaBoNT-A reconstituídas com 2,5 mℓ de solução salina normal 0,5 mℓ reconstituídos (20 U) + 0,5 mℓ de xilocaína 0,5%/seringa 3 a 4 seringas por sessão 100 a 120 injeções de microalíquotas	60 a 80 U de OnaBoNT-A/sessão 3 a 4 seringas reconstituídas

[a]Razão de conversão.
1 U de OnaBoNT-A:1 U de IncoBoNT-A (1:1).
1 U de OnaBoNT-A:2,5 U de AboBoNT-A (1:2,5).

Bandas platismais

▶ **Vídeo 22.2**

Alguns especialistas recomendam que a dose total seja limitada a 30 a 40 U de OnaBoNT-A/ IncoBoNT-A e 75 a 100 U de AboBoNT-A por sessão de tratamento da porção inferior da face e do pescoço. A dose total deve ser dividida entre múltiplos pontos em intervalos regulares ao longo de cada banda vertical, incluindo um ponto de injeção no local onde o platisma encontra a mandíbula e outro logo acima da clavícula. A profundidade da injeção desejada é intradérmica profunda, obtida de modo mais constante segurando-se a banda contraída com a mão não dominante e injetando 1 a 2 U de toxina onabotulínica A (ou 2,5 a 5 U de toxina abobotulínica A) em três a cinco locais ao longo de cada banda, em intervalos de 1 a 1,5 cm, totalizando cerca de 10 a 15 U/banda. O número de pontos distribuídos e as unidades injetadas em cada local podem ser ajustados, dependendo da extensão desejada no tratamento da banda e do número total de bandas verticais tratadas por sessão.

As estratégias para evitar efeitos colaterais indesejáveis incluem a profundidade adequada da injeção, de modo a evitar a difusão para os músculos profundos do pescoço, e a aplicação de maiores alíquotas da toxina na porção lateral e menores alíquotas medialmente. Os resultados são observados cerca de 1 a 2 semanas após as injeções. Tipicamente, os pacientes observam relaxamento das bandas tratadas, melhora das linhas horizontais do pescoço e melhora do contorno mandibular. A duração do efeito varia (entre 3 e 5 meses) e está relacionada à dose, aplicação do produto e necessidades musculares individuais (Figura 22.4).

Linhas horizontais no pescoço

Indivíduos que passam muito tempo olhando para baixo, para seus celulares, estão percebendo linhas horizontais no pescoço mais proeminentes e solicitando tratamento com frequência cada vez maior. As injeções de neuromoduladores, aplicadas diretamente nas linhas horizontais do pescoço, podem reduzir ou suavizar sua aparência, embora o tratamento dessas linhas tenda a ser menos efetivo que o tratamento das bandas platismais. A técnica de injeção recomendada varia. Uma estratégia consiste em aplicar pápulas intradérmicas superficiais diretamente nas linhas do pescoço. A dose

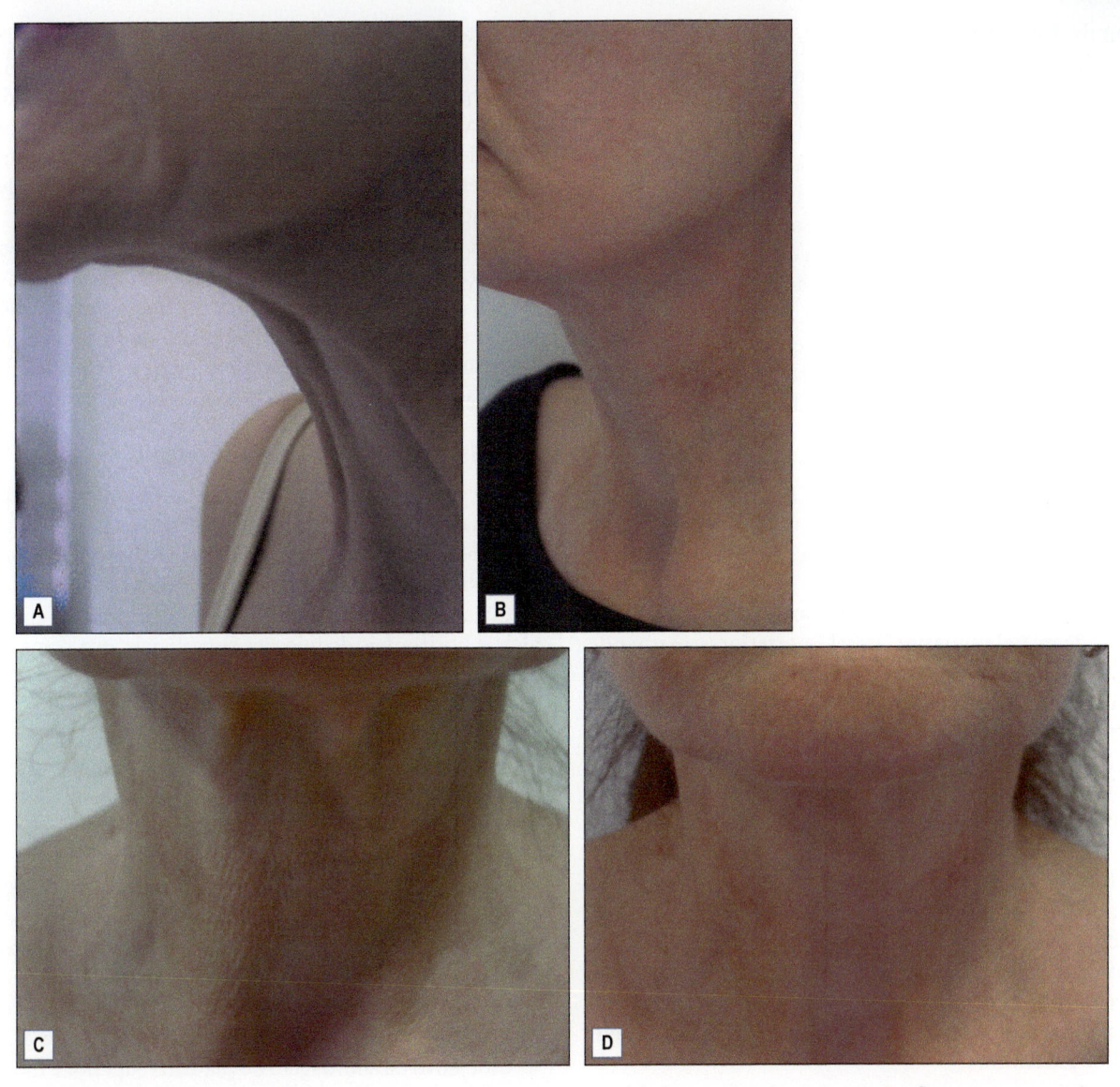

Figura 22.4 Melhora do contorno do pescoço usando a técnica de neuromodulador para banda platismal. **A** e **C** mostram o estado antes da injeção; **B** e **D** após a injeção.

recomendada corresponde a 1 a 2 U de OnaBoNT-A (2,5 a 5 U de AboBoNT-A) por injeção, separadas por intervalos de 2 a 3 cm, por toda a extensão da ruga. Outra técnica relatada envolve a aplicação do neuromodulador acima e abaixo das duas linhas horizontais mais proeminentes. Como já observado, o tratamento mais eficaz ocorre com uma abordagem multimodal, e muitos autores potencializam os efeitos da neurotoxina com a aplicação estratégica de preenchedores de ácido hialurônico (AH) como tratamento auxiliar. Os preenchedores de AH podem ser puros ou diluídos em lidocaína ou solução salina e podem ser injetados antes, depois ou misturados com o neuromodulador.

Técnica de banda cervical

A técnica de banda cervical é citada em várias diretrizes de consenso e aborda as bandas platismais observadas em visão frontal que contribuem para o aumento de volume submental e a perda de definição do ângulo cervicomental. Conforme o conhecimento e a adoção de tratamentos para o tecido adiposo

submentual aumenta, as bandas platismais cervicais podem ser identificadas e tratadas para que ocorram benefícios no contorno da região submentual e do pescoço.

Essa técnica é realizada pedindo-se que os pacientes tensionem o platisma ao dizer a letra "EEE" ou pedindo que o paciente "mostre a parte inferior dos dentes". A mão não dominante segura a banda exposta e a injeção é realizada no plano intradérmico profundo ou intramuscular superficial em intervalos de 2 cm ao longo da extensão da banda. Os pacientes são tratados em 3 a 6 locais com 1 a 3 U de OnaBoNT-A por ponto, com uma dose máxima de 12 U por banda e um total de 60 U por sessão. A profundidade da injeção é uma consideração particularmente importante, já que a localização correta limita a difusão para os músculos laríngeos e músculos da deglutição. O tratamento de acompanhamento (quando necessário) é recomendado 2 semanas após a injeção para limitar a dose total por sessão e permitir complemento e dose em qualquer formação de banda compensatória que possa ocorrer.

Lifting de Nefertiti

O *lifting* de Nefertiti foi a primeira técnica descrita para usar neuromoduladores direcionados na melhora do contorno mandibular. Essa técnica emprega 3 a 4 injeções intradérmicas na margem da mandíbula para relaxar a inserção do platisma, começando em um ponto posterior à linha (hipotética) que se estende da prega nasolabial (PNL) até a mandíbula. Esse ponto deve começar posteriormente a essa linha imaginária, a 1 dedo de largura, para evitar a difusão acidental e paralisia do músculo DLI. Durante as injeções ao longo da linha da mandíbula, a pele deve ser suspensa enquanto a agulha é dirigida abaixo da mandíbula. Injeções intramusculares secundárias são aplicadas em 4 locais ao longo da porção proximal da banda vertical posterior.

A posologia sugerida para o *lifting* de Nefertiti corresponde a 2 a 2,5 U de OnaBoNT-A/IncoBoNT-A ou 5 a 6,25 U de AboBoNT-A por local de injeção, até uma dose máxima de 20 U de OnaBoNT-A/IncoBoNT-A ou 50 U de AboBoNT-A por lado.

O *lifting* de Nefertiti enfoca o tratamento das bandas de platisma da metade superior lateral e posteriores, mantendo a porção anterior do platisma não tratada. Essa técnica deve diminuir a tração descendente do platisma, promovendo um contorno mandibular mais definido. É mais provável que o *lifting* de Nefertiti tenha sucesso em pacientes cuja margem mandibular se mostre menos definida durante a contração do platisma e que apresentem bandas cervicais anteriores limitadas. Em pacientes com envolvimento anterior, o *lifting* de Nefertiti isolado pode produzir resultados menos que ideais, pois a porção anterior do platisma continua ativa, desencadeando a formação de rugas locais, acentuação de bandas e perda do contorno facial anterior. Para evitar esses possíveis problemas, adaptações da técnica devem ser implementadas para abordar as necessidades anatômicas individuais dos pacientes.

Injeção em ponto único

A técnica de injeção única foi descrita pela Dra. Jean Carruthers. Os candidatos adequados para esse tratamento incluem indivíduos com atividade de banda platismal predominantemente posterior. Durante a avaliação clínica, é solicitado que os pacientes recrutem a banda posterior do platisma dizendo "EEE". Os profissionais devem usar a mão não dominante para segurar a banda logo abaixo da margem da mandíbula, com a aplicação intramuscular de 20 a 30 U de OnaBoNT-A por lado. Essa estratégia aumenta a segurança e limita uma possível difusão do neuromodulador e os eventos adversos associados (Figura 22.5).

A técnica de injeção única permite o relaxamento do platisma na porção inferior da face e do pescoço, melhorando assim a junção cervicomentual por meio de sua elevação. Além de limitar o potencial de difusão do neuromodulador, essa abordagem terapêutica diminui o desconforto e o risco de equimoses em razão do menor número de pontos de injeção.

Abordagem do platisma superior

Essa técnica de tratamento aborda a porção inferior da face e o platisma como uma unidade única e envolve a injeção de neuromodulador no músculo mentual e no platisma superior. Ela é considerada uma adaptação do *lifting* de Nefertiti clássico.

O tratamento do platisma superior é realizado usando duas fileiras horizontais de injeções superficiais, que começam na margem da mandíbula, para obter o relaxamento de toda a largura do músculo. A primeira fileira consiste em três pontos de injeção na margem da mandíbula, começando medialmente no DAO, seguindo na direção lateral, com espaçamento de aproximadamente 2 cm entre as injeções, e terminando no ângulo da mandíbula. A segunda fileira de injeções é posicionada 2 cm abaixo da margem da mandíbula, começando em um ponto localizado abaixo e entre os músculos mentual e DAO, e seguindo em direção lateral até um ponto após o ângulo da mandíbula. A segunda fileira de injeções deve ser intercalada com as aplicações na primeira fileira ao longo da mandíbula. Cada um dos sete locais de injeção é tratado com 2 U, com uma dose total de 14 U de OnaBoNT-A/IncoBoNT-A por lado (Figura 22.6).

O objetivo da abordagem do platisma superior é triangular a porção inferior da face e definir o contorno mandibular nas visões frontal e de perfil. Essa técnica também permite a suavização ou o apagamento de linhas dinâmicas oblíquas paralelas e/ou horizontais abaixo da margem da mandíbula, assim como linhas de sorriso verticais profundas em localização posterior à comissura dos lábios (Figura 22.7).

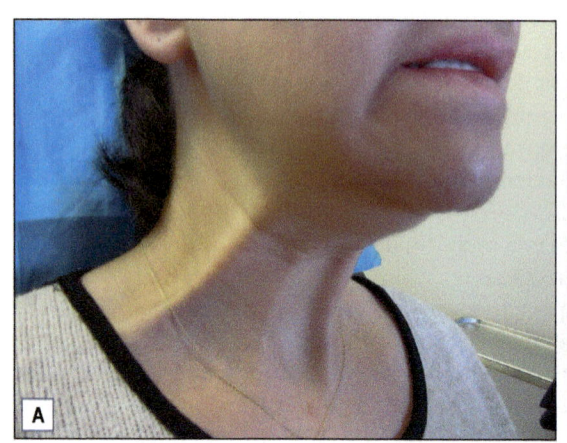 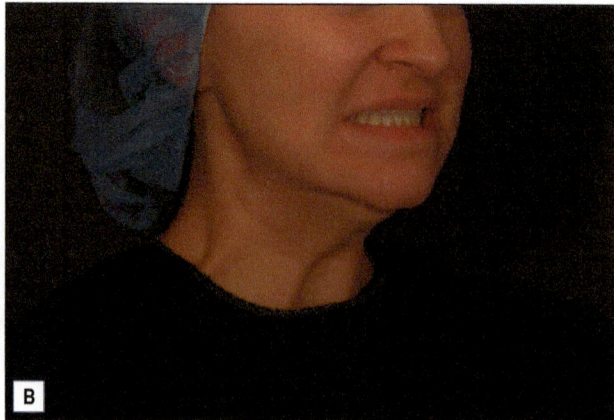

Figura 22.5 Melhora do contorno da mandíbula e do pescoço usando a técnica de injeção única (**A**, antes; **B**, depois).

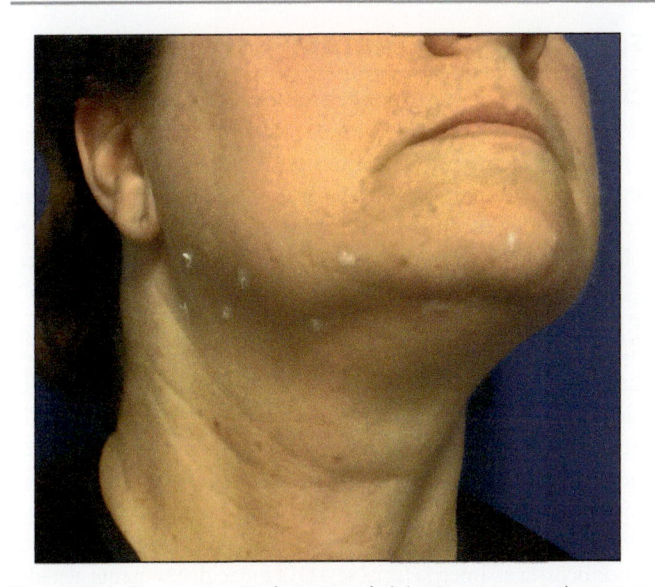

Figura 22.6 Demonstração de pontos de injeção representativos para a abordagem do platisma superior.

Essa técnica foi subsequentemente adaptada para indivíduos com bandas platismais mais fortes ou formação de bandas assimétricas e permite o uso de doses mais altas de BoNT-A nos dois primeiros pontos laterais da segunda linha de injeção. Isso permite uma administração direcionada adequada, mas também minimiza a difusão para os músculos da porção inferior da face. Tratamentos de retoque podem ser realizados a cada 2 a 4 semanas. Embora essa técnica amplie a área tratada do *lifting* de Nefertiti clássico, ela ainda não aborda o movimento da parte inferior do músculo platisma. Em alguns pacientes, isso pode levar ao recrutamento da porção inferior do platisma após a paralisia do platisma superior.

Técnica de microbotox

A técnica de microbotox foi descrita pela primeira vez por Woffles Wu e foi adaptada mais tarde por outros autores. Nessa abordagem pan-muscular, múltiplas pápulas intradérmicas ou subdérmicas de neuromodulador são injetadas ao longo de toda a porção inferior da face e do pescoço, abordando assim

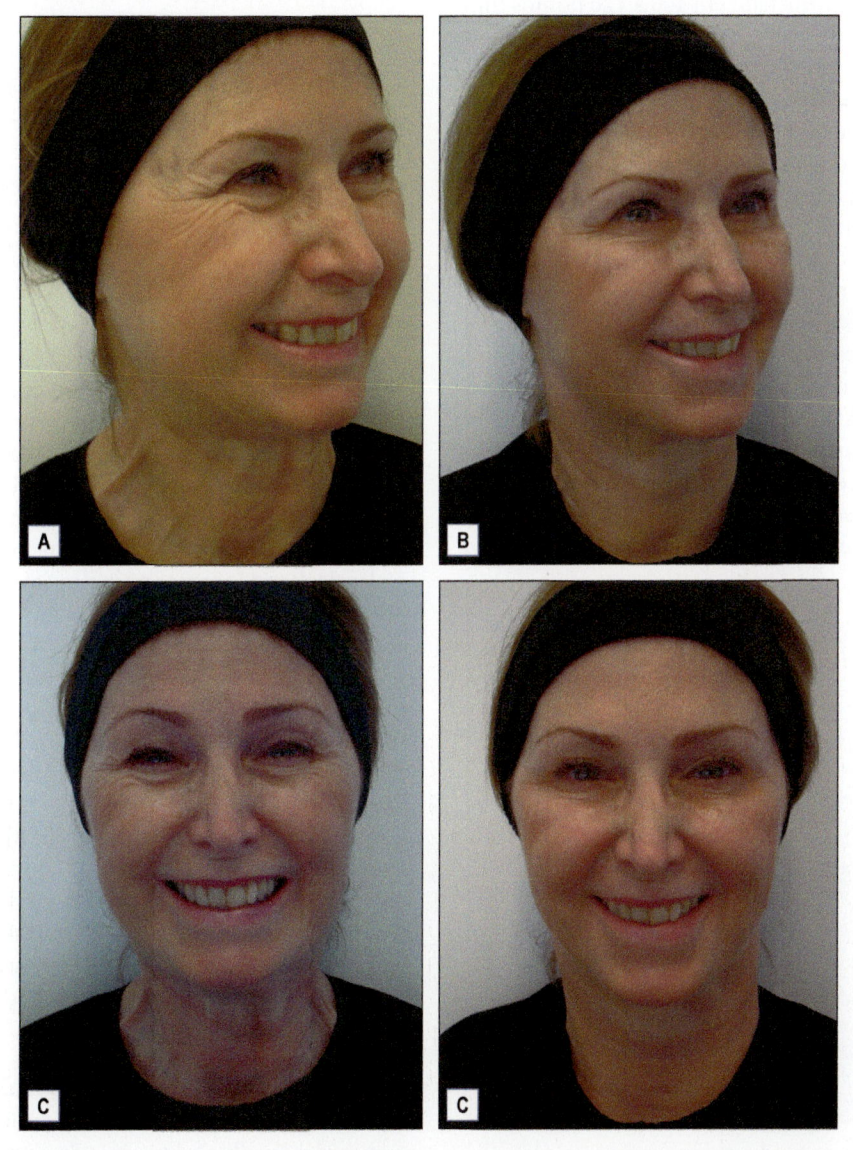

Figura 22.7 Fotos obtidas antes (**A**, **C**) e depois (**B**, **D**), usando a abordagem do platisma superior. A definição do contorno mandibular é observada nas visões frontal e de perfil.

a natureza laminar do platisma. Essa técnica de tratamento, que foi desenvolvida inicialmente para as glândulas sudoríparas e sebáceas da pele, produz uma atrofia das estruturas glandulares da pele, como desejado. Contudo, a neurotoxina apresentou um efeito imprevisto sobre as fibras superficiais e anexos da porção inferior da face e do músculo platisma, causando um alisamento e estiramento da pele sobrejacente no pescoço. Outros autores também descreveram um aumento da nitidez do contorno mandibular e *lifting* modesto de mandíbula com essa técnica, em parte em razão da redução da hipertrofia submandibular.

A reconstituição da neurotoxina para técnica de microbotox requer uma diluição adicional. Um frasco-ampola de 100 U de OnaBoNT-A é suspenso em 2,5 mℓ de solução salina e, então, 20 U ou 0,5 mℓ dessa solução é aspirada em uma seringa de 1 mℓ, seguida pela adição de mais 0,5 mℓ de lidocaína a 0,5%, totalizando um volume de 1 mℓ por seringa. A lidocaína é acrescentada para o conforto dos pacientes. No tratamento da porção inferior da face e do pescoço, 3 a 4 seringas de 20 U são necessárias, totalizando 60 a 80 U de OnaBoNT-A. O conteúdo de cada seringa de 1 mℓ é injetado em 100 a 120 pontos individuais em um padrão de grade, com depósito de microgotículas intradérmicas ao longo da porção inferior da face e do pescoço. A área de tratamento estende-se de um local situado três dedos acima da margem da mandíbula, posteriormente ao músculo DAO, por todo o pescoço e região cervicomentual anteriormente, e posteriormente até a borda anterior do esternocleidomastóideo. Pacientes com musculatura mais grossa no pescoço podem precisar de concentrações terapêuticas de 28 U/mℓ (ou seja, suspensão de 0,3 mℓ de lidocaína em 0,7 mℓ de OnaBoNT-A) (Figura 22.8).

Embora essa abordagem de tratamento difuso produza uma melhora mais homogênea do tônus muscular e da textura da pele, ela é trabalhosa. Além disso, o grande número de pontos de injeção pode aumentar a incidência de eventos adversos, incluindo desconforto, equimose e risco de difusão para estruturas anatômicas indesejáveis, em particular o músculo DLI, que pode causar assimetria da porção inferior da face.

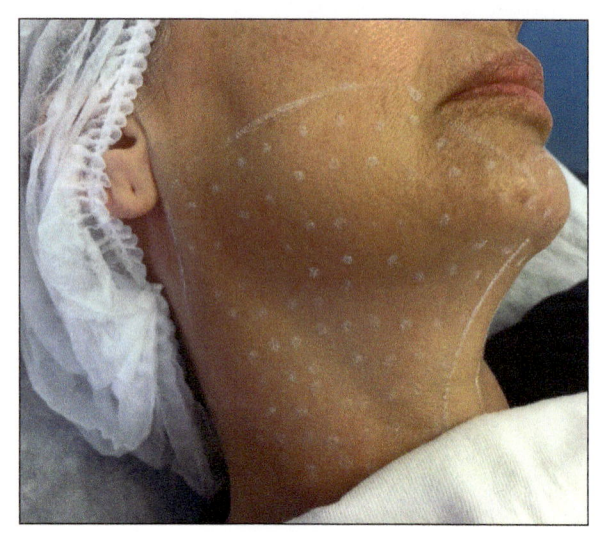

Figura 22.8 Pontos de injeção representativos para a técnica de microbotox.

FREQUÊNCIA DE TRATAMENTO

O início típico de efeito dos neuromoduladores no tratamento do platisma e da porção inferior da face ocorre cerca de 2 semanas após a injeção. Alguns pacientes podem precisar de um tratamento de acompanhamento para abordar bandas residuais ou tratar bandas recém-identificadas. A maioria dos pacientes obtém benefícios com o tratamento em intervalos de 4 a 6 meses.

EFEITOS COLATERAIS

Em decorrência da interação entre os músculos da porção inferior da face e o platisma, uma compreensão abrangente da anatomia dessas áreas é categórica para garantir resultados terapêuticos de sucesso. Os efeitos colaterais incluem edema leve no local de injeção e possível equimose, que são autolimitados e desaparecem dentro de 1 a 2 dias após o tratamento. Também pode ocorrer assimetria facial se o DLI for acidentalmente afetado. Efeitos colaterais menos comuns incluem cefaleia, desconforto cervical, dor muscular ou dificuldade para levantar a cabeça. Eventos adversos raros, como disfonia ou disfagia, foram descritos. Tipicamente estão relacionados à profundidade da injeção, com difusão do neuromodulador para as estruturas subjacentes, incluindo os músculos da deglutição, laringe ou os músculos responsáveis pela flexão anterior do pescoço.

TRATAMENTOS COMBINADOS PARA REJUVENESCIMENTO DO PESCOÇO E PORÇÃO INFERIOR DA FACE

O tratamento da porção inferior da face e do pescoço continua sendo uma prioridade para os pacientes. Uma avaliação clínica completa e a identificação dos fatores contribuintes ainda servem como base para o planejamento do tratamento. Profissionais recomendam e os pacientes solicitam abordagens terapêuticas multimodais com mais frequência, uma vez que essas estratégias combinadas podem permitir efeitos sinérgicos e aumentar a eficácia do tratamento. O tratamento com neuromoduladores pode ser realizado de modo seguro no mesmo dia que outras modalidades injetáveis, dispositivos ou *lasers* quando o edema for limitado para reduzir o possível risco de difusão. Os procedimentos auxiliares relatados incluem tratamentos realizados no mesmo dia com luz intensa pulsada (LIP), *peelings* químicos superficiais, ultrassom microfocado (MFUS, do inglês *microfocused ultrasound*) (com exceção do transdutor de 1,5 mm), *lasers* vasculares ou pigmentares, e preenchedores dérmicos. Quando os procedimentos são associados a um edema mais significativo, os pacientes devem aguardar pelo menos 1 dia inteiro (aproximadamente 26 horas) antes do tratamento da porção inferior da face e do platisma com neuromodulador. Algumas dessas terapias auxiliares incluem *lasers* não ablativos, lipossucção, quimiolipólise, criolipólise, microagulhamento ou microagulhamento por radiofrequência.

CONCLUSÃO

A abordagem estética dos pacientes evoluiu com o tempo. Nossa compreensão sobre a anatomia da porção inferior da face e do pescoço permitiu o desenvolvimento de várias técnicas com neuromoduladores, muitas das quais podem ser adaptadas às necessidades anatômicas de cada paciente. Além disso, essa compreensão permitiu a adaptação de protocolos terapêuticos de um modo expressivo para melhorar os resultados e a segurança para os pacientes. O planejamento terapêutico a longo prazo para a porção inferior da face e o pescoço é uma prioridade na Medicina Estética. Embora os neuromoduladores tenham um papel fundamental para otimizar os resultados e a satisfação dos pacientes na porção inferior da face e no pescoço, uma abordagem personalizada que utilize diferentes modalidades deve ser considerada, incluindo agentes injetáveis, *laser*, dispositivos à base de energia e cirurgia.

LEITURA ADICIONAL

2015 ASDS consumer survey on cosmetic dermatologic procedures. 2015. Retrieved from https://www.asds.net/_Media.aspx?id=8963.

Angra, K., Boen, M., Alhaddad, M., & Fabi, S. G. (2020). Functional and aesthetic interplay between the platysma and masseter muscles. *Dermatologic Surgery, 46*(5), 719–720.

Ascher, B., Talarico, S., Cassuto, D., Escobar, S., Hexsel, D., Jaén, P., et al. (2010). International consensus recommendations on the aesthetic usage of botulinum toxin type A (Speywood Unit)—Part II: Wrinkles on the middle and lower face, neck and chest. *Journal of European Academy of Dermatology and Venereology, 24*(11), 1285–1295.

Benedetto, A. V. (2011). Cosmetic uses of BoNTs in lower face, neck and upper chest. In *Botulinum toxins in clinical aesthetic practice* (pp. 173–178). London: Informa Healthcare.

Carruthers, J., Fournier, N., Kerscher, M., Ruiz-Avila, J., Trindade de Almeida, A. R., & Kaeuper, G. (2013). The convergence of medicine and neurotoxins: a focus on botulinum toxin type A and its application in aesthetic medicine—a global, evidence-based botulinum toxin consensus education initiative: Part II: Incorporating botulinum toxin into aesthetic clinical practice. *Dermatologic Surgery, 39*(3 Pt 2), 510–525.

Carruthers, J. D. A., Glogau, R. G., Blitzer, A., & Facial Aesthetics Consensus Group Faculty. (2008). Advances in facial rejuvenation: Botulinum toxin type a, hyaluronic acid dermal fillers, and combination therapies—consensus recommendations. *Plastic and Reconstructive Surgery, 121*(Suppl. 5), 5S–30S.

Cavallini, M., Cirillo, P., Fundarò, S. P., Quartucci, S., Sciuto, C., Sito, G., et al. (2014). Safety of botulinum toxin A in aesthetic treatments: A systematic review of clinical studies. *Dermatologic Surgery, 40*(5), 525–536.

de Almeida, A. R. T., Romiti, A., & Carruthers, J. D. A. (2017). The facial platysma and its underappreciated role in lower face dynamics and contour. *Dermatologic Surgery, 43*(8), 1042–1049.

Fabi, S. G., & Carruthers, J. (2016). Single modality approach to rejuvenate the aging face and body: A thing of the past? *Dermatologic Surgery, 42*(Suppl. 2), S73–S76.

Heitmiller, K., Ring, C., & Saedi, N. (2020). Facial contouring with neuromodulators. *Advances in Cosmetic Surgery, 3,* 99–107.

Jabbour, S. F., Kechichian, E. G., Awaida, C. J., Tomb, R. R., & Nasr, M. W. (2017). Botulinum toxin for neck rejuvenation: Assessing efficacy and redefining patient selection. *Plastic and Reconstructive Surgery, 140*(1), 9e–17e.

Kaminer, M. S., Cox, S. E., Fagien, S., Kaufman, J., Lupo, M. P., & Shamban, A. (2020). Re-examining the optimal use of neuromodulators and the changing landscape: A consensus panel update. *Journal of Drugs in Dermatology, 19*(4), s5–s15.

Levy, P. M. (2007). The 'Nefertiti lift': A new technique for specific re-contouring of the jawline. *Journal of Cosmetic and Laser Therapy, 9*(4), 249–252.

Levy, P. M. (2015). Neurotoxins: current concepts in cosmetic use on the face and neck—jawline contouring/platysma bands/necklace lines. *Plastic and Reconstructive Surgery, 136*(Suppl. 5), 80S–83S.

Liew, S. (2015). Discussion: Microbotox of the lower face and neck: evolution of a personal technique and its clinical effects. *Plastic and Reconstructive Surgery, 136*(Suppl. 5), 101S–103S.

Raspaldo, H., Niforos, F.-R., Gassia V., Dallara, J.-M., Bellity, P., Baspeyras, M., et al. (2011). Lower-face and neck anti-aging treatment and prevention using onabotulinumtoxin A: The 2010 multidisciplinary French consensus—part 2. *Journal of Cosmetic Dermatology, 10*(2), 131–149.

Semchyshyn, N. L., & Kilmer, S. L. (2005). Does laser inactivate botulinum toxin? *Dermatologic Surgery, 31*(4), 399–404.

Sundaram, H., Signorini, M., Liew, S., de Almeida A. R. T., Wu, Y., Braz, A.V., et al. (2016). Global aesthetics consensus: botulinum toxin type A—evidence-based review, emerging concepts, and consensus recommendations for aesthetic use, including updates on complications. *Plastic and Reconstructive Surgery, 137*(3), 518e–529e.

Trevidic, P., Sykes, J., & Criollo-Lamilla, G. (2015). Anatomy of the lower face and botulinum toxin injections. *Plastic and Reconstructive Surgery, 136*(Suppl. 5), 84S–91S.

Vanaman, M., Fabi, S. G., & Cox, S. E. (2016). Neck rejuvenation using a combination approach: Our experience and a review of the literature. *Dermatologic Surgery, 42*(Suppl. 2), S94–S100.

Wu, W. T. L. (2015). Microbotox of the lower face and neck: Evolution of a personal technique and its clinical effects. *Plastic and Reconstructive Surgery, 136*(Suppl. 5), 92S–100S.

23

Masseteres: Hipertrofia, Bruxismo e Modelagem Facial com Toxina Botulínica

Leah Spring e Beta Bowen

RESUMO E CARACTERÍSTICAS PRINCIPAIS

- O masseter é um músculo potente da mastigação, com importância estética e funcional
- A hipertrofia do masseter pode estar associada ao bruxismo e a síndromes de dor facial
- A toxina botulínica pode ser usada para reduzir o volume do músculo masseter e modelar a porção inferior da face de modo não cirúrgico
- A toxina botulínica pode ser usada para diminuir a força de contração do músculo masseter, possivelmente aliviando ações parafuncionais de ranger e apertar os dentes
- O conhecimento da anatomia e uma técnica de injeção precisa reduzem de modo significativo o risco de complicações e permitem uma abordagem terapêutica individualizada para cada paciente.

INTRODUÇÃO

A hipertrofia do músculo masseter é o aumento de um ou dois dos músculos masseteres. A hipertrofia do masseter é observada com mais frequência entre 20 e 40 anos, sem uma predileção por gênero. Ela pode ser aparente como uma assimetria na porção inferior da face, ângulos da mandíbula proeminentes associados à masculinização ou um aspecto pesado na porção inferior da face associado ao envelhecimento, já que o formato resultante na parte inferior da face constitui o oposto do "triângulo invertido" ideal das proporções jovens. Embora muitos casos sejam benignos e assintomáticos, a hipertrofia do masseter também está associada a dor, bruxismo e comprometimento funcional. Os pacientes são motivados a procurar tratamento por preocupações cosméticas, alívio sintomático ou ambos.

O tratamento bem-sucedido da hipertrofia do músculo masseter com toxina botulínica tipo A foi descrito pela primeira vez em 1994 por Moore e Wood e por Smyth. Durante três décadas, o volume de literatura descrevendo os benefícios sintomáticos e estéticos da toxina botulínica cresceu, com inúmeros relatos de casos e estudos clínicos demonstrando a segurança e a eficácia desse tratamento. Contudo, até o momento, não existem autorizações de comercialização para o tratamento com toxina botulínica no masseter.

CONSIDERAÇÕES ANATÔMICAS

O masseter é um músculo da mastigação, de formato retangular, que tem origem nos dois terços anteriores do arco zigomático e inserção no ângulo e na superfície lateral do ramo da mandíbula (Figura 23.1). Sua função principal é elevar a mandíbula e aproximar (cerrar) os dentes, com funções secundárias de protrusão anterior e movimento de um lado para outro para auxiliar na trituração dos alimentos. Coerentemente, ele é único em termos de sua força e vigor e é um dos músculos mais poderosos do corpo humano por peso.

Como um músculo esquelético, o masseter consiste em camadas superficial, média e profunda. Essas camadas são anatomicamente diferenciadas na parte superior, com as fibras musculares dispostas em diferentes direções, mas convergindo e fundindo-se inferiormente sobre o terço inferior do ramo da mandíbula. O maior volume do masseter fica mais próximo à linha da mandíbula do que ao zigomático por conta da sobreposição das camadas inferiormente. A avaliação do padrão de protuberância e a espessura do masseter orientam tanto a escolha do local de injeção quanto a dose de toxina botulínica para obter o resultado clínico desejado.

A inervação do masseter demonstra uma divisão de ramos perfurantes do nervo massetérico, localizados principalmente no terço inferior do músculo. Isso corresponde à região palpável mais espessa e ao local mais comum para injeção de toxina botulínica.

O masseter é limitado por várias estruturas anatômicas importantes: a glândula parótida e o ducto parotídeo, o ramo marginal da mandíbula do nervo facial, a artéria facial, a veia facial e o músculo risório. A falha em reconhecer, mapear e evitar essas estruturas pode provocar uma lesão temporária. Uma avaliação anatômica cuidadosa orienta a técnica de injeção para reduzir efeitos colaterais acidentais.

A glândula parótida cobre o terço posterior do masseter com uma projeção anterior variável. O ducto parotídeo segue um trajeto superficial ao masseter e, tradicionalmente, considera-se que seja encontrado em um ponto superior a uma linha imaginária traçada a partir da borda superior do lóbulo da orelha,

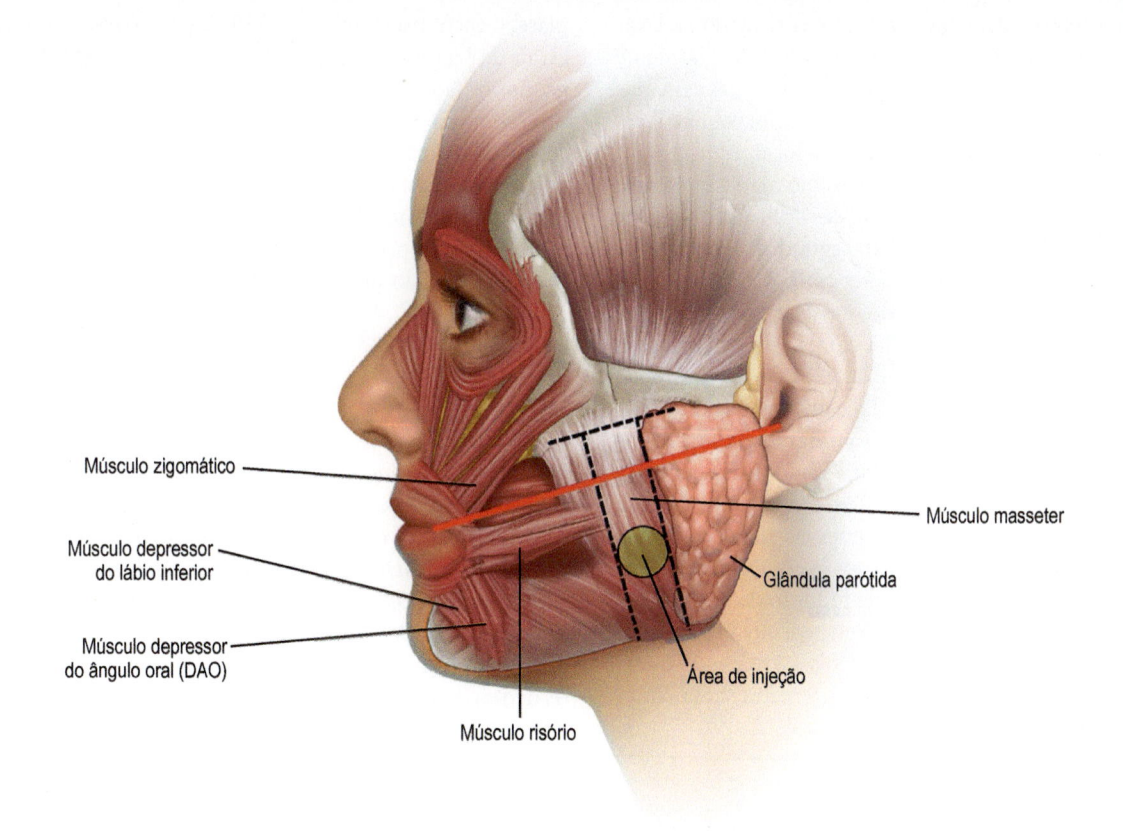

Figura 23.1 Anatomia: músculos da mastigação. (Reproduzida, com autorização, de Allergan Aesthetics.)

descendo até a comissura dos lábios. Um estudo *in vivo* de Stringer et al., de 2012, com exame ultrassonográfico de participantes adultos, demonstrou a presença do ducto dentro de uma área de variabilidade de 1,5 cm em 90% dos indivíduos, passando 5 mm abaixo da pele em seu ponto mais superficial.

O ramo marginal da mandíbula do nervo facial passa sobre a superfície do masseter inferiormente, em um trajeto localizado em média 4,6 mm acima da margem inferior da mandíbula, na borda anterior do músculo masseter, e 7,9 mm no ponto de emergência do nervo da glândula parótida.

A artéria facial e a veia facial geralmente estão localizadas em um ponto anterior ao masseter ou ao longo de sua superfície anterior.

O risório é um músculo de tamanho, forma, origem e pontos de inserção altamente variáveis. Esse músculo tem origem na fáscia acima do masseter (a fáscia parotídea ou do platisma) e insere-se no depressor do ângulo oral (DAO). O músculo risório com frequência está ausente em pessoas de ascendência africana ou chinesa, enquanto é comum em pessoas com ascendência coreana ou caucasiana. Um estudo de 48 hemifaces de cadáveres conduzido por Bae et al., em 2014, demonstrou variabilidade nos pontos de origem e inserção do risório, mas encontrou o músculo de forma constante ao longo do terço medial do masseter. Uma vez que o risório apresenta interdigitações com os músculos depressor do lábio inferior e depressor do ângulo da boca, o efeito de um posicionamento errôneo ou a difusão da toxina botulínica para esses músculos da região inferior da face podem produzir um sorriso assimétrico ou uma expressão facial indesejável.

DOSE E PARADIGMA DE INJEÇÃO

Diversas doses de toxina botulínica foram relatadas na literatura para uso estético, variando de 10 a 40 U de toxina onabotulínica A por masseter e 100 a 300 U de toxina abobotulínica A por masseter. A redução da massa muscular do masseter relatada por Choe et al., em 2005, foi significativamente maior do ponto de vista estatístico em indivíduos tratados com 20 a 30 U de toxina onabotulínica A por masseter, em comparação àqueles tratados com 10 U. Contudo, a eficácia pode variar dependendo do resultado desejado.

Os autores sugerem três pontos de injeção em cada masseter, usando uma agulha calibre 30G com 32 mm (1,25 polegadas) ou 12 mm (0,5 polegada), dependendo do volume do músculo ou da preferência do profissional que realiza a injeção. O paciente pode ficar sentado em posição ereta ou minimamente reclinado durante a injeção.

Para identificar a área de tratamento recomendada no masseter, primeiramente é traçada uma linha imaginária da comissura dos lábios até a borda superior do lóbulo da orelha (ver Figura 23.1). O paciente é instruído a cerrar os dentes/mandíbula o máximo possível e as bordas anterior e posterior do músculo masseter são palpadas abaixo da linha. Os três pontos de injeção são marcados na área de tratamento, que deve estar localizada na linha ou abaixo dela e 1 cm posterior à borda anterior palpável. O ponto de maior volume do músculo masseter é marcado como o primeiro ponto de injeção; dois pontos de injeção adicionais são marcados com uma distância de aproximadamente 1 cm entre si na área de tratamento (Vídeo 23.1).

▶ **Vídeo 23.1**

Para administrar o tratamento, o paciente é orientado a relaxar a mandíbula. A agulha deve ser posicionada perpendicularmente à massa muscular e o volume deve ser distribuído nas camadas musculares mais profundas e mais superficiais. Um volume igual (ou seja, unidades) é administrado em cada local.

Depois de concluir as injeções no músculo masseter em um lado da face, uma pressão direta deve ser aplicada à área de tratamento por aproximadamente 30 segundos. Em seguida, o procedimento é repetido no masseter contralateral.

Uma redução visível do volume do masseter pode ser observada dentro de 1 mês após a injeção, com a redução máxima tipicamente ocorrendo aos 3 meses, e duração do efeito estético de até 9 meses. As reduções da atividade elétrica da contração do masseter foram medidas por eletromiografia 20 dias após o tratamento, com recuperação da atividade muscular para 33% do valor original após 5 meses. A redução da hiperfunção do masseter foi medida após 1 a 3 meses e a redução de dor associada persistiu por 6 meses a 1 ano pós-tratamento. O tempo médio até o início do efeito de redução da dor correspondeu a 12,2 dias em uma análise retrospectiva e o tempo médio até a perda do efeito correspondeu a 4,8 meses. O tratamento é recomendado em intervalos de 6 a 9 meses para manter os resultados estéticos.

BENEFÍCIO ESTÉTICO

Pacientes que buscam uma redução não cirúrgica de seus masseteres e um contorno estético da porção inferior da face com toxina botulínica tipo A regularmente relatam uma aparência mais delicada, menos angulada e um formato oval desejado na face. O tratamento está associado a altas pontuações de satisfação dos pacientes. Park et al. relataram satisfação de 80% dos pacientes até 10 meses após o tratamento.

Um estudo recente que comparou 48 e 72 U de toxina onabotulínica A (dose total, administrada como 4 U/0,1 mℓ) com placebo encontrou melhora significativa e mantida, medidas pela escala de proeminência do músculo masseter (MMPS), nos dois grupos tratados (Figura 23.2), com o efeito máximo no dia 90 e uma resposta significativa mantida que continuava no dia 180. A MMPS é uma escala de medida estática que ilustra uma série de aspectos do masseter, em que o grau 1 equivale a uma proeminência mínima e o grau 5 significa muito acentuada.

Exemplos representativos de pacientes que obtiveram uma melhora de pelo menos 2 graus no sistema de classificação MMPS no dia 90, em comparação ao valor basal, são apresentados nas Figuras 23.3 e 23.4.

BRUXISMO

O bruxismo, ato inconsciente de travar ou ranger os dentes, é o resultado de contrações musculares mantidas e repetitivas durante o dia (bruxismo diurno) ou a noite (bruxismo noturno). O bruxismo noturno é encontrado igualmente em homens e mulheres, embora o bruxismo diurno seja mais comum em mulheres. A incidência de bruxismo diminui com a idade, quando a deterioração dentária inibe a capacidade de ranger ou travar os dentes com força. A etiologia do bruxismo pode ser variada e multifatorial, com uma história familiar positiva em 21 a 50% dos pacientes, anomalias posicionais ou estruturais da mordida, estresse emocional, distúrbios neurológicos e hipertrofia do masseter de origem genética. Os pacientes também podem relatar uma história de uso de goma de mascar, comer sementes ou morder as unhas ou outros objetos sólidos – atividades que criam um padrão habitual de ativação do masseter. Os sintomas associados ao bruxismo mais comuns são desgaste anormal dos dentes, fratura de restaurações dentárias, dor miofascial e disfunção da mandíbula, cefaleia e hipertrofia do masseter.

Estudos randomizados controlados sobre bruxismo primário no sono demonstram uma redução dos episódios de bruxismo e/ou redução da dor associada após a injeção de toxina

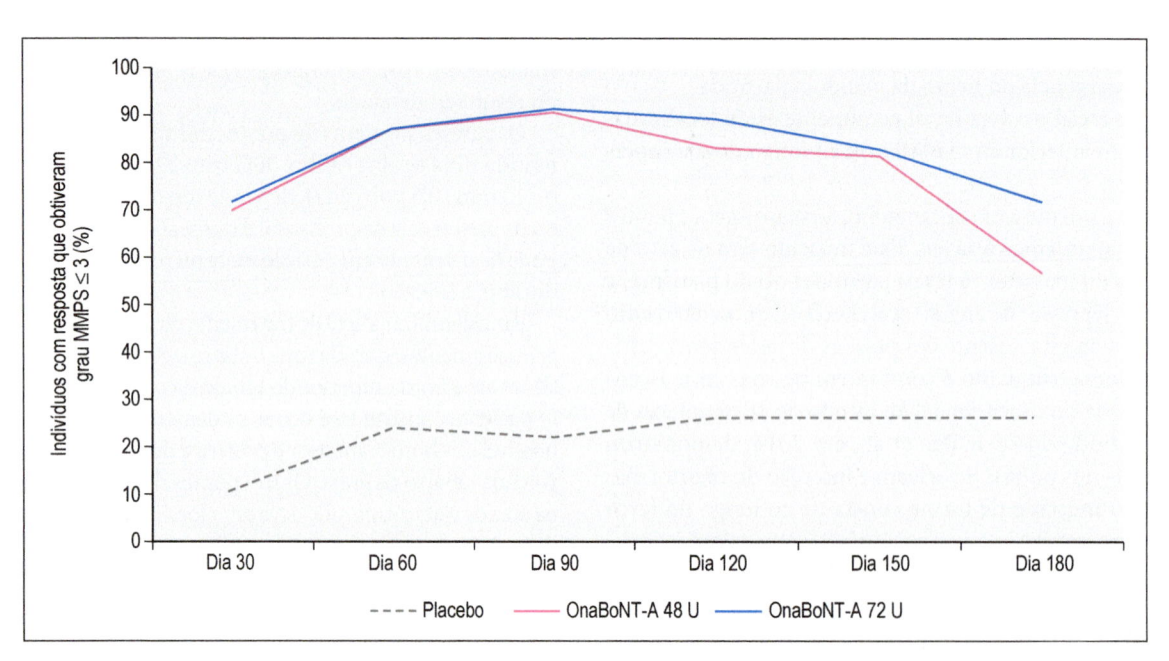

Figura 23.2 Proporção de pacientes que obtiveram melhora do aspecto do masseter (grau MMPS ≤ 3) durante 6 meses. *OnaBoNT-A*, toxina onabotulínica A.

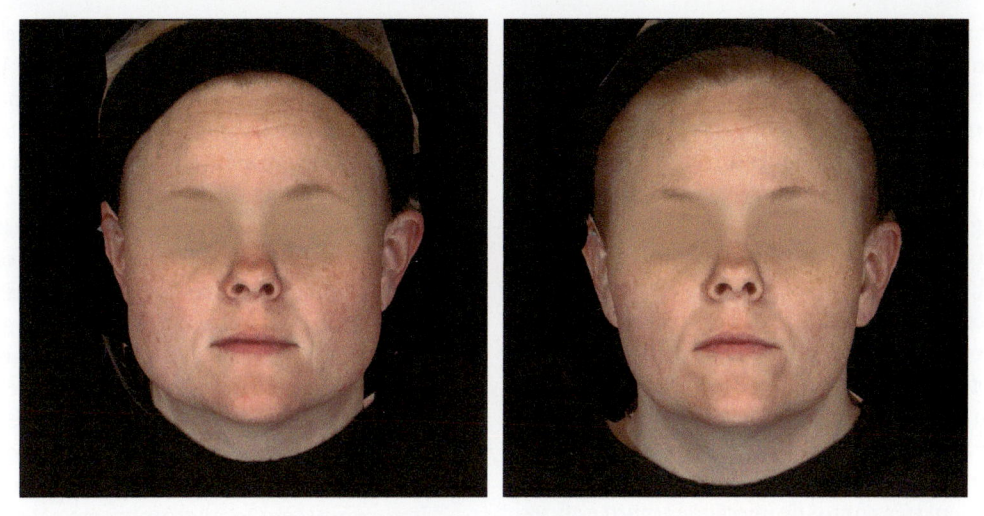

Figura 23.3 Mulher caucasiana de 35 anos; avaliação basal (*à esquerda*; MMPS grau 5) e no dia 90 (*à direita*; MMPS grau 2) após tratamento com 48 U de toxina onabotulínica A.

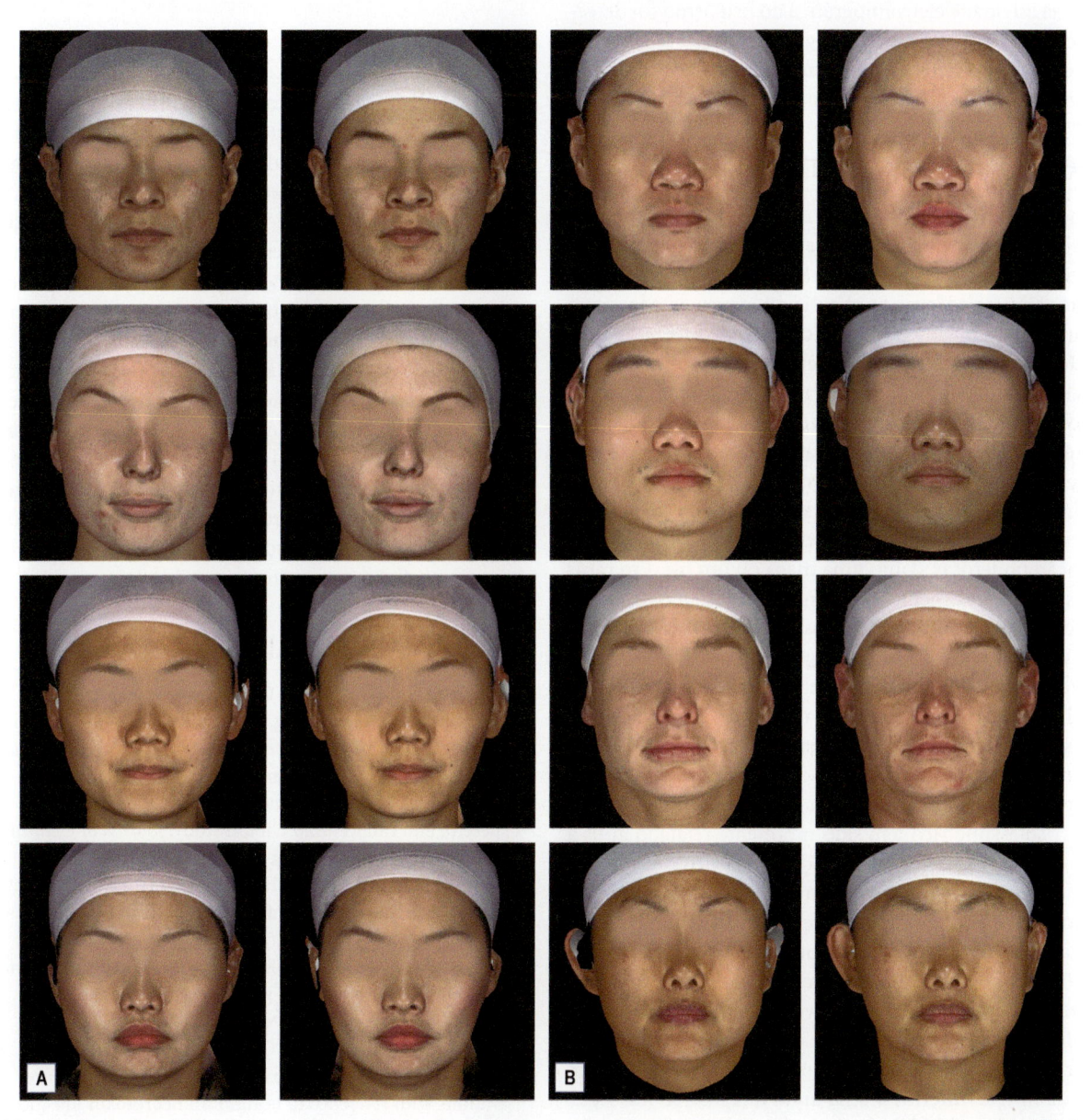

Figura 23.4 Avaliação basal (primeira e terceira colunas) e dia 90 (segunda e quarta colunas) após tratamento com 72 U (**A**) ou 48 U (**B**) de toxina onabotulínica A.

botulínica no masseter. Guarda-Nardini et al. trataram os pacientes com uma injeção de 30 U de toxina onabotulínica A em cada masseter e demonstraram melhora da dor em repouso e à mastigação, em comparação ao grupo de placebo. Al-Wayli et al. compararam a eficácia da toxina onabotulínica A com terapia comportamental, placas intraorais e tratamentos farmacológicos (50 mg de diclofenaco) e demonstraram a eficácia superior de uma injeção de 20 U de toxina botulínica tipo A em cada masseter em comparação a esses métodos tradicionais. Um estudo retrospectivo de Alonso-Navarro et al., no qual 25 U de toxina botulínica tipo A foram injetadas por músculo, não encontrou efeitos colaterais adversos e demonstrou uma duração de efeito de 13 a 26 semanas. Uma revisão sistemática da literatura por Fernandez-Nunez, em 2019, concluiu que o tratamento do bruxismo com toxina botulínica tipo A (20 a 25 U por masseter em três pontos de injeção) é seguro e eficaz, e promove melhor qualidade de vida. Embora tanto o masseter quanto o temporal tenham sido tratados em alguns estudos, a redução da atividade eletromiográfica do bruxismo foi detectada apenas no masseter por Chung (2005) e Lee (2010). Em geral, a dose no masseter pode ser menor quando o resultado desejado envolve apenas o benefício sintomático.

EFEITOS COLATERAIS E COMPLICAÇÕES

A injeção de toxina botulínica tipo A no masseter, em geral, é segura e bem tolerada, de acordo com a revisão da literatura clínica que descreve a experiência em mais de 1.100 indivíduos. A maioria dos efeitos colaterais é leve e transitória e pode ser evitada com o conhecimento da anatomia e uma técnica cuidadosa.

Os efeitos colaterais relatados com mais frequência na literatura científica incluem dor no local da injeção, edema, equimose, cefaleia e fraqueza muscular. Esses eventos adversos geralmente não interferem com as atividades diárias dos pacientes e a resolução costuma ocorrer dentro de 2 a 4 semanas após a injeção. Os pacientes devem ser advertidos que podem ter dificuldades para mastigar alimentos que exijam mordida e trituração poderosas, como uma maçã ou um filé. Em raras ocasiões, o desparecimento de covinhas foi relatado.

A protuberância paradoxal ("músculo de Popeye") relatada por Lee et al. (2012) durante a mastigação foi considerada associada à falência do tratamento de ambas as camadas profunda e superficial do músculo masseter, e geralmente se manifesta dentro de 2 a 4 semanas após a injeção. Devemos garantir que o volume seja distribuído para as camadas musculares mais profundas e as mais superficiais para minimizar essa complicação.

O sorriso assimétrico tem sido raramente relatado após a injeção e pode ser atribuído à injeção no risório ou difusão para esse músculo. Uma vez que o risório é encontrado ao longo do terço medial do masseter, recomenda-se que a injeção seja evitada na distância de 1 cm da borda anterior do masseter. Alterações da expressão facial, como a capacidade de sorrir plenamente, também podem ocorrer com a difusão da toxina botulínica em direção superior até os músculos zigomáticos maior e/ou menor. Isso pode ser minimizado mantendo o padrão de injeção inferior a uma linha imaginária que segue da inserção inferior do lóbulo da orelha até a comissura dos lábios (ver Figura 23.1).

O ressecamento da boca (xerostomia) foi relatado em alguns estudos e acredita-se que seja atribuído ao posicionamento do ponto de injeção na glândula parótida ou nas proximidades. A palpação para distinguir a parótida e manter as injeções em localização anterior para evitar a glândula diminui o risco dessa complicação.

Uma piora do *jowls* pode ocorrer em pacientes mais velhos com grande massa muscular, já que a perda da sustentação estrutural posterior fornecida previamente pelo masseter pode causar redundância do tecido anterior. Essa complicação é relatada com mais frequência em pacientes acima de 50 anos com flacidez cutânea significativa na região inferior da face e, por isso, recomenda-se o aconselhamento adequado e até mesmo que a injeção de toxina botulínica seja evitada em pacientes com flacidez cutânea excessiva na porção inferior da face ou formação de *jowl*.

Uma compreensão anatômica e a seleção de pacientes cuidadosa podem reduzir o risco de um resultado esteticamente desagradável.

CONCLUSÃO

O uso da toxina botulínica tipo A como uma ferramenta não cirúrgica eficaz para o contorno estético da porção inferior da face, redução de hipertrofia do masseter e tratamento de bruxismo tem sido relatado e geralmente é bem tolerada. Doses de 20 a 40 U de toxina onabotulínica A por masseter são respaldadas na literatura e podem depender do objetivo do tratamento (estético ou sintomático) e do volume do masseter. Os resultados estéticos podem ser percebidos dentro de 1 mês após o tratamento, com a redução máxima do volume ocorrendo em torno de 3 meses e persistência do efeito estético por 6 a 9 meses após o tratamento. A maioria dos efeitos colaterais relatados é local, leve e transitória. Com um conhecimento detalhado da anatomia e uma técnica precisa, os efeitos adversos podem ser minimizados, com um resultado favorável em relação à satisfação e qualidade de vida dos pacientes. São necessário estudos controlados registrados de fase 3 que forneçam diretrizes adicionais relativas à segurança, eficácia e posologia no músculo masseter.

LEITURA ADICIONAL

Almukhtar, R. M., & Fabi, S. G. (2019). The masseter muscle and its role in facial contouring, aging, and quality of life: A literature review. *Plastic and Reconstructive Surgery, 143*(1), 39e–48e.

Al-Wayli, H. (2017). Treatment of chronic pain associated with nocturnal bruxism with botulinum toxin: A prospective and randomized clinical study. *Journal of Clinical and Experimental Dentistry, 9*(1), e112–e117.

Asutay, F., Atalay, Y., Asutay, H., & Acar, A. H. (2017). The evaluation of the clinical effects of botulinum toxin on nocturnal bruxism. *Pain Research and Management, 2017*, 6264146.

Bader, G., & Lavigne, G. (2000). Sleep bruxism; An overview of an oromandibular sleep movement disorder (Review article). *Sleep Medicine Reviews, 4*, 27–43.

Bae, J. H., Choi, D. Y., Lee, J. G., Seo, K. K., Tansatit, T., & Kim, H. J. (2014). The risorius muscle: Anatomic considerations with reference to botulinum neurotoxin injection for masseteric hypertrophy. *Dermatologic Surgery, 40*(12), 1334–1339.

Carruthers, J., Liew, S., Rivers, J. K., Chen, S., Humphrey, S., Lee, E., et al. (2019). Safety and efficacy of onabotulinumtoxinA for treatment of masseter muscle hypertrophy: Results from a phase 2 dose escalation study [poster]. American Academy of Dermatology Annual Meeting, March 1–5, 2019, Washington, DC.

Cha, Y. R., Kim, Y. G., Kim, J. H., & Kim, S. T. (2013). Effect of unilateral injection of botulinum toxin on lower facial asymmetry as evaluated using three-dimensional laser scanning. *Dermatologic Surgery, 39*(6):900–906.

Chang, C. S., Bergeron, L., Yu, C. C., Chen, P. K. T., & Chen, Y. R. (2011). Mandible changes evaluated by computed tomography following botulinum toxin A injections in square-faced patients. *Aesthetic Plastic Surgery, 35,* 452–455.

Chung, J., McCall, W. D., Kim, W., Kho, H., Kim, Y., & Chung, S. (2005). Effect of botulinum toxin injection on nocturnal bruxism [ABS-302.14]. Presented at: Society for Neuroscience Annual Meeting.

Choe, S. W., Cho, W. I., Lee, C. K., & Seo, S. J. (2005). Effects of botulinum toxin type A on contouring of the lower face. *Dermatologic Surgery, 31,* 502–507.

Fabi, S., Jones, D., Biesman, B., Rivkin, A., Garcia, J., Brandstetter, T., et al. (2022). Efficacy and safety of 2 doses of onabotulinumtoxinA for the treatment of masseter muscle prominence: 6-Month results from a randomized, phase 2b, placebo-controlled study [poster]. American Academy of Dermatology Annual Meeting, March 25–29, 2022, Boston, MA.

Fernández-Núñez, T., Amghar-Maach, S., & Gay-Escoda, C. (2019). Efficacy of botulinum toxin in the treatment of bruxism: Systematic review. *Medicina Oral, Patologia Oral y Cirugia Bucal, 24*(4), e416–e424.

Guarda-Nardini, L., Manfredini, D., Salamone, M., Salmaso, L., Tonello, S., & Ferronato, G. (2008). Efficacy of botulinum toxin in treating myofascial pain in bruxers: A controlled placebo pilot study. *Cranio: The Journal of Craniomandibular Practice, 26*(2), 126–135.

Hu, K. S., Kim, S. T., Hur, M. S., Park, J. H., Song, W. C., Koh, K. S., et al. (2010). Topography of the masseter muscle in relation to treatment with botulinum toxin type A. *Oral Surgery, Oral Medicine, Oral Pathology, Oral Radiology, and Endodontics, 110*(2), 167–171.

Jadhao, V. A., Lokhande, N., Habbu, S. G., Sewante, S., Dongare, S., & Goyal, N. (2017). Efficacy of botulinum toxin in treating myofascial pain and occlusal force characteristics of masticatory muscles in bruxism. *Indian Journal of Dental Research, 28*(5), 493–497.

Kim, N. H., Chung, J. H., Park, R. H., & Park, J. B. (2005). The use of botulinum toxin type A in aesthetic mandibular contouring. *Plastic and Reconstructive Surgery, 115*(3), 919–930.

Lee, S. J., Kang, J. M., Kim, Y. K., Park, J., & Kim, D. Y. (2012). Paradoxical bulging of muscle after injection of botulinum neurotoxin type A into hypertrophied masseter muscle. *The Journal of Dermatology, 39,* 804–805.

Lee, H. J., Kang, I. W., Seo, K. K., Choi, Y.-J., Kim, S.-T., Hu, K.-S., et al. (2016, December 30). The anatomical basis of paradoxical masseteric bulging after botulinum neurotoxin type A injection. *Toxins (Basel), 9*(1), 14.

Lee, C. J., Kim, S. G., Kim, Y. J., Han, J. Y., Choi, S. H., & Lee, S. I. (2007). Electrophysiologic change and facial contour following botulinum toxin A injection in square faces. *Plastic Reconstructive Surgery, 120,* 769–778.

Lee, S. J., McCall, W. D., Jr., Iim, Y. K., Chung, S. C., & Chung, J. W. (2010). Effect of botulinum toxin injection on nocturnal bruxism: A randomized controlled trial. *American Journal of Physical Medicine & Rehabilitation, 89*(1), 16–23.

Liew, S., & Dart, A. (2008). Nonsurgical reshaping of the lower face. *Aesthetic Surgery Journal, 28,* 251–257.

Moore, A. P., & Wood, G. D. (1994). The medical management of masseteric hypertrophy with botulinum toxin type A. *The British Journal of Oral and Maxillofacial Surgery, 32,* 26–28.

Murali, R. V., Rangarajan, P., & Mounissamy, A. (2015). Bruxism: Conceptual discussion and review. *Journal of Pharmacy and Bioallied Science, 7*(Suppl. 1), S265–S270.

Nissan, J., Gross, M. D., Shifman, A., Tzadok, L., & Assif, D. (2004). Chewing side preference as a type of hemispheric laterality. *Journal of Oral Rehabilitation, 31,* 412–416.

Park, M. Y., & Ahn, K. Y. (2003). Jung DS Botulinum toxin type A treatment for contouring of the lower face. *Dermatol Surg, 29,* 477–483.

Park, M. Y., & Ahn, K. Y. (2009). The comparison of long-term effect of Botox® injection on lower face contouring after single injection and long-term repeated injections by standardized photograph analysis [English translation from Korean]. *Journal of Korean Society of Plastic and Reconstructive Surgery, 36,* 654–659.

Rauso, R., Santagata, M., & Colella, G. (2010). Can occlusal devices prolong the effect of botulinum toxin type A in the contouring of the lower face? *European Journal of Plastic Surgery, 33,* 35–40.

Singh, S., Shivamurthy, D. M., Agrawal, G., & Varghese, D. (2011). Surgical management of masseteric hypertrophy and mandibular retrognathism. *National Journal of Maxillofacial Surgery, 2*(1), 96–99.

Smyth, A. G. (1994). Botulinum toxin treatment of bilateral masseteric hypertrophy. *The British Journal of Oral and Maxillofacial Surgery, 32,* 29–33.

Stringer, M. D., Mirjalili, S. A., Meredith, S. J., & Muirhead, J. C. (2012, November). Redefining the surface anatomy of the parotid duct: An in vivo ultrasound study. *Plastic and Reconstructive Surgery, 130*(5), 1032–1037.

Tartaro, G., Rauso, R., Santagata, M., Santillo, V., & Itro, A. (2008). Lower facial contouring with botulinum toxin type A. *The Journal of Craniofacial Surgery, 19,* 1613–1617.

Wu, W. T. (2010). Botox facial slimming/facial sculpting: The role of botulinum toxin-A in the treatment of hypertrophic masseteric muscle and parotid enlargement to narrow the lower facial width. *Facial Plastic Surgery Clinics of North America, 18*(1), 133–140.

Xie, Y., Zhou, J., Li, H., Cheng, C., Herrler, T., & Li, Q. (2014). Classification of masseter hypertrophy for tailored botulinum toxin type A treatment. *Plastic and Reconstructive Surgery, 134*(2), 209e–218e.

Yu, C. C., Chen, P. K., & Chen, Y. R. (2007). Botulinum toxin a for lower facial contouring: A prospective study. *Aesthetic Plastic Surgery, 31,* 445–451; discussion 452–453.

24

Tratamento de Peles Mais Escuras com Neuromoduladores

Jasmine O. Obioha, Andrew F. Alexis e Pearl E. Grimes

RESUMO E CARACTERÍSTICAS PRINCIPAIS

- A toxina botulínica é um procedimento seguro e eficaz em peles mais escuras
- Em geral, os perfis de eficácia e segurança são semelhantes aos tipos de pele mais claros
- Com o uso adequado, efeitos colaterais não são comuns
- As áreas geralmente tratadas são as linhas glabelares, horizontais da fronte e perioculares.

INTRODUÇÃO

As tendências demográficas, associadas à maior disponibilidade de opções terapêuticas minimamente invasivas, resultaram em uma população de pacientes cada vez mais diversa no cenário da estética. De acordo com a International Society of Aesthetic Plastic Surgery, a toxina botulínica foi o procedimento cosmético não cirúrgico mais popular e o principal procedimento cosmético geral realizado no mundo todo em 2019. Os EUA representaram a maioria (20,8%) dos 6.271.488 procedimentos de toxina botulínica, seguidos pelo Brasil (8,1%), Alemanha (6,1%), Japão (5,4%), Itália (5%), México (4,6%), Turquia (3,2%), França (2,6%), Grécia (1,5%) e Argentina (1,2%). Especificamente nos EUA, a American Society of Aesthetic Plastic Surgery relatou que 30% dos 16.349.031 procedimentos cosméticos não cirúrgicos realizados em 2019 ocorreram em minorias raciais ou étnicas, com a toxina botulínica permanecendo como o procedimento mais frequente em afro-americanos, hispânicos e asiáticos-americanos. Uma vez que os grupos raciais e étnicos não brancos constituem um segmento da população em rápido crescimento, é esperado que a expansão dos procedimentos cosméticos em minorias continue a crescer. Desse modo, a compreensão das variações raciais ou étnicas na segurança, eficácia e abordagens terapêuticas tem importância cada vez maior para o médico na área de estética.

DIFERENÇAS RACIAIS E ÉTNICAS NO FOTOENVELHECIMENTO

As rugas faciais representam uma queixa comum em todo o espectro racial e étnico. Contudo, variações em intensidade, idade de início e impacto cultural podem ser observadas nas diferentes populações. Em geral, como relatado nos estudos de Hexsel e Brunetto, e Rossi e Alexis, indivíduos com pele mais pigmentada (ou seja, fototipos de Fitzpatrick IV a VI) demonstram sinais de fotoenvelhecimento, incluindo rugas, em uma idade mais tardia que indivíduos de pele clara (fototipos de Fitzpatrick I a III). Na comparação entre raças/etnias, afro-americanos demonstram início mais tardio e sinais menos intensos de fotoenvelhecimento do que caucasianos. Isso ocorre em grande parte devido ao efeito fotoprotetor da maior quantidade de melanina epidérmica, que foi demonstrado em vários estudos. Mais notavelmente, foi constatado que o fator de proteção médio para ultravioleta (UV) B na pele negra corresponde a 13,4 *versus* 3,4 para a pele branca em um estudo realizado em pele de cadáver por Kaidbey et al. Além disso, em um estudo mais recente de Yamaguchi et al., foi constatado que a apoptose induzida por UV é maior na epiderme da pele negra em comparação à pele branca, sugerindo que as células afetadas por fotodano podem ser removidas de modo mais eficiente nos fototipos mais escuros.

Em geral, os sinais de envelhecimento facial na pele mais escura ocorrem 10 a 20 anos mais tarde do que na pele branca. Em um estudo comparativo de Nouveau-Richard et al. em mulheres chinesas e francesas, foi constatado que o início das rugas faciais ocorreu aproximadamente 10 anos mais tarde nas mulheres chinesas em comparação às francesas. Em um levantamento multinacional de Alexis et al., a maioria das mulheres asiáticas e hispânicas não relatou um envelhecimento facial moderado/intenso antes dos 50 a 69 anos, em comparação a 40 a 59 anos em mulheres caucasianas e 60 a 79 anos em afro-americanas. Outro estudo de Grimes encontrou uma porcentagem muito menor de mulheres de cor que percebiam a presença de rugas em comparação às de pele branca.

A perda de volume na face média e o sulco nasojugal mais proeminentes foram relatados como as características mais marcantes do envelhecimento em afro-americanos. As rugas periorais são raras nos tipos de pele mais escuros e, portanto, a porção superior da face representa o local primário de rugas faciais em pacientes com pele de cor (Figura 24.1). As diferenças no fotoenvelhecimento em hispânicos e latinos não são tão

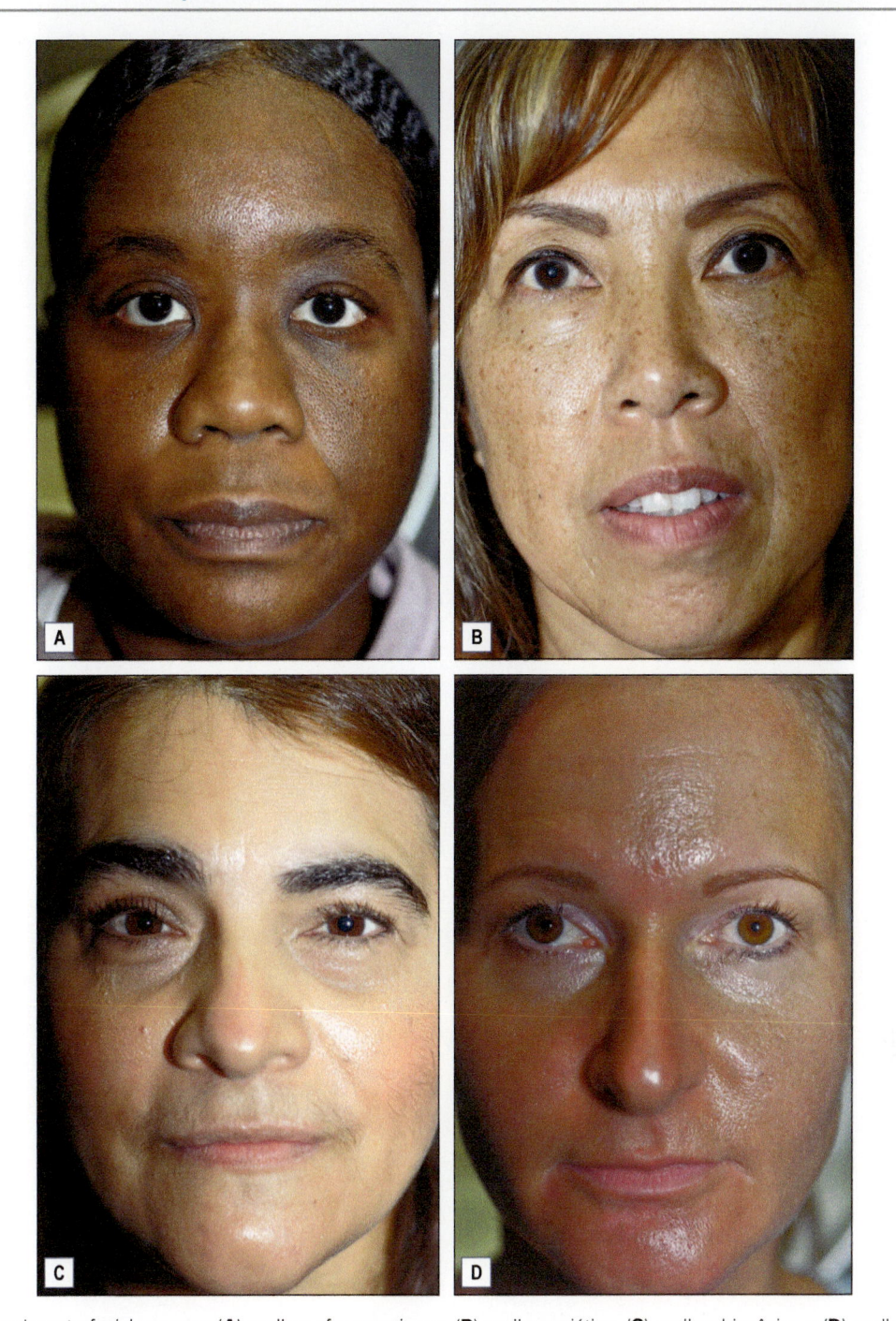

Figura 24.1 Envelhecimento facial em uma (**A**) mulher afro-americana, (**B**) mulher asiática, (**C**) mulher hispânica e (**D**) mulher caucasiana com idades entre 50 e 60 anos. Observe os sulcos nasolabiais proeminentes na paciente afro-americana, o acúmulo de lentigo na paciente asiática e a concavidade infraorbital na paciente hispânica, em comparação à maior quantidade de rugas na paciente caucasiana.

bem caracterizadas, mas exibem uma variação considerável devido à grande variedade de fototipos de Fitzpatrick (I a VI) encontrados nessa população.

SEGURANÇA E EFICÁCIA DA TOXINA BOTULÍNICA EM TIPOS DE PELE MAIS ESCUROS

A segurança e a eficácia da neurotoxina botulínica tipo A no tratamento de linhas glabelares foram bem estudadas em inúmeras populações (Tabela 24.1). Com exceção das precauções padrão para o tratamento, que são universais para todos os tipos de pele, o uso da toxina botulínica é seguro e eficaz em populações de pacientes de pele não branca. Os dados publicados sobre a segurança e a eficácia da toxina botulínica para suavizar rugas hiperdinâmicas em populações não brancas são examinados aqui.

Um estudo multicêntrico, duplo-cego, controlado por placebo sobre a toxina onabotulínica A (OnaBoNT-A) (Botox Cosmetic®, Allergan, Inc., Irvine, California), de Carruthers et al. em 2002, investigou a segurança e a eficácia no tratamento de linhas glabelares em 409 pacientes. Não foram observadas diferenças consideráveis entre os diferentes fototipos de pele.

Tabela 24.1 Estudos publicados sobre toxina botulínica em tipos de pele mais escuros.

Estudo	Desenho	Coorte	Tratamento (marca de sorotipo, dose)	Local	Acompa-nhamento (meses)	Medidas de resultados (1 – primário 2 – secundário)	Eficácia (avaliação objetiva com resposta máxima)	Eventos adversos	Conclusões	DIFERENÇAS RACIAIS/ÉTNICAS NA EFICÁCIA OU SEGURANÇA Eficácia	Segurança
Jackson e Vogel	Estudo aberto pós-comercialização; unicêntrico	29 participantes, fototipos de Fitzpatrick IV a VI, 86% do sexo feminino, idade 18 a 65 anos	Toxina incobotulínica A 4 U/0,1 mℓ	Rugas glabelares	3	1 – Classificação da intensidade de linhas glabelares pelo investigador em contração máxima usando uma escala de 5 pontos 2 – Classificação da intensidade de linhas glabelares pelos participantes em contração máxima usando uma escala de 5 pontos	Dia 30 100%	Eventos adversos: Queimação	Toxina incobotulínica A apresenta um perfil de segurança e eficácia em pacientes com fototipos de Fitzpatrick IV a VI semelhante aos tipos de pele mais claros 30 e 60 dias após o tratamento de rugas glabelares	Nenhuma	Nenhuma
Lee et al.	Prospectivo, com divisão da face, cego para o avaliador; multicêntrico	25 participantes coreanos, 96% do sexo feminino, idades de 21 a 58 anos, fototipo de Fitzpatrick IV	OnaBoNT-A: 24 a 46 U AboBoNT-A: 61 a 117 U	Hipertrofia do músculo masseter	3	1 – Avaliação de melhora global do investigador em uma escala de 4 pontos comparando fotografias pré-tratamento e pós-tratamento	Semana 8 AboBoNT-A: grau médio de melhora clínica: 2,8 pontos OnaBoNT-A: grau médio de melhora clínica: 2,7 pontos	Nenhum relato de complicações importantes	A toxina abobotulínica obteve melhora mais pronunciada após 8 e 12 semanas, embora sem significância estatística. Um fator de conversão de 2,5:1 de AboBoNT-A para OnaBoNT-A é seguro e eficaz no tratamento de hipertrofia do músculo masseter	Nenhuma	Nenhuma

Tabela 24.1 Estudos publicados sobre toxina botulínica em tipos de pele mais escuros. (*Continuação*)

Estudo	Desenho	Coorte	Tratamento (marca de sorotipo, dose)	Local	Acompa-nhamento (meses)	Medidas de resultados (1 – primário 2 – secundário)	Eficácia (avaliação objetiva com resposta máxima)	Eventos adversos	Conclusões	DIFERENÇAS RACIAIS/ÉTNICAS NA EFICÁCIA OU SEGURANÇA Eficácia	Segurança
Grimes e Shabazz	Randomizado, duplo-cego; unicêntrico	31 mulheres afro-americanas, fototipos de Fitzpatrick V e VI, idades de 18 a 65 anos	OnaBoNT-A: 20 U, 30 U	Rugas glabelares	4	1 – Avaliação do investigador em uma escala de rugas faciais em contração máxima e em repouso 2 – Avaliação das pacientes da intensidade das rugas em contração máxima e em repouso, satisfação das pacientes e incidência de eventos adversos	Dia 30 20 U: 92,4% 30 U: 100%	20 U: 13,3%, 30 U: 12,5% 1. Formiga-mento leve 2. Cefaleia 3. Sensação de opacidade na fronte	Eficaz, segura e bem tolerada em doses de 20 U e 30 U em mulheres afro-americanas com fototipos V e VI, sem diferenças estatisticamente significativas entre as doses	Nenhuma	Nenhuma
Harii e Kawashima	Randomizado, duplo-cego, controlado por placebo; multicêntrico	142 participantes japoneses, 90% do sexo feminino, idades de 20 a 64 anos	OnaBoNT-A: 10 U, 20 U	Rugas glabelares	5	1 – Intensidade de linhas avaliada pelo médico em contração máxima 4 semanas após o tratamento 2 – Classificações do médico/participante e estimativas da duração do efeito	Semana 4 10 U: 86,4% 20 U: 88,6%	*Eventos adversos* 10 U: 67,4%, 20 U: 75%, Placebo: 59,2% 1. Blefaroptose 2. Pálpebras pesadas *Reações adversas ao medicamento* 10 U: 32,6%, 20 U: 27,3%, Placebo: 22,4%	Doses de 10 U e 20 U de BoNT-A são eficazes e seguras para tratamento de linhas glabelares em participantes japoneses A dose de 20 U fornece maior eficácia e duração de efeito mais longa	Nenhuma	Nenhuma

(*continua*)

Tabela 24.1 Estudos publicados sobre toxina botulínica em tipos de pele mais escuros. (*Continuação*)

Estudo	Desenho	Coorte	Tratamento (marca de sorotipo, dose)	Local	Acompa-nhamento (meses)	Medidas de resultados (1 – primário 2 – secundário)	Eficácia (avaliação objetiva com resposta máxima)	Eventos adversos	Conclusões	DIFERENÇAS RACIAIS/ÉTNICAS NA EFICÁCIA OU SEGURANÇA	
										Eficácia	Segurança
Kawashima e Harii	Randomizado, aberto; multicêntrico	363 participantes japoneses, sem uso prévio de BoNT-A, 95% do sexo feminino, idades de 20 a 64 anos	OnaBoNT-A: 10 U, 20 U	Rugas glabelares	16	1 – Intensidade de linhas avaliada pelo médico em contração máxima (usada para análise de duração da eficácia e taxas de resposta) determinada em todas as visitas pós-tratamento em cada ciclo de tratamento 2 – Intensidade de linhas avaliada em repouso pelo médico e melhora das linhas avaliada pelo participante	Semana 4 10 U: 92,2 a 97,6% 20 U: 91,5 a 98,7%	*Eventos adversos* 10 U: 86,7%, 20 U: 83,1% *Reações adversas ao medicamento* 10 U: 30,6%, 20 U: 32,2% 1. Sensação anormal no olho 2. Cefaleia 3. Blefaroptose 4. Prurido (local da injeção) 5. Desconforto (local da injeção) 6. Dor (local da injeção)	Tratamentos repetidos de linhas glabelares com 10 U ou 20 U de BoNT-A forneceram segurança e eficácia a longo prazo em participantes japoneses. A dose de 20 U promoveu duração mais longa, maior satisfação dos participantes e maior melhora avaliada pelos participantes. Os tratamentos repetidos com BoNT-A não afetaram a duração e a eficácia, produziram um perfil de segurança inalterado e foram bem tolerados	Nenhuma	Nenhuma

Estudo	Desenho	Coorte	Tratamento (marca de sorotipo, dose)	Local	Acompa-nhamento (meses)	Medidas de resultados (1 – primário 2 – secundário)	Eficácia (avaliação objetiva com resposta máxima)	Eventos adversos	Conclusões	DIFERENÇAS RACIAIS/ÉTNICAS NA EFICÁCIA OU SEGURANÇA	
										Eficácia	Segurança
Kane et al.	Fase 3, duplo-cego, controlado por placebo; multicêntrico	816 participantes, 80,6% sem uso prévio de BoNT-A, 88,1% do sexo feminino, 32% não brancos, idade média = 49 anos	AboBoNT-A: Mulheres: 50, 60 e 70 U Homens: 60, 70 e 80 U	Rugas glabelares	5	1 – Avaliação ao vivo por avaliador cego e autoavaliação do paciente em contração máxima usando a Pontuação de Intensidade de Linhas Glabelares	30 dias Brancos: 84% Afro-americanos: 89% Outras raças: 85%	*Eventos adversos emergentes do tratamento e relação com o tratamento de estudo* Provável: 6% Possível: 3% 1. Distúrbios oculares: Ptose palpebral Visão borrada Astenopia Edema palpebral Blefarospasmo Olho seco Distúrbio palpebral 2. Condições do local de administração: Eritema Contusão Hemorragia Dor/desconforto Irritação Edema 3. Distúrbios nervosos: Cefaleia Enxaqueca Tontura Paresia facial Hipoestesia Parestesia Cefaleia tensional	Um único tratamento com BoNT-A, com a dose baseada no gênero e na massa muscular, é bem tolerado, eficaz e tem longa duração no tratamento de linhas glabelares moderadas a intensas As taxas de resposta foram mais altas em pacientes afro-americanos que em pacientes brancos Embora os pacientes afro-americanos tenham apresentado uma incidência total de eventos adversos emergentes do tratamento semelhante à de outros grupos étnicos, afro-americanos tratados com BoNT-A apresentaram uma incidência discretamente maior de eventos adversos oculares no grupo tratado e menor incidência de reações no local da injeção	Sim	Sim

(*continua*)

Tabela 24.1 Estudos publicados sobre toxina botulínica em tipos de pele mais escuros. (*Continuação*)

Estudo	Desenho	Coorte	Tratamento (marca de sorotipo, dose)	Local	Acompa-nhamento (meses)	Medidas de resultados (1 – primário 2 – secundário)	Eficácia (avaliação objetiva com resposta máxima)	Eventos adversos	Conclusões	DIFERENÇAS RACIAIS/ÉTNICAS NA EFICÁCIA OU SEGURANÇA Eficácia	Segurança
Farahvash e Arad	Retrospectivo, não cego; unicêntrico	108 participantes iranianos, 88% do sexo feminino, idades de 20 a 79 anos	AboBoNT-A: 76 a 90 U	Rugas do ângulo lateral, frontais, glabelares	7	1 – Avaliação do investigador de linhas dinâmicas (atividade) em uma escala de melhora de rugas	< 1 mês 97,2%	76 a 90 U: 1. Tumefação leve: 13,9% 2. Equimose: 9,2% 3. Ptose palpebral: 15%	Segura e eficaz, proporcionando resultados cosméticos bons a excelentes com duração de pelo menos 4 meses na maioria dos pacientes iranianos	Nenhuma	Nenhuma
Ahn et al.	Retrospectivo, não cego; unicêntrico	32 participantes coreanos, 86,8% do sexo feminino, idades de 26 a 56 anos	OnaBoNT-A: 5 a 10 U	Rugas do ângulo lateral, frontais, do dorso do nariz, glabelares	12	1 – Satisfação dos pacientes	4 a 5 meses Não satisfeitos: 6,25% Discretamente melhor: 15,6% Discreta retenção de linhas: 78,1%	5 a 10 U: 1. Alteração da aparência da face: 9,36% 2. Tumefação local leve: 6,25% 3. Equimose no local da injeção: 9,36%	BoNT-A parece ser um método eficaz para eliminação de rugas no terço superior da face em pacientes coreanos Nenhum paciente apresentou remoção completa das rugas	Nenhuma	Nenhuma

Tabela 24.1 Estudos publicados sobre toxina botulínica em tipos de pele mais escuros. (*Continuação*)

Estudo	Desenho	Coorte	Tratamento (marca de sorotipo, dose)	Local	Acompa-nhamento (meses)	Medidas de resultados (1 – primário 2 – secundário)	Eficácia (avaliação objetiva com resposta máxima)	Eventos adversos	Conclusões	DIFERENÇAS RACIAIS/ÉTNICAS NA EFICÁCIA OU SEGURANÇA Eficácia	Segurança
Lew et al.	Randomizado, não cego, não controlado por placebo; unicêntrico	20 participantes coreanos, 80% do sexo feminino, 24 a 60 anos	AboBoNT-A: 20 U/0,1 cm³ OnaBoNT-A: 5 U/0,1 cm³	Rugas do ângulo lateral, frontais, do dorso do nariz, prega nasolabial, rugas glabelares	12	1 – Avaliação do investigador de alterações no grau de rugas faciais em uma escala graduada e um teste de dispersão de rugas graduada	3 a 5 meses OnaBoNT-A: 72,7% AboBoNT-A: 64,3%	OnaBoNT-A: 35,7% AboBoNT-A: 100% 1. Lagoftalmo 2. Formiga-mento 3. Edema palpebral temporário	As duas preparações de BoNT-A parecem constituir um método não cirúrgico seguro, simples e eficaz para eliminação de rugas periorbitais em pacientes coreanos. O efeito corretivo médio foi melhor com OnaBoNT-A que com AboBoNT-A, embora sem significância estatística. Complicações ocorreram em todos os pacientes tratados com AboBoNT-A e em 35,7% dos pacientes com OnaBoNT-A e as diferenças foram estatisticamente significativas	Nenhuma	Nenhuma

(*continua*)

Tabela 24.1 Estudos publicados sobre toxina botulínica em tipos de pele mais escuros. (*Continuação*)

Estudo	Desenho	Coorte	Tratamento (marca de sorotipo, dose)	Local	Acompa-nhamento (meses)	Medidas de resultados (1 – primário 2 – secundário)	Eficácia (avaliação objetiva com resposta máxima)	Eventos adversos	Conclusões	DIFERENÇAS RACIAIS/ÉTNICAS NA EFICÁCIA OU SEGURANÇA	
										Eficácia	Segurança
Chang et al.	Estudo randomizado, duplo-cego, controlado por placebo, com divisão da face; unicêntrico	Nove participantes taiwaneses sem uso prévio de BoNT-A, 88,9% do sexo feminino, idades de 35 a 55 anos	OnaBoNT-A: 20 a 25 U	Regiões temporais bilaterais, bochechas bilaterais da área infraorbital até a linha da mandíbula	4	1 – Efeito de *lifting* facial, firmeza da pele e suavização de rugas em uma escala de graduação avaliada de modo subjetivo pelos pacientes; rugas faciais bilaterais e efeito de *lifting* facial dos participantes avaliados de modo objetivo por um dermatologista 2 – Avaliação das alterações histológicas em amostras de biopsia	Semana 4 66,7%	20 a 25 U: 1. Fraqueza muscular periorbital: 11,1% 2. Formiga-mento leve/moderado 3. Dor tolerável no local da injeção: 100%	O efeito de *lifting* facial da injeção intradérmica de BoNT-A nesse estudo não foi conclusivo. A técnica demonstrada nesse estudo, porém, revelou um efeito moderado, mas significativo, das rugas na porção inferior da face durante 8 semanas O uso de BoNT-A nessa coorte asiática demonstrou eficácia moderada, tolerabilidade e ausência de eventos adversos graves	Nenhuma	Nenhuma

Tabela 24.1 Estudos publicados sobre toxina botulínica em tipos de pele mais escuros. (*Continuação*)

Estudo	Desenho	Coorte	Tratamento (marca de sorotipo, dose)	Local	Acompa-nhamento (meses)	Medidas de resultados (1 – primário 2 – secundário)	Eficácia (avaliação objetiva com resposta máxima)	Eventos adversos	Conclusões	DIFERENÇAS RACIAIS/ÉTNICAS NA EFICÁCIA OU SEGURANÇA		
											Eficácia	Segurança
Kadunc et al.	Estudo randomizado, duplo-cego, controlado por placebo, intrapaciente; unicêntrico	12 mulheres, fotótipos de Fitzpatrick II a IV, idades de 47 a 69 anos	OnaBoNT-A: 1,5 U	Borda vermelha unilateral	36	1 – Avaliação do investigador por comparação de fotografias pré-tratamento e pós-tratamento em uma escala de rugas faciais em contração máxima	6 meses 83,3%	1,5 U: 1. Edema: 100% 2. Eritema: 66,6% 3. HPI: 33,3% 4. Hipocromia localizada: 8,3% 5. Erupção leve de vírus de herpes simples: 8,3% 6. Interferência com ingestão de alimentos/ bebidas: 33,3%	O pré-tratamento com BoNT-A melhora os resultados em curto e longo prazo da quimioabrasão perioral no tratamento de rugas periorais verticais superiores intensas. HPI transitória foi observada de modo notável em 16,6% das pacientes com fotótipo de Fitzpatrick III e 100% com IV pacientes. Foi relatado que HPI foi transitória e passível de tratamento com cremes branqueadores		Nenhuma	Sim

(*continua*)

Tabela 24.1 Estudos publicados sobre toxina botulínica em tipos de pele mais escuros. (*Continuação*)

Estudo	Desenho	Coorte	Tratamento (marca de sorotipo, dose)	Local	Acompa-nhamento (meses)	Medidas de resultados (1 – primário 2 – secundário)	Eficácia (avaliação objetiva com resposta máxima)	Eventos adversos	Conclusões	DIFERENÇAS RACIAIS/ÉTNICAS NA EFICÁCIA OU SEGURANÇA	
										Eficácia	Segurança
Wu et al.	Estudo comparativo prospectivo, duplo-cego, randomizado, controlado por placebo, de grupos paralelos	222 participantes chineses, 83,5% do sexo feminino, idade média 42,3 anos	OnaBoNT-A: 20 U	Rugas glabelares	4	1 – Classificação do investigador da intensidade de linhas glabelares em contração máxima no dia 30 usando uma escala de rugas faciais 2 – Avaliação global dos participantes de alteração na aparência das linhas glabelares, classificada em uma escala de 9 pontos	30 dias BoNT-A: 94,1% Placebo: 3,5%	*Eventos adversos* BoNT-A: 32,3% Placebo: 19,3% 1. Cefaleia BoNT-A: 8,8%, Placebo: 1,7% 2. Sensação anormal no olho BoNT-A: 5,3% 3. Ptose BoNT-A: 0,6% 4. Nasofaringite BoNT-A: 7,1%	Os resultados de eficácia mostraram diferenças muito significativas do ponto de vista estatístico entre os grupos de medicamento de estudo e placebo em todos os pontos de tempo, com 94,1% dos participantes no grupo de BoNT-A apresentando resposta com contração máxima, conforme avaliação dos investigadores no dia 30 Essa resposta excedeu os resultados relatados em estudos nos EUA de 83,7% e 76,7% e é comparável à taxa de resposta em japoneses de 88,6% OnaBoNT-A administrada por via intramuscular em uma dose total de 20 U nos músculos corrugador e prócero constitui um tratamento efetivo para redução da intensidade de linhas glabelares por até 120 dias em indivíduos chineses com linhas glabelares moderadas e intensas, abaixo de 65 anos. O tratamento é seguro e bem tolerado	Nenhuma	Nenhuma

Tabela 24.1 Estudos publicados sobre toxina botulínica em tipos de pele mais escuros. (*Continuação*)

Estudo	Desenho	Coorte	Tratamento (marca de sorotipo, dose)	Local	Acompanhamento (meses)	Medidas de resultados (1 – primário 2 – secundário)	Eficácia (avaliação objetiva com resposta máxima)	Eventos adversos	Conclusões	DIFERENÇAS RACIAIS/ÉTNICAS NA EFICÁCIA OU SEGURANÇA Eficácia	Segurança
Taylor et al.	Análises específicas de dados de 2 estudos randomizados, duplos-cegos, controlados por placebo, com dose única, de fase 3	492 participantes 140 (28,5%) com fotótipos de Fitzpatrick IV, V ou VI (que se identificaram como PDC) 352 (71,5%) com fotótipos de Fitzpatrick I, II ou III	Toxina prabotulínica A 20 U	Rugas glabelares	5	1 – Linhas glabelares com contração máxima na Escala de Linhas Glabelares (GLS) de 4 pontos 2 – Resultados estéticos na Escala de Melhora Estética Global (GAIS) de 5 pontos	As taxas de resposta em PDC foram menores que em participantes sem PDC, com uma diferença média absoluta de 5,9% em média entre todas as visitas, embora o valor não seja estatisticamente significativo	Com PDC: 14,3% Sem PDC: 11,9% Mais comum: cefaleia (12,1% com PDC *versus* 8,2% sem PDC) Ptose (1,4%), ptose da sobrancelha (0,6%), visão borrada (0,6%) e diplopia (0,3%) ocorreram apenas no subgrupo sem PDC	A toxina prabotulínica A é segura e eficaz, com elevada satisfação dos pacientes em cada um dos dias: 7 a 150, independentemente do fotótipo de Fitzpatrick	Nenhuma	Nenhuma

AboBoNT-A, toxina abobotulínica A; *BoNT-A*, toxina botulínica A; *OnaBoNT-A*, toxina onabotulínica A; *HPI*, hiperpigmentação pós-inflamatória; *PDC*, pele de cor.

Em uma análise específica de dados de segurança e eficácia combinados de seis estudos clínicos, Taylor et al. encontraram uma resposta significativamente maior em pacientes com pele de cor que em pacientes de pele branca após 30 dias com o uso de toxina abobotulínica A (AboBoNT-A) (Dysport®, Galderma Laboratories, Forth Worth, TX) para correção de linhas glabelares. Os dados de segurança combinados não demonstraram diferenças significativas nos efeitos adversos.

A toxina prabotulínica A (PraBoNT-A) mais recente (Jeuveau®, Evolus, Inc., Newport Beach, CA) também demonstrou segurança e eficácia para linhas glabelares nos fototipos de Fitzpatrick IV a VI em um estudo clínico de fase 3 com 492 participantes combinados.

Afro-americanos

Grimes e Shabazz conduziram um estudo de fase 4 sobre OnaBoNT-A no tratamento de linhas glabelares em 31 mulheres afro-americanas com fototipos de Fitzpatrick V e VI. Os autores avaliaram a segurança e a eficácia com doses de 20 e 30 U de OnaBoNT-A. Não foram observadas diferenças estatisticamente significativas na eficácia ou segurança entre as duas doses (Figuras 24.2 e 24.3). A resposta máxima foi observada no dia 30, com taxas de resposta de 92,4% e 100% (ou seja, uma pontuação de "ausente" ou "leve" na escala de rugas faciais) nos grupos de 20 U e 30 U, respectivamente. Os eventos adversos foram leves e transitórios e não diferiram entre os grupos posológicos. Estes incluíram formigamento leve, cefaleias discretas e opacidade/pele seca na fronte.

Em um estudo de fase 3 de Kane et al. sobre AboBoNT-A (Dysport®, Galderma Laboratories, Fort Worth, TX) para correção de linhas glabelares moderadas a intensas, não foram observadas diferenças raciais ou étnicas significativas na segurança geral usando doses totais de 50, 60 ou 70 U para mulheres e 60, 70 ou 80 U para homens em um único tratamento. Contudo, pacientes afro-americanos tratados com AboBoNT-A apresentaram uma taxa ligeiramente maior de eventos adversos oculares

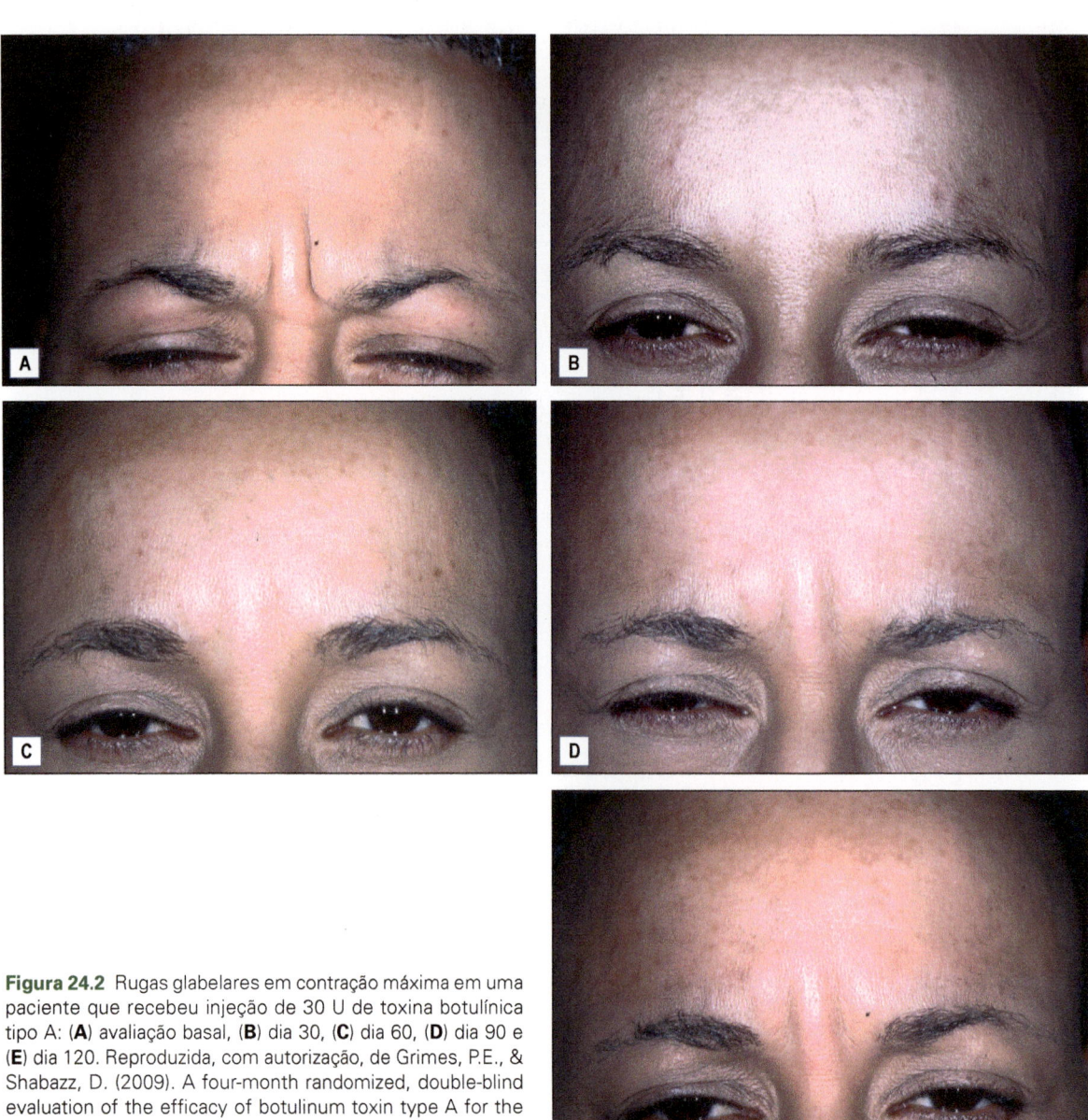

Figura 24.2 Rugas glabelares em contração máxima em uma paciente que recebeu injeção de 30 U de toxina botulínica tipo A: (**A**) avaliação basal, (**B**) dia 30, (**C**) dia 60, (**D**) dia 90 e (**E**) dia 120. Reproduzida, com autorização, de Grimes, P.E., & Shabazz, D. (2009). A four-month randomized, double-blind evaluation of the efficacy of botulinum toxin type A for the treatment of glabellar lines in women with skin types V and VI. *Dermatologic Surgery*. 35(3), 429-436.

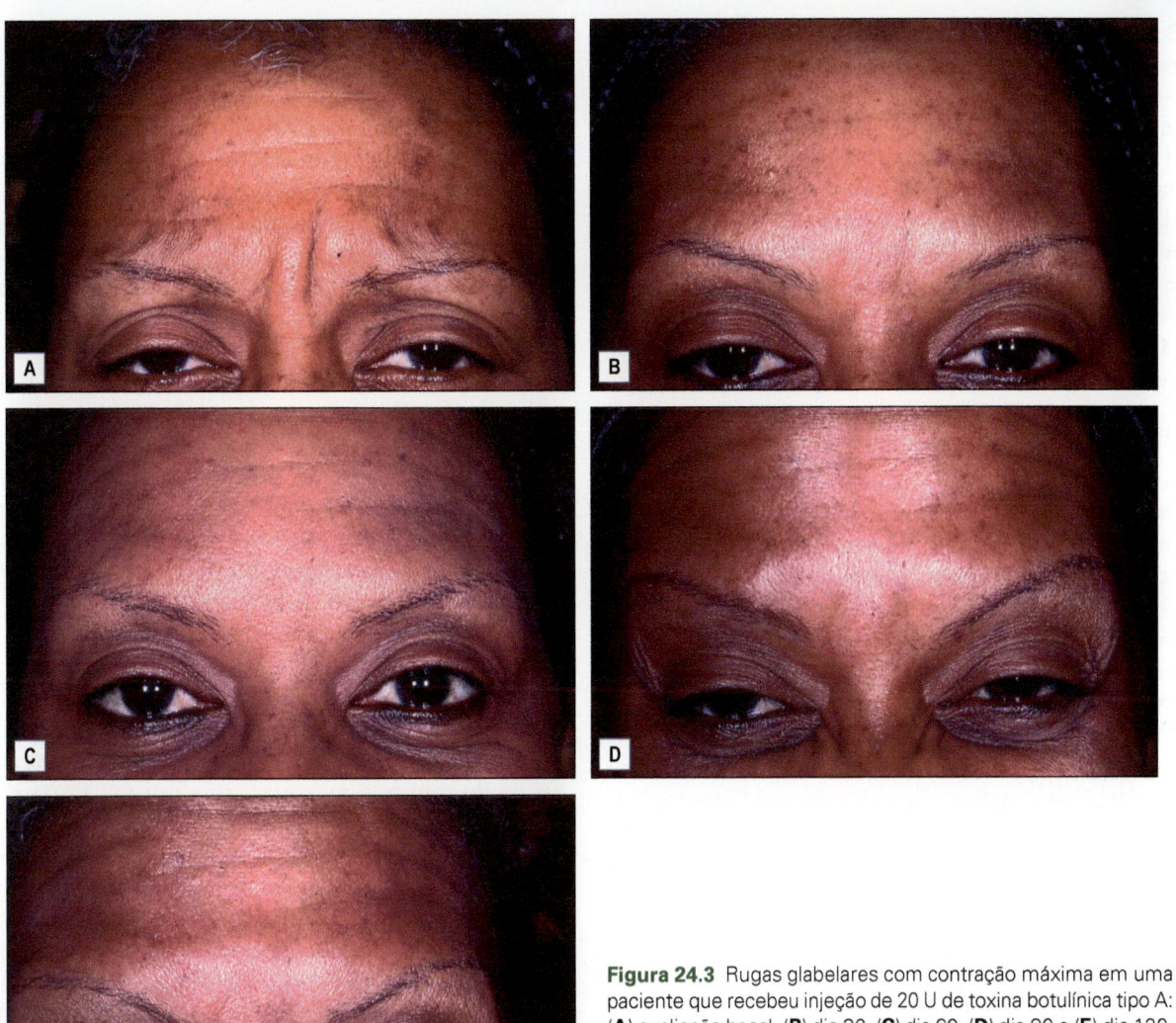

Figura 24.3 Rugas glabelares com contração máxima em uma paciente que recebeu injeção de 20 U de toxina botulínica tipo A: (**A**) avaliação basal, (**B**) dia 30, (**C**) dia 60, (**D**) dia 90 e (**E**) dia 120. Reproduzida, com autorização, de Grimes, P. E., & Shabazz, D. (2009). A four-month randomized, double-blind evaluation of the efficacy of botulinum toxin type A for the treatment of glabellar lines in women with skin types V and VI. *Dermatologic Surgery*. 35(3), 429-436.

(6% para afro-americanos *versus* 4% para outras etnias) e menor taxa de reações no local da injeção (3% *versus* 5% para outras etnias). Com relação à eficácia, foram encontradas taxas de resposta e duração do efeito de AboBoNT-A discretamente maiores em participantes afro-americanos do que na população geral; especificamente, o efeito durou em média 117 dias e 109 dias, respectivamente.

A reprodutibilidade e a influência do tipo de pele sobre a longevidade de BoNT-A necessitam de estudos adicionais.

> **Dica 1:** A visualização adequada dos locais de injeção é importante para evitar vasos em tipos de pele mais escuros.

> **Dica 2:** Alguns pacientes têm medo do procedimento; por isso, considere a possibilidade de evitar múltiplas injeções nos locais anatômicos durante o primeiro procedimento. Deixe que o paciente tenha tempo para se acostumar com as injeções de toxina botulínica.

> **Dica 3:** Doses muito pequenas de OnaBoNT-A (4 U) podem melhorar "pés de galinha" em mulheres afro-americanas.

Asiáticos

Um estudo multicêntrico, randomizado, duplo-cego, controlado por placebo, conduzido por Harii e Kawashima em 142 participantes japoneses, comparou a segurança e a eficácia de 10 U *versus* 20 U de OnaBoNT-A no tratamento de linhas glabelares. As taxas de resposta em cada grupo de tratamento ativo (10 e 20 U) diferiram de modo significativo do placebo (86,4 e 88,6%, respectivamente, *versus* 0% no grupo de placebo), mas não entre si. A incidência de eventos adversos não foi significativamente diferente entre os grupos. Um estudo aberto, randomizado, de 64 semanas do mesmo grupo envolveu 363 participantes japoneses e avaliou a segurança e a eficácia de tratamentos repetidos (até cinco) com 10 e 20 U de OnaBoNT-A. A dose de 20 U produziu uma duração do efeito significativamente mais longa que 10 U (17,1 ± 6,58 semanas e 14,8 ± 5,38 semanas, respectivamente) e maior satisfação dos participantes, sem diferenças significativas nos eventos adversos relacionados ao tratamento.

Um estudo aberto em 38 pacientes coreanos conduzido por Ahn et al. avaliou a eficácia e a segurança de OnaBoNT-A nessa população. Injeções de 5 a 10 U foram aplicadas na área do canto lateral do olho, região glabelar, fronte e/ou dorso do nariz (dependendo do estado de rugas dos pacientes individuais) e o número de sessões de tratamento por participante variou de 1 a 4. Aproximadamente 69% dos pacientes apresentaram uma duração de resposta de 13 semanas ou mais. Não foram observados eventos adversos inesperados ou específicos para a etnia.

Brasileiros

O uso auxiliar de OnaBoNT-A para tratamento de rugas periorais verticais em participantes brasileiros (fototipos de Fitzpatrick II a IV) foi investigado em um estudo randomizado, duplo-cego, com controle intrapaciente de Kadunc et al. ($n = 12$). Participantes com rugas verticais no lábio superior moderadas a intensas foram distribuídos aleatoriamente para receber OnaBoNT-A ou solução salina (controle) na borda vermelha, seguida por quimioabrasão com ácido tricloroacético a 35% e dermoabrasão manual 7 dias após a injeção. Uma hiperpigmentação pós-inflamatória transitória ocorreu em 33% (4/12) dos participantes e foi observada em participantes com fototipos de Fitzpatrick mais altos – tipo III ($n = 2$) e tipo IV ($n = 2$). Uma presença significativamente menor de rugas (pela escala de Intensidade de Rugas Faciais) foi observada do dia 90 ao ano 3 nos lados tratados com OnaBoNT-A em comparação ao placebo.

ABORDAGEM À TOXINA BOTULÍNICA NA PELE ÉTNICA

A maioria dos dados até o momento destaca que os locais de injeção e a técnica não diferem com base na raça e etnia. Contudo, um estudo recente sugere que o padrão de contração na glabela pode variar entre pacientes chineses, consequentemente influenciando a técnica de injeção nessa população. Um estudo-piloto de Jiang et al. em 2017 constatou que havia uma diferença estatisticamente significativa na distribuição de padrões glabelares entre chineses e ocidentais ao comparar os padrões propostos por Almeida et al. Em comparação aos ocidentais, os participantes chineses exibiram uma frequência significativamente maior do padrão de "setas convergentes" e uma frequência significativamente menor do padrão em "V", sugerindo que o papel do músculo prócero seja consideravelmente menor e, como consequência, a injeção de BoNT-A no prócero não é necessária em quase metade dos indivíduos para tratamento de suas linhas glabelares.

APLICAÇÕES ÉTNICAS ESPECÍFICAS DA TOXINA BOTULÍNICA

A percepção de beleza e os ideais estéticos são influenciados pela cultura e etnia que, portanto, devem ser levadas em conta em todos os procedimentos cosméticos. Contudo, a abordagem a cada indivíduo deve ser única, já que a adoção de generalizações amplas baseadas unicamente na etnia pode ser problemática, assim como a imposição dos ideais estéticos ocidentais para todos os pacientes. Apesar dessas advertências, alguns objetivos estéticos podem ser observados com mais frequência em grupos raciais ou étnicos específicos e contribuem para variações nos usos específicos da toxina botulínica em pacientes de diferentes origens.

Em populações do Leste Asiático, o desejo de obter uma aparência maior e mais redonda do olho é comum. A toxina botulínica representa uma opção não invasiva popular para ampliação da abertura palpebral nessa população. Como relatado por Flynn et al., o tratamento da pálpebra inferior com 2 U de OnaBoNT-A (no músculo orbicular do olho, na linha médio-pupilar, 3 mm abaixo da margem dos cílios), combinado a 12 U nos "pés de galinha", pode produzir uma ampliação aproximada de 3 mm na abertura palpebral com o sorriso pleno e constitui uma abordagem útil para lidar com essa preocupação em pacientes do Leste Asiático.

Em comparação a caucasianos, os asiáticos apresentam o terço inferior da face mais largo em razão da maior largura da mandíbula e/ou hipertrofia do músculo masseter, resultando muitas vezes em uma face de formato quadrado. Em mulheres asiáticas, o uso da toxina botulínica para hipertrofia do músculo masseter constitui um procedimento popular para remodelar o formato quadrado indesejável em uma face de contornos mais definidos e formato oval, que seja considerada mais agradável esteticamente. Estudos de Kim et al. ($n = 1.021$) e Yu et al. ($n = 10$) demonstram uma redução do tamanho do masseter de 22 a 30%, 3 meses após um tratamento com BoNT-A. Outros estudos ressaltam que o volume do masseter continua a diminuir com o aumento do número de tratamentos, e tratamentos repetidos são necessários para manter essa redução do volume. A técnica de injeção mais comum para evitar complicações envolve a injeção profunda de BoNT-A no terço inferior do músculo masseter em três pontos de injeção, a pelo menos 1 cm de distância das bordas anterior, posterior, inferior e superior do músculo.

A toxina botulínica também oferece uma alternativa não cirúrgica para reduzir uma panturrilha muito grande, uma preocupação estética frequente em mulheres asiáticas. A administração de 160 a 200 U de toxina prabotulínica A nas cabeças medial e lateral do músculo gastrocnêmio consegue diminuir a circunferência da panturrilha de modo seguro e eficaz sem causar alterações na marcha.

A prática de microbotox, definida como a injeção de múltiplas microgotículas de OnaBoNT-A diluída na derme ou plano subdérmico para atingir as glândulas sudoríparas, glândulas sebáceas e fibras dos músculos faciais superficiais, vem ganhando popularidade na Ásia desde sua descrição inicial em 2000. Wu documenta a redução de bandas cervicais do platisma e maior definição do ângulo cervicomentual e da linha da mandíbula em indivíduos asiáticos com 1 mℓ de microbotox em cada lado, com uma concentração de 20 U por 1 mℓ (em pacientes com pescoços finos) e 28 U em 1 mℓ (em pescoços mais grossos ou linhas profundas) administrada em 100 a 120 pápulas minúsculas.

CONCLUSÃO

Considerando o grande número de dados publicados que demonstram segurança e eficácia em populações de pele mais escura semelhantes às observadas na pele branca, as variações individuais na anatomia muscular são mais importantes do que o tipo de pele ou a origem racial ou étnica no contexto do tratamento de pacientes com toxina botulínica com queixas estéticas faciais. Como regra geral, a adaptação de cada tratamento deve ser baseada na anatomia individual e nos objetivos estéticos do paciente e isso constitui a melhor estratégia a ser usada durante as injeções de neurotoxinas (em vez de se basear em generalizações amplas sobre aspectos faciais raciais ou étnicos). Contudo, existem algumas variações específicas da etnia em relação a queixas estéticas comuns que, por sua vez, contribuem para aplicações específicas de toxina botulínica em algumas populações. A compreensão dessas nuances dos ideais estéticos e das técnicas específicas para abordá-las está se tornando cada vez mais importante em razão da crescente diversidade da população de pacientes que procuram tratamentos estéticos com toxina botulínica.

LEITURA ADICIONAL

Ahn, J., Horn, C., & Blitzer, A. (2004). Botulinum toxin for masseter reduction in Asian patients. *Archives of Facial Plastic Surgery, 6*(3), 188–191.

Ahn, K. Y., Park, M. Y., Park, D. H., & Han, D. G. (2000). Botulinum toxin A for the treatment of facial hyperkinetic wrinkle lines in Koreans. *Plastic and Reconstructive Surgery, 105*(2), 778–784.

Alexis, A. F., Grimes, P., Boyd, C., Downie, J., Drinkwater, A., Garcia, J. K., et al. (2019). Racial and ethnic differences in self-assessed facial aging in women: Results from a multinational study. *Dermatologic Surgery, 45*(12), 1635–1648.

de Almeida, A. R., da Costa Marques, E. R., Banegas, R., & Kadunc, B. V. (2012). Glabellar contraction patterns: A tool to optimize botulinum toxin treatment. *Dermatologic Surgery, 38*(9), 1506–1515.

Carruthers, J. A., Lowe, N. J., Menter, M. A., Gibson, J., Nordquist, M., Mordaunt, J., et al. (2002). A multicenter, double-blind, randomized, placebo-controlled study of the efficacy and safety of botulinum toxin type A in the treatment of glabellar lines. *Journal of the American Academy of Dermatology, 46*(6), 840–849.

Carruthers, J. D., Glogau, R. G., Blitzer, A., & Facial Aesthetics Consensus Group Faculty. (2008). Advances in facial rejuvenation: Botulinum toxin type A, hyaluronic acid dermal fillers, and combination therapies—consensus recommendations. *Plastic and Reconstructive Surgery, 121*(Suppl. 5), S5–S30, quiz s31–s36.

Davis, E. C., & Callender V. D. (2011). Aesthetic dermatology for aging ethnic skin. *Dermatologic Surgery, 37*(7), 901–917.

Flynn, T. C., & Carruthers, J. A., Carruthers Jean (2001). Botulinum-A toxin treatment of the lower eyelid improves infraorbital rhytides and widens the eye. *Dermatologic Surgery, 27*(8), 703–708.

Grimes, P. (2003). Skin of color. Diseases and cosmetic issues of major concern. *Cosmetic Dermatology, 16*, 1–4.

Grimes, P. E. (Ed.). (2004). *Aesthetics and cosmetic surgery for darker skin types* (1st ed.). Philadelphia, PA: Lippincott Williams & Wilkins.

Grimes, P. E., & Shabazz, D. (2009). A four-month randomized, double-blind evaluation of the efficacy of botulinum toxin type A for the treatment of glabellar lines in women with skin types V and VI. *Dermatologic Surgery, 35*(3), 429–436.

Han, K. H., & Joo, Y. H., Moon, S. E., & Kim, K. H. (2006). Botulinum toxin A treatment for contouring of the lower leg. *The Journal of Dermatological Treatment, 17*(4), 250–254.

Harii, K., & Kawashima, M. (2008). A double-blind, randomized, placebo-controlled, two-dose comparative study of botulinum toxin type A for treating glabellar lines in Japanese subjects. *Aesthetic Plastic Surgery, 32*(5), 724–730.

Hexsel, D. M., Hexsel, C. L., & Brunetto, L. T. (2008). Botulinum toxin. In P. E. Grimes (Ed.) *Aesthetics and cosmetic surgery for darker skin types* (1st ed., pp. 214–215). Philadelphia, PA: Lippincott Williams & Wilkins.

Jackson, B. A., & Vogel, M. R. (2015). Efficacy and safety of incobotulinumtoxinA for the correction of glabellar lines among patients with skin types IV to VI. *Journal of Drugs in Dermatology, 14*(4), 350–353.

Jiang, H., Zhou, J., & Chen, S. (2017). Different glabellar contraction patterns in Chinese and efficacy of botulinum toxin type A for treating glabellar lines: A pilot study. *Dermatologic Surgery, 43*(5), 692–697.

Kadunc, B. V., Trindade, D. E., Almeida, A. R., Vanti, A. A., Di Chiacchio, N. (2007). Botulinum toxin A adjunctive use in manual chemabrasion: controlled long-term study for treatment of upper perioral vertical wrinkles. *Dermatologic Surgery, 33*(9), 1066–1072; discussion 1072.

Kaidbey, K. H., Agin, P. P., Sayre, R. M., & Kligman, A. M. (1979). Photoprotection by melanin—a comparison of black and Caucasian skin. *Journal of the American Academy of Dermatology, 1*(3), 249–260.

Kane, M. A., Brandt, F., Rohrich, R. J., Narins, R. S., Monheit, G. D., Huber, M. B., et al. (2009). Evaluation of variable-dose treatment with a new U.S. botulinum toxin type A (Dysport) for correction of moderate to severe glabellar lines: results from a phase III, randomized, double-blind, placebo-controlled study. *Plastic and Reconstructive Surgery. 124*(5), 1619–1629.

Kawashima, M., & Harii, K. (2009). An open-label, randomized, 64-week study repeating 10- and 20-U doses of botulinum toxin type A for treatment of glabellar lines in Japanese subjects. *International Journal of Dermatology, 48*(7), 768–776.

Kim, N. H., Chung, J. H., Park, R. H., & Park, J. B. (2005). The use of botulinum toxin type A in aesthetic mandibular contouring. *Plastic and Reconstructive Surgery, 115*, 919–930.

Kim, N. H., Park, R. H., & Park, J. B. (2010). Botulinum toxin type A for the treatment of hypertrophy of the masseter muscle. *Plastic and Reconstructive Surgery, 125*(6), 1693–1705.

Lee, H. J., Lee, D. W., Park, Y. H., Cha, M. K., Kim H. S., & Ha, S. J. (2004). Botulinum toxin a for aeshetic contouring of enlarged medial gastrocnemius muscle. *Dermatologic Surgery, 30*(6), 867–871; discussion 871.

Lee, S. H., Wee, S. H., Kim, H. J., Yeo, U. C., Lee, N. H., Lee, S. W., et al. (2013). Abobotulinum toxin A and onabotulinum toxin A for masseteric hypertrophy: a split-face study in 25 Korean patients. *Journal of dermatological treatment, 24*(2), 133–136.

Lew, H., Yun, Y. S., Lee, S. Y., & Kim, S. J. (2002). Effect of botulinum toxin A on facial wrinkle lines in Koreans. *Ophthalmologica, 216*(1), 50–54.

McKnight, A., Momoh, A. O., & Bullocks, J. M. (2009). Variations of structural components: specific intercultural differences in facial morphology, skin type, and structures. *Seminars in Plastic Surgery, 23*(3), 163–167.

Nouveau-Richard, S., Yang, Z., Mac-Mary, S., Li, L., Bastien, P., Tardy, I., et al. (2005). Skin ageing: a comparison between Chinese and European populations. A pilot study. *Journal of Dermatological Science, 40*(3), 187–193.

Peng, H. P., & Peng, J. H. (2018). Complications of botulinum toxin injection for masseter hypertrophy: incidence rate from 2036 treatments and summary of causes and preventions. *Journal of Cosmetic Dermatology, 17*(1), 33–38.

Rossi, A., & Alexis, A. (2011). Cosmetic procedures in skin of color. *Giornale Italiano di Dermatologia e Venereologia: Organo Ufficiale, Societa Italiana di Dermatologia e Sifilografia, 146*(4), 265–272.

Suh, Y., Jeong, G. J., Noh, H., Sun, S., Hwang, C. H., Oh, T. S., et al. (2019). A multicenter, randomized, open-label comparative study of prabotulinumtoxinA with two different dosages and diverse proportional injection styles for the reduction of gastrocnemius muscle hypertrophy in Asian women. *Dermatologic Therapy, 32*(5), e13009.

Taylor, S. C., Grimes, P. E., Joseph, J. H., Jonker, A., & Avelar, R. L. (2021). PrabotulinumtoxinA for the treatment of moderate-to-severe glabellar lines in adult patients with skin of color: post hoc analyses of the US phase III clinical study data. *Dermatologic Surgery, 47*(4), 516–521.

Taylor, S. C., Callender, V. D., Albright, C. D., Coleman, J., Axford-Gatley, R. A., & Lin, X. (2012). AbobotulinumtoxinA for reduction of glabellar lines in patients with skin of color: post hoc analysis of pooled clinical trial data. *Dermatologic Surgery, 38*(11), 1804–1811.

(website): https://www.isaps.org/wp-content/uploads/2020/12/Global-Survey-2019.pdf.

(website): https://www.plasticsurgery.org/documents/News/Statistics/2019/plastic-surgery-statistics-full-report-2019.pdf.

Wu, W. T. (2015). Microbotox of the lower face and neck: evolution of a personal technique and its clinical effects. *Plastic and Reconstructive Surgery, 136*(Suppl. 5), S92–S100.

Yamaguchi, Y., Beer, J. Z., & Hearing, V. J. (2008). Melanin mediated apoptosis of epidermal cells damaged by ultraviolet radiation: factors influencing the incidence of skin cancer. *Archives of Dermatological Research, 300*(Suppl. 1), S43–S50.

Yu, C. C., Chen, P. K., & Chen, Y. R. (2007). Botulinum toxin A for lower facial contouring: a prospective study. *Aesthetic Plastic Surgery, 31*, 445–451.

25

Combinação de Tratamentos Estéticos Faciais Não Invasivos com Toxina Botulínica Tipo A

Amelia K. Hausauer e Lisa Akintilo

RESUMO E CARACTERÍSTICAS PRINCIPAIS

- A etiologia multifatorial do envelhecimento facial faz com que os tratamentos combinados sejam mais lógicos e bem-sucedidos que a monoterapia
- Um conhecimento abrangente da anatomia facial é essencial para tratamentos seguros e eficazes
- A toxina botulínica tipo A (BoNT-A) intensifica os efeitos positivos de tratamentos tridimensionais com preenchedores, dispositivos à base de energia, como luz intensa pulsada, luz de banda larga, radiofrequência e ultrassom microfocado, assim como de tratamentos a *laser* não ablativos/ablativos e cirurgia
- A neocolagênese é estimulada por BoNT-A, preenchedores, desoxicolato de sódio e dispositivos à base de energia
- Cuidados tópicos para pele comprovados cientificamente ajudam a melhorar e manter os resultados.

Não importa o quanto você envelhece, mas como você envelhece.
– Jules Renard

ANATOMIA RELACIONADA A MÚLTIPLAS MODALIDADES TERAPÊUTICAS

O envelhecimento facial é o resultado de mudanças em todas as camadas anatômicas da face, incluindo ossos, tecido adiposo, tecido conjuntivo, ligamentos de retenção e pele. Com o tempo, a tomografia computadorizada dos ossos da face mostra alterações esqueléticas previsíveis: o osso frontal move-se em direção anterior e inferior; a maxila exibe um desvio posterior e superior; os ângulos ósseos da abertura piriforme, maxila e mandíbula tornam-se mais definidos; a abertura anterior da órbita fica mais larga; e o comprimento e altura da mandíbula diminuem de modo significativo. Por mais injustas que sejam, essas alterações ósseas começam por volta dos 25 anos nas mulheres e 45 anos nos homens. Além disso, os diferentes coxins adiposos localizados nas bochechas, na mandíbula e no queixo envelhecem de modo independente com atrofia e descida dos tecidos moles. Os ligamentos de retenção facial tornam-se frouxos e alongados.

O remodelamento ósseo, a atrofia do tecido adiposo e o enfraquecimento dos ligamentos de retenção contribuem para a descida das sobrancelhas e para a depressão do contorno da fronte, aprofundamento das concavidades infraorbitais, perda de volume e do contorno sinuoso na face média e aumento da profundidade do sulco nasolabial. Na porção inferior da face, há uma inclinação para baixo das porções laterais das comissuras dos lábios ("expressão de triste"), afinamento e achatamento da borda vermelha do lábio e surgimento de linhas labiais verticais/radiais. Enquanto a mandíbula perde a projeção óssea, a pele acima do mento desenvolve um aspecto irregular decorrente da atividade muscular repetitiva e perda de volume. Alterações nos ligamentos de retenção levam ao surgimento de *jowls*. Ao mesmo tempo, a exposição à radiação ultravioleta (UV) e infravermelha (IR) do sol, assim como outras exposições ambientais, reduz a integridade da pele, diminuindo o contorno e dando origem a rugas, áreas de hiperpigmentação e lesões pré-cancerosas. Portanto, os tratamentos combinados oferecem uma oportunidade de abordar as alterações nas diversas camadas, trabalhando em sinergia para criar resultados expressivos.

TRATAMENTO COMBINADO NA PORÇÃO SUPERIOR DA FACE

Na porção superior da face, os olhos e as sobrancelhas transmitem importantes indicativos do estado emocional e de gênero. Entretanto, essa área facial é uma das primeiras a demonstrar alterações por conta do movimento constante das expressões, exposição ao sol e envelhecimento intrínseco. Para obter sucesso no rejuvenescimento da porção superior da face, múltiplos fatores devem ser abordados no plano terapêutico.

É importante escutar com atenção as queixas de cada paciente e direcionar o tratamento de modo adequado. No caso de linhas de expressão glabelares, a injeção de toxina botulínica tipo A (BoNT-A) é, de preferência, o primeiro passo, com revisão que deve ser feita em 2 semanas para garantir que os resultados estejam ótimos e determinar se outras características faciais passaram a ser incômodas. Uma boa experiência inicial aumenta a confiança e permite discussões sobre outras opções de tratamento.

O uso de preenchedores na porção superior da face tornou-se extremamente popular, já que as rugas glabelares profundas em repouso podem ser suavizadas de modo adicional, concavidades na fronte e nas têmporas podem ser melhoradas, e as extremidades laterais das sobrancelhas podem ser elevadas. Preferimos usar preenchedores de ácido hialurônico (AH) na porção superior da face por conta de sua possibilidade de reversão em situações raras, porém grave, de oclusão vascular ou outros eventos adversos. É importante observar que a glabela e a fronte constituem duas das regiões de maior risco de comprometimento vascular com ou sem prejuízo da visão; por isso, uma compreensão sólida da anatomia vascular é fundamental ao realizar tratamentos com preenchedores, em especial nessas áreas. A combinação de preenchedores de AH e BoNT-A promove alta satisfação dos pacientes, com melhoras estéticas mais acentuadas e maiores taxas de retenção. Tratamentos combinados repetidos com BoNT-A, preenchedor de AH e também AH para melhora da qualidade da pele produzem maiores alterações no aspecto facial geral em comparação à monoterapia. Um consenso internacional formado por especialistas recomendou uma combinação personalizada para o paciente, embasado em aspectos individuais e culturais, de BoNT-A e preenchedor de AH na porção superior da face em populações diversas de pacientes. O tratamento personalizado é necessário, pois a posologia, a localização e o produto ideal podem variar.

Além disso, tratamentos faciais superficiais e não invasivos, como luz intensa pulsada (LIP) e *lasers* vasculares ou pigmentares, são notavelmente eficazes na remoção de telangiectasias, lentigos e malformações venosas; e também iluminam a pele. *Lasers* para *resurfacing* ou microagulhamento estimulam a neocolagênese, que pode potencializar os efeitos do tratamento com BoNT-A em linhas finas perioculares, frontais e glabelares.

Muitas vezes, os pacientes perguntam se a utilização de dispositivos à base de energia alterará os efeitos de tratamentos prévios com BoNT-A ou preenchedor. Felizmente, sabemos que o preenchedor de AH nas pregas nasolabiais não é afetado por *laser* não ablativo, radiofrequência (RF) monopolar e tratamento com LIP. Além disso, um estudo retrospectivo unicêntrico recente demonstrou um risco mínimo de difusão de BoNT-A da glabela e região periorbital associado a *laser* fracionado não ablativo concomitante em toda a face. Contudo, pode ser válido adiar o tratamento na presença de edema que possa atrapalhar o exame e o efeito da toxina (ver adiante).

Ptose da sobrancelha

O tratamento dos depressores do supercílio com BoNT-A produz uma mudança no equilíbrio das forças que posicionam a sobrancelha. Quando os quatro depressores do supercílio são enfraquecidos, o único elevador do supercílio, o músculo frontal, é capaz de levantar a sobrancelha, consequentemente abrindo mais os olhos e proporcionando uma aparência mais jovem e relaxada.

A cauda da sobrancelha torna-se cada vez mais ptótica e a aplicação de BoNT-A na parte lateral do músculo orbicular do olho, na junção da porção lateral da sobrancelha com a linha de fusão temporal ou o local de contração máximo, enfraquece a parte lateral do orbicular e permite a elevação da cauda da sobrancelha. Um preenchedor também pode ser injetado no compartimento adiposo ocular retro-orbicular (coxim ROOF) para sustentação.

Os dispositivos à base de energia são muito úteis no tratamento da ptose da sobrancelha leve a moderada. Foi demonstrado que a RF monopolar e o ultrassom microfocado (MFUS) levantam as sobrancelhas. O tratamento combinado com MFUS, BoNT-A e preenchedor de AH constitui uma abordagem não cirúrgica eficaz para ptose da sobrancelha.

Para dermatocalásia das pálpebras, RF monopolar é uma opção. Os protetores oculares de baquelite são essenciais para proteger o globo ocular de um tratamento intraocular acidental. MFUS ultrapassa o protetor e, por isso, não deve ser realizado na margem da órbita. O *laser* ablativo fracionado ou de campo total pode firmar o envelope cutâneo, ao mesmo tempo minimizando as rugas para melhorar o aspecto periocular.

TRATAMENTO COMBINADO NA PORÇÃO INFERIOR DA FACE

A restauração não cirúrgica da porção inferior da face geralmente requer uma abordagem multimodal, seja em uma única sessão, seja em intervalos sequenciais ao longo de semanas a meses. Os efeitos estéticos ampliados da combinação de múltiplos agentes injetáveis, *lasers* e dispositivos à base de luz ou energia foram demonstrados em estudos clínicos. BoNT-A proporciona relaxamento e redefinição do contorno, enquanto os preenchedores fornecem volume e suporte estrutural. *Lasers* não ablativos/ablativos, LIP ou *peelings* químicos corrigem a hiperpigmentação e até mesmo a textura/tônus da pele. Dispositivos de RF (superficial ou com microagulhamento) e MFUS de alta intensidade tratam a flacidez. O desoxicolato de sódio (Kybella, Belkyra; Allergan Pharmaceuticals, Parsippany, Nova Jersey, EUA) reduz de modo seguro e permanente o aumento de volume submentual. Por fim, um regime de cuidados com a pele de boa qualidade com proteção UV e IR tópica ajuda a manter, prevenir e aumentar a duração dos resultados.

Como ocorre na porção superior da face, é sabido que a combinação de BoNT-A com preenchedores produz resultados estéticos superiores e maior satisfação dos pacientes. Eles atuam em conjunto por mecanismos duplos de expansão e relaxamento – restaurando o volume e a sustentação, ao mesmo tempo em que diminuem a (hiper)atividade dos músculos da expressão responsáveis pela criação de sulco labiomentual, depressão das comissuras labiais, rugas periorais, linhas horizontais no pescoço e apagamento do contorno da linha da mandíbula. Por exemplo, preenchedores mais resistentes, como AH de alto G' e hidroxiapatita de cálcio (CaHa), junto com BoNT-A, são notavelmente eficazes para redefinir o contorno da linha mandibular e dos sulcos labiomentuais. Um estudo clínico randomizado prospectivo, que comparou BoNT-A na porção inferior da face em três grupos (BoNT-A isolado, AH isolado, BoNT-A e AH combinados), constatou que a combinação foi superior em termos de eficácia e satisfação dos pacientes. A associação BoNT-A/AH também parece aumentar a longevidade dos preenchedores. Do mesmo modo, também foi demonstrado que a redução da tensão muscular pelo tratamento com BoNT-A melhora a retenção de enxertos de gordura acima dos músculos ao aumentar a angiogênese e a adipogênese. Em indivíduos com evidências de fotodano e flacidez cutânea excessiva, BoNT-A e preenchedores podem não ser suficientes e outros dispositivos à base de energia, *peelings* químicos ou agentes tópicos podem ser necessários. Acima de tudo, a perda de volume na face média afeta de modo significativo a aparência da porção inferior da face e a correção dessa região anatômica antes do tratamento da porção inferior da face é vantajosa.

AGENTES INJETÁVEIS

As duas seções específicas anteriores examinam a combinação de tratamentos injetáveis em detalhes, mas, em suma, os pacientes ficam mais satisfeitos e com melhores resultados estéticos com a combinação de BoNT-A e preenchedores (Figura 25.1 A e B).

Neocolagênese

A neocolagênese é o processo de criação de novo colágeno em resposta à lesão. Apesar de fazer parte da resposta normal de reparo e cicatrização de feridas, essa via pode ser intencionalmente utilizada para melhorar a estética facial. Estudos mostram que a injeção de agentes para aumento de tecidos moles como AH, e o uso da BoNT-A pode ajudar a estimular a neocolagênese dérmica, produzindo o viço observado na pele tratada com neuromoduladores e preenchedores. Os tratamentos regulares com BoNT-A estimulam a produção de colágeno por meio do aumento da regulação do colágeno tipo 1 e diminuição da produção de metaloproteinase da matriz, levando à reorganização da rede de colágeno na matriz extracelular. Essa reorganização pode promover alterações associadas à pele jovem: diminuição da produção de sebo (oleosidade), melhora do tamanho dos poros, da elasticidade/maleabilidade. A técnica de microBoNT-A intradérmico e microinjeções de AH podem

provocar uma melhora estatisticamente significativa da hidratação do estrato córneo e da perda de água transepidérmica.

A neocolagênese secundária a BoNT-A pode ter efeitos sinérgicos com outros procedimentos para aumento de colágeno (ou seja, *resurfacing* com *laser* não ablativo/ablativo, microagulhamento etc.). Rugas faciais dinâmicas tratadas com BoNT-A antes ou após *laser* ablativo cicatrizam produzindo uma textura mais lisa, maior diminuição de linhas e resultados mais prolongados.

TRATAMENTOS PARA FIRMEZA DA PELE

Dispositivos de RF monopolar e bipolar, incluindo aqueles que utilizam microagulhamento com RF e MFUS, podem ser usados para diminuir os sulcos nasolabiais e linhas finas na região perioral. A flacidez cutânea leve a moderada pode ser diminuída com o uso de RF e ultrassom focado de alta frequência (HIFU, do inglês *high-intensity focused ultrasound*), que estimulam a formação de novo colágeno e a subsequente melhora da firmeza da pele por até 1 ano, embora uma flacidez excessiva da pele possa exigir correção cirúrgica (Figura 25.2 A e B). O uso associado de BoNT-A com MFUS e preenchedor demonstrou segurança e eficácia para obter um rejuvenescimento facial estético ótimo. Por exemplo, o uso de BoNT-A no *lifting* de Nefertiti enfraquece a tração do platisma para baixo, o que ajuda na redefinição do contorno da linha da mandíbula.

LESÕES VASCULARES E PIGMENTAÇÃO

O fotodano diminui a produção de colágeno e elastina. Elastose solar, aumento dos poros, telangiectasias e lentigo aparecem na pele que se torna seca, enrugada e áspera. O fotorrejuvenescimento com LIP e *lasers* vasculares pode tratar hiperpigmentação, vasos e textura da pele. Outros tipos de *laser* também podem ser úteis para melhorar alterações da pigmentação como *lasers* Q-switched e de picossegundos.

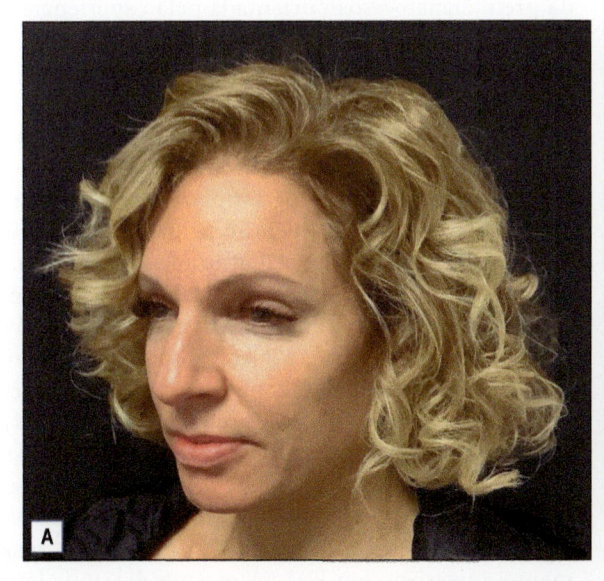 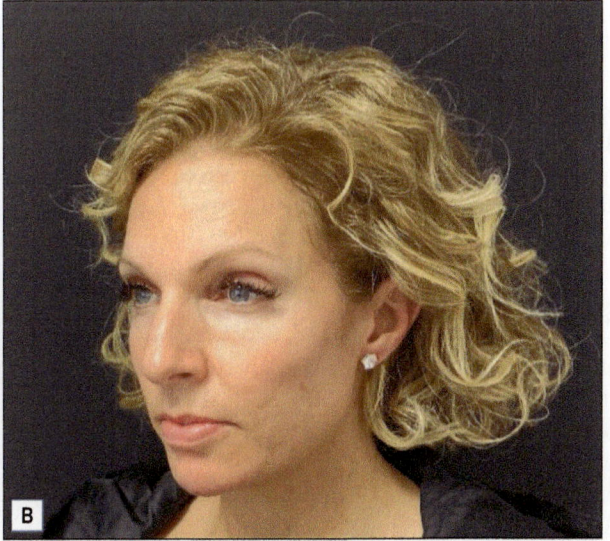

Figura 25.1 A e **B.** Essa paciente recebeu toxina onabotulínica A na glabela, na parte lateral do músculo orbicular do olho para elevação da sobrancelha e para o equilíbrio de assimetria (não mostrado), "pés de galinha" e músculo frontal, assim como Juvéderm® Voluma XC na região lateral da face média e mento. *Cortesia de Amelia K. Hausauer, MD, FAAD, Campbell CA.*

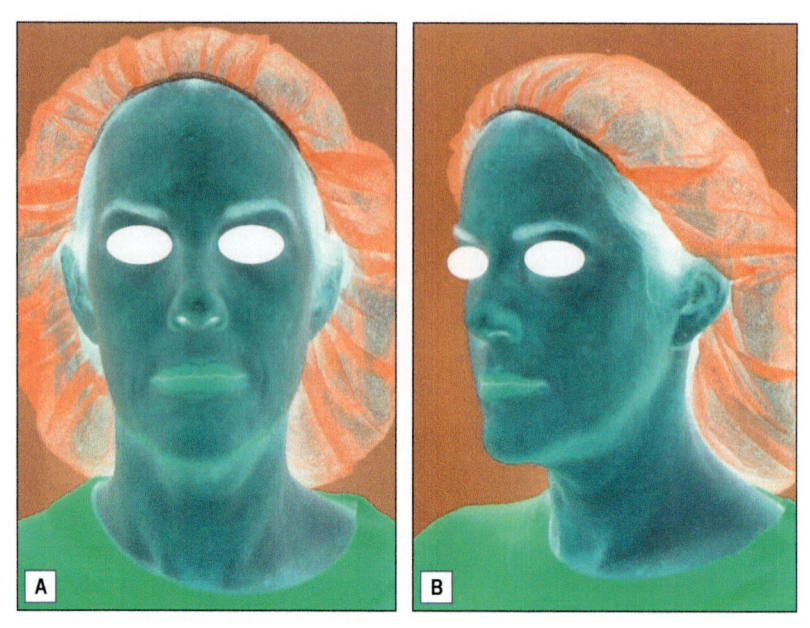

Figura 25.2 A e **B.** Essa paciente foi submetida a um tratamento facial parcial (perioral) por MFU-V com todas as profundidades de transdutores, usando anestesia tópica e ibuprofeno como medicamentos pré-tratamento. Essas imagens foram obtidas 53 dias antes. A paciente subsequentemente recebeu toxina onabotulínica A após 42, 116 e 184 dias na glabela, fronte e regiões perioculares. *Reproduzida, com autorização, de Fabi, S. G., Goldman, M. P., Mills, D. C., Werschler, W. P., Green, J. B., Kaufman, J. et al. (2016).* Combining microfocused ultrasound with botulinum toxin and temporary and semipermanent dermal fillers: Safety and current use. *Dermatologic Surgery, 42(Suppl 2):S168-S176.*

LIP pode ser combinada com BoNT-A para intensificar a melhora estética de rugas, linhas finas e até mesmo eritema, mais do que poderia ser obtido com LIP isolada. Foi demonstrado que a luz de banda larga (LBL), também utilizada por sua capacidade de abordar tanto a melanina quanto hemoglobina, tem propriedades de estímulo de colágeno e elastina que são potencializadas pela combinação com BoNT-A. Um estudo mostrou melhora mais acentuada de lentigo facial, telangiectasias e texturas da pele quando abordados por tratamento duplo com LBL e BoNT-A, em comparação à LBL isolada.

Os *lasers* vasculares representam a base do manejo de condições como rosácea eritematotelangiectásica. A adição de BoNT-A intradérmica pode oferecer benefícios adicionais, uma vez que é eficaz e segura para eritema facial e rubor, com alta satisfação dos pacientes. Um estudo clínico recente mostrou não apenas uma diminuição da vermelhidão facial na rosácea, mas também melhora das características biofísicas, incluindo elasticidade e hidratação da pele. Um mecanismo de ação proposto envolve o papel do bloqueio de acetilcolina por BoNT-A e sua função na vasodilatação cutânea.

AGENTES TÓPICOS

O tratamento tópico de manutenção é particularmente importante porque a radiação UV é o principal determinante da lesão cutânea. Um protetor UV com fator de proteção solar (SPF) mínimo de 30 ou mais deve ser aplicado como rotina. Há muito tempo, a vitamina A tópica (tretinoína) é o padrão-ouro entre os ingredientes para estímulo da neocolagênese e melhora dos sinais de fotodano. As vitaminas C e E são dois antioxidantes poderosos que previnem a liberação de radicais livres e costumam ser incluídos de modo combinado em cremes, além de outros aditivos como peptídios, fatores de crescimento e iluminadores da pele. Os autores iniciam os cuidados tópicos da pele na primeira consulta para ajudar a manter os benefícios de qualquer protocolo terapêutico isolado ou combinado.

SEQUÊNCIA E APLICAÇÃO DA ABORDAGEM MULTIMODAL

As diretrizes clínicas para uso combinado de múltiplos tratamentos e dispositivos foram publicadas após várias reuniões de consenso. A sequência dos procedimentos ainda depende da preferência pessoal, orientada pela experiência e pelas expectativas dos pacientes. A reposição de volume e o relaxamento muscular são essenciais para a melhora da porção inferior da face e, por isso, os produtos injetáveis em geral são aplicados antes de outras modalidades. Existe uma grande vantagem em injetar os preenchedores e a BoNT-A na mesma visita devido seus efeitos complementares. As taxas de retenção de pacientes também aumentam quando múltiplas modalidades terapêuticas são utilizadas durante uma única visita. Se o indivíduo quiser realizar procedimentos para firmeza da pele na mesma visita, com agentes injetáveis ou LIP, geralmente realizamos a injeção de preenchedor primeiro, seguida pelo procedimento com dispositivo à base de energia, e injetamos BoNT-A por último, quando o paciente já estiver sentado, por conta da preocupação de que a posição supina possa aumentar o risco de difusão de BoNT-A. Deve-se evitar a realização de procedimentos que causem edema substancial (ou seja, *resurfacing* com *laser* ablativo, microagulhamento agressivo com RF) no mesmo dia, pois isso pode estimular a difusão, além de comprometer a avaliação da dose e pontos de aplicação.

RESUMO

Nossa compreensão dos diversos fatores intrínsecos e extrínsecos que contribuem para as alterações faciais relacionadas à idade destaca os benefícios de múltiplas modalidades estéticas, administradas de forma sequencial ou na mesma visita. A perda de sustentação profunda da pele da face decorrente da reabsorção óssea e de gordura, e as alterações da força tensora efetiva dos ligamentos de retenção significam que a reconstrução dessas áreas com uma combinação de preenchedores atuam de modo tridimensional e BoNT-A é essencial. A firmeza da pele obtida com o uso de MFUS ou RF, além da melhora na pigmentação e textura com LIP, *lasers* não ablativos/ablativos ou microagulhamento podem fazer uma diferença substancial. A manutenção dessas mudanças com cuidados tópicos para a pele é um componente importante do paradigma de tratamento como um todo.

LEITURA ADICIONAL

Beer, K. R., Julius, H., Dunn, M., & Wilson, F. (2014). Remodeling of periorbital, temporal, glabellar, and crow's feet areas with hyaluronic acid and botulinum toxin. *Journal of Cosmetic Dermatology, 13*(2), 143–150.

Beleznay, K., Carruthers, J. D. A., Humphrey, S., Carruthers, A., & Jones, D. (2019). Update on avoiding and treating blindness from fillers: A recent review of the world literature. *Aesthetic Surgery Journal, 39*(6), 662–674.

Beleznay, K., Carruthers, J. D., Humphrey, S., & Jones, D. (2015). Avoiding and treating blindness from fillers: A review of the world literature. *Dermatologic Surgery, 41*(10), 1097–1117.

Bloom, B. S., Payongayong, L., Mourin, A., & Goldberg, D. J. (2015). Impact of intradermal abobotulinumtoxinA on facial erythema of rosacea. *Dermatologic Surgery, 41*, S9–S16.

Carruthers, A., Carruthers, J., Monheit, G. D., Davis, P.G., & Tardie G. (2010). Multicenter, randomized, parallel-group study of the safety and effectiveness of onabotulinumtoxinA and hyaluronic acid dermal fillers (24-mg/mL smooth, cohesive gel) alone and in combination for lower facial rejuvenation. *Dermatologic Surgery, 36*(Suppl. 4), 2121–2134.

Carruthers, J. D. A., Glogau, R. G., Blitzer, A., & Facial Aesthetics Consensus Group Faculty. (2008). Advances in facial rejuvenation: Botulinum toxin type A, hyaluronic acid dermal fillers, and combination therapies—consensus recommendations. *Plastic and Reconstructive Surgery, 121*(Suppl. 5), 5S-30S.

Carruthers, J., & Carruthers, A. (2004). The effect of full-face broadband light treatments alone and in combination with bilateral crow's feet botulinum toxin type A chemodenervation. *Dermatologic Surgery, 30*(3), 355–366.

Carruthers, J., & Carruthers, A. (2016). A multimodal approach to rejuvenation of the lower face. *Dermatologic Surgery, 42*(Suppl. 2), S89-S93.

Carruthers, J., & Carruthers, A. (2016). A multimodal approach to rejuvenation of the lower face. *Dermatologic Surgery, 42*(Suppl. 2), S89-S93.

Carruthers, J., Burgess, C., Day, D., Fabi, S. G., Goldie, K., Kerscher, M., et al. (2016). Consensus recommendations for combined aesthetic interventions in the face using botulinum toxin, fillers, and energy-based devices. *Dermatologic Surgery, 42*(5), 586–597.

Carruthers, J., Burgess, C., Day, D., Fabi, S. G., Goldie, K., Kerscher, M., et al. (2016). Consensus recommendations for combined aesthetic interventions in the face using botulinum toxin, fillers, and energy-based devices. *Dermatologic Surgery, 42*(5), 586–597.

Carruthers, J., Carruthers, A., Monheit, G. D., & Davis, P. G. (2010). Multicenter, randomized, parallel-group study of onabotulinumtoxinA and hyaluronic acid dermal fillers (24-mg/mL smooth, cohesive gel) alone and in combination for lower facial rejuvenation: Satisfaction and patient-reported outcomes. *Dermatologic Surgery, 36*(Suppl. 4), 2135–2145.

Carruthers, J., Fabi, S., & Weiss, R. (2014). Monopolar radiofrequency for skin tightening: Our experience and a review of the literature. *Dermatologic Surgery, 40*(Suppl. 12), S168–S173.

Cartier, H., Hedén, P., Delmar, H., Bergentz, P., Skoglund, C., Edwartz, C., et al. (2020). Repeated full-face aesthetic combination treatment with abobotulinumtoxinA, hyaluronic acid filler, and skin-boosting hyaluronic acid after monotherapy with abobotulinumtoxinA or hyaluronic acid filler. *Dermatologic Surgery, 46*(4), 475–482.

Cuerda-Galindo, E., Palomar-Gallego, M. A., & Linares-Garcíavaldecasas, R. (2015). Are combined same-day treatments the future for photorejuvenation? Review of the literature on combined treatments with lasers, intense pulsed light, radiofrequency, botulinum toxin, and fillers for rejuvenation. *Journal of Cosmetic and Laser Therapy, 17*(1), 49–54.

Dubina, M., Tung, R., Bolotin, D., Mahoney, A. M., Tayebi, B., Sato, M., et al. (2013). Treatment of forehead/glabellar rhytide complex with combination botulinum toxin a and hyaluronic acid versus botulinum toxin A injection alone: A split-face, rater-blinded, randomized control trial. *Journal of Cosmetic Dermatology, 12*, 261–266.

Fabi, S. G. (2015). Noninvasive skin tightening: Focus on new ultrasound techniques. *Clinical, Cosmetic and Investigational Dermatology, 8*, 47–52.

Fabi, S. G., Goldman, M. P., Mills, D. C., Werschler, W. P., Green, J. B., Kaufman, J., et al. (2016). Combining microfocused ultrasound with botulinum toxin and temporary and semi-permanent dermal fillers: Safety and current use. *Dermatologic Surgery, 42*, S168–S176.

Friedmann, D. P., Fabi, S. G., & Goldman, M. P. (2014). Combination of intense pulsed light, sculptra, and ultherapy for treatment of the aging face. *Journal of Cosmetic Dermatology, 13*(2), 109–118.

Goldman, M. P., Alster, T. S., & Weiss, R. (2007). A randomized trial to determine the influence of laser therapy, monopolar radiofrequency treatment, and intense pulsed light therapy administered immediately after hyaluronic acid gel implantation. *Dermatologic Surgery, 33*(5), 535–542.

Gregory, A., Humphrey, S., Chunharas, C., Ogilvie, P., & Fabi, S. G. (2020). Retention rates among patients undergoing multimodal facial rejuvenation treatment versus a single monotherapy in cosmetic dermatology practices. *Dermatologic Surgery, 46*(2), 240–246.

Huilgol, S. C., Carruthers, A., & Carruthers, J. D. (1999). Raising eyebrows with botulinum toxin. *Dermatologic Surgery, 25*(5), 373–375; discussion 376.

Humphrey, S., de Almeida, A. T., Safa, M., Heydenrych, I., Roberts, S., Chantrey, J., et al. (2020). Enhanced patient retention after combination vs single modality treatment using hyaluronic acid filler and neuromodulator: A multicenter, retrospective review by The Flame Group. *Journal of Cosmetic Dermatology, 20*(5), 1495–1498.

Humphrey, S., Jacky, B., & Gallagher, C. J. (2017). Preventive, cumulative effects of botulinum toxin type A in facial aesthetics. *Dermatologic Surgery, 43,* S244–S251.

Jones, D. H., Carruthers, J., Joseph, J. H., Callender, V. D., Walker, P., Lee, D. R., et al. (2016). REFINE-1, a multicenter, randomized, double-blind, placebo-controlled, phase 3 trial with ATX-101, an injectable drug for submental fat reduction. *Dermatologic Surgery, 42,* 38–49.

Jones, D. H., Fitzgerald, R., Cox, S. E., Butterwick, K., Murad, M. H., Humphrey, S., et al. (2021). Preventing and treating adverse events of injectable fillers: Evidence-based recommendations from the American Society for Dermatologic Surgery Multidisciplinary Task Force. *Dermatologic Surgery, 47*(2), 214–226.

Khoury, J. G., Saluja, R., & Goldman, M. P. (2008). The effect of botulinum toxin type A on full-face intense pulsed light treatment: A randomized, double-blind, split-face study. *Dermatologic Surgery, 4*(8), 1062–1069.

Kim, J. (2018). Clinical effects on skin texture and hydration of the face using microbotox and microhyaluronicacid. *Plastic and Reconstructive Surgery – Global Open, 6*(11), e1935.

Kim, M. J., Kim, J. H., Cheon, H. I., Hur, M. S., Han, S. H., Lee, Y. W., et al. (2019). Assessment of skin physiology change and safety after intradermal injections with botulinum toxin: A randomized, double-blind, placebo-controlled, split-face pilot study in rosacea patients with facial erythema. *Dermatologic Surgery, 45*(9), 1155–1162.

Langelier, N., Beleznay, K., & Woodward, J. (2016). Rejuvenation of the upper face and periocular region: Combining neuromodulator, facial filler, laser, light, and energy-based therapies for optimal results. *Dermatologic Surgery, 42,* S77–S82.

Levy, P. M. (2007). The 'Nefertiti lift': A new technique for specific re-contouring of the jawline. *Journal of Cosmetic and Laser Therapy, 9*(4), 249–252.

Molina, B., David, M., Jain, R., Amselem, M., Ruiz-Rodriguez, R., Ma, M. Y., et al. (2015). Patient satisfaction and efficacy of full-facial rejuvenation using a combination of botulinum toxin type A and hyaluronic acid filler. *Dermatologic Surgery, 41,* S325–S332.

Oh, S. H., Lee, Y., Seo, Y. J., Lee, J. H., Yang, J. D., Chung, H. Y., et al. (2012). The potential effect of botulinum toxin type A on human dermal fibroblasts: An in vitro study. *Dermatologic Surgery, 38*(10), 1689–1694.

Pavicic, T., Few, J. W., & Huber-Vorländer, J. (2013). A novel, multistep, combination facial rejuvenation procedure for treatment of the whole face with incobotulinumtoxinA,

and two dermal fillers- calcium hydroxylapatite and a monophasic, polydensified hyaluronic acid filler. *Journal of Drugs in Dermatology, 12*(9), 978–984.

Pomerantz, H., Akintilo, L., Shaw, K., Lederhandler, M., Anolik, R., & Geronemus, R. G. (2021). Safety profile of combined same-day treatment for botulinum toxin with full face nonablative fractionated laser resurfacing. *Dermatologic Surgery, 47*(4), 500–503.

Quan, T., Wang, F., Shao, Y., Rittié, L., Xia, W., Orringer, J. S., et al. (2013). Enhancing structural support of the dermal microenvironment activates fibroblasts, endothelial cells, and keratinocytes in aged human skin in vivo. *The Journal of Investigative Dermatology, 133*(3), 658–667.

Richard, M. J., Morris, C., Deen, B. F., Gray, L., & Woodward, J. A. (2009). Analysis of the anatomic changes of the aging facial skeleton using computer-assisted tomography. *Ophthalmic Plastic and Reconstructive Surgery, 25*(5), 382–386.

Shaw, R. B., Jr, Katzel, E. B., Koltz, P. F., Yaremchuk, M. J., Girotto, J. A., Kahn, D. M., et al. (2011). Aging of the facial skeleton: Aesthetic implications and rejuvenation strategies. *Plastic and Reconstructive Surgery, 127*(1), 374–383.

Sundaram, H., Liew, S., Signorini, M., Vieira Braz, A., Fagien, S., Swift, A., et al. (2016). Global aesthetics consensus: Hyaluronic acid fillers and botulinum toxin type A-recommendations for combined treatment and optimizing outcomes in diverse patient populations. *Plastic and Reconstructive Surgery, 137*(5), 1410–1423.

Visscher, M. O., Pan, B. S., & Kitzmiller, W. J. (2013). Photodamage: Treatments and topicals for facial skin. *Facial Plastic Surgery Clinics of North America, 21*(1), 61–75.

Wang, F., Garza, L. A., Kang, S., Varani, J., Orringer, J. S., Fisher, G. J., et al. (2007). In vivo stimulation of de novo collagen production caused by cross-linked hyaluronic acid dermal filler injections in photodamaged human skin. *Archives of Dermatology, 143*(2), 155–163.

West, T. B., & Alster, T. S. (1999). Effect of botulinum toxin type A on movement-associated rhytides following CO2 laser resurfacing. *Dermatologic Surgery, 25*(4), 259–261.

Wu, M., Li, Y., Wang, Z., Feng, J., Wang, J., Xiao, X., et al. (2020). Botulinum toxin A improves supramuscular fat graft retention by enhancing angiogenesis and adipogenesis. *Dermatologic Surgery, 46*(5), 646–652.

Zimbler, M. S., Holds, J. B., Kokoska, M. S., Glaser, D. A., Prendiville, S., Hollenbeak, C. S., et al. (2001). Effect of botulinum toxin pretreatment on laser resurfacing results: a prospective, randomized, blinded trial. *Archives of Facial Plastic Surgery, 3*(3), 165–169.

Zimbler, M., & Undavia, S. (2012). Update on the effect of botulinum toxin pretreatment on laser resurfacing results. *Archives of Facial Plastic Surgery, 14*(3), 156–158.

26

Tratamento de Hiperidrose Focal Axilar com Neuromoduladores (e Regiões Não Axilares)

Dee Anna Glaser, Laura Russell e Steven Townsend

RESUMO E CARACTERÍSTICAS PRINCIPAIS

- A toxina botulínica (BoNT) é um tratamento seguro, bem estabelecido e eficaz para hiperidrose (HH) focal axilar
- A sudorese é a resposta fisiológica normal ao aumento da temperatura corporal e constitui a principal via de perda de calor durante o exercício ou estresse térmico passivo
- Hiperidrose descreve uma sudorese excessiva, além de necessária para a termorregulação
- A hiperidrose é classificada como generalizada ou focal
- Acredita-se que a prevalência de hiperidrose corresponda a 4,8%, mas pode chegar a 17,1% em adolescentes

- O teste de iodo-amido é um teste colorimétrico simples para identificar a área da superfície afetada
- A toxina onabotulínica A foi aprovada pela Food and Drug Administration (FDA) em 2004 para tratamento de hiperidrose axilar
- A dose recomendada de BoNT-A corresponde a 50 U por axila
- A eficácia média de BoNT-A dura aproximadamente 6 a 7 meses
- Outras regiões onde a BoNT-A é muito eficaz incluem as regiões palmar, plantar, craniofacial, inguinal e o tronco.

INTRODUÇÃO

A toxina botulínica (BoNT) é um tratamento seguro, bem estabelecido e eficaz para hiperidrose (HH) focal axilar. Este capítulo apresenta os princípios e as técnicas comuns para sua aplicação prática na experiência clínica.

Sudorese

A sudorese é a resposta fisiológica normal ao aumento da temperatura corporal e constitui a principal via de perda de calor durante o exercício ou estresse térmico passivo. As glândulas sudoríparas écrinas são encontradas na maior parte do corpo, sendo a concentração maior nas palmas das mãos, plantas dos pés, fronte e membros superiores. Estão localizadas na junção da derme e da gordura subcutânea e são compostas de uma porção secretora espiralada e um ducto. Controlam a temperatura pela secreção de uma solução eletrolítica em resposta ao estímulo pelo sistema nervoso simpático, que facilita a termorregulação por evaporação.

O sistema nervoso simpático utiliza predominantemente a norepinefrina para ativar os receptores adrenérgicos no organismo. A sudorese é uma exceção, pois receptores muscarínicos M3 nas células claras da porção secretora são estimuladas pelo neurotransmissor acetilcolina para estimular a liberação de suor. Agonistas alfa e beta-adrenérgicos também estimulam alguma produção de suor, mas em menor grau do que a acetilcolina.

Hiperidrose

Hiperidrose descreve uma sudorese excessiva, além da necessária para a termorregulação. Pacientes com essa condição podem apresentar sintomas que variam de leves a intensos nas áreas afetadas. Embora tenha sido teorizado que uma hiperplasia glandular ou glândulas sudoríparas apócrinas desempenhem um papel na patogênese, as evidências são insuficientes para respaldar essa teoria.

A hiperidrose é classificada como generalizada ou focal. A hiperidrose generalizada tipicamente ocorre como resultado de uma causa subjacente (origem secundária). A hiperidrose focal ou localizada pode ter uma origem secundária, mas com mais frequência é idiopática (primária). A HH focal primária é aquela geralmente conhecida como "hiperidrose" (HH). Os critérios diagnósticos para hiperidrose foram sugeridos por um painel de consenso (Boxe 26.1). De acordo com esses critérios, são necessárias duas características para estabelecer o diagnóstico.

> **Boxe 26.1 Critérios diagnósticos de hiperidrose focal primária.**
>
> - Sudorese focal, visível e excessiva de pelo menos 6 meses de duração, e
> - Ausência de uma causa secundária aparente, e
> - Pelo menos duas das seguintes características:
>   - Bilateral e relativamente simétrica
>   - Idade de início inferior a 25 anos
>   - História familiar positiva
>   - Cessação da sudorese focal durante o sono
>   - Frequência de episódios de no mínimo 1 vez/semana
>   - Compromete as atividades diárias.

Estudos mais detalhados mostram que a exigência de quatro dessas características para o diagnóstico aumenta a especificidade e o valor preditivo positivo. A avaliação e os testes devem ser individualizados de acordo com a história e o exame dos sistemas. Este capítulo enfoca a hiperidrose focal primária axilar, identificada daqui em diante simplesmente como hiperidrose axilar (HHA).

EPIDEMIOLOGIA

Doolittle constatou que a prevalência de hiperidrose corresponde a 4,8%. Um levantamento recente de Herbert relatou uma prevalência de HH de 17,1% em adolescentes. Os sexos masculino e feminino são afetados com taxas semelhantes, mas as mulheres têm maior probabilidade de buscar tratamento. A área corporal mais afetada é a axila, seguida por outros locais (Tabela 26.1). Estresse emocional, altas temperaturas ou estimulantes como a cafeína podem desencadear episódios de sudorese. Os episódios também podem ocorrer sem nenhum gatilho conhecido.

QUALIDADE DE VIDA

A hiperidrose tem um impacto negativo em muitos aspectos da vida diária dos pacientes. Doolittle relatou que 85% dos pacientes com HH sentem vergonha de sua sudorese. Os pacientes relatam que alteram suas vidas cotidianas por causa da sudorese. Evitam conhecer pessoas novas, atividades com contato íntimo e podem ser forçados a trocar de roupa várias vezes durante o dia em decorrência do suor excessivo. O impacto sobre a saúde mental também é significativo. Bahar mostrou que pacientes com hiperidrose apresentam maior prevalência de depressão e ansiedade do que a população geral. Pode haver maior risco de infecções bacterianas, virais e fúngicas, em especial ceratólise pontuada e dermatofitose, segundo Walling.

A Escala de Gravidade da Doença para Hiperidrose (HDSS, do inglês *Hyperhidrosis Disease Severity Scale*) é uma escala validada usada para avaliar a gravidade da doença e determinar a eficácia do tratamento. A HDSS pode ser administrada no consultório (Tabela 26.2). Embora a HDSS seja uma ferramenta clínica útil, ela é insuficiente para avaliar resultados terapêuticos durante a avaliação de novos métodos para aprovação regulatória.

Tabela 26.1 Prevalência dos locais de hiperidrose em uma população de pacientes, com relato em relação a cada local.

Local anatômico	Prevalência (%)
Axila	65
Craniofacial	52
Palmas das mãos	40
Plantas dos pés	38
Inframamária	29
Dorso	28
Tórax	27

Tabela 26.2 Questão da Escala de Gravidade da Doença para Hiperidrose: Que opção melhor descreve o impacto da sudorese em suas atividades diárias?

Pontuação	Resposta
1	Minha sudorese (na axila) nunca é perceptível e nunca interfere nas minhas atividades diárias
2	Minha sudorese (na axila) é tolerável, mas às vezes interfere nas minhas atividades diárias
3	Minha sudorese (na axila) é pouco tolerável e com frequência interfere nas minhas atividades diárias
4	Minha sudorese (na axila) é intolerável e sempre interfere nas minhas atividades diárias

O Diário de Sudorese Axilar (ASDD, do inglês *Axillary Sweating Daily Diary*) é um método desenvolvido para pacientes com hiperidrose axilar com o objetivo de avaliar melhor esses resultados.

AVALIAÇÃO CLÍNICA DA HIPERIDROSE

A primeira etapa importante no diagnóstico da hiperidrose primária consiste em descartar quaisquer causas secundárias da sudorese, incluindo hipertireoidismo ou efeito de medicamentos. A história e o exame físico costumam ser suficientes para determinar essa diferença.

O teste de iodo-amido constitui um modo simples para detectar a presença de secreção ativa de suor e definir a área afetada. Ele pode ser realizado na pele depilada ou não depilada. Contudo, o teste não é quantitativo. Para sua realização, a pele inicialmente é seca por completo. O iodo é aplicado sobre a região; após a secagem completa da solução, o pó de amido, como o amido de milho simples usado na culinária, é salpicado na superfície. Várias ferramentas podem ser usadas para distribuir o amido, como gaze solta, pincéis para cosméticos ou uma coqueteleira de abertura fina. Resultados colorimétricos exatos são obtidos quando a quantidade de pó é minimizada. A umidade do suor dissolve o iodo e o amido e, em seguida, ocorre uma reação química que produz uma cor roxa a preta. As reações positivas verdadeiras exibem um aspecto pontilhado, conforme a umidade é liberada nas aberturas dos ductos. Em pacientes sensíveis ao iodo, é possível usar alizarina ou corante vermelho *ponceau* seguido do amido. Independentemente do produto usado, um contorno colorimétrico da área de sudorese é obtido. O processo é ilustrado na Figura 26.1.

> **Dica 1:** O teste de iodo-amido é um teste colorimétrico simples para identificar a área afetada da superfície. Se os resultados forem negativos ou equívocos, a axila não depilada constitui uma boa estimativa da área que necessita de tratamento.

Falso-positivos ocorrem se a umidade da área não tiver sido completamente eliminada ou se a solução de iodo não for seca por completo antes da aplicação do amido. Estes aparecem como riscos ou manchas de pigmento escuro. Falso-negativos podem ocorrer se a aplicação de amido for muito intensa.

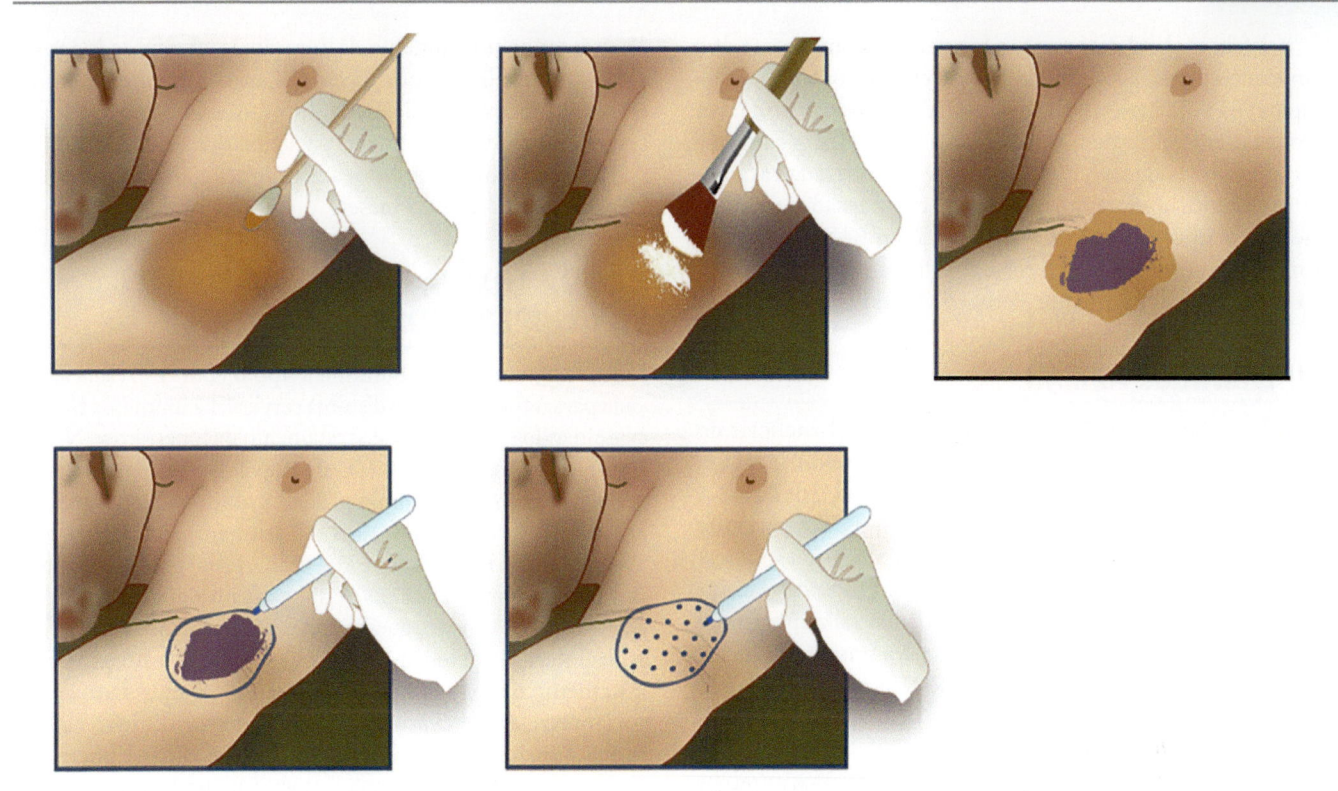

Figura 26.1 Diagrama ilustrando o procedimento do teste de iodo-amido de Minor. (Arte original de Albert Ganss para uso pela International Hyperhidrosis Society.)

Se uma medida quantitativa da sudorese for necessária, a análise gravimétrica pode ser realizada. A análise é efetuada secando-se a pele, pesando papel de filtro e, então, aplicando o papel de filtro na área afetada, voltando a pesar o papel de filtro após um tempo estabelecido. Contudo, essa medida pode ser afetada pela umidade do ambiente.

TRATAMENTO COM TOXINA BOTULÍNICA

BoNT constitui um tratamento estudado há muito tempo para hiperidrose, especificamente a HHA. As contraindicações a BoNT incluem reação alérgica prévia, injeção em áreas de infecção ou inflamação, gravidez ou aleitamento. As contraindicações relativas incluem doenças da junção neuromuscular (p. ex., miastenia *gravis*, Eaton-Lambert) por conta da preocupação com uma exacerbação da fraqueza generalizada. A coadministração com medicamentos que diminuam a transmissão neuromuscular deve ser realizada com cautela, pois podem potencializar os efeitos da toxina. Além disso, o uso concomitante com medicamentos anticolinérgicos pode aumentar seus efeitos sistêmicos. Por fim, o uso concomitante com relaxantes musculares pode causar fraqueza excessiva. Embora BoNT não seja aprovada para o tratamento de pacientes abaixo de 18 anos, estudos mostram que ela pode ser segura e eficaz para HHA na população adolescente.

A toxina botulínica A (BoNT-A) é usada há várias décadas para tratar a HHA. Em 2004, a toxina onabotulínica A foi aprovada pela Food and Drug Administration (FDA) para tratamento da HHA. BoNT impede a liberação de acetilcolina do axônio neuronal na junção neuroglandular, produzindo um estado de denervação. Uma vez que a sudorese é mediada por acetilcolina, o uso de BoNT para tratamento da HHA é uma escolha lógica. Quando injetada por via intradérmica, a quimiodenervação é localizada, temporária e duradoura.

A toxina onabotulínica A e toxina abobotulínica A são as preparações mais estudadas para HHA. Existem inúmeras outras preparações de BoNT-A produzidas no mundo todo, com estudos menores mostrando eficácia em HH. Vergilis mostrou que a toxina onabotulínica A agiu com mais rapidez e durou mais tempo que toxina abobotulínica A, com perfis de segurança semelhantes. Em razão de seu perfil de eficácia e segurança, ela se tornou o tratamento clínico preferido. Deve-se observar que, uma vez que a posologia é diferente entre as preparações, elas não podem ser usadas de modo intercambiável.

A área afetada deve ser identificada de modo objetivo usando um teste colorimétrico, como o teste de iodo-amido. Tipicamente, as glândulas sudoríparas ficam localizadas na junção entre a derme e o tecido adiposo subcutâneo. As injeções devem ser aplicadas em um plano intradérmico profundo ou subcutâneo para uma interação ótima de BoNT na interface neuronal-écrina. É importante evitar injeções nas estruturas mais profundas para prevenir uma denervação muscular indesejável. Essa técnica básica é usada para tratar as axilas e pode ser aplicada à maioria das áreas do corpo com pequenas variações.

Existem diferentes filosofias para escolher o volume de diluição. O sentimento predominante é que um maior volume pode aumentar a difusão para tratar uma área maior. Locais onde um alto volume seria apropriado incluem axilas, couro cabeludo, região inframamária e pele da região inguinal. Em uma região como a fronte, um grande campo de difusão aumenta o risco de desenvolvimento de ptose da sobrancelha.

Reisfeld et al. relataram que a hiperidrose compensatória é um efeito colateral comum da simpatectomia torácica endoscópica (ETS, do inglês *endoscopic thoracic sympathectomy*), um procedimento cirúrgico realizado para tratar HH. A sudorese compensatória decorrente de BoNT é considerada rara. Os autores nunca observaram hiperidrose compensatória clinicamente significativa após tratamentos com BoNT-A, mas já observaram um aumento da percepção do suor em outras áreas do corpo após o tratamento efetivo do local primário.

HIPERIDROSE AXILAR

A HHA é uma condição comum que pode se beneficiar do tratamento com BoNT-A. Naumann e Lowe conduziram um estudo em 307 pacientes com HHA tratada com 50 U de BoNT-A por axila ou placebo. Eles constataram que 94% dos pacientes tratados com BoNT-A apresentaram uma redução da sudorese de 50% ou mais, em comparação a 36% no grupo de placebo. O risco de desenvolvimento de anticorpos neutralizantes contra BoNT-A nas doses tipicamente usadas para tratar hiperidrose axilar é baixo, com uma metanálise de Naumann mostrando uma taxa de anticorpos neutralizantes de 0,5% em pacientes tratados com BoNT-A.

Para administração de BoNT-A na HHA, a pele axilar recebe uma injeção de 50 U de toxina onabotulínica A por axila. As injeções devem ser aplicadas no nível dérmico-subcutâneo, produzindo uma pápula em cada ponto, e separadas por intervalos de aproximadamente 1,5 cm. O número de injeções necessárias depende do tamanho da área axilar (definida por um teste de iodo-amido positivo ou na área pilosa), em geral com média de 10 a 15 injeções necessárias por axila. Embora injeções com uma agulha de calibre 30G geralmente sejam bem toleradas com desconforto mínimo, os efeitos colaterais decorrentes das injeções de toxina onabotulínica A incluem dor, equimose, cefaleia, dor muscular, aumento de sudorese facial, percepção de sudorese compensatória e prurido axilar. Além disso, embora a bula de toxina onabotulínica A recomende

 solução salina sem preservativo para reconstituição, vários estudos observam uma diminuição significativa da dor usando solução salina com preservativos sem uma alteração da eficácia (Vídeos 26.1 e 26.2).

▶ Vídeos 26.1 e 26.2

A dose recomendada de BoNT-A corresponde a 50 U por axila. Essa dose, em geral, obtém resultados excelentes e duráveis, mantidos por aproximadamente 6 meses. Em pacientes que ainda relatam sudorese, o autor repete o teste de iodo-amido e trata as áreas que demonstrarem sudorese ativa com mais 3 a 5 U de toxina onabotulínica A para cada centímetro de pele com sudorese. Como alternativa, pacientes que não apresentarem uma duração de resposta adequada com 50 U de toxina onabotulínica A por axila podem se beneficiar de um aumento da dose para 100 U por axila.

A eficácia média de BoNT-A dura aproximadamente 6 a 7 meses. Contudo, a duração da eficácia nos pacientes varia muito e, até mesmo em um paciente individual, a duração da eficácia pode variar com o tempo. Um estudo de Lecouflet em 117 pacientes tratados pelo menos 3 vezes com 150 U de toxina abobotulínica A por axila mostrou que 62% dos pacientes

apresentaram um aumento da duração da eficácia ao longo do tempo. Além disso, pode haver um aumento na duração da eficácia com maiores doses de BoNT-A, como mostrado em um estudo de Wollina, em que pacientes que receberam 200 U da toxina onabotulínica A por axila apresentaram uma duração de eficácia média de 28 meses.

USO DA TOXINA BOTULÍNICA TIPO B PARA HIPERIDROSE

Embora a neurotoxina botulínica tipo B (BoNT-B) seja aprovada para o tratamento de distonia cervical, há inúmeros estudos examinando sua utilidade no tratamento da hiperidrose. Nelson tratou pacientes com 500 MU de BoNT-B na axila, relatando melhora sintomática e diminuição da produção de suor medida por análise gravimétrica. BoNT-B também já foi usada para pacientes com HH palmar e HH craniofacial pós-menopausa. Em um estudo de Cabreus et al., pacientes com hiperidrose craniofacial pós-menopausa tratadas com 2.250 MU de BoNT-B apresentaram melhora subjetiva significativa no grupo de tratamento usando as escalas DLQI e HDSS. Entretanto, essas pacientes relataram vários eventos adversos, incluindo rigidez na fronte, náuseas, aumento da sudorese no dorso e boca seca. Esses efeitos sistêmicos muitas vezes limitam o uso de preparações de BoNT-B para hiperidrose. Dor importante no local de injeção também foi observada e representa outro fator que limita o uso.

Schlereth et al. compararam BoNT-B a duas preparações de BoNT-A (toxina onabotulínica A e toxina abobotulínica A). Eles observaram uma menor afinidade de BoNT-B por neurônios motores, fazendo com que seja vantajosa para tratamento de áreas com músculos pequenos (palmas das mãos e plantas dos pés). Além disso, toxina abobotulínica A e BoNT-B exibem maior difusão que toxina onabotulínica A e podem ser consideradas em pacientes com maior área afetada pela hiperidrose como a HH compensatória, enquanto a toxina onabotulínica A pode ser preferível para uma área afetada mais específica. Por fim, toxina onabotulínica A e toxina abobotulínica A apresentaram maior probabilidade de uma duração de 6 meses ou mais em comparação a BoNT-B, que mostrou uma duração de atividade mais curta.

TÉCNICAS PARA HIPERIDROSE NÃO AXILAR

Embora a toxina onabotulínica A seja aprovada pela FDA para o tratamento de HHA, existem diversas aplicações em indicações não oficiais para hiperidrose em outras regiões que são bem aceitas. As outras regiões nas quais BoNT-A foi estudada incluem as regiões palmar, plantar, craniofacial, inguinal e o tronco.

Ao tratar a hiperidrose palmar com BoNT-A, a posologia pode variar com base no tamanho das mãos dos pacientes. Wollina registrou o tratamento bem-sucedido de HH palmar com 50 a 200 U de toxina onabotulínica A por mão. Saadia demonstrou que 100 U de toxina onabotulínica A resultaram em uma área de sudorese ativa menor, mas também aumentaram a fraqueza dos dedos após o tratamento em comparação à administração de 50 U. Os autores injetam 2,5 U de toxina onabotulínica A em cada 1,5 cm da palma da mão, três injeções por ponta do dedo e duas injeções nas falanges média e proximal, que representa um padrão de injeção descrito anteriormente por Naumann. A dor importante com a injeção intradérmica nas palmas das mãos também limita a tolerância a BoNT-A para hiperidrose palmar e alguns tratamentos para limitar a dor incluem anestesia por frio, interferência sensorial vibratória, anestesia tópica e bloqueios nervosos. Os autores preferem usar gelo para anestesia local e consideram isso suficiente para pacientes adultos. O efeito colateral mais comum observado pelos autores é a fraqueza do pinçamento polegar-indicador, que pode ser minimizado pelo uso de injeções muito superficiais sobre a eminência tenar.

A hiperidrose craniofacial é outra área na qual BoNT-A pode ser usada para controlar efetivamente os sintomas. É importante localizar a área do rosto ou couro cabeludo no qual a sudorese se inicia, pois o suor flui para baixo e ao redor com rapidez, de modo que o paciente pode sentir que "todo o couro cabeludo" é afetado. Na HH craniofacial, a localização da área da face e do couro cabeludo com sudorese excessiva é crucial para o sucesso do tratamento com BoNT-A. A sudorese geralmente ocorre em um padrão de ofíase, isoladamente ou com o acréscimo da fronte. O autor realiza as injeções em um plano mais superficial com toxina onabotulínica A mais concentrada, reconstituída até 50 U/mℓ para a face e o couro cabeludo com o objetivo de reduzir a difusão para o músculo frontal, que poderia causar ptose da sobrancelha. A toxina onabotulínica A é injetada em doses de 2 a 3 U a cada 1 a 2 cm, evitando o espaço inferior a 1 a 2 cm da fronte. O autor tipicamente utiliza doses de toxina onabotulínica A de 50 a 100 U na fronte e na linha frontal

Vídeo 26.3

próxima à inserção dos cabelos, 200 U para tratamento da fronte e do perímetro do couro cabeludo em um padrão de ofíase (em geral, faixas de aproximadamente 4 a 6 cm) e 300 U para tratamento de todo o couro cabeludo (Vídeo 26.3).

A sudorese gustatória pode ocorrer na síndrome de Frey, que é observada com mais frequência após trauma ou lesão cirúrgica da glândula parótida. É possível localizar a área afetada fazendo o paciente mascar goma ou comer durante o teste de iodo-amido. O paciente pode então ser tratado com 2,5 U de BoNT-A a cada 1 a 2 cm. Dependendo do padrão e da localização da sudorese gustatória, os pacientes devem ser advertidos sobre possíveis efeitos em outros músculos faciais, que podem produzir um sorriso assimétrico e outras assimetrias faciais. O benefício terapêutico na sudorese gustatória pode durar até 2 a 3 anos.

Uma sudorese compensatória ocorre em 60 a 90% dos pacientes após simpatectomia torácica e 40% buscam tratamento. Muitas vezes, há uma grande área corporal envolvida e isso pode levar a uma posologia insuficiente de BoNT-A, promovendo menor sucesso. O uso de uma combinação de BoNT-A e anticolinérgicos pode obter melhores resultados.

DIREÇÕES FUTURAS

Há vários progressos no uso de BoNT-A para tratamento da hiperidrose com o objetivo de aumentar a tolerância a BoNT-A. Lueangarun descreveu o uso de BoNT-A tópica formulada em

creme lipossomal. Embora o grande tamanho molecular de BoNT-A dificulte a penetração transdérmica, cápsulas de esferas lipossomais multilamelares contendo BoNT-A conseguem permear a derme.

Outra nova aplicação de BoNT-A para hiperidrose consiste em *laser* de CO_2 fracionado para administração transcutânea. Em um estudo de Agamia et al., o uso de *laser* de CO_2 fracionado para fornecer BoNT-A no tratamento de HH palmar foi considerado um método eficaz de administração do medicamento. Eles publicaram uma eficácia da aplicação de 75 U de toxina onabotulínica A usando *laser* de CO_2 equivalente a uma injeção de 50 U de toxina onabotulínica A. Também houve relato de menos dor em pacientes que receberam a aplicação de toxina onabotulínica A por *laser* CO_2 em comparação a injeções.

A iontoforese também foi relatada como um método eficaz para fornecimento de toxina onabotulínica A. Kavanagh descreveu o tratamento bem-sucedido de dois pacientes com 100 U de toxina onabotulínica A administradas por iontoforese em uma palma, com a outra palma tratada com solução salina como controle.

Outra nova técnica para administração de BoNT-A em hiperidrose consiste no microagulhamento. Shim descreveu o uso de microagulhas revestidas com BoNT-A para tratamento de hiperidrose palmar, que são significativamente menos dolorosas do que as injeções intradérmicas. Nesse estudo, as microagulhas revestidas com BoNT-A foram comparadas a microagulhas não revestidas, e injeções intradérmicas de BoNT-A em pés de camundongos. Foi constatado que as microagulhas revestidas com BoNT-A apresentaram eficácia comparável à injeção intradérmica para redução da sudorese. Isso pode levar a futuros tratamentos em que a administração de BoNT-A seja mais tolerável para pacientes com hiperidrose palmar.

LEITURA ADICIONAL

Agamia, N. F., Sobhy, N., Abd-Elraouf, A., & Tawfik, A. (2021). Fractional CO_2 laser for transcutaneous drug delivery of onabotulinum toxin in palmar hyperhidrosis. *Dermatologic Surgery, 47*(5), 678–683. doi:10.1097/DSS.0000000000002901.

Allergan. *BOTOX® (onabotulinumtoxinA)* [package insert]. U. S. Food and Drug Administration Website. Revised 2021. Accessed February 15, 2021.

Bahar, R., Zhou, P., Liu, Y., Huang, Y., Phillips, A., Lee, T. K., et al. (2016). The prevalence of anxiety and depression in patients with or without hyperhidrosis (HH). *Journal of the American Academy of Dermatology, 75*(6), 1126–1133.

Bovell, D. L., MacDonald, A., Meyer, B. A., Corbett, A. D., MacLaren, W. M., Holmes, S. L., et al. (2011). The secretory clear cell of the eccrine sweat gland as the probable source of excess sweat production in hyperhidrosis. *Experimental Dermatology, 20*(12), 1017–1020.

Cabreus, P., Swartling, C., & Rystedt, A. (2019). Postmenopausal craniofacial hyperhidrosis treated with botulinum toxin type B. *The Journal of Dermatology, 46*(10), 874–878.

Doolittle, J., Walker, P., Mills, T., & Thurston, J. (2016). Hyperhidrosis: An update on prevalence and severity in the United States. *Archives of Dermatological Research, 308*(10), 743–749.

Dressler, D., & Adib Saberi, F. (2013). Towards a dose optimisation of botulinum toxin therapy for axillary hyperhidrosis: Comparison of different Botox(®) doses. *Journal of Neural Transmission, 120*(11), 1565–1567.

Frasson, E., Brigo, F., Acler, M., Didonè, G., Vicentini, S., & Bertolasi, L. (2010). Botulinum toxin type A vs type B for axillary hyperhidrosis in a case series of patients observed for 6 months. *Archives of Dermatology, 147*(1), 122.

Gagnon, D., & Crandall, C. G. (2018). Sweating as a heat loss thermoeffector. In: *Romanovsky AA, ed. The thermoregulation system and how it works.* Philadelphia, PA: Elsevier; (pp. 3–4).

Glaser, D. A., & Galperin, T. A. (2014). Botulinum toxin for hyperhidrosis of areas other than the axillae and palms/soles. *Dermatologic Clinics, 32*(4), 517–525.

Glaser, D. A., Pariser, D. M., Hebert, A. A., Landells, I., Somogyi, C., Weng, E., et al. (2015). A prospective, nonrandomized, open-label study of the efficacy and safety of onabotulinumtoxinA in adolescents with primary axillary hyperhidrosis. *Pediatric Dermatology, 32*(5), 609–617.

Güleç, A. T. (2011). Dilution of botulinum toxin A in lidocaine vs. in normal saline for the treatment of primary axillary hyperhidrosis: A double-blind, randomized, comparative preliminary study. *Journal of the European Academy of Dermatology and Venereology, 26*(3), 314–318.

Glaser. D. A., Ballard, A. M., Hunt, N. L., Pieretti, L. J., Pariser, D. M. (2016). Prevalence of Multifocal Primary Hyperhidrosis and Symptom Severity Over Time: Results of a Targeted Survey. *Dermatol Surg, 42*(12):1347–1353.

Hornberger, J., Grimes, K., Naumann, M., Glaser, D. A., Lowe, N. J., Naver, H., et al. (2004). Recognition, diagnosis, and treatment of primary focal hyperhidrosis. *Journal of the American Academy of Dermatology, 51*(2), 274–286.

Kavanagh, G. M., Oh, C., & Shams, K. (2004). BOTOX delivery by iontophoresis. *The British Journal of Dermatology, 151*(5), 1093–1095.

Lear, W., Kessler, E., Solish, N., & Glaser, D. A. (2007). An epidemiological study of hyperhidrosis. *Dermatologic Surgery, 33*(s1), S69–S75.

Lecouflet, M., Leux, C., Fenot, M., Célerier, P., & Maillard, H. (2013). Duration of efficacy increases with the repetition of botulinum toxin A injections in primary axillary hyperhidrosis: A study in 83 patients. *Journal of the American Academy of Dermatology, 69*(6), 960–964.

Lowe, N., Campanati, A., Bodokh, I., Cliff, S., Jaen, P., Kreyden, O., et al. (2004). The place of botulinum toxin type A in the treatment of focal hyperhidrosis. *The British Journal of Dermatology, 151*(6), 1115–1122.

Lowe, N. J., Glaser, D. A., Eadie, N., Daggett, S., Kowalski, J. W., Lai, P. Y., et al. (2007). Botulinum toxin type A in the treatment of primary axillary hyperhidrosis: A 52-week multicenter double-blind, randomized, placebo-controlled study of efficacy and safety. *Journal of the American Academy of Dermatology, 56*(4), 604–611.

Lueangarun, S., Sermsilp, C., & Tempark, T. (2018). Topical botulinum toxin type A liposomal cream for primary axillary hyperhidrosis: A double-blind, randomized, split-site, vehicle-controlled study. *Dermatologic Surgery, 44*(8), 1094–1101.

Naumann, M., Carruthers, A., Carruthers, J., Aurora, S. K., Zafonte, R., Abu-Shakra, S., et al. (2010). Meta-analysis of neutralizing antibody conversion with onabotulinumtoxinA (BOTOX®) across multiple indications. *Movement Disorders, 25*(13), 2211–2218.

Naumann, M., & Lowe, N. J. (2001). Botulinum toxin type A in treatment of bilateral primary axillary hyperhidrosis: Randomised, parallel group, double blind, placebo controlled trial. *BMJ (Clinical research ed.), 323*(7313), 596–599.

Naumann, M., Flachenecker, P., Bröcker, E. B., Toyka, K. V., & Reiners, K. (1997). Botulinum toxin for palmar hyperhidrosis. *Lancet (London, England), 349*(9047), 252.

Nelson, L. M., DiBenedetti, D., Pariser, D. M., Glaser, D. A., Hebert, A. A., Hofland, H., et al. (2019). Development and validation of the axillary sweating daily diary: A patient-reported outcome measure to assess axillary sweating severity. *Journal of Patient-Reported Outcomes, 3*(1), 59.

Nelson, L., Bachoo, P., & Holmes, J. (2005). Botulinum toxin type B: A new therapy for axillary hyperhidrosis. *British Journal of Plastic Surgery, 58*(2), 228–232.

Saadia, D., Voustianiouk, A., Wang, A. K., & Kaufmann, H. (2001). Botulinum toxin type A in primary palmar hyperhidrosis: Randomized, single-blind, two-dose study. *Neurology, 57*(11), 2095–2099.

Sarifakioglu, N., & Sarifakioglu, E. (2005). Evaluating effects of preservative-containing saline solution on pain perception during botulinum toxin type-A injections at different locations: A prospective, single-blinded, randomized controlled trial. *Aesthetic Plastic Surgery, 29*(2), 113–115.

Schlereth, T., Mouka, I., Eisenbarth, G., Winterholler, M., & Birklein, F. (2005). Botulinum toxin A (Botox) and sweating-dose efficacy and comparison to other BoNT preparations. *Autonomic Neuroscience, 117*(2), 120–126.

Shim, D. H., Nguyen, T. T., Park, P. G., Kim, M. J., Park, B. W., Jeong, H. R., et al. (2019). Development of botulinum toxin A-coated microneedles for treating palmar hyperhidrosis. *Molecular Pharmaceutics, 16*(12), 4913–4919.

Stefaniak, T. J., Proczko, M. (2013). Gravimetry in sweating assessment in primary hyperhidrosis and healthy individuals. *Clin Auton Res, 23*(4):197–200.

Strutton, D. R., Kowalski, J. W., Glaser, D. A., & Stang, P. E. (2004). US prevalence of hyperhidrosis and impact on individuals with axillary hyperhidrosis: Results from a national survey. *Journal of the American Academy of Dermatology, 51*(2), 241–248.

Vergilis-Kalner, I. J. (2011). Same-patient prospective comparison of Botox versus Dysport for the treatment of primary axillary hyperhidrosis and review of literature. *Journal of Drugs in Dermatology, 10*(9), 1013–1015.

Walling, H. W. (2009). Primary hyperhidrosis increases the risk of cutaneous infection: A case-control study of 387 patients. *Journal of the American Academy of Dermatology, 61*(2), 242–246.

Walling, H. W. (2011). Clinical differentiation of primary from secondary hyperhidrosis. *Journal of the American Academy of Dermatology, 64*(4), 690–695.

Wollina, U., & Karamfilov, T. (2001). Botulinum toxin A for palmar hyperhidrosis. *Journal of the European Academy of Dermatology and Venereology, 15*(6), 555–558.

Wollina, U., Karamfilov, T., & Konrad, H. (2002). High-dose botulinum toxin type A therapy for axillary hyperhidrosis markedly prolongs the relapse-free interval. *Journal of the American Academy of Dermatology, 46*(4), 536–540.

Zouboulis, C. C. (2019). Skin glands: Sebaceous, eccrine, and apocrine glands. In S. Kang, M. Amagai, A. L. Bruckner, A. H. Enk, D. J. Margolis, A. J. McMichael, et al. (Eds.), *Fitzpatrick's dermatology.* New York, NY: 9th ed., McGraw-Hill.

27

Toxina Botulínica para Tratamento de Hiperidrose Palmoplantar

Michael Liu, Cheryl Burgess, Nowell Solish e Rachel Kyllo

RESUMO E CARACTERÍSTICAS PRINCIPAIS

- A hiperidrose palmar e plantar pode afetar a qualidade de vida de modo significativo
- A toxina botulínica pode produzir hipoidrose nas palmas das mãos e plantas dos pés por até 6 meses
- O controle da dor é o maior desafio para esse método de tratamento: gelo ou dispositivos de resfriamento constituem métodos bem tolerados de anestesia para as mãos; bloqueios de nervos regionais também podem ser usados
- As injeções devem ser aplicadas em intervalos de 1 a 1,5 cm entre si, com 2 a 3 U de toxina botulínica A por local de injeção

- As taxas de sucesso são elevadas para a hiperidrose palmar, com sucesso variável para hiperidrose plantar, apesar de técnicas de injeção semelhantes
- A complicação mais importante após a injeção de toxina botulínica para hiperidrose palmoplantar é a fraqueza das mãos ou dos dedos, mas uma técnica de injeção adequada pode minimizar esse risco.

INTRODUÇÃO: EPIDEMIOLOGIA E FISIOPATOLOGIA

A hiperidrose (HH) é um distúrbio de sudorese excessiva que afeta pelo menos 4,8% da população nos EUA, ou 15,3 milhões de indivíduos. Essa porcentagem provavelmente é subestimada, já que esse distúrbio é sub-relatado pelos pacientes e pouco diagnosticado pelos médicos. Na verdade, menos da metade dos indivíduos afetados discute essa condição com seu médico, pois muitos acreditam que a hiperidrose não é uma condição médica e que não existem opções de tratamento. Essa subestimação é evidente quando observamos a prevalência relatada em outros países, que varia de 5,5% na Suécia, 12,8% no Japão, 16,7% no Canadá e 18,4% na China. Por definição, hiperidrose consiste em sudorese além do esperado para as condições ambientais e de termorregulação. Na prática clínica, é considerada como uma sudorese que interfere na vida diária de modo significativo. A hiperidrose palmoplantar não apenas causa ansiedade e sofrimento emocional, mas também pode aumentar o risco de infecções cutâneas bacterianas, virais e fúngicas, dermatite por eczema e câimbras musculares. A maioria dos pacientes que sofre de HH apresenta sudorese excessiva em áreas de alta densidade écrina, como as axilas (51%), plantas dos pés (30%), palmas das mãos (24%) e, em algumas ocasiões, na região craniofacial (10%). Entre os pacientes com hiperidrose, 18% apresentam tanto envolvimento axilar quanto palmar, enquanto 15% apresentam envolvimento palmar e plantar simultâneo. Múltiplas modalidades estão disponíveis para o tratamento da hiperidrose focal primária, de medicamentos tópicos como cloreto de alumínio, abordagens não cirúrgicas como iontoforese, medicamentos sistêmicos como clonidina ou glicopirrolato, injeções de toxina botulínica e simpatectomia cirúrgica. Neste capítulo, vamos discutir o papel da toxina botulínica (BoNT) no tratamento da hiperidrose das palmas das mãos e plantas dos pés.

A sudorese é um mecanismo complexo regulado pelo sistema nervoso autônomo, que atua em três tipos de glândulas sudoríparas: écrinas, apócrinas e apoécrinas. As glândulas écrinas são as mais abundantes entre esses tipos, com aproximadamente 3 milhões de glândulas sudoríparas écrinas distribuídas de modo irregular por toda a área de superfície corporal e particularmente concentradas nas palmas das mãos, plantas dos pés, fronte, axilas e regiões malares. A função primária das glândulas sudoríparas écrinas é a termorregulação, com o resfriamento resultante da evaporação do suor écrino. As glândulas sudoríparas écrinas são inervadas por fibras nervosas simpáticas colinérgicas e, portanto, usam acetilcolina como neurotransmissor primário, mas também respondem a catecolaminas (ou seja, epinefrina, norepinefrina e dopamina) na sudorese emocionalmente induzida. Elas secretam suor inodoro, claro, fino e hipotônico, em taxas de até 10 ℓ/dia. A taxa de secreção normal das glândulas sudoríparas écrinas corresponde a 0,5 a 1 mℓ/min e apenas 5% das glândulas secretam suor em um determinado momento. Na hiperidrose grave, a secreção pode exceder 40 mℓ/m^2/min.

As glândulas écrinas são as únicas glândulas sudoríparas presentes nas palmas das mãos e, portanto, acredita-se que sejam a fonte da hipersecreção na HH. Na hiperidrose primária, o número, a densidade e o tamanho das glândulas écrinas não são anormais; em vez disso, ocorre hiperatividade das fibras simpáticas colinérgicas pós-ganglionares que as inervam. Por esse motivo, BoNT pode ser eficaz no tratamento. BoNT inibe a liberação pré-sináptica de acetilcolina e liga-se aos receptores colinérgicos na membrana pós-sináptica, interrompendo assim o estímulo simpático para as glândulas écrinas. A diminuição resultante da produção de suor promove uma melhora clinicamente significativa da hiperidrose.

AVALIAÇÃO DOS PACIENTES

O termo hiperidrose engloba muitos locais anatômicos: a face, o couro cabeludo, as palmas das mãos, as axilas, as regiões inguinal e plantar são áreas nas quais um paciente com hiperidrose pode apresentar sudorese excessiva. Homens e mulheres são igualmente afetados, embora as mulheres tenham mais probabilidade de buscar tratamento junto a profissionais. A HH pode se manifestar em qualquer idade, com idade média para início dos sintomas de 25 anos. A HH palmoplantar muitas vezes começa mais cedo e os pacientes tipicamente apresentam sintomas pela primeira vez durante a infância ou adolescência. Existem evidências que sugerem um padrão hereditário autossômico dominante com expressão variável e penetrância incompleta, de modo que o filho de um paciente com HH palmar tem uma possibilidade de 25% de também desenvolver o distúrbio. A prevalência da hiperidrose atinge seu pico entre 25 e 64 anos. Antes da puberdade, a HH afeta com mais frequência as regiões palmar ou plantar (88,9%), enquanto após a puberdade a HH na maioria das vezes está associada ao envolvimento axilar. A menor prevalência em adultos mais velhos pode refletir o curso natural da doença na hiperidrose e sua tendência à regressão espontânea mais tarde na vida.

É importante que o médico tenha em mente o intenso impacto psicológico da hiperidrose sobre os pacientes, tanto em nível privado quanto profissional. Muitas pessoas não procuram tratamento por vergonha, frustração e insegurança. A HH palmoplantar grave pode interferir com atividades de lazer, exercícios físicos e provocar depressão ou outros problemas de saúde mental. Pacientes com HH palmoplantar grave acham difícil estabelecer e manter relacionamentos sociais e íntimos e podem desenvolver medo de apertar as mãos ou manchar papéis e tecidos, frequentemente mantendo as mãos nos bolsos. A hiperidrose pode ser intensa a ponto de causar gotejamento físico real, maceração e descamação da pele (Figura 27.1), que podem provocar infecções secundárias ou dermatite por eczema secundário. A hiperidrose contribui para o odor corporal e, às vezes, para uma postura inadequada em uma tentativa de esconder a perspiração. Do mesmo modo, pacientes com hiperidrose plantar relatam a necessidade de trocar as meias com frequência ou que "escorregam" em seus sapatos ao caminhar. Na verdade, pacientes que sofrem de hiperidrose precisam superar obstáculos que muitas pessoas sem essa condição jamais imaginariam, como múltiplos banhos diários, dificuldade para girar maçanetas, necessidade de evitar alimentos condimentados ou roupas de cores claras e sandálias, medo de contato físico íntimo, medo de se expor em público, menor

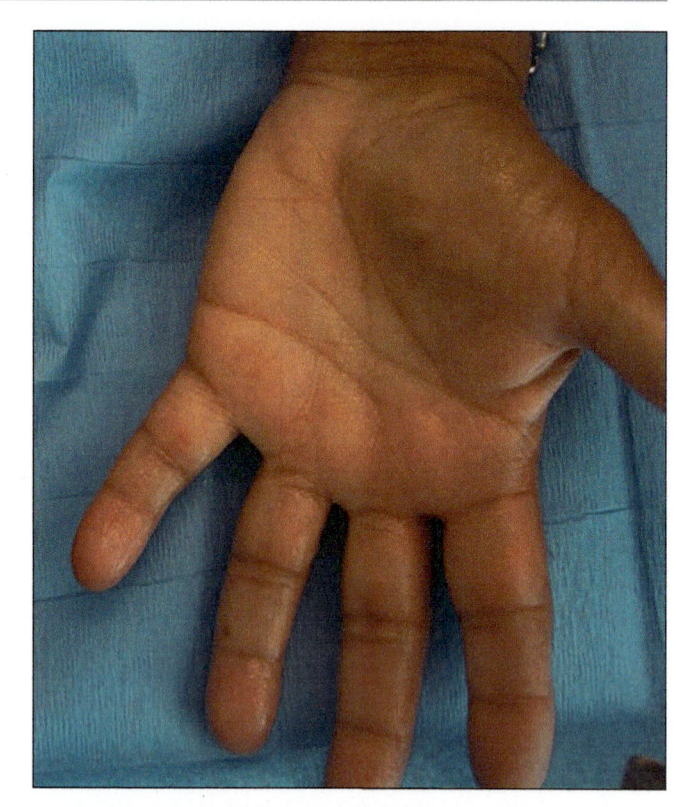

Figura 27.1 Palmas das mãos com sudorese intensa, com discreta descamação e maceração.

eficiência no trabalho e até mesmo a escolha de uma carreira que se adapte à sudorese, por exemplo, trabalho em escritório em vez de ser um policial.

O comprometimento da qualidade de vida na hiperidrose palmoplantar grave é equivalente ao da psoríase grave, artrite reumatoide, esclerose múltipla e doença renal em estágio terminal. O estado emocional é afetado de modo moderado a grave em mais de 50% dos pacientes com hiperidrose, com um estudo relatando que 63% dos pacientes sentiam-se infelizes ou deprimidos. Trinta e dois por cento dos pacientes com hiperidrose axilar consideram a condição intolerável ou pouco tolerável.

Antes do tratamento, é importante obter uma história clínica cuidadosa para garantir que o paciente realmente sofre de hiperidrose primária, e não secundária. Aproximadamente 93% dos pacientes com hiperidrose apresentam HH primária. A HH secundária pode ser decorrente de medicamentos, tumores ou problemas de saúde sistêmicos (Tabela 27.1) e a condição geralmente é assimétrica, unilateral ou generalizada. Para diferenciar as duas formas, o médico deve perguntar sobre sintomas relacionados que possam indicar uma causa secundária, como perda de peso, febre, sintomas noturnos ou linfadenopatia. Nenhum exame laboratorial é necessário para o diagnóstico da HH primária, mas, se houver suspeita de HH secundária, um hemograma completo, nível de glicose em jejum e teste de função tireoidiana representam exames laboratoriais preliminares que podem ser solicitados.

Para estabelecer o diagnóstico de hiperidrose primária focal, o paciente deve apresentar sudorese focal, visível e excessiva por no mínimo 6 meses sem uma causa aparente, mais pelo

---

Tabela 27.1 Causas selecionadas de hiperidrose secundária.

- Doença febril (p. ex., infecções crônicas)
- Condições endócrinas ou metabólicas (p. ex., disfunção tireoidiana, diabetes *mellitus*, menopausa, gravidez)
- Distúrbios neurológicos (p. ex., lesão da medula espinhal, doença de Parkinson, acidente vascular encefálico)
- Distúrbios cardiovasculares (p. ex., insuficiência cardíaca)
- Distúrbios respiratórios
- Uso de medicamentos (p. ex., antidepressivos, antieméticos)
- Abuso de substâncias (p. ex., abstinência de drogas, abuso de álcool)
- Doença neoplásica (p. ex., feocromocitoma, tumores carcinoides, linfoma de Hodgkin)
- Ansiedade
- Estresse
- Outros (p. ex., síndrome de Frey, sudorese gustatória)

Antes do tratamento da hiperidrose com toxina botulínica, o paciente deve ser avaliado com uma história cuidadosa para garantir que a causa seja primária, e não secundária.

menos dois dos seis critérios a seguir: início antes de 25 anos, frequência de pelo menos um episódio por semana, história familiar positiva (positiva em 35 a 56% dos pacientes com hiperidrose), cessação da sudorese durante o sono, comprometimento das atividades diárias, e distribuição bilateral e simétrica. É importante observar que a hiperidrose palmar pode ser unilateral em 6% dos casos.

A graduação do impacto da hiperidrose sobre a qualidade de vida dos pacientes também é importante, não apenas para medir o sucesso terapêutico, mas também para ajudar a obter a aprovação das operadoras de planos de saúde para o tratamento. A escala de gravidade da doença para hiperidrose (HDSS, do inglês *hyperhidrosis disease severity scale*) é uma ferramenta diagnóstica rápida que o profissional pode administrar durante o exame e constitui um meio de avaliação confiável (Tabela 27.2).

Tabela 27.2 Escala de Gravidade da Doença para Hiperidrose.

Resposta do paciente	Pontuação	Interpretação clínica
Minha sudorese nunca é perceptível e nunca interfere nas minhas atividades diárias	1	Leve
Minha sudorese é tolerável, mas às vezes interfere nas minhas atividades diárias	2	Moderada
Minha sudorese é pouco tolerável e com frequência interfere nas minhas atividades diárias	3	Grave
Minha sudorese é intolerável e sempre interfere nas minhas atividades diárias	4	Grave

As pontuações da HDSS devem ser seguidas para orientar a escolha do tratamento e determinar se o tratamento teve algum impacto. Pontuações de 3 ou 4 indicam HH grave, uma pontuação de 2 indica HH moderada e uma pontuação de 1 indica a ausência de hiperidrose. O sucesso terapêutico é definido por uma alteração na pontuação da HDSS dos escores 4 ou 3 para 2 ou 1, ou uma alteração de 2 para 1. O insucesso terapêutico é definido como ausência de melhora na pontuação da HDSS após 1 mês de tratamento. Foi demonstrado que uma melhora de 1 ponto está correlacionada a uma redução da sudorese de 50%, enquanto uma melhora de 2 pontos está correlacionada a uma redução da sudorese de 80%.

TOXINA BOTULÍNICA COMO TRATAMENTO PARA HIPERIDROSE

As injeções de toxina botulínica são amplamente usadas como tratamento de segunda linha para hiperidrose, após o fracasso com tratamentos tópicos. BoNT é uma proteína natural produzida pelo anaeróbio gram-positivo *Clostridium botulinum*. As injeções de BoNT representam o tratamento para hiperidrose mais estudado e demonstram uma melhora constante nas pontuações da HDSS e na produção de suor medida na axila e nas palmas das mãos. Atualmente, quatro preparações de BoNT-A e uma de BoNT-B são aprovadas pela Food and Drug Administration (FDA) para diversas finalidades terapêuticas e estéticas:

1. Toxina onabotulínica A (Botox®; Allergan, Irvine, CA).
2. Toxina abobotulínica A (Dysport®; Galderma Laboratories, Fort Worth, TX).
3. Toxina incobotulínica A (Xeomin®; Merz Pharmaceuticals, Greensboro, NC).
4. Toxina prabotulínica A (Jeuveau®; Evolus, Inc, Santa Barbara, CA).
5. Toxina rimatobotulínica B (Myobloc®; Solstice Neurosciences, Louisville, KY).

A toxina onabotulínica A (Botox®) é a única formulação aprovada pela FDA para tratamento de hiperidrose primária axilar grave incapaz de ser controlada de modo adequado por agentes tópicos em pacientes adultos. É importante destacar que nenhuma preparação de BoNT foi aprovada pela FDA para o tratamento da hiperidrose palmoplantar; portanto, o tratamento das palmas das mãos e plantas dos pés para hiperidrose focal primária é considerado como uso *off-label* da neurotoxina. Contudo, o *Amendment Act* da FDA, de 1997, permite o uso *off-label* de qualquer dispositivo aprovado pela FDA e legalmente comercializado que seja prescrito ou administrado para qualquer condição dentro da relação médico-paciente.

Todas as preparações de BoNT são consideradas como categoria C de risco na gravidez e é aconselhável evitar a injeção em mulheres em amamentação ativa. Outras contraindicações a injeções de BoNT incluem neuropatia motora periférica, doenças da junção neuromuscular como a síndrome de Lambert-Eaton, alergia a qualquer componente da injeção, infecção ou inflamação ativa da pele nas áreas visadas e alguns medicamentos que possam alterar o metabolismo de neurotoxinas como aminoglicosídios, penicilaminas, inibidores da colinesterase, quinina e antagonistas do canal de cálcio.

Alguns autores acreditam que as injeções de BoNT para hiperidrose palmar devam ser reservadas para pacientes que não obtiveram sucesso no tratamento anterior com cloreto de alumínio tópico e glicopirrolato oral em uma concentração de 1 a 2 mg até 3 vezes/dia. Contudo, alguns autores, incluindo a American Academy of Family Physicians, consideram as injeções de BoNT como um tratamento de primeira linha para hiperidrose axilar, palmar, plantar ou craniofacial, com anticolinérgicos usados como adjuntos em casos graves de HH, quando outros tratamentos falharem. Notavelmente, estudos mostram que até 96% dos pacientes com hiperidrose axilar relatam maior satisfação com injeções de toxina botulínica que com outros métodos terapêuticos não cirúrgicos, sugerindo que a BoNT deva ser considerada antes na hierarquia de tratamento da hiperidrose.

PREPARAÇÃO DOS PACIENTES E CONTROLE DA DOR

O teste de iodo-amido de Minor pode ser usado para demonstrar as áreas de hiperidrose. Em resumo, inicialmente, o iodo é aplicado nas palmas das mãos ou plantas dos pés (algodões pré-embalados de iodopovidona são particularmente úteis para esse fim), deixando-se secar. Em seguida, a área pintada é salpicada com amido de milho em pó. Uma reação colorimétrica ocorre, produzindo uma cor azul-arroxeada nas áreas de sudorese excessiva (Figura 27.2). Para garantir a exatidão, os pacientes devem descontinuar qualquer tratamento tópico 5 dias antes do teste de iodo-amido. Embora esse teste seja preconizado para as axilas, acreditamos que ele seja menos útil nas mãos, pois o teste geralmente demonstra uma reação positiva por toda a palma. Na maioria dos pacientes, omitimos o teste de iodo-amido e marcamos a mão com um padrão de grades (Figura 27.3).

> **Dica 1:** Marque as áreas de hiperidrose com violeta de genciana antes de usar gelo na região para evitar marcas falso-positivas. Ao realizar a injeção, posicione a agulha em um ponto adjacente a suas marcas de tinta para evitar uma tatuagem acidental da pele.

O maior desafio para o médico é manter um controle adequado da dor durante as injeções nas palmas das mãos e plantas dos pés. Cubos de gelo segurados com gaze (ou congelados com gaze no exterior) podem ser mantidos sobre a pele por aproximadamente 10 segundos antes da injeção. Isso consegue diminuir dramaticamente o desconforto associado à injeção. O cubo de gelo é movido então para o próximo local enquanto a injeção estiver sendo realizada. Gelo comum é preferível a bolsas de gelo artificial, pois o gelo mantém sua temperatura. Dispositivos para resfriamento da pele, como os fabricados por Zimmer, podem ser usados no lugar do gelo.

> **Dica 2:** Ao usar gelo para controle da dor nas palmas das mãos, tenha cuidado para evitar o congelamento da solução de BoNT na agulha durante a injeção.

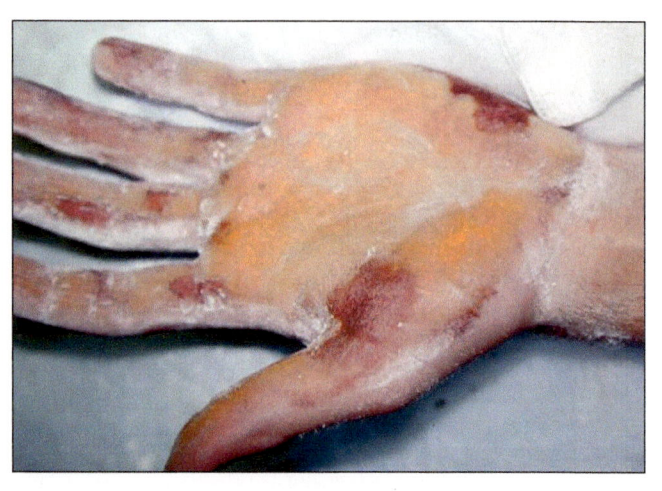

Figura 27.2 Teste de iodo-amido demonstrando uma resposta parcial de hiperidrose palmar ao tratamento com BoNT. A coloração azul-arroxeada persiste apenas nas áreas de tratamento incompleto.

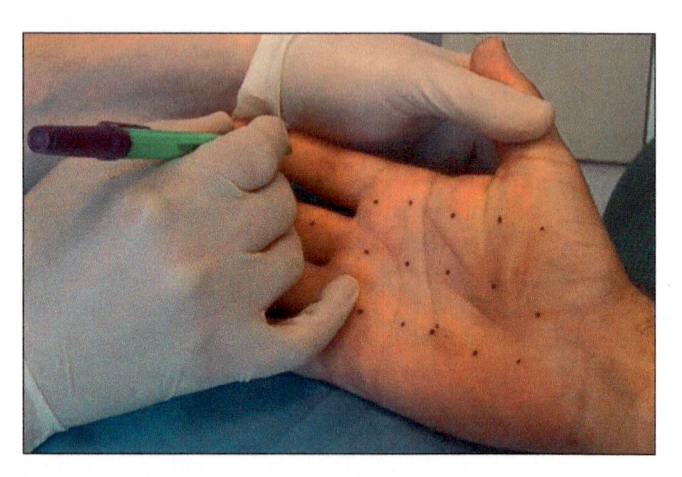

Figura 27.3 Padrão de injeções de BoNT sugerido para o tratamento da hiperidrose palmar.

Uma alternativa ao gelo e a dispositivos de resfriamento consiste no uso de bloqueios nervosos. Para as palmas das mãos, são necessários bloqueios dos nervos mediano e radial. Para o bloqueio do nervo mediano, localize o tendão do músculo palmar longo e injete 2 mℓ de lidocaína a 1% no lado radial, na altura da prega proximal do punho. Para o bloqueio do nervo ulnar, identifique o tendão do flexor ulnar do carpo e realize a injeção em um ponto imediatamente radial, na prega proximal do punho na altura do processo estiloide da ulna. Aguarde 15 minutos até o bloqueio regional obter efeito total. Deve-se observar que uma hiperemia reativa pode ocorrer após o bloqueio nervoso regional nos punhos, aumentando a tendência de sangramento da pele em cada local de injeção (Vídeo 27.1).

 ▶ **Vídeo 27.1**

> **Dica 3:** O melhor modo de destacar o tendão do músculo palmar longo é pedir que o paciente encoste o polegar nos dois últimos dedos da mão, com o punho ligeiramente flexionado em direção radial. Para encontrar o tendão do flexor ulnar do carpo, peça que o paciente realize o mesmo movimento, mas, dessa vez, flexionando o punho em direção ulnar.

Para injeções plantares, são necessários os bloqueios do nervo sural e do nervo tibial posterior. O bloqueio do nervo sural anestesia o quinto dedo e a parte lateral da planta do pé. Ele requer uma injeção de 3 a 5 mℓ de lidocaína a 1% entre o maléolo lateral e o tendão do calcâneo. O bloqueio do nervo tibial posterior anestesia o calcanhar e a parte média da planta do pé. Para o bloqueio desse nervo, deve-se palpar a artéria tibial posterior, perto do maléolo medial. O nervo está localizado lateralmente à artéria. Injete 5 mℓ de lidocaína a 1% na depressão entre o maléolo medial e o tendão do calcâneo.

Apesar dos bloqueios nervosos regionais, alguns pacientes continuam a sentir dor. Dispositivos de vibração de alta intensidade (p. ex., AcuVibe®) podem ser usados em pontos adjacentes a cada local de injeção para causar uma estimulação excessiva das fibras nervosas e diminuir a dor.

> **Dica 4:** As injeções são menos dolorosas quando BoNT é reconstituída com solução salina com preservativo em vez de solução salina livre de preservativos.

Embora as diretrizes de aprovação da FDA recomendem a reconstituição com solução salina livre de preservativos, estudos mostram que, em até 60% dos casos, as preparações com solução salina livre de preservativos são estatisticamente mais dolorosas do que a solução salina preservada (contendo álcool benzílico). A lidocaína também pode ser usada com eficácia semelhante na redução da dor. Após a reconstituição, a preparação pode ser usada com segurança por 4 semanas quando congelada a −20°C ou refrigerada a 4°C.

RECONSTITUIÇÃO E TÉCNICAS DE INJEÇÃO

A reconstituição e os fatores de conversão para diluição de cada produto de BoNT são específicos e não são intercambiáveis. Nesta seção do capítulo, vamos discutir as técnicas específicas para a toxina onabotulínica A, comercialmente chamada Botox®. Embora existam muitas técnicas de reconstituição, percebemos que, para injeções palmares e plantares, a diluição de um frasco-ampola de 100 U de Botox® com 4 ou 5 mℓ de solução salina preservada com bacteriostático produz uma concentração gerenciável para injeção (Tabela 27.3). Com a diluição em 5 mℓ, cada 0,1 mℓ contém 2 U de Botox®. Para prevenir o desperdício desnecessário da toxina, recomendamos

a remoção da tampa de borracha no frasco-ampola de vidro, para que nenhum produto seja deixado para trás, e o uso de seringas sem espaço morto. Uma vez que a pele palmar e plantar é espessa, as agulhas ficam rombas com maior rapidez após injeções em série. Se possível, a aspiração de até 100 U em 10 seringas de 0,5 mℓ, em vez de 5, produz menos perda do corte (seringas com agulha de insulina de calibre 30G sem espaço morto B&D Ultra-Fine II, Becton-Dickinson). Tipicamente, volumes de 0,05 a 0,1 mℓ (1 a 3 U, dependendo da diluição) de Botox® são depositados em cada ponto de injeção em intervalos de 1 a 1,5 cm, totalizando 15 a 30 injeções. Sangramento é comum no momento da injeção; um assistente que mantenha pressão com gaze nas áreas que já foram tratadas é útil.

A profundidade adequada da injeção nas palmas das mãos e plantas dos pés corresponde à junção da derme com o tecido subcutâneo (a localização das glândulas écrinas). A agulha deve ser inserida em um ângulo oblíquo com o bisel para cima e o produto aplicado no plano profundo da derme. Uma injeção superficial diminui a probabilidade de que a neurotoxina apresente difusão para os músculos intrínsecos das mãos e cause fraqueza. A pápula produzida durante a injeção da neurotoxina em outras partes do corpo, como as axilas e a fronte, não é observada com as injeções palmares e plantares, mas é comum visualizar uma pequena zona de branqueamento em cada ponto de injeção. Aproximadamente 50 a 100 U de Botox® constituem a dose padrão para cada palma, dependendo do tamanho da área; é razoável usar 100 U de Botox® por planta do pé por conta de maior área de superfície. Um estudo randomizado e unilateralmente cego mostrou eficácia semelhante entre 50 U e 100 U de Botox® para hiperidrose palmar; contudo, a dose mais alta foi associada a maior incidência de fraqueza subjetiva nas mãos. Por esse motivo, recomendamos o uso inicial de 50 U por mão, aumentando apenas se necessário em caso de ineficácia. As injeções em geral precisam ser repetidas a cada 4 a 6 meses (Vídeo 27.2).  **▶ Vídeo 27.2**

> **Dica 5:** Quando as injeções são realizadas em pele mais espessa, como nas palmas das mãos e plantas dos pés, a neurotoxina tem a tendência de apresentar um refluxo do trato de injeção após o procedimento. Para minimizar o refluxo, várias sugestões são recomendadas (Tabela 27.4).

Tabela 27.3 Diluições aceitáveis para toxina botulínica tipo A no tratamento da hiperidrose palmoplantar.

Produto	Diluição (mℓ)	Concentração final
Botox®	2,5	4 U/0,1 mℓ
Botox®	3	3,3 U/0,1 mℓ
Botox®	4	2,5 U/0,1 mℓ
Botox®	5	2 U/0,1 mℓ
Dysport®	3	10 U/0,1 mℓ

Tabela 27.4 Métodos para prevenção de refluxo da neurotoxina durante injeções palmoplantares.

- Garantir que não haja bolhas de ar na seringa; isso diminui o vazamento não intencional de toxina durante a injeção
- Manter o bisel da agulha voltado para cima
- Tentar manter o ângulo da agulha o mais paralelo possível à superfície da pele
- Introduzir a agulha por 2 mm antes da injeção
- Realizar a injeção lentamente
- Não inserir a agulha na pele com pressão sobre o êmbolo
- Aguardar 1 a 2 segundos após a injeção para garantir o tempo até a normalização da pressão.

RESULTADOS E COMPLICAÇÕES

Vários estudos mediram a eficácia da BoNT tipo A na hiperidrose palmar, tanto em termos quantitativos quanto subjetivos, e relatam melhora de 80 a 90%. A duração da anidrose varia entre os pacientes, com uma variação relatada entre 4 e 12 meses. A maioria dos pacientes apresenta algum grau de fraqueza temporária nas mãos 24 a 72 horas após a injeção, que pode persistir por até 2 semanas. Em geral, a força de preensão manual é mantida, enquanto a força de pinçamento de polegar-indicador é enfraquecida. Para pacientes cujas profissões exijam movimentos finos e força das mãos, recomendamos que apenas uma das mãos seja tratada primeiro (a mão não dominante é aconselhável) e a outra em uma visita posterior, após uma avaliação da força e discussão com o paciente. De modo semelhante a outros efeitos de BoNT, a diminuição da sudorese demora alguns dias para se manifestar. Os pacientes devem ser orientados a esperar uma diminuição da sudorese em 7 a 10 dias após a injeção.

Dor e sensibilidade pós-injeção são comuns, mas tipicamente desaparecem após 24 a 48 horas. Em raras ocasiões, pode haver dormência, parestesias ou pequenos hematomas transitórios nos locais de injeção. O acompanhamento é recomendado a cada 5 meses para pacientes que nunca tenham sido tratados e a cada 6 a 7 meses para pacientes que sejam tratados em uma base regular. Injeções superficiais persistentes podem provocar fraqueza dos músculos da mão e, com o tempo, podem levar à atrofia. Os bloqueios nervosos regionais, se usados, têm seu próprio conjunto de riscos, incluindo punção vascular acidental, comprometimento da destreza manual e neuropatia decorrente de lesões nervosas repetidas.

Em comparação à hiperidrose palmar e axilar, o tratamento plantar com BoNT é menos eficaz, com aproximadamente 50% dos pacientes insatisfeitos. Por isso, em geral, são necessárias doses mais altas de BoNT tipo A. Existem poucos estudos randomizados e controlados para avaliar a eficácia real da injeção de neurotoxina nos pés.

As injeções plantares costumam ser dolorosas e incluem efeitos colaterais adversos de dor e hematoma nos locais de injeção. Se um bloqueio nervoso regional for usado, o paciente terá dificuldade para caminhar durante várias horas e recomenda-se que não tentem dirigir por 4 a 5 horas após o procedimento.

Outros produtos à base de BoNT mostraram eficácia semelhante para hiperidrose palmoplantar. Dysport® mostrou eficácia para hiperidrose palmar grave. Uma estudo clínico duplo-cego que empregou uma comparação direta entre Xeomin® e Botox® para HH palmar demonstrou que os dois agentes são similares em termos de efeito anidrótico, duração do efeito anidrótico, efeito sobre a força muscular, dor percebida durante o tratamento e satisfação global expressa pelos pacientes. As formulações de BoNT-B (rimabotulinumtoxinB) e BoNT-A são equipotentes e os efeitos anidróticos e taxas de satisfação também são semelhantes. A toxina rimatobotulínica B tem um início de ação mais rápido (3 a 5 dias), mas um período de eficácia mais curto (9 a 16 semanas) em comparação a BoNT-A. Contudo, seu pH mais baixo de 5,6 causa mais dor à injeção e o tratamento foi associado a mais efeitos adversos como alterações das funções sensoriais e motoras da mão. Contudo, a toxina rimatobotulínica B não apresenta reatividade cruzada com formulações de BoNT-A, o que faz com que seja útil em pacientes que não respondem ou desenvolveram anticorpos contra BoNT-A.

Muitas operadoras de planos de saúde cobrem as injeções de BoNT somente após o fracasso de vários tratamentos prévios. Do contrário, o paciente deve pagar pelo tratamento com BoNT, o que pode ser relativamente caro.

CONCLUSÃO

A hiperidrose palmar e plantar pode causar um intenso sofrimento psicológico e social. Quando medicamentos tópicos ou orais são inadequados para tratar os sintomas, injeções de BoNT podem oferecer um método confiável para indução de anidrose. A injeção na pele acral tem desafios específicos, dos quais o maior é o controle da dor durante as injeções. Quando aplicada de modo adequado, BoNT pode produzir uma redução da sudorese expressiva e duradoura, com um impacto positivo profundo na qualidade de vida dos pacientes.

LEITURA ADICIONAL

Alam, M., Bolotin, D., Carruthers, J., Hexsel, D., Lawrence, N., Minkis, K., et al. (2015). Consensus statement regarding storage and reuse of previously reconstituted neuromodulators. *Dermatologic Surgery, 41*(3), 321–326.

Allen, S. B., & Goldenberg, N. A. (2012). Pain difference associated with injection of abobotulinumtoxinA reconstituted with preserved saline and preservative-free saline: A prospective, randomized, side-by-side, double-blind study. *Dermatologic Surgery, 38*(6), 867–870.

Allergan. *BOTOX Cosmetic (onabotulinumtoxinA) for injection. Highlights of prescribing information.* Retrieved from https://www.accessdata.fda.gov/drugsatfda_docs/label/2011/103000s5236lbl.pdf. Accessed Feb 20, 2021.

Atassi, M. Z. (2004). Basic immunological aspects of botulinum toxin therapy. *Movement Disorders, 19*(Suppl. 8), S68–S84.

Atkins, J. L., & Butler, P. E. (2002). Hyperhidrosis: A review of current management. *Plastic and Reconstructive Surgery, 110*(1), 222–228.

Basciani, M., Di Rienzo, F., Bizzarrini, M., Zanchi, M., Copetti, M., & Intiso, D. (2014). Efficacy of botulinum toxin type B for the treatment of primary palmar hyperhidrosis: A prospective, open, single-blind, multi-centre study. *Archives of Dermatological Research, 306*(5), 497–503.

Baumann, L. S., & Halem, M. L. (2003). Systemic adverse effects after botulinum toxin type B (myobloc) injections for the treatment of palmar hyperhidrosis. *Archives of Dermatology, 139*(2), 226–227.

Bovell, D. L., Clunes, M. T., Elder, H. Y., Milsom, J., & McEwan Jenkinson, D. (2001). Ultrastructure of the hyperhidrotic eccrine sweat gland. *British Journal of Dermatology, 145*(2), 298–301.

Campanati, A., Giuliodori, K., Martina, E., Giuliano, A., Ganzetti, G., & Offidani, A. (2014). Onabotulinumtoxin type A (Botox((R))) versus Incobotulinumtoxin type A (Xeomin((R))) in the treatment of focal idiopathic palmar hyperhidrosis: Results of a comparative double-blind clinical trial. *Journal of Neural Transmission (Vienna)*, 121(1), 21–26.

Cohen, J. L., Cohen, G., Solish, N., & Murray, C. A. (2007). Diagnosis, impact, and management of focal hyperhidrosis: Treatment review including botulinum toxin therapy. *Facial Plastic Surgery Clinics of North America*, 15(1), 17–30, v–vi.

Doolittle, J., Walker, P., Mills, T., & Thurston, J. (2016). Hyperhidrosis: An update on prevalence and severity in the United States. *Archives of Dermatological Research*, 308(10), 743–749.

Dressler, D., Adib Saberi, F., & Benecke, R. (2002). Botulinum toxin type B for treatment of axillar hyperhidrosis. *Journal of Neurology*, 249(12), 1729–1732.

Dressler, D., & Hallett, M. (2006). Immunological aspects of Botox, Dysport and Myobloc/NeuroBloc. *European Journal of Neurology*, 13(Suppl. 1), 11–15.

Flynn, T. C., & Clark, R. E., II. (2003). Botulinum toxin type B (MYOBLOC) versus botulinum toxin type A (BOTOX) frontalis study: Rate of onset and radius of diffusion. *Dermatologic Surgery*, 29(5), 519–522; discussion 522.

Fujita, M., Mann, T., Mann, O., & Berg, D. (2001). Surgical pearl: Use of nerve blocks for botulinum toxin treatment of palmar-plantar hyperhidrosis. *Journal of the American Academy of Dermatology*, 45(4), 587–589.

Glogau, R. G. (2004). Hyperhidrosis and botulinum toxin A: Patient selection and techniques. *Clinics in Dermatology*, 22(1), 45–52.

Grunfeld, A., Murray, C. A., & Solish, N. (2009). Botulinum toxin for hyperhidrosis: A review. *American Journal of Clinical Dermatology*, 10(2), 87–102.

Gulec, A. T. (2012). Dilution of botulinum toxin A in lidocaine vs. in normal saline for the treatment of primary axillary hyperhidrosis: A double-blind, randomized, comparative preliminary study. *Journal of the European Academy of Dermatology and Venereology*, 26(3), 314–318.

Haider, A., & Solish, N. (2005). Focal hyperhidrosis: Diagnosis and management. *CMAJ*, 172(1), 69–75.

Hamm, H., Naumann, M. K., Kowalski, J. W., Kütt, S., Kozma, C., & Teale, C. (2006). Primary focal hyperhidrosis: Disease characteristics and functional impairment. *Dermatology*, 212(4), 343–353.

Hayton, M. J., Stanley, J. K., & Lowe, N. J. (2003). A review of peripheral nerve blockade as local anaesthesia in the treatment of palmar hyperhidrosis. *British Journal of Dermatology*, 149(3), 447–451.

Hornberger, J., Grimes, K., Naumann, M., Glaser, D. A., Lowe, N. J., Naver, H., et al. (2004). Recognition, diagnosis, and treatment of primary focal hyperhidrosis. *Journal of the American Academy of Dermatology*, 51(2), 274–286.

Kaufmann, H., Saadia, D., Polin, C., Hague, S., Singleton, A., & Singleton, A. (2003). Primary hyperhidrosis—Evidence for autosomal dominant inheritance. *Clinical Autonomic Research*, 13(2), 96–98.

Kreyden, O. P., & Scheidegger, E. P. (2004). Anatomy of the sweat glands, pharmacology of botulinum toxin, and distinctive syndromes associated with hyperhidrosis. *Clinics in Dermatology*, 22(1), 40–44.

Kwiat, D. M., Bersani, T. A., & Bersani, A. (2004). Increased patient comfort utilizing botulinum toxin type a reconstituted with preserved versus nonpreserved saline. *Ophthalmic Plastic and Reconstructive Surgery*, 20(3), 186–189.

Lear, W., Kessler, E., Solish, N., & Glaser, D. A. (2007). An epidemiological study of hyperhidrosis. *Dermatologic Surgery*, 33(1 Spec No.), S69–S75.

Lenefsky, M., & Rice, Z. P. (2018). Hyperhidrosis and its impact on those living with it. *The American Journal of Managed Care*, 24(Suppl. 23):S491–S495.

Leung, A. K., Chan, P. Y., & Choi, M. C. (1999). Hyperhidrosis. *International Journal of Dermatology*, 38(8), 561–567.

McConaghy, J. R., & Fosselman, D. (2018). Hyperhidrosis: Management options. *American Family Physician*, 97(11), 729–734.

Moraites, E., Vaughn, O. A., & Hill, S. (2014). Incidence and prevalence of hyperhidrosis. *Dermatologic Clinics*, 32(4), 457–465.

Murray, C. A., Cohen, J. L., & Solish, N. (2007). Treatment of focal hyperhidrosis. *Journal of Cutaneous Medicine and Surgery*, 11(2), 67–77.

Naumann, M., Lowe, N. J., Kumar, C. R., & Hamm, H. (2003). Botulinum toxin type a is a safe and effective treatment for axillary hyperhidrosis over 16 months: A prospective study. *Archives of Dermatology*, 139(6), 731–736.

Naumann, M. K., Hamm, H., Lowe, N. J., & BOTOX® Hyperhidrosis Clinical Study Group. (2002). Effect of botulinum toxin type A on quality of life measures in patients with excessive axillary sweating: A randomized controlled trial. *British Journal of Dermatology*, 147(6), 1218–1226.

Nawrocki, S., & Cha, J. (2019). The etiology, diagnosis, and management of hyperhidrosis: A comprehensive review: Etiology and clinical work-up. *Journal of the American Academy of Dermatology*, 81(3), 657–666.

Nawrocki, S., & Cha, J. (2020). Botulinum toxin: Pharmacology and injectable administration for the treatment of primary hyperhidrosis. *Journal of the American Academy of Dermatology*, 82(4), 969–979.

OnabotulinumtoxinA Injections (Botox®). (2021, March 15). Retrieved from https://www.sweathelp.org/hyperhidrosis-treatments/botox.html.

Rosell, K., Hymnelius, K., & Swartling, C. (2013). Botulinum toxin type A and B improve quality of life in patients with axillary and palmar hyperhidrosis. *Acta Dermato-Venereologica*, 93(3), 335–339.

Saadia, D., Voustianiouk, A., Wang, A. K., & Kaufmann, H. (2001). Botulinum toxin type A in primary palmar hyperhidrosis: Randomized, single-blind, two-dose study. *Neurology*, 57(11), 2095–2099.

Saenz, J. W., Sams, R. W., II, & Jamieson, B. (2011). FPIN's clinical inquiries. Treatment of hyperhidrosis. *American Family Physician*, 83(4), 465–466.

Sato, K., Kang, W. H., Saga, K., & Sato, K. T. (1989). Biology of sweat glands and their disorders. I. Normal sweat gland function. *Journal of the American Academy of Dermatology*, 20(4), 537–563.

Sato, K., Kang, W. H., Saga, K., & Sato, K. T. (1989). Biology of sweat glands and their disorders. II. Disorders of sweat gland function. *Journal of the American Academy of Dermatology*, 20(5 Pt 1), 713–726.

Shargall, Y., Spratt, E., & Zeldin, R. A. (2008). Hyperhidrosis: What is it and why does it occur? *Thoracic Surgery Clinics*, 18(2), 125–132, v.

Simonetta Moreau, M., Cauhepe, C., Magues, J. P., & Senard, J. M. (2003). A double-blind, randomized, comparative study of Dysport vs. Botox in primary palmar hyperhidrosis. *British Journal of Dermatology*, 149(5), 1041–1045.

Solish, N., Benohanian, A., Jonathan, W. K., & Canadian Dermatology Study Group on Health Related Quality of Life in Primary Axillary Hyperhidrosis. (2005). Prospective open-label study of botulinum toxin type A in patients with axillary hyperhidrosis: Effects on functional impairment and quality of life. *Dermatologic Surgery, 31*(4), 405–413.

Solish, N., Bertucci, V., Dansereau, A., Hong, H. C. H., Lynde, C., Lupin, M., et al. (2007). A comprehensive approach to the recognition, diagnosis, and severity-based treatment of focal hyperhidrosis: Recommendations of the Canadian Hyperhidrosis Advisory Committee. *Dermatologic Surgery, 33*(8), 908–923.

Solish, N., Wang, R., & Murray, C. A. (2008). Evaluating the patient presenting with hyperhidrosis. *Thoracic Surgery Clinics, 18*(2), 133–140.

Strutton, D. R., Kowalski, J. W., Glaser, D. A., & Stang, P. E. (2004). US prevalence of hyperhidrosis and impact on individuals with axillary hyperhidrosis: Results from a national survey. *Journal of the American Academy of Dermatology, 51*(2), 241–248.

Thomadsen, B. R., Heaton, H. T., Jani, S. K., Masten, J. P., Napolitano, M. E., Ouhib, Z., et al. (2010). Off-label use of medical products in radiation therapy: Summary of the report of AAPM Task Group No. 121. *Medical Physics, 37*(5), 2300–2311.

Vadoud-Seyedi, J., & Simonart, T. (2007). Treatment of axillary hyperhidrosis with botulinum toxin type A reconstituted in lidocaine or in normal saline: A randomized, side-by-side, double-blind study. *British Journal of Dermatology, 156*(5), 986–989.

Wadhawa, S., Agrawal, S., Chaudhary, M., & Sharma, S. (2019). Hyperhidrosis prevalence: A disease underreported by patients and underdiagnosed by physicians. *Indian Dermatology Online Journal, 10*(6), 676–681.

Walling, H. W. (2009). Primary hyperhidrosis increases the risk of cutaneous infection: A case-control study of 387 patients. *Journal of the American Academy of Dermatology, 61*(2), 242–246.

Wolosker, N., Schvartsman, C., Krutman, M., Campbell, T. P. D. A., Kauffman, P., de Campos, J. R. M., et al. (2014). Efficacy and quality of life outcomes of oxybutynin for treating palmar hyperhidrosis in children younger than 14 years old. *Pediatric Dermatology, 31*(1), 48–53.

Yamauchi, P. S., & Lowe, N. J. (2004). Botulinum toxin types A and B: Comparison of efficacy, duration, and dose-ranging studies for the treatment of facial rhytides and hyperhidrosis. *Clinics in Dermatology, 22*(1), 34–39.

28

O Futuro dos Neuromoduladores em Medicina Estética

Jessica G. Labadie, Alastair Carruthers e Jean Carruthers

RESUMO E CARACTERÍSTICAS PRINCIPAIS

- O uso estético de toxina botulínica tipo A (BoNT-A) começou na glabela e no terço superior da face, mas atualmente se expandiu para os terços médio e inferior, incluindo os músculos masseteres e o pescoço
- A abordagem facial estética nos terços superior e inferior da face é possível e bastante comum com o uso combinado de BoNT-A e preenchedores de efeito tridimensional, assim como dispositivos à base de *laser* e energia

- Novos desenvolvimentos na formulação da molécula de BoNT-A produziram várias novas moléculas candidatas, que demonstraram maior e menor longevidade da resposta, assim como maior facilidade de uso
- A compreensão cada vez maior dos efeitos centrais e mecanismos de ação de BoNT-A está promovendo uma nova valorização de aplicações para autoestima, depressão e dor, assim como para o tratamento de distonias e muitos usos estéticos.

INTRODUÇÃO

A toxina botulínica tipo A (BoNT-A) é utilizada para diversos fins clínicos desde a década de 1960 e os dados de segurança associados ao seu uso são bem estabelecidos. O nome comercial Botox® foi aprovado pela primeira vez pela Food and Drug Administration (FDA) em 1989 para uso em estrabismo, blefarospasmo e distonia cervical e, desde então, o mercado e a tecnologia continuam a crescer. O uso de BoNT-A para fins estéticos foi introduzido em 1991 para melhorar rugas faciais e continua sendo o procedimento estético não cirúrgico mais comum nos EUA e em todo o mundo. Notavelmente, esse uso continuou a aumentar apesar de recessões econômicas e outras situações globais adversas. Os estudos clínicos começaram com o tratamento apenas de rugas glabelares, mas o trabalho em outros locais, como "pés de galinha" e rugas da fronte, começou logo em seguida. Com o tempo, a porcentagem de pacientes da geração Y (*millenials*), assim como pacientes do sexo masculino, que utilizam neuromoduladores, também continuou a crescer. A supervisão regulatória do uso de BoNT-A gradualmente se equiparou aos avanços médicos e atualmente existem múltiplas indicações estéticas aprovadas na maior parte do mundo. Podemos prever que, com a evolução das técnicas, indicações clínicas mais amplas e a criação de produtos novos e melhores, a popularidade dos neuromoduladores continuará a ganhar a atenção tanto dos pacientes quanto dos médicos.

Desde a origem do conceito de neuromoduladores para uso clínico, uma mudança de paradigma foi iniciada na Medicina Estética. O rejuvenescimento facial tornou-se minimamente invasivo, mais seguro, financeiramente acessível e mais eficaz com a emergência de novas tecnologias. Apesar do velho ditado, "É difícil fazer previsões, especialmente sobre o futuro", este capítulo abordará a evolução futura de BoNT-A nas seguintes áreas: expansão dos usos atuais, alterações da molécula e das formulações e novas técnicas e indicações.

Expansão dos usos atuais

Nos EUA, há quatro produtos de BoNT-A aprovados pela FDA disponíveis no comércio para uso estético; a adição mais recente é a toxina prabotulínica A-xvfs (Jeuveau®) (Tabela 28.1). Embora a aprovação da FDA seja limitada na maior parte ao uso em rugas glabelares, muitos médicos envolvidos no início das aplicações estéticas de BoNT-A experimentaram seu uso em diferentes regiões. Como resultado, muitos médicos no campo da estética sentem-se à vontade para usar esses produtos em várias indicações *off-label*, incluindo rugas da fronte, rugas do canto lateral dos olhos, "linhas de coelho", depressões no mento, depressão comissura oral, hipertrofia do masseter e bandas platismais. Também já se sabe que os músculos faciais devem ser tratados com respeito e, portanto, baixas doses devem ser usadas pelo menos no início, em particular no terço inferior da face. A expansão do uso de BoNT-A se deu pelo efeito de

Tabela 28.1 Neurotoxinas atualmente aprovadas pela Food and Drug Administration (FDA) e disponíveis para uso nos EUA.

Nome comercial	NEUROTOXINAS ATUALMENTE APROVADAS PELA FDA DISPONÍVEIS PARA USO NOS EUA				
	Botox®/Botox Cosmetic®/Vistabel®/Vistabex® (Allergan, Inc., Irvine, Califórnia, EUA)	Dysport®/Reloxin®/Azzalure® (Galderma Laboratories, Suíça)	Xeomin®/Bocoture® (Merz Pharmaceuticals, Alemanha)	Jeuveau®/Nabota® (Evolus, Newport Beach, Califórnia, EUA)	MyoBloc®/NeuroBloc® (Solstice Neurosciences, Inc., Louisville, Kentucky, EUA)
Fundamentação	Botox® é o nome comercial da toxina onabotulínica A e foi aprovado pela FDA pela primeira vez em 1989 para tratamento de distonia cervical, hiperidrose axilar primária grave, blefarospasmo, hiperatividade neurogênica do detrusor (incontinência urinária), enxaqueca crônica, espasticidade do membro superior e rugas glabelares moderadas a intensas. É importante observar que existe uma previsão da chegada ao mercado de seringas pré-enchidas de Botox® nos próximos anos para melhorar a eficácia e reduzir o risco de contaminação.	Dysport® é o nome comercial da toxina abobotulínica A. Foi aprovado pela FDA em 2009 para tratamento de distonia cervical e rugas glabelares moderadas a intensas. Em contraste com o Botox®, que é purificado por precipitação repetida e redissolução, Dysport® é purificado por um método de separação em coluna, o que pode explicar a maior difusão da toxina. Além disso, a razão posológica de Dysport® é ligeiramente maior que a de Botox®, com uma razão de aproximadamente 3:1.	Xeomin® é o nome comercial da toxina incobotulínica A e foi aprovado pela FDA em 2011 para rugas glabelares moderadas a intensas em adultos. Xeomin® apresenta uma razão posológica semelhante à do Botox®, porém não contém complexos de proteínas. Ele é comercializado como uma formulação potencialmente mais pura, o que poderia reduzir o risco teórico de formação de anticorpos e, em última análise, resistência. Contudo, são necessários mais estudos para confirmar essa hipótese.	Jeuveau® é o nome comercial da toxina prabotulínica A-xvfs. Esse produto é novo no cenário dos EUA, aprovado em abril de 2019, para o tratamento de rugas glabelares moderadas a intensas. Contudo, a toxina prabotulínica A faz parte do mercado global desde 2014 com o nome comercial Nabota®, da Daewoong Pharmaceuticals (Seul, Coreia do Sul). Jeuveau® era comercializado originalmente como newtox, a toxina mais nova nos EUA, mas recentemente a FDA solicitou que a empresa deixasse de usar esse termo. Há alegações de início de ação mais rápido, mas são necessárias investigações adicionais para determinar se há diferenças reais entre as marcas disponíveis.	MyoBloc® é o nome comercial da toxina rimatobotulínica B. Essa é a única toxina botulínica tipo B comercializada nos EUA. Contudo, ela não é aprovada para uso estético, apenas para distonia cervical. Os dados de MyoBloc® na correção de rugas glabelares não foram promissores para uso estético, pois ele demonstrou injeções mais dolorosas e duração de efeito mais curta.

(continua)

Tabela 28.1 Neurotoxinas atualmente aprovadas pela Food and Drug Administration (FDA) e disponíveis para uso nos EUA. (*Continuação*)

	NEUROTOXINAS ATUALMENTE APROVADAS PELA FDA DISPONÍVEIS PARA USO NOS EUA				
Nome comercial	**Botox®/Botox Cosmetic®/ Vistabel®/Vistabex® (Allergan, Inc., Irvine, Califórnia, EUA)**	**Dysport®/Reloxin®/Azzalure® (Galderma Laboratories, Suíça)**	**Xeomin®/Bocoture® (Merz Pharmaceuticals, Alemanha)**	**Jeuveau®/Nabota® (Evolus, Newport Beach, Califórnia, EUA)**	**MyoBloc®/NeuroBloc® (Solstice Neurosciences, Inc., Louisville, Kentucky, EUA)**
Cepa	Toxina onabotulínica A	Toxina abobotulínica A	Toxina incobotulínica A	Toxina prabotulínica A-xvfs	Toxina rimatobotulínica B
Empresa	Allergan	Galderma Laboratories	Merz Pharmaceuticals	Evolus	Solstice Neurosciences
Aprovação (ano)	FDA (1989)	FDA (2009)	FDA (2010)	FDA (2019)	FDA (2009)
Contraindicações	Distúrbios neuromusculares que sejam exacerbados pelos efeitos clínicos do tratamento Hipersensibilidade a qualquer produto ou excipiente de BoNT-A Infecção no local de injeção	Distúrbios neuromusculares que sejam exacerbados pelos efeitos clínicos do tratamento Hipersensibilidade a qualquer produto ou excipiente de BoNT-A Infecção no local de injeção Alergia a leite de vaca	Distúrbios neuromusculares que sejam exacerbados pelos efeitos clínicos do tratamento Hipersensibilidade a qualquer produto ou excipiente de BoNT-A Infecção no local de injeção	Distúrbios neuromusculares que sejam exacerbados pelos efeitos clínicos do tratamento Hipersensibilidade a qualquer produto ou excipiente de BoNT-A Infecção no local de injeção	Distúrbios neuromusculares que sejam exacerbados pelos efeitos clínicos do tratamento Hipersensibilidade a qualquer produto ou excipiente de BoNT-A Infecção no local de injeção
Peso molecular	900 kD	500-900 kD	150 kD	900 kD	700 kD
Potência	1:1	3:1	1:1	1:1	50:1
Formulação	Pó para reconstituição em solução salina normal	Pó para reconstituição em solução salina normal	Pó para reconstituição em solução salina normal	Pó para reconstituição em solução salina normal	Líquido
Modo de ação	SNAP-25	SNAP-25	SNAP-25	SNAP-25	VAMP
Unidades por frasco-ampola	50, 100, 200	300, 500	50, 100	100	2.500; 5.000; 10.000
Excipientes	Albumina sérica humana, NaCl	Albumina sérica humana, lactose	Albumina sérica humana, sacarose	Albumina sérica humana, NaCl	Albumina sérica humana, NaCl, succinato dissódico, água
Armazenamento	Antes da diluição: 2 a 8°C ou < 5°C Após a diluição: 2 a 8°C	2 a 8°C	< 25°C	2 a 8°C	2 a 8°C

Esta tabela foi adaptada e revisada da seguinte publicação original: Labadie, J. G., Dover, J., & Alam, M. (2020). New toxins and fillers on the horizon: implications for both patients and practices. *Advances in Cosmetic Surgery*, 3(1), 123-134.

diminuição da contratilidade e do tônus em repouso dos músculos tratados; outras ações desejadas incluem redução de secreções glandulares e possivelmente neocolagênese, embora sejam necessários mais estudos.

Alterações da molécula e das formulações

Novos produtos no horizonte

Como ocorre com qualquer medicamento de sucesso, como BoNT-A, existe uma forte tentação de tentar "melhorá-lo". Os resultados de todas as pesquisas, desde os estudos originais do Dr. Alan Scott em animais na década de 1970 até o presente momento, demonstraram que a formulação original do Dr. Schantz, usada por Scott, em muitos aspectos era a ideal. Ainda mais quando a Allergan removeu grande parte da proteína associada em 1997. BoNT-A apresenta uma duração favorável em comparação com outros sorotipos e parece ser durável e não tão frágil quanto se pensava inicialmente. Em uma escala global, vários produtos não aprovados pela FDA nos EUA vêm recebendo atenção mundial e é plausível que muitos desses produtos cheguem logo ao panorama dos EUA. Cada um desses produtos é explicado com mais detalhes na Tabela 28.2.

Neuromoduladores tópicos

Outro conceito popular consiste na criação e no uso de formulações tópicas de BoNT-A. Estudos anteriores mostraram que BoNT-A tópica por si só não produziu resultados muito bons. Contudo, um estudo em hemiface demonstrou a utilidade do *laser* de CO_2 fracionado, que cria colunas microscópicas na epiderme e na derme, permitindo que as partículas de toxina abobotulínica A atinjam o plano inferior da derme e façam efeito. Nesse estudo, "pés de galinha" em cada lado da face foram tratados primeiro com um *laser* de CO_2 fracionado ablativo; em seguida, 100 U de toxina abobotulínica A em solução salina foram aplicadas em um lado da face e apenas solução salina no outro lado. Uma redução estatisticamente significativa das rugas dinâmicas em relação à avaliação basal foi observada no lado tratado.

Além disso, a Revance Inc. e a Anterios Inc. produziram e estudaram formulações tópicas de BoNT-A. O produto tópico da Revance foi estudado em "pés de galinha" e enxaqueca, mas as pesquisas adicionais foram descontinuadas por conta do sucesso de seu produto injetável RT002 na sobrancelha. Os estudos do produto da Anterios, ANT-1207, levaram à aquisição pela Allergan dos direitos globais a ANT-1207, uma formulação tópica de BoNT-A em investigação que está sendo desenvolvida para possível tratamento de hiperidrose, acne e "pés de galinha".

Inibidores de secreção direcionados: sintaxina

As sintaxinas consistem em uma família de proteínas *Q-SNARE* integradas à membrana que participam da exocitose. São novas proteínas recombinantes derivadas da estrutura proteica da BoNT e constituem uma nova classe de produtos biofarmacêuticos. A Allergan Inc. trabalhou em conjunto e licenciou a tecnologia da Syntaxin (Oxon, Reino Unido), uma empresa de bioengenharia. Essa colaboração resultou na fusão da porção de endopeptidase da neurotoxina com várias porções definidores de alvos, permitindo o direcionamento seletivo para tipos celulares específicos e o bloqueio da liberação por exocitose de mediadores, como os neurotransmissores envolvidos na nocicepção e a secreção excessiva de hormônio do crescimento na acromegalia. As proteínas do inibidor de secreção dirigido (TSI) inibem a secreção por um período de tempo prolongado após uma única aplicação, tornando-as particularmente ideais para o tratamento de doenças crônicas como os distúrbios dolorosos. Entretanto, apesar de promissoras, essas inovações empolgantes ainda não levaram a um produto comercializável e as pesquisas especificamente voltadas para aplicações estéticas ainda precisam ser iniciadas.

Novas técnicas e indicações

Tratamento combinado

Vários estudos recentes indicam que uma combinação de BoNT-A e preenchedores dérmicos pode obter maior durabilidade de efeito. Uma explicação para isso é que o efeito de relaxamento de BoNT-A pode ajudar o preenchedor dérmico a produzir melhores efeitos de melhora das rugas ao reduzir o componente dinâmico delas. Em um estudo em hemiface que comparou BoNT-A mais preenchedor *versus* BoNT-A isolada, os avaliadores cegos constataram que a combinação promoveu uma melhora estatisticamente significativa nas rugas dinâmicas e estáticas 24 semanas após o tratamento. Existem alguns estudos clínicos em andamento e em recrutamento nesse momento para testar adicionalmente essas hipóteses.

Além disso, foi demonstrado que o tratamento com BoNT-A tem efeito complementar, e possivelmente sinérgico, quando administrado após várias modalidades à base de *laser* e luz, incluindo luz pulsada intensa (LIP), PDL, *laser* de CO_2 e *erbium*-YAG. Com relação à LIP e BoNT-A, o efeito de BoNT-A sobre a rede pré-sináptica e o sistema vascular, por meio da inibição da liberação de neuropeptídios vasodilatadores e outros sistemas autonômicos, poderia explicar o melhor efeito sobre os sinais de envelhecimento.

Microbotox

Outra nova técnica chamada "meso" ou "microbotox", desenvolvida em 2000 por Wu et al., pretende fornecer efeitos de aspecto mais natural para os pacientes por meio da injeção de múltiplas pápulas minúsculas de BoNT-A altamente diluída. Foi proposto que essas microinjeções melhoram a aparência da pele e as rugas finas ao induzir a atrofia de glândulas sudoríparas e sebáceas, além de enfraquecer as fibras musculares superficiais para reduzir os efeitos de ancoragem que causam as rugas. São necessários estudos clínicos randomizados e controlados para entender completamente a eficácia real dessa técnica.

Efeitos centrais de BoNT-A

Nas três primeiras décadas de uso de BoNT-A, era presumido que, com exceção da difusão local, a toxina injetada permanecia localizada no ponto de injeção. O primeiro achado em oposição a esse conceito surgiu em 2006, em um estudo de Harvard em indivíduos com distonia cervical ou manual. Blood et al. constataram que injeções periféricas de BoNT corrigiram anormalidades da substância branca central, medidas por imagens de difusão da tensão nesses pacientes. Dois anos mais tarde, ao estudar a possível migração central de BoNT-A em um modelo em ratos, Antonucci et al. descobriram que BoNT ativa era

Tabela 28.2 Produtos à base de neurotoxinas no horizonte para o mercado dos EUA.

	NEUROTOXINAS NO HORIZONTE PARA O MERCADO DOS EUA							
Nome comercial	**Toxina daxibotulínica A/ RT002 (Revance Therapeutics Inc., Newark, Califórnia, EUA)**	**Botulax®/BoNT/A-DP (Croma-Pharma, Áustria)**	**Innotox®/Toxina nivobotulínica A/ MT10109 L (Medy-Tox Inc., Coreia do Sul)**	**Nabota®**	**Relatox®**	**Coretox®**	**Lantox®/ Prosigne®/ Redux®/ ChinaTox®**	**Meditoxin®/ Neuronox®**
Fundamen-tação	A toxina daxibotulínica A ou RT002 no momento está em estudos clínicos nos EUA. Ela é especial por usar um peptídio de carga positiva para se ligar à porção de carga negativa da molécula de toxina, potencialmente permitindo resultados mais duradouros. Desse modo, provavelmente será comercializada pela Revance como um "neuromodulador de longa ação". Dados recentemente publicados demonstraram que 30,8% dos pacientes que receberam uma dose de 40 U mantiveram a melhora em pontuações de intensidade de rugas glabelares avaliadas pelo investigador e pelo paciente por 6 meses após o tratamento. Futuros estudos são necessários para determinar a eficácia e longevidade reais do tratamento (Carruthers, 2017; Jankovic, 2018; Benedetto, 2019; Bertucci, 2020).	Botulax®, uma BoNT-A, está disponível atualmente para uso em mercados fora dos EUA para o tratamento de rugas glabelares, blefarospasmo, espasticidade de membros e deformidade espástica do pé (Benedetto, 2019). Contudo, há projeções de que chegará ao mercado norte-americano em breve, já que a Croma-Pharma adquiriu os direitos a Botulax® na América do Norte e estudos clínicos nos EUA estão sendo conduzidos atualmente.	Innotox® é o nome comercial da toxina nivobotulínica A e essa é a primeira neurotoxina que vem em uma formulação líquida já diluída (0,4 mℓ = 1 U). O peso molecular e a capacidade de difusão relatados para Innotox® são semelhantes aos de Botox®. Essa formulação líquida é comercializada como uma forma de aumentar a eficácia, além de reduzir a diluição e a contaminação. A Allergan e a Medytox estão colaborando atualmente e esperam trazer esse produto ao mercado dos EUA até 2022. O recrutamento para estudos clínicos nos EUA está em andamento.	ASD	ASD	ASD	ASD	ASD

(continua)

Tabela 28.2 Produtos à base de neurotoxinas no horizonte para o mercado dos EUA. (*Continuação*)

	NEUROTOXINAS NO HORIZONTE PARA O MERCADO DOS EUA							
Nome comercial	**Toxina daxibotulínica A/ RT002 (Revance Therapeutics Inc., Newark, Califórnia, EUA)**	**Botulax®/BoNT/A-DP (Croma-Pharma, Áustria)**	**Innotox®/Toxina nivobotulínica A/ MT10109 L (Medy-Tox Inc., Coreia do Sul)**	**Nabota®**	**Relatox®**	**Coretox®**	**Lantox®/ Prosigne®/ Redux®/ ChinaTox®**	**Meditoxin®/ Neuronox®**
Cepa	Toxina daxibotulínica A	CBFC26	*Clostridium botulinum* tipo A (grupo Hall AT3502)	Toxina prabotulínica A	Toxina botulínica tipo A + hemaglutinina	*Clostridium botulinum* tipo A (grupo Hall AT3502)	CBTX-A	*Clostridium botulinum* tipo A (grupo Hall AT3502)
Empresa	Revance Therapeutics	Hugel Inc./Croma	Medytox Inc.	Daewoong Pharmacy	NGO Microgen	Medytox Inc.	Lanzhou Institute of Biological Products	Medytox Inc.
Peso molecular	150 kD	900 kD	900 kD	900 kD	900 kD	150 kD	900 kD	900 kD
Formulação	Pó para reconstituição em solução salina normal	Pó para reconstituição em solução salina normal	Formulação líquida	Pó para reconstituição em solução salina normal	Pó para reconstituição em solução salina normal	Pó para reconstituição em solução salina normal	Pó para reconstituição em solução salina normal	Pó para reconstituição em solução salina normal
Modo de ação	SNAP-25	SNAP-25	SNAP-25	SNAP-25	SNAP-25	SNAP-25	SNAP-25	SNAP-25
Unidades por frasco-ampola	ASD	100, 150, 200	0,1 mℓ = 4 U	50, 100, 200	50, 100	50, 100, 200	100	50, 100, 150, 200
Excipientes	Peptídio patenteado	Albumina sérica humana, NaCl	Albumina sérica humana, NaCl	Albumina sérica humana, NaCl	Hemaglutinina, gelatina, maltose	Albumina sérica humana, NaCl	Gelatina, dextrana, sacarose	Albumina sérica humana, NaCl
Armazenamento	ASD (pode não requerer refrigeração durante armazenamento ou remessa)	2 a 8°C	2 a 8°C	2 a 8°C	2 a 8°C	2 a 8°C	2 a 8°C	−15 ou 2 a 8°C

Esta tabela foi adaptada e revisada da seguinte publicação original: Labadie, J. G., Dover, J., & Alam, M. (2020). New toxins and fillers on the horizon: implications for both patients and practices. *Advances in Cosmetic Surgery*, 3(1), 123-134.

transportada de modo retrógrado pelos neurônios centrais quando encontraram a neurotoxina no tronco encefálico de ratos e camundongos 3 dias após sua injeção nos músculos dos bigodes. Em 2011, o mesmo grupo de pesquisadores expandiu sua posição e sugeriu que o transporte axonal retrógrado e a transcitose de BoNT-A cataliticamente ativa poderiam ser indicativos de efeitos centrais diretos. Outras pesquisas confirmaram que processos neuronais movimentam a BoNT para longe do local de injeção na periferia para exercer efeitos clínicos ao entrar em neurônios do sistema nervoso central.

Uma pesquisa sobre o transporte axonal da toxina botulínica B (BoNT-B) em um modelo animal de alívio da dor mostra que o efeito antinociceptivo é decorrente do transporte e os autores sugerem a hipótese de que esse também possa ser o mecanismo no tratamento da enxaqueca em humanos. Essa nova informação inicialmente foi considerada como um motivo de preocupação. Contudo, uma reflexão mais profunda sobre os muitos anos de uso destaca a segurança notável e os efeitos clínicos positivos de BoNT-A em distonias, enxaquecas e cefaleias tensionais, depressão, autoestima e indicações estéticas. Além disso, embora não usada em estética como rotina, a segurança e a eficácia de BoNT-B foram estudadas com sucesso em um estudo duplo-cego, randomizado e controlado por placebo para tratamento de rugas glabelares hiperfuncionais. Essas informações servem para reposicionar de modo positivo nosso interesse nesses novos dados e aumenta ainda mais nossa compreensão sobre os mecanismos de ação dos neuromoduladores.

Autoestima e BoNT-A

Publicações recentes em vários níveis de evidência enfocaram os efeitos de BoNT-A sobre a autoestima. Em 2010, um estudo prospectivo, randomizado, duplo-cego, controlado por placebo, demonstrou melhoras estatisticamente válidas nas pontuações de qualidade de vida (QoL) e autoestima antes da injeção e 2 semanas e 3 meses após a injeção. Além disso, foram publicados estudos tentando elucidar por que os indivíduos procuram intervenções estéticas dermatológicas de modo geral. Embora não sejam totalmente específicos para BoNT-A, dois estudos qualitativos recentes investigaram essas motivações estéticas e citam exemplos que incluem bem-estar mental e emocional, aparência estética, saúde física, sucesso acadêmico/profissional, bem-estar social, custo, percepções e momento do procedimento. Recentemente, houve avanços no campo em expansão da oncodermatologia restauradora, assim como na importância de compreender as motivações estéticas por trás de indivíduos com uma história de doença clínica importante.

Depressão e BoNT-A

Mais de 121 milhões de pessoas no mundo sofrem de depressão. Charles Darwin observou em 1872 que indivíduos deprimidos demonstravam uma contração conjunta peculiar dos músculos corrugadores do supercílio e frontal, produzindo uma expressão facial semelhante à letra grega ômega. Ele chamou esse sinal de ômega melancólico, ou o sinal de ômega. Na literatura psiquiátrica, Greden et al. encontraram uma correlação positiva significativa entre agitação e atividade do músculo corrugador em mulheres com transtorno depressivo maior. Curiosamente, a incapacidade de contrair a testa pode causar o efeito oposto. Finzi e Wasserman avaliaram 10 pacientes clinicamente deprimidas antes e depois de injeções de BoNT-A em linha glabelares ou rugas horizontais da fronte. Eles constataram que o tratamento eliminou sintomas depressivos em nove participantes e reduziu os sintomas na mulher remanescente. Os autores sugerem que a impossibilidade de contrair a testa interromperia o ciclo de *feedback* negativo de outras pessoas. Outros estudos mostraram o mesmo resultado: o tratamento para prevenir a contração da testa está correlacionado a uma redução do humor negativo. Um estudo de fase 2 randomizado, duplo-cego e controlado em mulheres adultas publicado recentemente respalda essa teoria, demonstrando que uma única sessão de tratamento com toxina onabotulínica A (30 U) reduziu de modo constante os sintomas depressivos durante todo o período de observação de 24 semanas. Os resultados são decorrentes de um efeito psicológico no ciclo de *feedback* ou de um efeito central de BoNT-A? Estudos futuros podem tentar responder a essa questão, mas é difícil – ou até mesmo impossível – controlar o efeito placebo. Mesmo assim, a relação entre BoNT-A e depressão, ou a possibilidade de efeitos centrais, continua sendo uma área intrigante.

Dor e BoNT-A

A profilaxia de cefaleia com BoNT-A está distante da estética, mas o tema deve ser mencionado aqui porque muitos indivíduos apresentam alívio da cefaleia com injeções estéticas de BoNT-A. Foi demonstrado que BoNT-A bloqueia a liberação dos neurotransmissores mediadores da dor substância P (SP), peptídio relacionado ao gene de calcitonina (CGRP) e glutamato de neurônios motores e sensitivos. A SP pode participar do desenvolvimento de nevralgia pós-herpética. Outros mecanismos de bloqueio da dor de BoNTA incluem sensibilização periférica e redução indireta da sensibilização central. O membro 1 da família V dos receptores de canais catiônicos de potencial transitório (TRPV1) é um canal iônico encontrado em alguns neurônios sensitivos, que é ativado por capsaicina, prótons e calor nocivo. Ele é suprarregulado nos tecidos durante dor crônica e inflamação. Foi demonstrado que BoNT-A reduz a expressão de TRPV1 em muitos tipos de células e tecidos, sugerindo outro mecanismo pelo qual BoNT-A pode reduzir a dor.

Fibrilação atrial e BoNT-A

Outra nova aplicação médica para BoNT-A inclui a supressão temporária da fibrilação atrial mediada pelo nervo vago após cirurgia cardíaca. A fibrilação atrial pós-operatória (FAPO) é uma complicação comum da cirurgia cardíaca e está associada a um maior risco de mortalidade, morbidade e permanência hospitalar prolongada. Os neurônios pós-ganglionares e parassimpáticos estão localizados principalmente nos coxins adiposos do epicárdio e, recentemente, uma injeção de BoNT-A nessas áreas foi sugerida como uma modalidade promissora para prevenção de FAPO. Diversos estudos demonstraram que uma injeção de 50 U de BoNT-A nos coxins gordurosos epicárdicos durante a cirurgia cardíaca reduz de modo significativo a incidência de FAPO em comparação ao placebo. São necessários estudos randomizados e controlados no futuro para investigar com mais detalhes a eficácia e a segurança dessa aplicação.

CONCLUSÃO

A classe de medicamentos neuromoduladores constitui o exemplo mais empolgante de um medicamento que atravessa gerações extremamente valioso. BoNT-A tem usos heterogêneos em muitas disciplinas. O uso estético de BoNT-A atualmente representa o procedimento estético mais comum no mundo todo, e sua segurança e eficácia no campo da estética levaram a sua adoção em muitas outras áreas. No campo da estética facial, BoNT-A em combinação com outros tratamentos estéticos não cirúrgicos com "pouco tempo de inatividade", como preenchedores tridimensionais, dispositivos à base de energia e cuidados tópicos com a pele (ou seja, vitaminas A e C, citocinas, fatores de crescimento, antioxidantes, otimizadores da matriz dérmica), proporciona ao público os resultados estéticos que procuram, com pouco tempo de inatividade e raras complicações. Provavelmente, os pacientes chegarão a uma consulta munidos de informações e uma ideia do que desejam e onde desejam. É importante que os médicos na área da estética permaneçam atualizados sobre novos produtos e técnicas para orientar melhor os pacientes e escolher os melhores produtos para uma indicação em particular. Na verdade, a previsão presciente do Dr. Justinus Kerner em 1820 – de que a epidemia de envenenamento por essa substância venenosa desconhecida nas salsichas ingeridas por seus pacientes em Weinsberg, na Alemanha, durante a guerra pós-napoleônica poderia ter um efeito benéfico – provou ser verdadeira muitas vezes nos dois séculos seguintes.

LEITURA ADICIONAL

American Society for Dermatologic Surgery (ASDS). *ASDS survey: Skin cancer, cosmetic procedures jump 22 percent in 2013. 2013 ASDS survey on dermatologic procedures.* Retrieved from https://www.asds.net/_Media.aspx-?id=7744.

Anterios purchased by Allergan Pharmaceuticals. *Wall Street Journal.* January 7, 2016.

Darwin, C. (1998). *The expression of the emotions in man and animals* (3rd ed.). New York, NY: Oxford University Press [Originally published 1872].

FDA. (1989). *Botox (onabotulinumtoxinA)* [FDA package insert]. Retrieved from https://www.accessdata.fda.gov/drugsatfda_docs/label/2011/103000s5236lbl.pdf.

FDA. (2009). *Dysport (abobotulinumtoxinA)* [FDA package insert]. Retrieved from https://www.accessdata.fda.gov/drugsatfda_docs/label/2016/125274s107lbl.pdf.

FDA. (2009). *Myobloc (rimabotulinumtoxinB)* [FDA package insert]. Retrieved from https://www.accessdata.fda.gov/drugsatfda_docs/label/2009/103846s5120lbl.pdf.

FDA. (2010). *Xeomin (incobotulinumtoxinA)* [FDA package insert]. Retrieved from https://www.accessdata.fda.gov/drugsatfda_docs/label/2010/125360lbl.pdf.

FDA. (2019). *Jeuveau (prabotulinumtoxinA-xvfs)* [FDA package insert]. Retrieved from https://www.accessdata.fda.gov/drugsatfda_docs/label/2019/761085s000lbl.pdf.

FDA. (2018, December). Botulinum Toxin market by product type (Botulinum Toxin A (BNT-A), Botulinum Toxin B (BNT-B)), by application (Cosmetics, Neurological Disorders, Other Therapeutic Areas), by end user (Hospitals, Dermatology & Beauty Clinics, Spas & Cosmetic Centers)—Growth, future prospects & competitive analysis, 2018–2026. (Report Code: 59070-12-18).

Botulinum Toxin market analysis by type (Botulinum Toxin Type A, Botulinum Toxin Type B), by end use (Therapeutic, Aesthetic), by region (North America, Europe, Asia Pacific, Latin America, MEA), and segment forecasts, 2018–2025. (Report ID: GVR-1-68038-355-3).

(2006). The Yale Book of Quotations by Fred R. Shapiro, Section Niels Bohr, Quote Page 92. New Haven: Yale University Press.

Alam, M., Barrett, K. C., Hodapp, R. M., & Arndt, K. A. (2008). Botulinum toxin and the facial feedback hypothesis: can looking better make you feel happier? *Journal of the American Academy of Dermatology, 58*(6), 1061–1072.

Alastair Carruthers, J. C., Flynn, T., & Leong, M. (2007). Dose finding, safety and tolerability study of botulinum toxin type B for the treatment of hyperfunctional glabellar lines. *Dermatologic Surgery, 33,* S61–S70.

Antonucci, F., Rossi, C., Gianfranceschi, L., Rossetto, O., & Caleo, M. (2008). Long-distance retrograde effects of botulinum neurotoxin A. *Journal of Neuroscience, 28*(14), 3689–3696.

Aoki, K. R. (2005). Review of a proposed mechanism for the antinociceptive action of botulinum toxin type A. *Neurotoxicology, 26*(5), 785–793.

Beer, K. R., Shamban, A. T., Avelar, R. L., Gross, J. E., & Jonker, A. (2019). Efficacy and safety of PrabotulinumtoxinA for the treatment of glabellar lines in adult subjects: Results from 2 identical phase III studies. *Dermatologic Surgery, 45*(11), 1381–1393.

Benedetto, A. V. (2019). What's new in cosmetic dermatology. *Dermatologic Clinics, 37*(1), 117–128.

Bertucci, V., Solish, N., Kaufman-Janette, J., Yoelin, S., Shamban, A., Schlessinger, J., et al. (2020). DaxibotulinumtoxinA for injection has a prolonged duration of response in the treatment of glabellar lines: Pooled data from two multicenter, randomized, double-blind, placebo-controlled, phase 3 studies (SAKURA 1 and SAKURA 2). *Journal of the American Academy of Dermatology, 82*(4), 838–845.

Blood, A. J., Tuch, D. S., Makris, N., Makhlouf, M. L., Sudarsky, L. R., & Sharma, N. (2006). White matter abnormalities in dystonia normalize after botulinum toxin treatment. *Neuroreport, 17*(12), 1251–1255.

Brennan, C. (2015). Update on neurotoxins for facial rejuvenation: what they are, how they work, and how to effectively and safely use them. *Plastic and Aesthetic Nursing, 35*(2), 69–75.

Brin, M. F., Durgam, S., Lum, A., James, L., Liu, J., Thase, M. E., et al. (2020). OnabotulinumtoxinA for the treatment of major depressive disorder: A phase 2 randomized, double-blind, placebo-controlled trial in adult females. *International Clinical Psychopharmacology, 35*(1), 19–28.

Calvani, F., Santini, S., Bartoletti, E., & Alhadeff, A. (2019). Personal technique of microinfiltration with botulin toxin: The SINB technique (superficial injection needling botulinum). *Plastic Surgery (Oakv), 27*(2), 156–161.

Carruthers, J., Burgess, C., Day, D., Fabi, S. G., Goldie, K., Kerscher, M., et al. (2016). Consensus recommendations for combined aesthetic interventions in the face using botulinum toxin, fillers, and energy-based devices. *Dermatologic Surgery, 42*(5), 586–597.

Carruthers, J., & Carruthers, A. (2004). The effect of full-face broadband light treatments alone and in combination with bilateral crow's feet Botulinum toxin type A chemodenervation. *Dermatologic Surgery, 30*(3), 355–366; discussion 366.

Carruthers, J., Solish, N., Humphrey, S., Rosen, N., Muhn, C., Bertucci, V., et al. (2017). Injectable daxibotulinumtoxinA for the treatment of glabellar lines: a phase 2, randomized, dose-ranging, double-blind, multicenter comparison with onabotulinumtoxinA and placebo. *Dermatologic Surgery, 43*(11), 1321–1331.

Carruthers, J. D., & Carruthers, J. A. (1992). Treatment of glabellar frown lines with C. botulinum-A exotoxin. *The Journal of Dermatologic Surgery and Oncology, 18*(1), 17–21.

Chang, S. P., Chen, W. Y., Lee, W. R., Chen, P. L., Tsai, T. H. (2008). The wrinkles soothing effect on the middle and lower face by intradermal injection of botulinum toxin type A. *International Journal of Dermatology, 47*(12), 1287–1294.

Dayan, S. H., Arkins, J. P., Patel, A. B., & Gal, T. J. (2010). A double-blind, randomized, placebo-controlled health-outcomes survey of the effect of botulinum toxin type a injections on quality of life and self-esteem. *Dermatologic Surgery, 36*(Suppl. 4), 2088–2097.

de Almeida, A. R. T., Romiti, A., & Carruthers, J. D. A. (2017). The facial platysma and its underappreciated role in lower face dynamics and contour. *Dermatologic Surgery, 43*(8), 1042–1049.

Fatahian, A. (2019, December 1). Botulinum toxin injection into epicardial fat pads: a promising potential modality for prevention of postoperative atrial fibrillation after cardiac surgery. *Brazilian Journal of Cardiovascular Surgery, 34*(5), 643.

Finzi, E., & Wasserman, E. (2006). Treatment of depression with botulinum toxin A: A case series. *Dermatologic Surgery, 32*(5), 645–649; discussion 649–650.

Freeman, S. R., & Cohen, J. L. (2008). New neurotoxins on the horizon. *Aesthetic Surgery Journal, 28*(3), 325–330.

Frevert, J., Ahn, K. Y., Park, M. Y., & Sunga, O. (2018). Comparison of botulinum neurotoxin type A formulations in Asia. *Clinical, Cosmetic and Investigational Dermatology, 11*, 327–331.

Greden, J. F., Genero, N., & Price, H. L. (1985). Agitation-increased electromyogram activity in the corrugator muscle region: A possible explanation of the "Omega sign"? *The American Journal of Psychiatry, 142*(3), 348–351.

Jankovic, J., Truong, D., Patel, A. T., Brashear, A., Evatt, M., Rubio, R. G., et al. (2018). Injectable daxibotulinumtoxinA in cervical dystonia: A phase 2 dose-escalation multicenter study. *Movement Disorders Clinical Practice, 5*(3), 273–282.

Kapoor, R., Shome, D., Jain, V., & Dikshit, R. (2010). Facial rejuvenation after intradermal botulinum toxin: is it really the botulinum toxin or is it the pricks? *Dermatologic Surgery, 36*(4), 2098–2105.

Keith, F., & John, C. (2010). Targeted secretion inhibitors-innovative protein therapeutics. *Toxins (Basel), 2*(12), 2795–2815.

Khoury, J. G., Saluja, R., & Goldman, M. P. (2008). The effect of botulinum toxin type A on full-face intense pulsed light treatment: A randomized, double-blind, split-face study. *Dermatologic Surgery, 34*(8), 1062–1069.

Labadie, J. G., Dover, J. S., & Alam, M. (2020). New toxins and fillers on the horizon: Implications for both patients and practices. *Advances in Cosmetic Surgery, 3*(1), 123–134.

Labadie, J. G., Poon, E., & Alam, M. (2020). Patients with major medical illness seek cosmetic procedures to preserve a healthy appearance and avoid looking ill. *Journal of the American Academy of Dermatology, 86*(4), 878–883. Manuscript submitted for publication.

Lawrence, G. W., Ovsepian, S. V., Wang, J., Aoki, K. R., & Dolly, J. O. (2012). Extravesicular intraneuronal migration of internalized botulinum neurotoxins without detectable inhibition of distal neurotransmission. *Biochemical Journal, 441*(1), 443–452.

Lewis, M. B., & Bowler, P. J. (2009). Botulinum toxin cosmetic therapy correlates with a more positive mood. *Journal of Cosmetic Dermatology, 8*(1), 24–26.

Lorenc, Z. P., & Daro-Kaftan, E. (2014). Optimizing facial rejuvenation outcomes by combining poly-l-lactic acid, hyaluronic acid, calcium hydroxylapatite, and neurotoxins: Two case studies. *Journal of Drugs in Dermatology, 13*(2), 191–195.

Mahmoud, B. H., Burnett, C., & Ozog, D. (2015). Prospective randomized controlled study to determine the effect of topical application of botulinum toxin A for crow's feet after treatment with ablative fractional CO_2 laser. *Dermatologic Surgery, 41*(Suppl. 1), S75–S81.

Mahmoud, B. H., Ozog, D., Burnett, C., & Cohen, J. L. (2016). Prospective randomized split-face comparative study between topical botulinum toxin a surface application and local injection for crow's feet. *Dermatologic Surgery, 42*(4), 554–556.

Maisel, A., Waldman, A., Furlan, K., Weil, A., Sacotte, K., Lazaroff, J. M., et al. (2018). Self-reported patient motivations for seeking cosmetic procedures. *JAMA Dermatology, 154*(10), 1167–1174.

Mayor, J., & Grunebaum, L. (2014). Neurotoxins and fillers for skin rejuvenation. *Facial Plastic Surgery, 30*(1), 68–71.

Min, P., Xi, W., Grassetti, L., Trisliana Perdanasari, A., Torresetti, M., Feng, S., et al. (2015). Sebum production alteration after botulinum toxin type A injections for the treatment of forehead rhytides: A prospective randomized double-blind dose-comparative clinical investigation. *Aesthetic Surgery Journal, 35*(5), 600–610.

Oh, S., Choi, E. K., Zhang, Y., Mazgalev, T. N. (2011 Aug). Botulinum toxin injection in epicardial autonomic ganglia temporarily suppresses vagally mediated atrial fibrillation. *Circulation: Arrhythmia and Electrophysiology, 4*(4), 560–565. doi:10.1161/CIRCEP.111.961854.

Pokushalov, E., Kozlov, B., Romanov, A., Strelnikov, A., Bayramova, S., Sergeevichev, D., et al. (2015). Long-term suppression of atrial fibrillation by botulinum toxin injection into epicardial fat pads in patients undergoing cardiac surgery: One-year follow-up of a randomized pilot study. *Circulation: Arrhythmia and Electrophysiology, 8*(6), 1334–1341. doi:10.1161/CIRCEP.115.003199.

Ramachandran, R., Lam, C., & Yaksh, T. L. (2015). Botulinum toxin in migraine: Role of transport in trigemino-somatic and trigemino-vascular afferents. *Neurobiology of Disease, 79*, 111–122.

Restani, L., Antonucci, F., Gianfranceschi, L., Rossi, C., Rossetto, O., & Caleo, M. (2011). Evidence for anterograde transport and transcytosis of botulinum neurotoxin A (BoNT/A). *Journal of Neuroscience, 31*(44), 15650–15659.

Romanov, A., Pokushalov, E., Ponomarev, D., Bayramova, S., Shabanov, V., Losik, D., et al. (2019). Long-term suppression of atrial fibrillation by botulinum toxin injection into epicardial fat pads in patients undergoing cardiac surgery: Three-year follow-up of a randomized study. *Heart Rhythm, 16*(2), 172–177. doi:10.1016/j.hrthm. 2018.08.019.

Rossi, A. M., Hibler, B. P., Navarrete-Dechent, C., & Lacouture, M. E. (2020). Restorative oncodermatology: Diagnosis and management of dermatologic sequelae from cancer therapies. *Journal of the American Academy of Dermatology, 85*(3), 693–707.

Schlessinger, J., Gilbert, E., Cohen, J. L., & Kaufman, J. (2017). New uses of abobotulinumtoxinA in aesthetics. *Aesthetic Surgery Journal, 37*(Suppl. 1), S45–S58.

Semchyshyn, N., & Sengelmann, R. D. (2003). Botulinum toxin A treatment of perioral rhytides. *Dermatologic Surgery, 29*(5), 490–495; discussion 495.

Sundaram, H., Liew, S., Signorini, M., Vieira Braz, A., Fagien, S., Swift, A., et al. (2016). Global aesthetics consensus: hyaluronic acid fillers and botulinum toxin type A-recommendations for combined treatment and optimizing outcomes in diverse patient populations. *Plastic and Reconstructive Surgery, 137*(5), 1410–1423.

Waldman, A., Maisel, A., Weil, A., Iyengar, S., Sacotte, K., Lazaroff, J. M., et al. (2019). Patients believe that cosmetic procedures affect their quality of life: An interview study of patient-reported motivations. *Journal of the American Academy of Dermatology, 80*(6), 1671–1681.

Waldron, N. H., Cooter, M., Haney, J. C., Schroder, J. N., Gaca, J. G., Lin, S. S., et al. (2019). Temporary autonomic modulation with botulinum toxin type A to reduce atrial fibrillation after cardiac surgery. *Heart Rhythm, 16*(2), 178–184. doi:10.1016/j.hrthm.2018.08.021.

Walker, T. J., & Dayan, S. H. (2014). Comparison and overview of currently available neurotoxins. *The Journal of Clinical and Aesthetic Dermatology, 7*(2), 31–39.

Wu, W. T. (2015). Microbotox of the lower face and neck: Evolution of a personal technique and its clinical effects. *Plastic and Reconstructive Surgery, 136*(Suppl. 5), 92S–100S.

Zhu, J., Ji, X., Li, M., Chen, X. E., Liu, J., Zhang, J. A., et al. (2016). The efficacy and safety of fractional CO(2) laser combined with topical type A botulinum toxin for facial rejuvenation: A randomized controlled split-face study. *BioMed Research International, 2016*, 3853754.

29

Imunogenicidade dos Neuromoduladores

Eqram Rahman

RESUMO E CARACTERÍSTICAS PRINCIPAIS

- Todas as preparações de toxina botulínica A são imunogênicas, e o grau de imunogenicidade depende de sua estrutura biológica, formulação, fatores específicos dos pacientes e predisposição genética
- As possíveis ramificações da imunogenicidade podem se manifestar clinicamente de vários modos, variando de uma ausência de implicações clínicas até diminuição da eficácia terapêutica
- A diferença básica entre as várias metodologias de ensaio de imunogenicidade está em sua sensibilidade e especificidade
- Em caso de suspeita de imunogenicidade, a troca de um produto de BoNT para outro não resolve o problema por conta do "efeito de classe".

INTRODUÇÃO

As preparações de toxina botulínica A (BoNT-A) atualmente estão incluídas no arsenal terapêutico para diversas manifestações estéticas. Desde o início, um aspecto distinto da BoNT-A era sua propensão a desencadear uma resposta imunológica contra si própria (referida como imunogenicidade), em particular a geração de anticorpos neutralizantes (NAbs) que podem ter consequências clínicas, paralelamente aos avanços no processo de fabricação nas últimas décadas, que resultou em melhor purificação e melhor conhecimento da farmacocinética.

O termo imunogenicidade refere-se à capacidade de uma proteína desencadear uma resposta imunológica em humanos. Uma vez que proteínas não humanas estão presentes nas preparações de BoNT disponíveis no comércio, quando injetadas em um paciente, elas podem atuar como antígenos e induzir a formação de anticorpos, gerando assim uma resposta imunológica. Os anticorpos podem ser neutralizantes ou não neutralizantes como resultado de uma resposta imunogênica a substâncias terapêuticas. Os anticorpos que neutralizam BoNT-A ligam-se a locais específicos na molécula de modo que degradam ou abolem diretamente os processos biológicos por inteiro. As reações de NAb podem provocar um efeito prejudicial sobre os resultados clínicos ao neutralizar o produto terapêutico e diminuir sua eficácia. Em algumas situações, essa redução da eficácia pode exigir que os pacientes recebam doses mais frequentes para obter o benefício terapêutico desejado. Foi observado que alguns poucos pacientes não respondem a injeções de BoNT por vários motivos, incluindo o desenvolvimento de resistência imunológica decorrente da formação de NAbs. A ausência de resposta primária (ARP) ocorre quando os pacientes não respondem ao tratamento inicial com BoNT e quaisquer tratamentos subsequentes. A ausência de resposta secundária (ARS) ocorre quando os pacientes apresentam uma resposta inicial ao tratamento com pelo menos uma injeção de BoNT, mas há perda da resposta clínica ao longo do tempo com tratamentos subsequentes. Entretanto, a imunogenicidade causada por NAbs não é a única causa de ARS. Uma dose insuficiente, seleção inadequada do músculo ou técnica de injeção incorreta podem representar causas comuns de ARS (Figura 29.1).

Foi observado que a prevalência de NAbs é maior nas formulações de BoNT-A mais antigas do que nas mais recentes. Além disso, a incidência geral de NAbs após o tratamento com BoNT-A é mínimo, com relatos de 1 a 2,1% em diferentes estudos. A taxa de formação de NAb no tratamento com BoNT-A também é rara entre as indicações estéticas, em comparação a outras indicações terapêuticas.

PATOGÊNESE DA IMUNOGENICIDADE

As células dendríticas (DCs), as células apresentadoras de antígenos (APCs) mais eficientes, constituem a principal via imunogênica. As DCs são divididas em duas categorias: DCs convencionais e plasmacitoides, que podem ser detectadas em tecidos ainda nos estágios iniciais de diferenciação. Uma fase de diferenciação chamada "maturação" ocorre na presença de patógenos ou antígenos estranhos e envolve muitas alterações fenotípicas, incluindo a superexpressão do complexo de histocompatibilidade maior (MHC)-I e MHC-II e de moléculas coestimulantes, como CD80 e CD86. As células do sistema

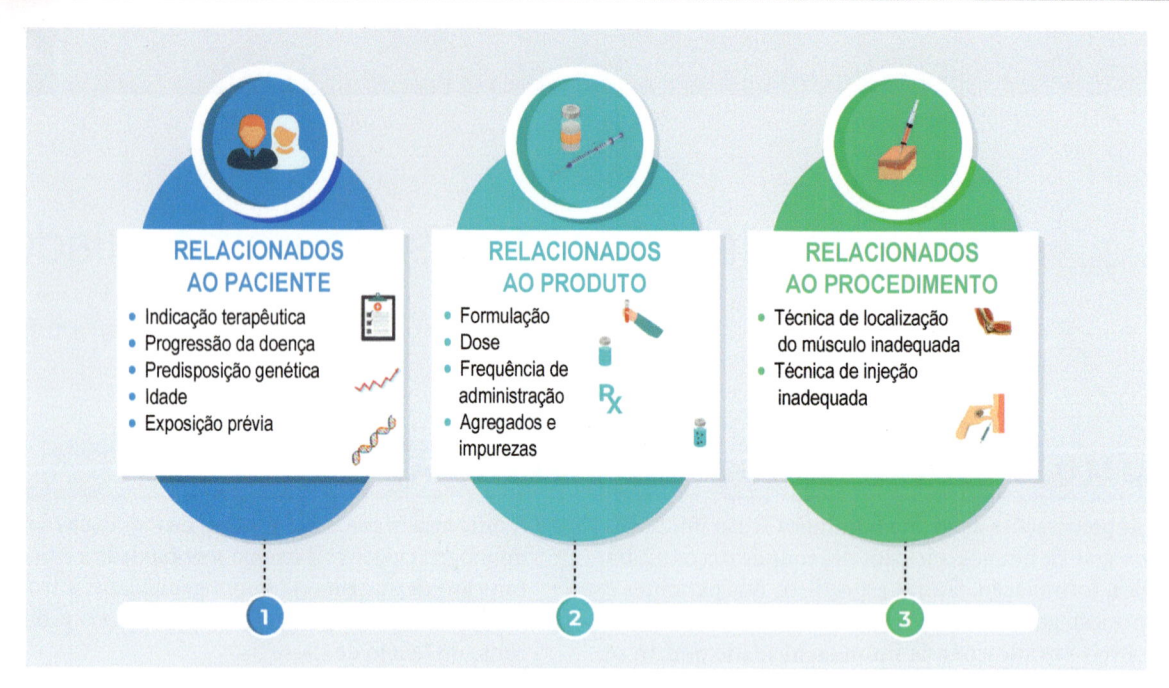

Figura 29.1 Fatores que influenciam a eficácia terapêutica da toxina botulínica A.

imunológico, como DCs e células T, são ativadas após a migração para os linfonodos, em que transmitem peptídios derivados do patógeno para células T CD8C e/ou células T CD4C por meio das moléculas do MHC-I ou MHC-II, respectivamente. Células T virgens, que nunca foram expostas a um antígeno de modo efetivo, podem amadurecer gerando células T efetoras, que, em seguida, dividem-se em células T CD8+ citotóxicas e células T auxiliares (Th) CD4+ reguladoras. As moléculas do MHC-II são reconhecidas pelos linfócitos T CD4+, que se ligam a elas. Nesse processo, ocorre a estimulação das células B, que criam então anticorpos específicos em resposta aos antígenos. As células T de memória podem se dividir rapidamente e expandir clones em resposta a uma reexposição ao mesmo antígeno. Pode não haver resposta ou ocorrer uma perda parcial ou completa da atividade de BoNT-A, dependendo dos níveis séricos de anticorpos (Figura 29.2).

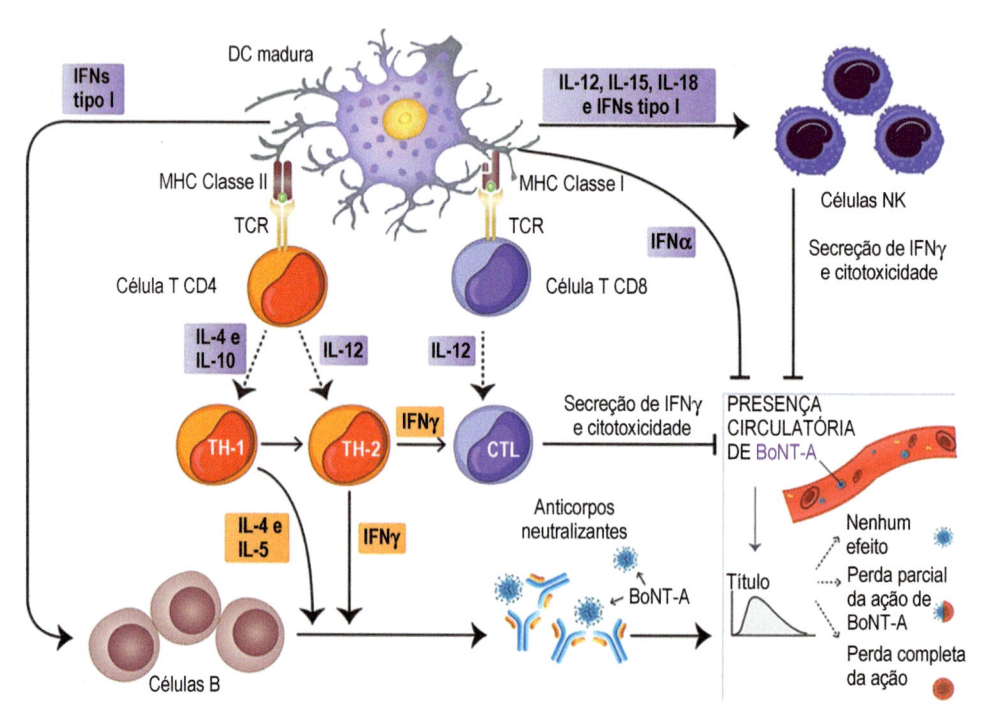

Figura 29.2 Patogênese da imunogenicidade à toxina botulínica A. Vias dependentes e independentes de células T levam à produção de anticorpos neutralizantes pelas células B, causando redução da resposta terapêutica ou ausência de resposta, dependendo do título de anticorpos. *BoNT-A*, neurotoxina botulínica tipo A; *CTL*, linfócito T citotóxico; *DC*, célula dendrítica; *IFN*, interferon; *IgG*, imunoglobulina G; *IL*, interleucina; *MHC*, complexo de histocompatibilidade maior; *NK*, *natural killer*; *TCR*, receptor de célula T; *TH*, T auxiliar.

Uma resposta de anticorpos mais rápida é obtida quando a coestimulação de células T é evitada durante a resposta de anticorpos independente de células T. Os antígenos expressos em patógenos são capazes de ativar células B específicas por ligação cruzada com receptores de antígenos de modo multivalente, quando expressos na superfície de maneira organizada e altamente repetitiva. Quando alguns grupos de receptores de antígenos são formados, a ativação é desencadeada por 10 a 20 moléculas de Ig ligada à membrana (mIg) unidas ao antígeno. Em razão da associação local da membrana causada pelo agrupamento de múltiplas moléculas de tirosinoquinase de Bruton (Btk) ativadas, íons cálcio intracelulares são mobilizados a longo prazo. A ativação e a proliferação de células B na ausência de células T podem ser induzidas por esses fluxos de cálcio persistentes. O envolvimento do receptor *toll-like* (TLR) pode induzir a proliferação de células B por meio do primeiro sinal de ligação cruzada de mIg multivalente, mas também pode induzir a secreção de Ig de modo seletivo em células B ativadas pelo segundo sinal de engajamento do receptor de antígeno multivalente, mas não bivalente. Por não apresentar maturação por afinidade, essa via tipicamente produz uma resposta de IgM transitória, em baixos títulos e pouco específica.

PREDISPOSIÇÃO GENÉTICA À IMUNOGENICIDADE

No que se refere à infecção e autoimunidade, o MHC tem um papel crucial na imunidade adaptativa e inata, fazendo com que o antígeno leucocitário humano (HLA), localizado na posição 21.31 do cromossomo 6, seja a região essencial do genoma de vertebrados. Em seres humanos, os *loci* de classe II estão localizados na extremidade centromérica da região. Em contraste, *loci* de classe I ficam localizados na extremidade telomérica da região 4 Mb, que codifica os *loci* de HLA convencionais. É previsto que aproximadamente metade dos genes descobertos na região seja expressa. A região compreende mais de 200 genes. Apenas um pequeno subgrupo dos genes da região do HLA está implicado na resposta imunológica, ou seja, aqueles que codificam os antígenos clássicos de classe I (A, B e C) e classe II (DR, DQ e DP). Infelizmente, uma associação significativa do genoma com a imunogenicidade a BoNT-A não foi bem estudada. Mas há relatos de que os portadores de DQB1*06:04 (associado à colangite biliar primária e à narcolepsia) e DQA1*01:02 (associado a diabetes tipo I, esclerose múltipla, tireoidite e hepatite autoimune) tenham uma associação significativa com a imunogenicidade a BoNT-A. Dados de imunogenicidade não publicados também correspondem à distribuição de alelos altamente prevalentes na África setentrional e central; Europa central; Austrália setentrional e central e Queensland; Ásia ocidental e cinturão da Indochina. A prevalência varia por etnia nos EUA, com caucasianos não hispânicos apresentando a maior incidência e nativos-americanos exibindo a menor frequência.

MÉTODOS DE ENSAIO DE ANTICORPOS

Os anticorpos em pacientes com suspeita de resistência imunológica são detectados usando vários ensaios laboratoriais, divididos em categorias principais: ensaios estruturais, ensaios biológicos e testes funcionais.

Ensaios estruturais

Incluem o ensaio imunoenzimático (ELISA) e o ensaio de imunoprecipitação (IPA). Estes são sensíveis para detecção de anticorpos contra BoNT, mas não conseguem distinguir entre anticorpos neutralizantes e não neutralizantes. Por isso, os ensaios estruturais são usados como teste de triagem para NAbs antes da realização de ensaios confirmatórios.

Ensaios biológicos
Ensaio de proteção em camundongos

Os testes de neutralização dos anticorpos contra BoNT-A utilizam um teste de proteção de camundongos (ensaio de proteção em camundongos [MPA, do inglês *mouse protection assay*]) com avaliação do soro de um paciente para prevenir mortes de camundongos com a dose fatal de toxina botulínica. Embora o teste seja específico (100%), sua sensibilidade é baixa (33 a 53%).

O MPA tradicionalmente é considerado o padrão-ouro para identificação e medida quantitativa de NAbs contra BoNT-A. Esse teste incuba o soro de um paciente com uma quantidade neurotóxica padronizada de BoNT-A, que é administrado a vários animais por injeção intraperitoneal. Os achados são embasados no número de camundongos sobreviventes, produzido pelos NAbs no soro do paciente. Um teste qualitativo com injeção de uma combinação de soro/neurotoxina em quatro ratos é usado em vários estudos de pesquisa e os achados de anticorpos favoráveis indicam sobrevivência de ¾ dos camundongos.

Ensaio em hemidiafragma de camundongo

Foi relatado que o ensaio em hemidiafragma de camundongo (MHDA, do inglês *mouse hemidiaphragm assay*) é positivo com uma concentração de NAb de apenas 0,0003 U/mℓ e 25 vezes mais sensível que o MPA. Para substituir o MPA pelo MHDA, alguns autores citam como argumentos maior sensibilidade, menor número de animais, menores custos, resultados mais curtos e menor sofrimento dos animais. Contudo, a maior sensibilidade cria preocupações relacionadas a uma maior taxa de falso-positivos (ou, no mínimo, identificação de anticorpos de significado clínico questionável), dificultando a previsão de ARS.

Testes funcionais

Além disso, testes de resistência clínica como o teste de injeção unilateral no supercílio, teste de anticorpos no frontal, teste do extensor curto dos dedos, teste do esternocleidomastóideo e o teste de ninidrina no suor também são métodos clínicos que podem ser considerados confiáveis para triagem de ARS.

DESAFIOS E SOLUÇÕES

Uma vez que o acesso a ensaios biológicos não é fácil, os testes de imunogenicidade não são realizados pelos médicos como rotina em casos de ausência de resposta. Uma solução prática seria incorporar o ensaio ELISA com o teste do extensor curto dos dedos. Se os dois forem positivos, um esfregaço da bochecha ou uma amostra de sangue pode ser examinado para testes genéticos, para ajudar o médico a entender melhor a patogênese da imunogenicidade. Testes positivos ou negativos requerem aconselhamento do paciente ou revisão do procedimento, respectivamente (Figura 29.3).

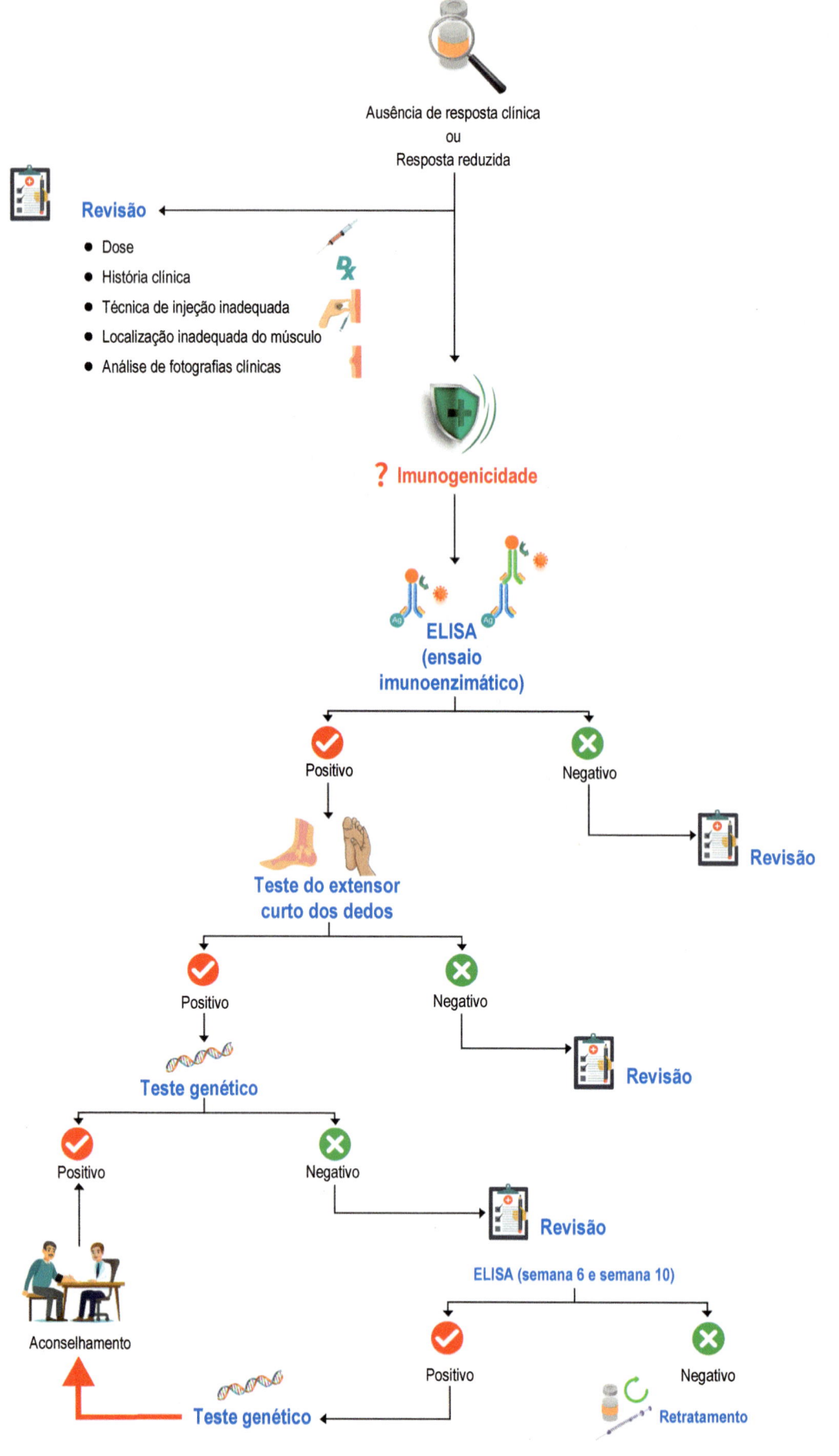

Figura 29.3 Detecção de imunogenicidade e estratégia clínica.

O desenvolvimento de NAb também pode estar ligado à frequência e duração do tratamento com formulações de BoNT-A. Recomenda-se que os médicos administrem doses que possam proporcionar adequadamente uma duração expressiva do resultado clínico; porém, devem ser baixas o suficiente para não alterar o risco de soroconversão. Também é aconselhável evitar injeções de reforço desnecessárias.

Os médicos também devem estar cientes de que a ausência de resposta clínica decorrente da formação de NAb ocorre em uma minoria dos pacientes e devem considerar outros fatores ao avaliar um fracasso do tratamento. Estratégias que podem ajudar a otimizar a resposta terapêutica e obter os resultados desejados incluem fotografias dos efeitos clínicos obtidas antes e depois do procedimento, melhor técnica de localização dos músculos, seleção criteriosa do local de injeção, seleção da dose conforme a resposta clínica inicial e a tolerabilidade e reavaliação regular das variáveis clínicas ao longo do tempo.

EVIDÊNCIAS DO MUNDO REAL

De 2009 a 2020, foram conduzidas cinco revisões sistemáticas para explorar a imunogenicidade de BoNT-A. Quatro de cinco estudos relataram a prevalência de NAb de acordo com a indicação e as formulações de BoNT-A. Entre todas as formulações de BoNT-A, a formação de NAb foi significativamente maior na distonia cervical, espasticidade de membros e distúrbios urológicos que em outras indicações aprovadas. Mathevon et al. concluíram que a positividade para NAb está associada ao tratamento prolongado (duração média de 30 semanas), maiores doses (cerca de 300 a 400 unidades-camundongos [M-U, do inglês *mouse units*] para ONA e INCO e 720 M-U para ABO) e intervalo mais curto entre as injeções. Em indicações estéticas, a toxina onabotulínica A (ONA), a toxina abobotulínica A (ABO) e a toxina incobotulínica A (INCO) exibem formação de NAb nula ou desprezível. Embora o desenvolvimento de NAb seja considerado uma provável causa de falha de tratamento, os produtos à base de BoNT-A são associados a baixas taxas de produção de anticorpos. Contudo, quatro das cinco revisões sistemáticas nesse artigo relataram apoio de financiamento e favoreceram o resultado da análise para seu produto. Foi alegado que os estudos patrocinados por empresas farmacêuticas demonstravam maior probabilidade de achados que beneficiassem o patrocinador que estudos com outros patrocínios. As explicações envolvem a seleção de um comparador inadequado e um viés de publicação do produto examinado.

Uma revisão sistemática recente e metanálise de 43 estudos, envolvendo a análise combinada mais extensa da literatura publicada, mostrou que a incidência geral de formação de NAb corresponde a apenas 2,4% entre múltiplas indicações terapêuticas. Em uma metanálise anterior de Fabbri et al., a prevalência de NAbs correspondeu a 3,5% em pacientes com resposta clínica e 53,5% em pacientes com ARS. Contudo, seu estudo incluiu artigos publicados desde 1991 e é um fato conhecido que as preparações de BoNT-A anteriores a 1998 eram mais antigênicas, o que pode ter influenciado as inferências e estatísticas dos autores. Em outra metanálise recente, os autores incluíram gerações antigas e novas de BoNT-A, com uma prevalência geral de 1,9%, e forneceram a estatística para cada

formulação. Como previsto, a prevalência de NAbs foi maior nas formulações de BoNT-A antigas em comparação às formas de BoNT-A disponíveis no momento. A meta-regressão no estudo recente revelou que a duração do tratamento apresenta uma correlação significativa com a maior incidência de NAbs. Isso é coerente com relatos prévios para ONA. Portanto, é recomendável considerar um regime de BoNT-A que seja suficiente para obter a eficácia terapêutica evitando uma dose de reforço.

CONCLUSÃO

Embora existam informações conflitantes sobre a troca de uma preparação de BoNT-A por outra em caso de ausência de reação secundária, isso deve ser interpretado com cautela porque a formulação da mesma classe (nesse caso, BoNT-A) continuará a estimular uma resposta imunológica e, portanto, não terá efeito sobre o tratamento. São necessárias pesquisas adicionais usando métodos de ensaio robustos com melhor sensibilidade e especificidade, diversidade em termos da quantidade, forma e distribuição da junção neuromuscular, estudos clínicos comparativos rigorosos e análises mais detalhadas da suscetibilidade genética. Existem riscos consideráveis associados ao intercâmbio dos medicamentos à base de BoNT-A, incluindo sua eficácia e segurança, baixa imunogenicidade e eficácia a longo prazo. Melhores desenhos metodológicos para diminuir o viés e promover o relato por meio de instrumentos padronizados e análise do genoma devem ser o foco de estudos futuros.

LEITURA ADICIONAL

Atassi, M. Z., Jankovic, J., Steward, L. E., Aoki, K. R., & Dolimbek, B. Z. (2012). Molecular immune recognition of botulinum neurotoxin B. The light chain regions that bind humans blocking antibodies from toxin-treated cervical dystonia patients. Antigenic structure of the entire BoNT/B molecule. *Immunobiology*. doi:10.1016/j.imbio.2011.08.009.

Bellows, S., & Jankovic, J. (2019). Immunogenicity associated with botulinum toxin treatment. *Toxins (Basel), 11*(9). doi:10.3390/toxins11090491.

Cohen, J. L., & Scuderi, N. (2017). Safety and patient satisfaction of abobotulinumtoxinA for aesthetic use: A systematic review. *Aesthetic Surgery Journal, 37*(Suppl. 1), S32–S44. doi:10.1093/asj/sjx010.

Fabbri, M., Leodori, G., Fernandes, R. M., Bhidayasiri, R., Marti, M. J., Colosimo, C., et al. (2016). Neutralising antibody and botulinum toxin therapy: A systematic review and meta-analysis. *Neurotoxicity Research, 29*(1). doi:10.1007/s12640-015-9565-5.

Greenbaum, C. J., Schatz, D. A., Cuthbertson, D., Zeidler, A., Eisenbarth, G. S., & Krischer, J. P. (2000). Islet cell antibody-positive relatives with human leukocyte antigen DQA1*0102, DQB1*0602: Identification by the diabetes prevention trial-type 1. *The Journal of Clinical Endocrinology and Metabolism, 85*(3). doi:10.1210/jc.85.3.1255.

Greene, P., Fahn, S., & Diamond, B. (1994). Development of resistance to botulinum toxin type A in patients with torticollis. *Movement Disorder*. doi:10.1002/mds.870090216.

Joshi, S. G., Elias, M., Singh, A., Al-Saleem, F. H., Ancharski, D., Nasser, Z., et al. (2011). Modulation of botulinum toxin-induced changes in neuromuscular function with antibodies directed against recombinant polypeptides or fragments. *Neuroscience.* doi:10.1016/j.neuroscience.2011.01.033.

Kumar, S., Jeong, Y., Ashraf, M. U., & Bae, Y. S. (2019). Dendritic cell-mediated th2 immunity and immune disorders. *International Journal of Molecular Science, 20*(9). doi:10.3390/ijms20092159.

Kuriakose, A., Chirmule, N., & Nair, P. (2016). Immunogenicity of biotherapeutics: Causes and association with posttranslational modifications. *Journal of Immunology Research, 2016.* doi:10.1155/2016/1298473.

Lacroix-Desmazes, S., Mouly, S., Popoff, M. R., & Colosimo, C. (2017). Systematic analysis of botulinum neurotoxin type A immunogenicity in clinical studies. *Basal Ganglia, 9,* 12–17. doi:10.1016/j.baga.2017.06.001.

Lawrence, I., & Moy, R. (2009). An evaluation of neutralizing antibody induction during treatment of glabellar lines with a new US formulation of botulinum neurotoxin Type A. *Aesthetic Surgery Journal, 29*(Suppl. 6). doi:10.1016/j.asj.2009.09.009.

Link, J., Ryner, M. L., Fink, K., Hermanrud, C., Lima, I., Brynedal, B., et al. (2014). Human leukocyte antigen genes and interferon beta preparations influence risk of developing neutralising anti-drug antibodies in multiple sclerosis. *PLoS One. 9*(3). doi:10.1371/journal.pone.0090479.

Mathevon, L., Declemy, A., Laffont, I., & Perennou, D. (2019). Immunogenicity induced by botulinum toxin injections for limb spasticity: A systematic review. *Annals of Physical and Rehabilitation Medicine.* doi:10.1016/j.rehab.2019.03.004.

Müller, K., Mix, E., Saberi, F. A., Dressler, D., & Benecke, R. (2009). Prevalence of neutralising antibodies in patients treated with botulinum toxin type A for spasticity. *Journal of Neural Transmission.* doi:10.1007/s00702-009-0223-z.

Naumann, M., Carruthers, A., Carruthers, J., Aurora, S. K., Zafonte, R., Abu-Shakra, S., et al. (2010). Meta-analysis of neutralizing antibody conversion with onabotulinumtoxinA (BOTOX®) across multiple indications. *Movement Disorder, 25*(13). doi:10.1002/mds.23254.

Noble, J. A., & Valdes, A. M. (2011). Genetics of the HLA region in the prediction of type 1 diabetes. *Current Diabetes Report, 11*(6). doi:10.1007/s11892-011-0223-x.

Rahman, E., Alhitmi, H. K., & Mosahebi, A. (2021). Immunogenicity to botulinum toxin type A: A systematic review with meta-analysis across therapeutic indications. *Aesthetic Surgery Journal.* doi:10.1093/asj/sjab058.

Rodríguez-Fernández, J. L., & Criado-García, O. (2021). The actin cytoskeleton at the immunological synapse of dendritic cells. *Frontiers in Cell and Developmental Biology, 9.* doi:10.3389/fcell.2021.679500.

Ruff, R. L. (2003). Neurophysiology of the neuromuscular junction: Overview. *Annals of the New York Academy of Sciences, 998,* 1–10. doi:10.1196/annals.1254.002.

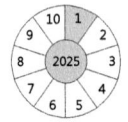